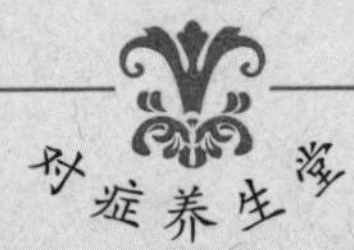

痛风吃什么？禁什么？

柴瑞震 主编

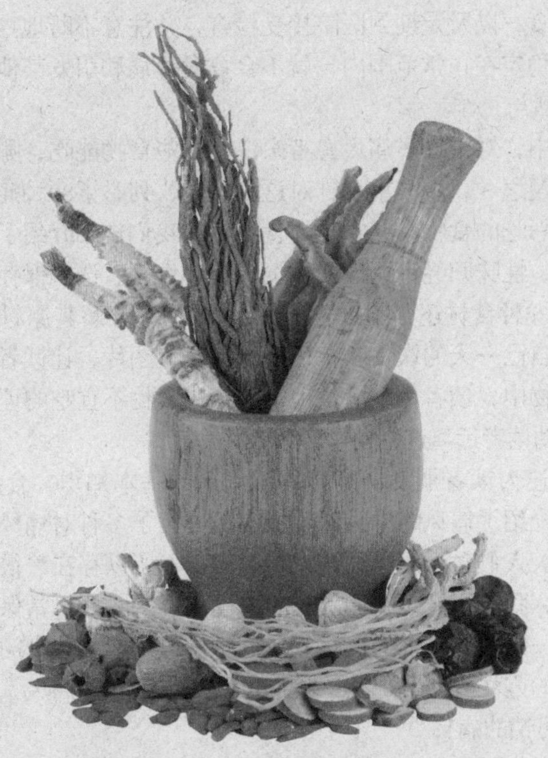

黑龙江出版集团
黑龙江科学技术出版社

序言 preface

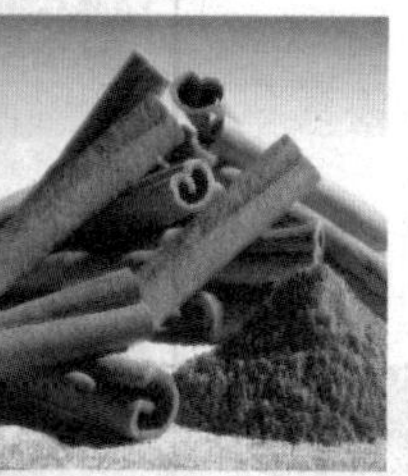
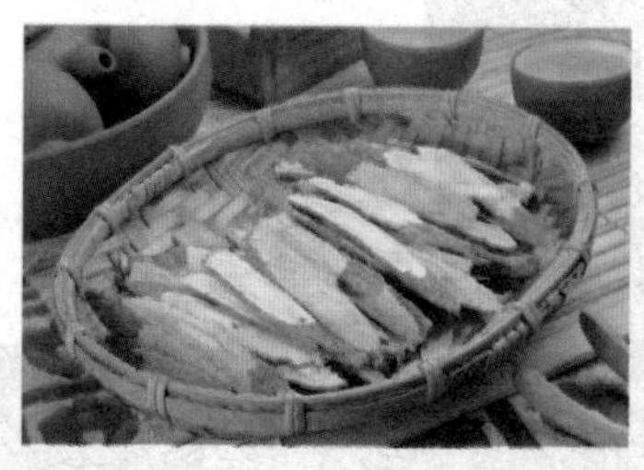
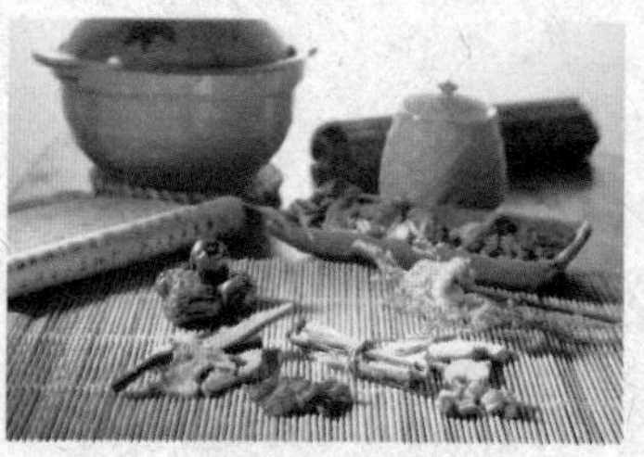
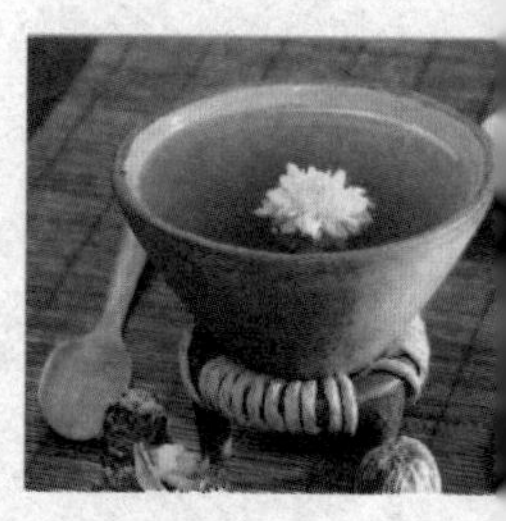

痛风是远在古代就已有的一种疾病，在数千年前的埃及木乃伊身上就发现有痛风的痕迹。但这种“帝王病”，也是一种比较罕见的疾病。近年来，随着人们生活水平的提高和饮食结构的改变，这种“帝王病”的发病率呈上升趋势。其在临床上常表现为高尿酸血症、关节炎、痛风石、泌尿系结石和肾实质病变，极大地影响了患者的生活质量。由于痛风是以突然发作的剧烈疼痛开始的，一旦疼痛消失，很多人就以为没事了，因而忽视了在日常生活以及饮食中的预防和调理。痛风是一种由高尿酸血症引起的新陈代谢异常的疾病，如果久置不理，会在不知不觉中给心脏、肾脏、大脑等人体重要器官带来损害，其后果不堪设想。更何况，一般人也不知道那种剧烈的疼痛什么时候会袭击自己。因此，对待痛风最好的方法是：正确服用药物，改善日常饮食，以及定期到医院接受检查，并注意不断地控制血尿酸值。只要使血尿酸值长期稳定在正常范围内，就不会复发疼痛和引发其他病症，你也可以跟健康的人一样生活与工作。

在日常生活中，对于许多痛风患者来说，哪些食物能吃，哪些食物不能吃，是他们最关心的问题之一，本书重点针对这个问题，列举了80种痛风患者宜吃的食物和72种痛风患者忌吃的食物。在宜吃的食物中，我们详细介绍了每种食物的别名、能量、嘌呤含量、性味归经、调理关键词、食疗作用、选购保存、搭配宜忌以及其应用指南等，每一种食材还分别推荐了1~2种食谱，详解其原料及制作过程，使痛风患者合理安排自己一天的饮食。食谱均配有精美图片，让读者一看就懂、一学就会。在忌吃的食物中，读者可以清楚地了解该种食物不宜吃的理由、能量以及嘌呤含量等，从而帮助读者远离这些食物，远离并发症。

此外，本书还为读者朋友详细介绍了痛风的基本知识、食疗原则以及饮食禁忌，第四章中还介绍了痛风的中医保健指南，推荐了多种对痛风有效的中药材、中成药及单方验方。人们对于痛风的认识相对较少，所以存在着很多疑问，在本书的第五、第六章中，我们也针对人们常见的关于痛风的一些日常保健知识及其并发症的预防和治疗一一给予了详细的讲解。我们相信，只要你认真阅读本书，并正确地按照书中所介绍的方法去做，那么，我们可以对你说：“痛风，只要进行正确的治疗，并不是一种可怕的病！”

衷心希望本书能对痛风患者和家属有一定的帮助，同时，在编撰的过程中，难免出现漏洞，欢迎广大读者提出宝贵的意见，也祝愿所有痛风患者能早日康复。

第一章 痛风的健康学问，你知道吗？

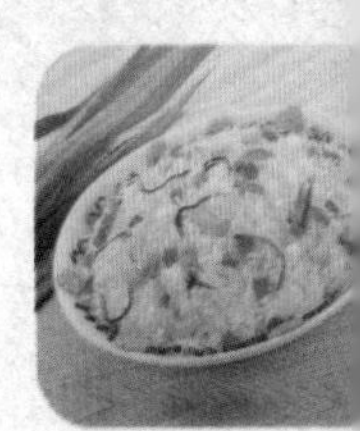
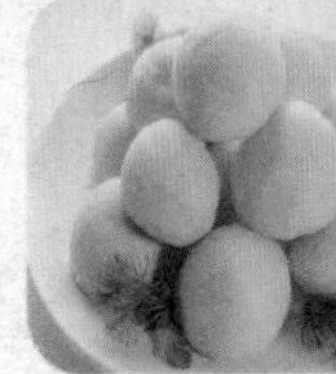
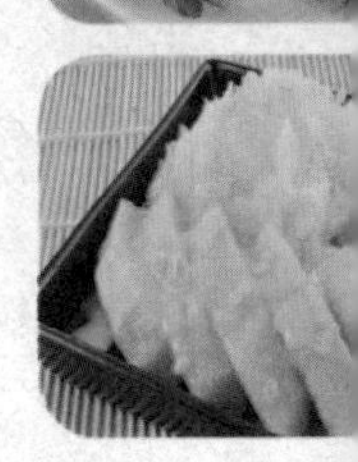

第二章 80种低嘌呤的食物，你吃对了吗？

目录

Contents

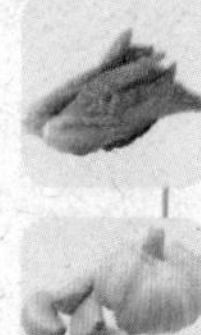

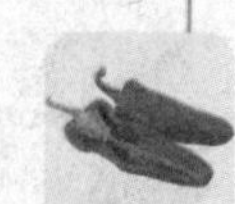

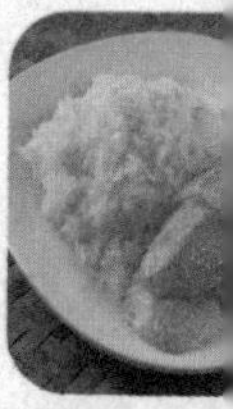

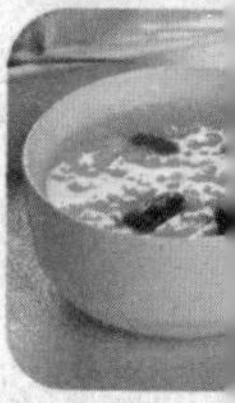

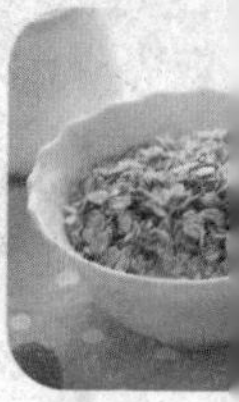

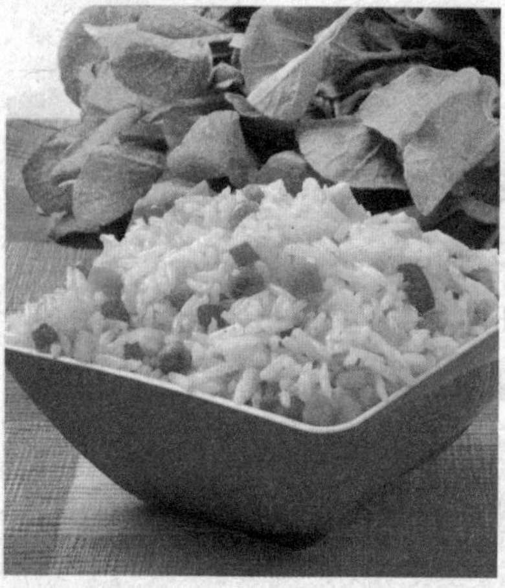

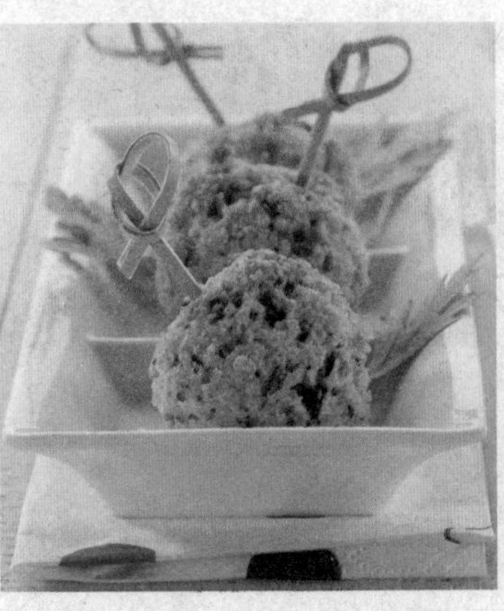

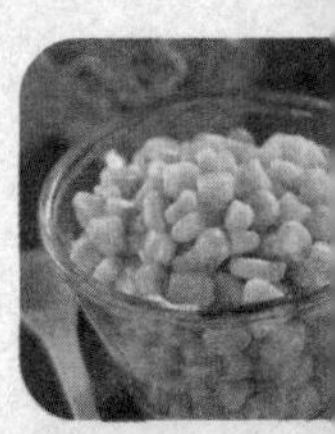

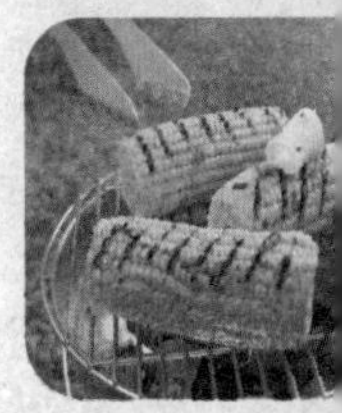

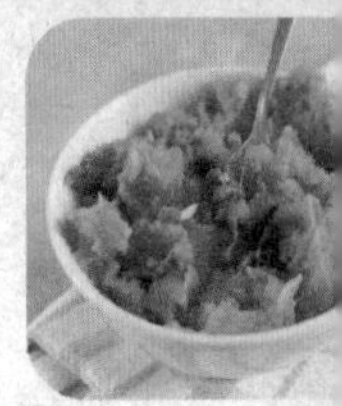

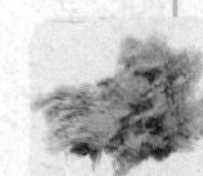
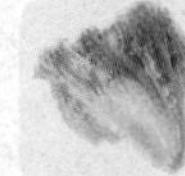
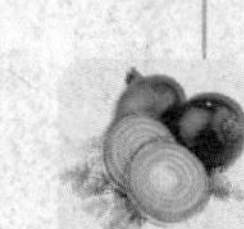

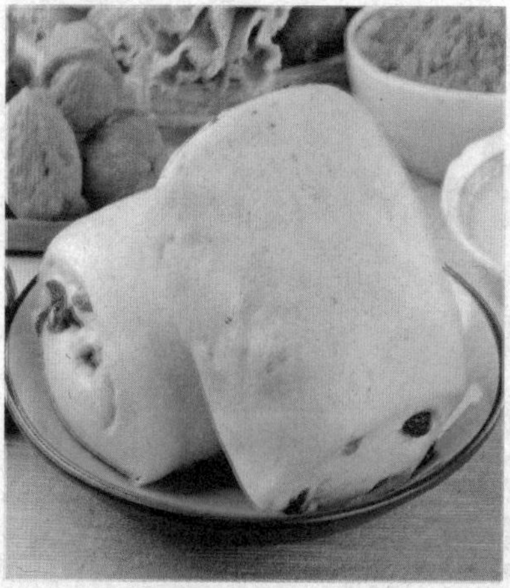

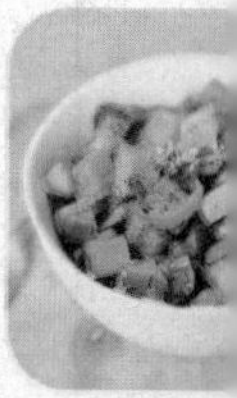

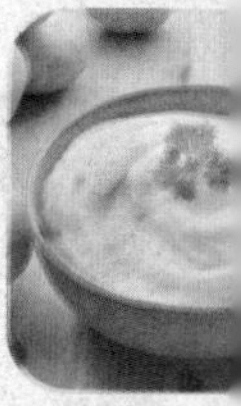

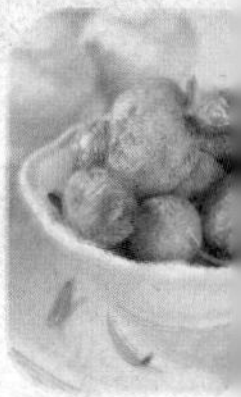

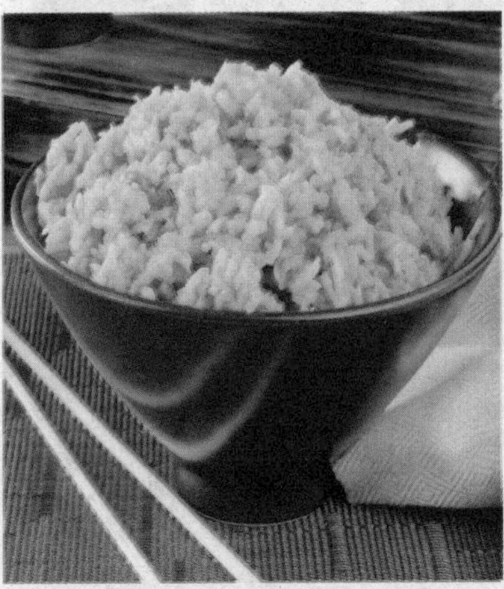

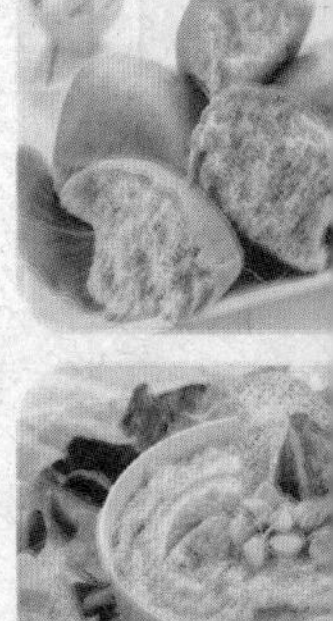

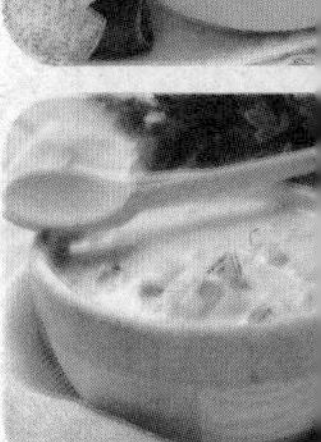

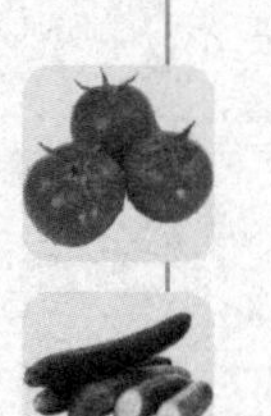

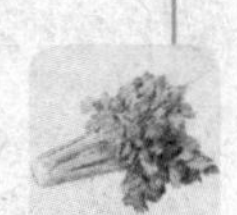

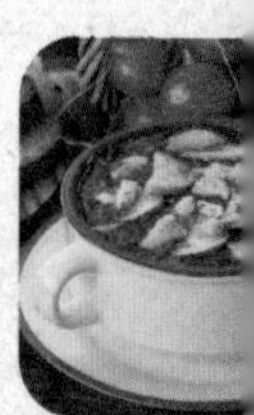

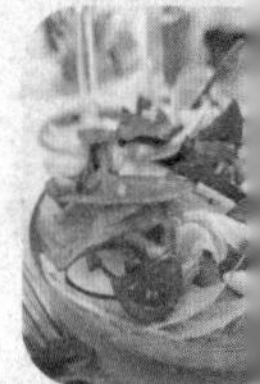

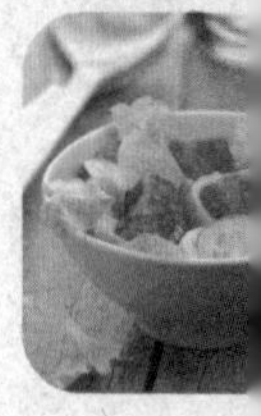

第三章 72种中、高嘌呤食物，你吃错了吗?

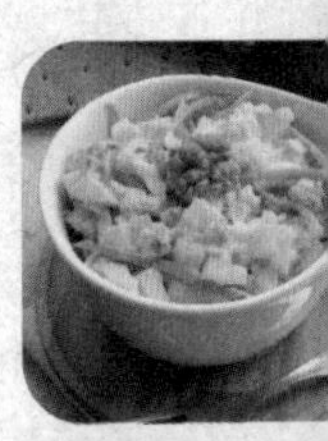
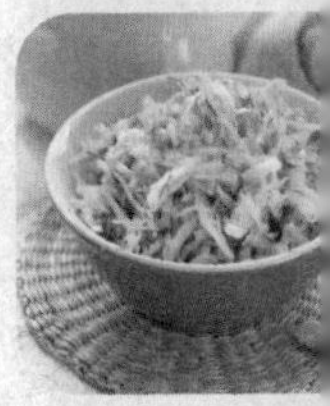
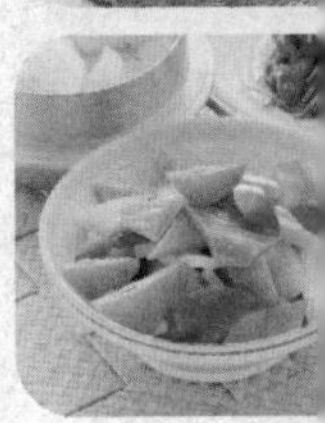
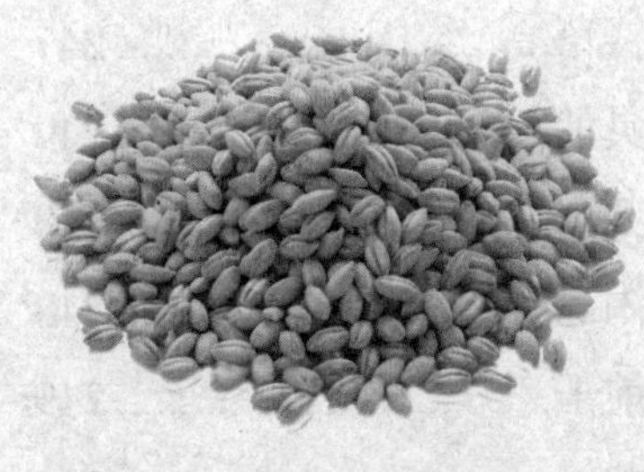

目录

Contents

第四章 痛风的中医分型与常用治疗方法集锦

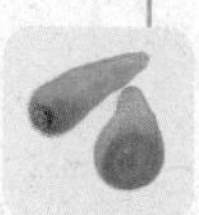
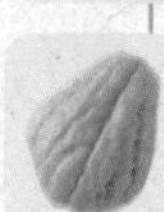
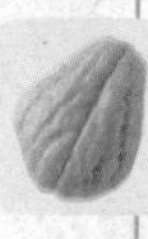
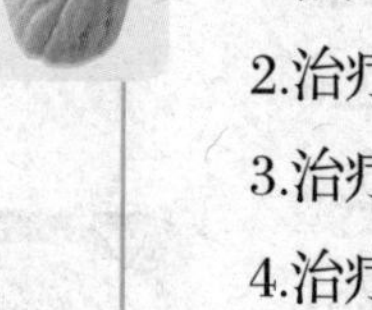
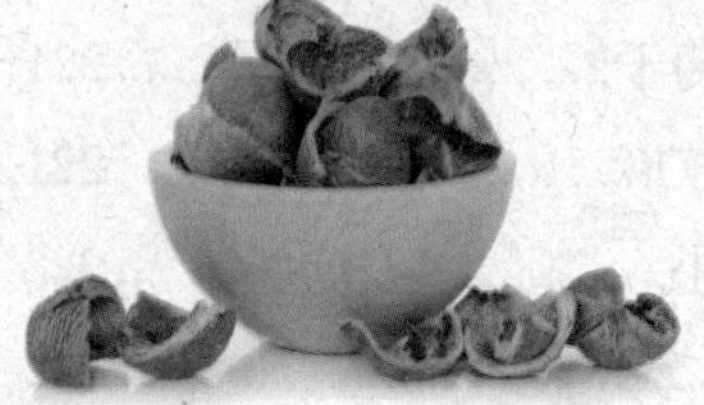
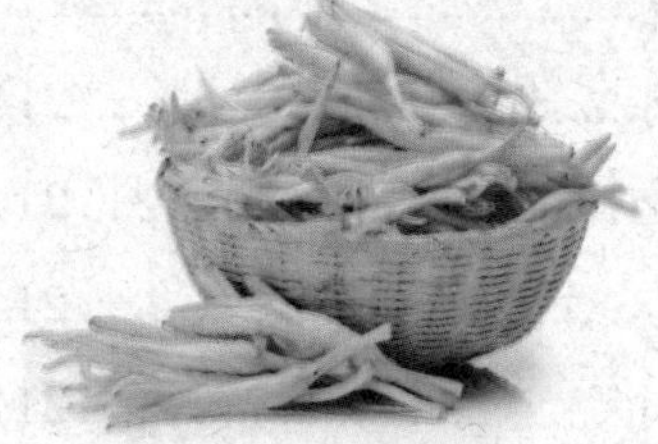
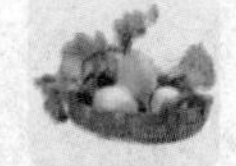
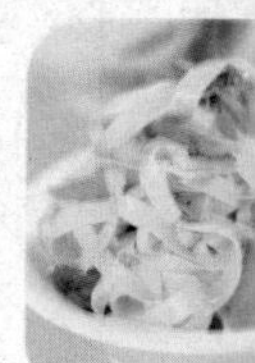
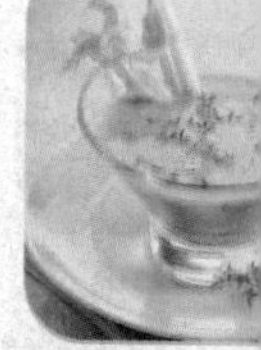
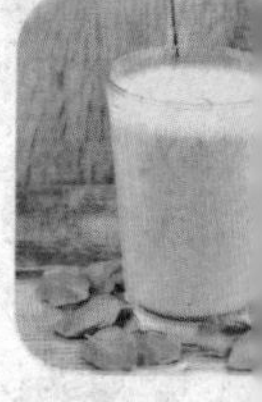

第五章 治疗痛风常用的中药材与中成药

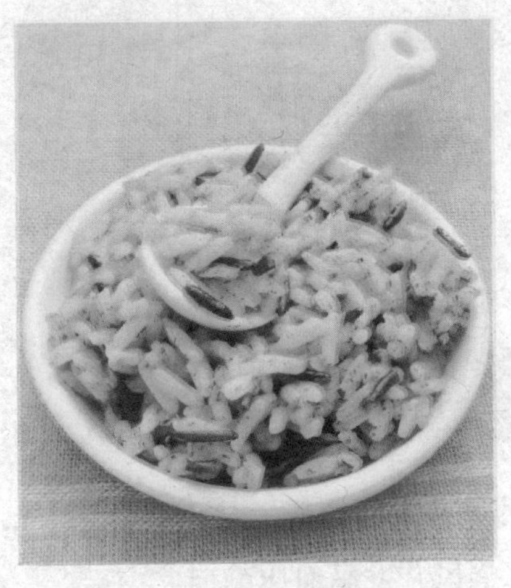

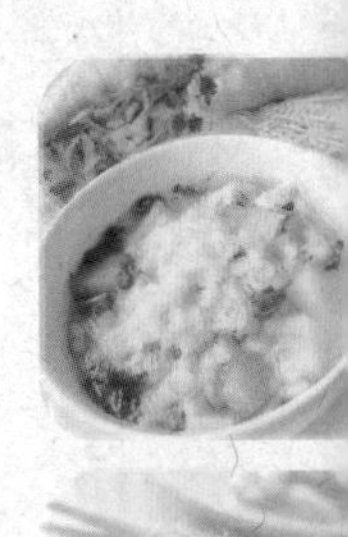

第六章 痛风患者不可忽视的生活保健常识

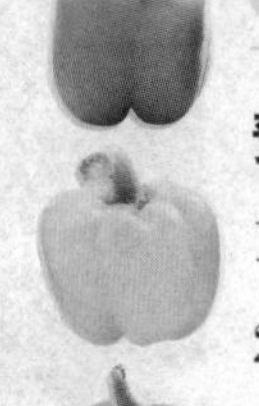

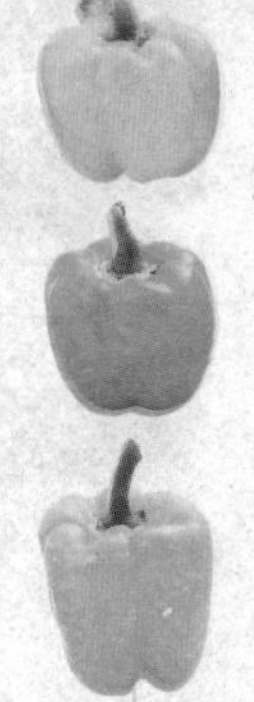

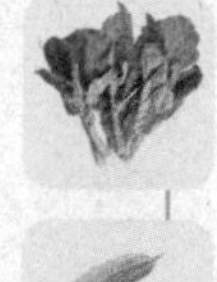

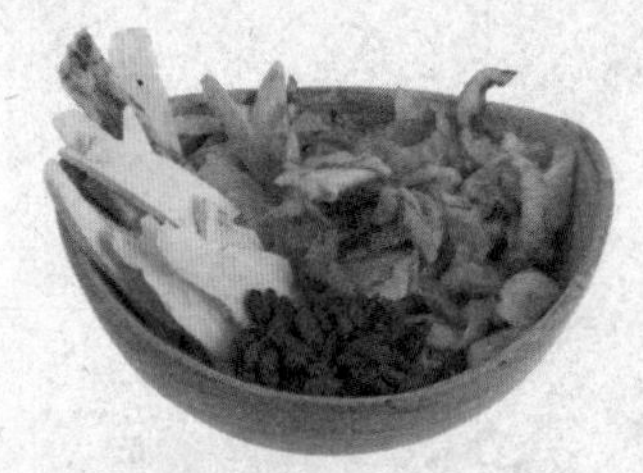

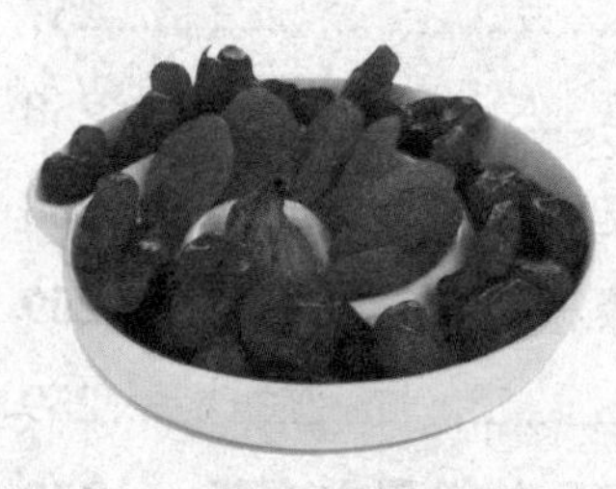

第七章 痛风并发症的预防与治疗

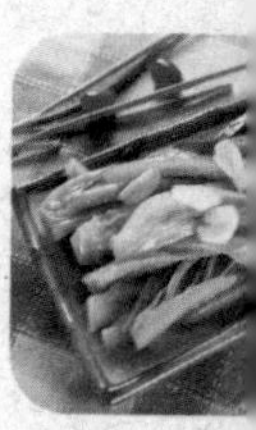

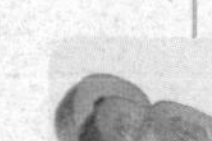

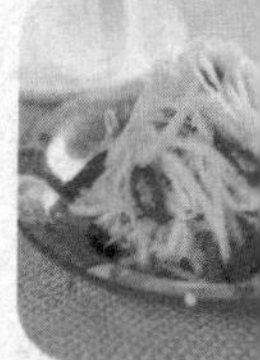

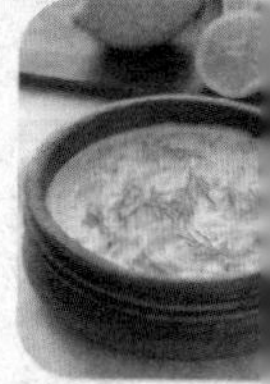

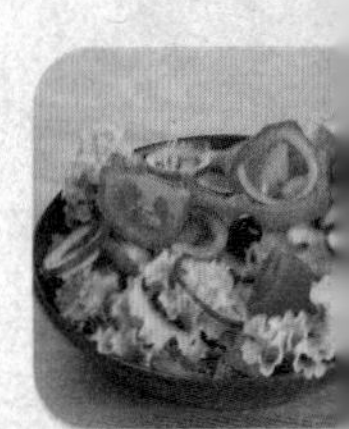
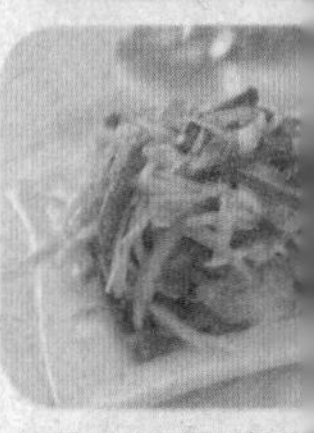
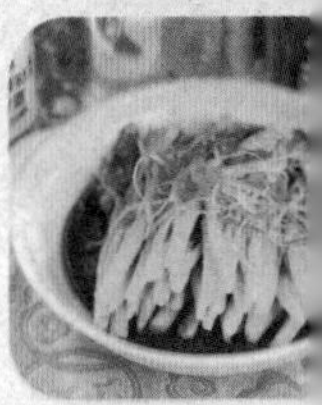
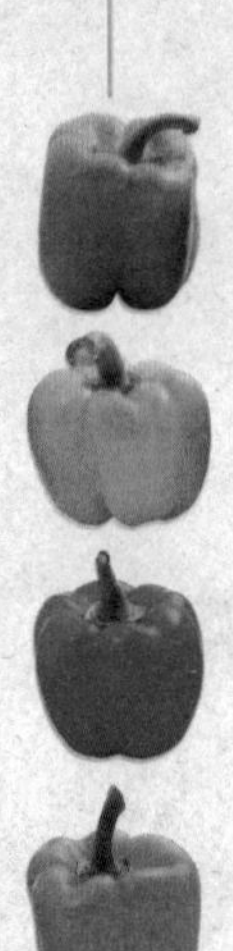
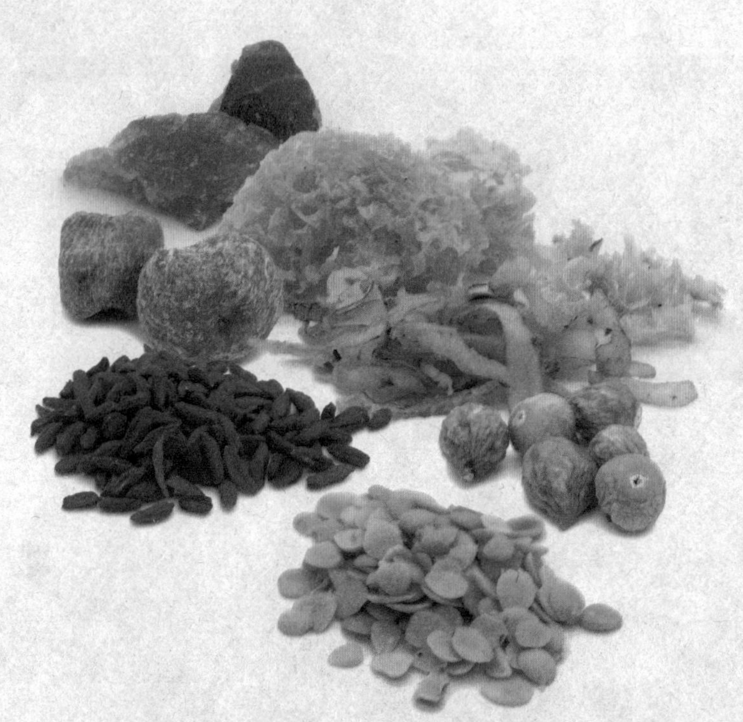

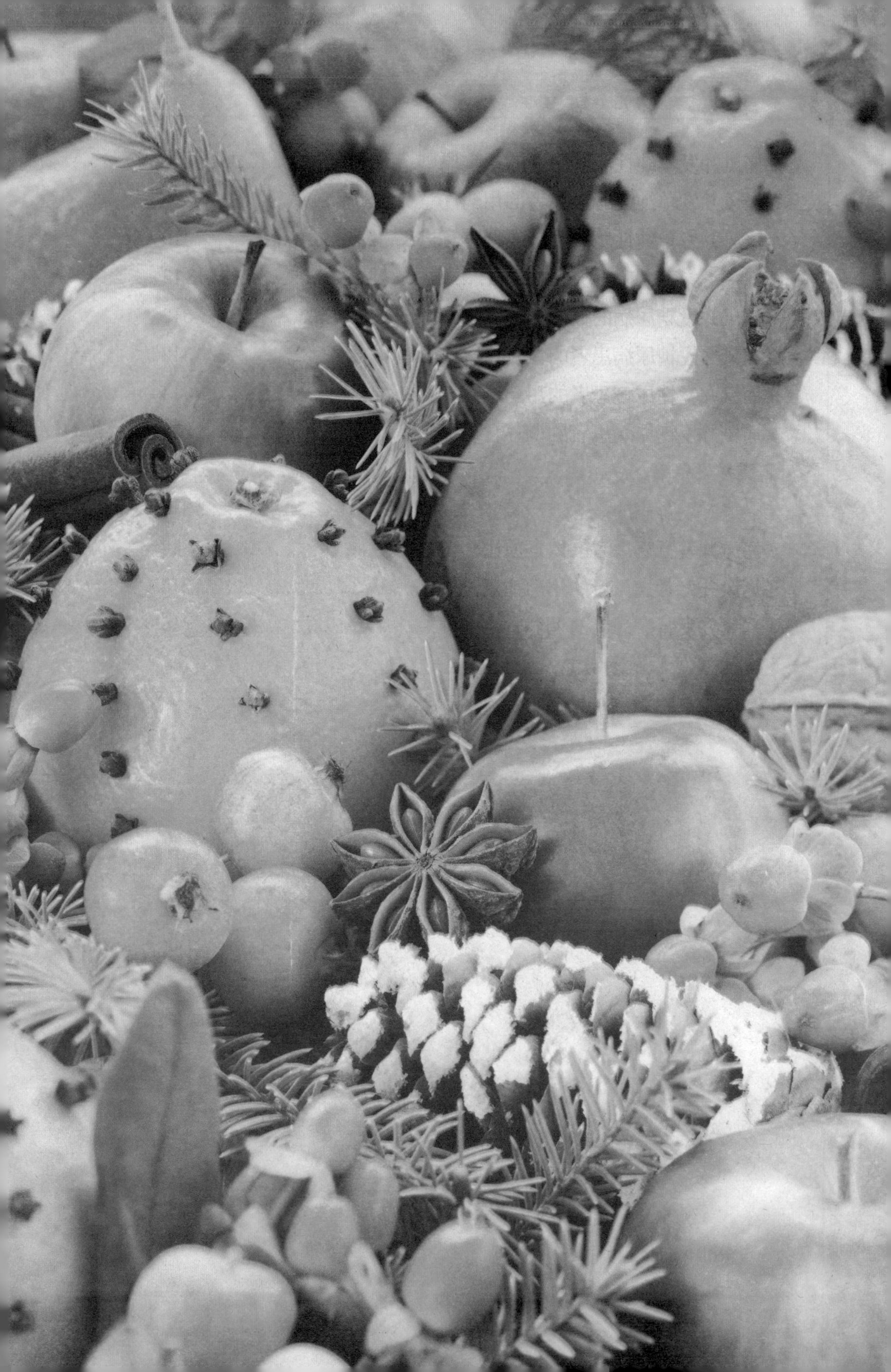

第一章

痛风的健康学问，你知道吗？

痛风是一种远在古代就已有的疾病，也是近年来的一种多发病，它与人们生活水平的提高密切相关。据统计，近年来患痛风的病人数较15年前，增加了15~30倍。痛风在任何年龄都可能发生。痛风并不是单一的疾病，而是一种综合征，是由于体内一种叫作嘌呤的物质代谢紊乱所引起的。临床上以反复发作的急性关节炎、合并痛风结石、血尿酸浓度增高、关节畸形及肾脏病变等为特征。病人大多为30岁以上的男性，其男女比例大约是20:1。此外，痛风病人半数以上都有家族史，因此遗传在痛风的病因上是很重要的诊断依据。

本章将对痛风的相关知识做详细的介绍，让读者对痛风的基本常识以及痛风患者的饮食调理有更为深入的了解，为预防和及早发现痛风打下良好的基础。

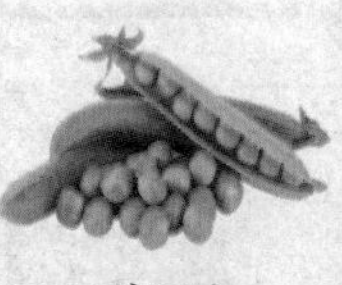

豌豆

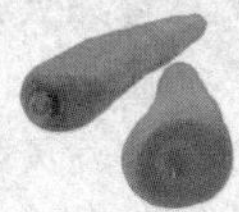

胡萝卜

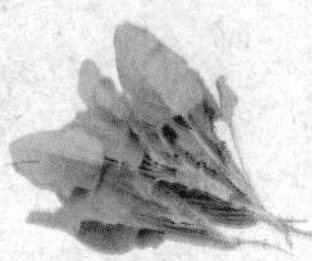

菠菜

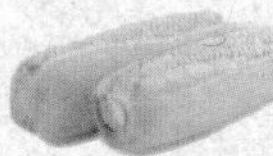

玉米

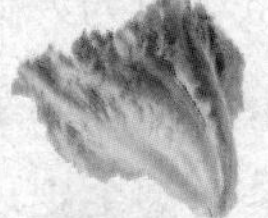

生菜

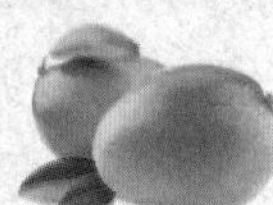

芒果

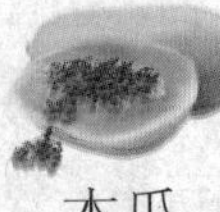

木瓜

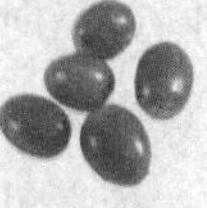

圣女果

痛风常识，不可忽视！

◎医学界对痛风是怎样定义的，痛风又与哪些东西有关，痛风有什么表现及危害呢……针对这些痛风的常识问题，本节为读者进行了详细的讲解。

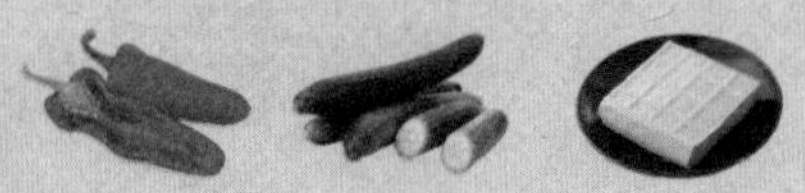

1 “帝王病”——痛风

痛风是因嘌呤代谢紊乱及（或）尿酸排泄减少所引起的一种晶体性关节炎，主要是由于嘌呤代谢中有关酶活性的先天性或后天性缺陷，导致尿酸生成过多，或尿酸排出过少，或者两者兼而有之，从而使血浆尿酸盐浓度超过饱和限度。其主要临床表现为无症状高尿酸血症，急性痛风性关节炎，间歇性发作或慢性痛风石性关节炎，甚至出现痛风性肾病，如急性尿酸性肾病、尿酸盐性间质性肾炎和肾结石等。发病年龄多在30岁以上，患病率随年龄增长而增加，男女患病比例为20∶1，多数女性病人为绝经后妇女，常在春、秋季节发病。

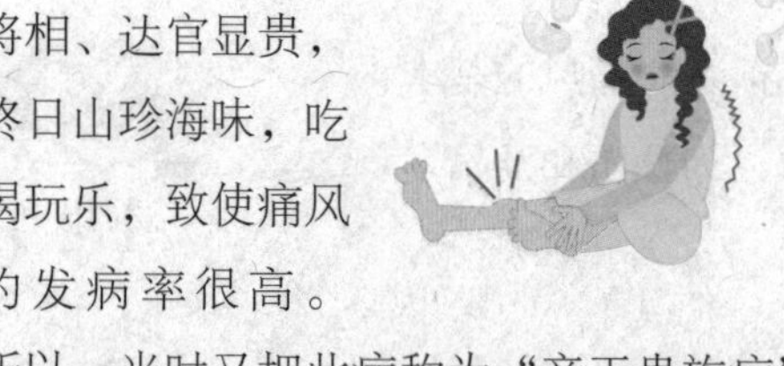

古代的帝王将相、达官显贵，终日山珍海味，吃喝玩乐，致使痛风的发病率很高。所以，当时又把此病称为“帝王贵族病”“富贵病”。后来发现，痛风是欧美各国的一种常见病。据有关专家统计，发病率在0.31%左右，相当于癌症的发病率。过去认为，东方人患此病比较少，但事实证明，近年来其发病率在逐年上升。痛风正成为一种极为常见的疾病。

近年来我国痛风患者逐年增多，这主要是由两方面原因造成的。一方面由于医疗条件的改善及医务人员对痛风认识的提高，使被漏诊和误诊为风湿性关节炎、类风湿性关节炎、丹毒、骨关节炎、结核性关节炎、感染性关节炎的痛风患者能得到及时诊断；另一方面，随着生产方式的改进，体力劳动的强度有所减轻，人民生活水平不断提高，饮食结构发生了改变，由传统的碳水化合物及蛋白质含量较低的食品，转变为蛋白质含量较高的食品，加上部分人缺乏适当的体力活动，使体重超过标准，痛风的发病率也有较显著的增高。在以前，患者多为干部、高管精英、经理、教师、医生、工程师等，现在发现工人、农民患者也不在少数。据我国一组160例痛风患者的资料统计，其中干部、教师等脑力工作者有120人，占75%，工人、农民等体力劳动者40人，占25%。

2 尿酸——痛风发病的关键

尿酸是人体中腺嘌呤和鸟嘌呤经过新陈代谢的一种产物，而腺嘌呤和鸟嘌呤又是负责生物遗传情报的记忆和传达核酸所包含的物质。生物体内几乎所有的物质每时每刻都在进行着新陈代谢，不断地被更新，腺嘌呤和鸟嘌呤也不例外。

血液中尿酸长期增高是痛风发生的关键原因。人体尿酸主要来源于两个方面：一是人体细胞内蛋白质分解代谢产生的核酸和其他嘌呤类化合物，经一些酶的作用而生成内源性尿酸；二是食物中所含的嘌呤类化合物、核酸及核蛋白成分，经过消化与吸收后，经一些酶的作用生成外源性尿酸。

尿酸的生成是一个很复杂的过程，需要一些酶的参与。这些酶大致可分为两类：促进尿酸合成的酶，主要是5-磷酸核酸-1-焦磷酸合成酶、腺嘌呤磷酸核苷酸转移酶、磷酸核糖焦磷酸酰胺转移酶和黄嘌呤氧化酶；抑制尿酸合成的酶，主要是次黄嘌呤-鸟嘌呤核苷转移酶。痛风就是由于各种因素导致这些酶的活性异常，从而导致尿酸生成过多。或者由于各种因素导致肾脏排泌尿酸发生障碍，使尿酸在血液中聚积，产生高尿酸血症。

高尿酸血症如长期存在，尿酸将以尿酸盐的形式沉积在关节、皮下组织及肾脏等部位，引起关节炎、皮下痛风结石、肾脏结石或痛风性肾病等一系列临床表现。

3 嘌呤——痛风病的根源

痛风与饮食结构密切相关，患者一般都是生活水平高者，而且90%的患者日常饮食都离不开海鲜、肉类、啤酒，但是蔬菜、水果却吃得较少。其实，痛风主要是由于“嘌呤”在作怪。海鲜、啤酒、肉类，尤其是动物内脏、啤酒代谢为一种叫作“嘌呤”的物质，这是一种有用的物质；嘌呤进一步代谢就是“尿酸”，但是这种物质对人体没用。如果人体内嘌呤过多，就会使得人体合成大量的尿酸。尿酸最容易沉积在关节部位，以足、踝、足跟、膝、手腕、手指等部位的关节最常见，所以这些关节最常发生痛风性关节炎。

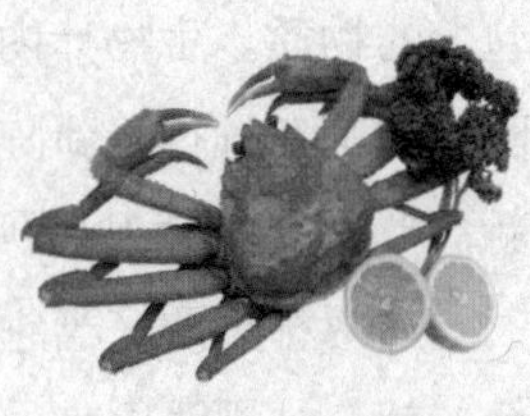

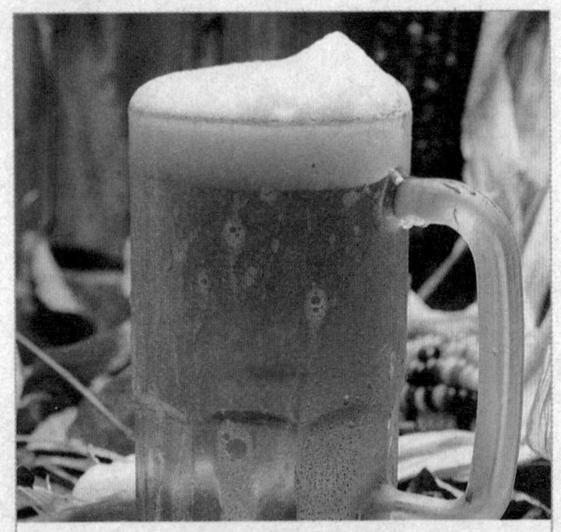

◎啤酒代谢为一种叫作嘌呤的物质，嘌呤进一步代谢就是尿酸

4 嘌呤、尿酸与痛风的关系

尿酸是人体中腺嘌呤和鸟嘌呤经过新陈代谢的一种产物，而腺嘌呤和鸟嘌呤又是负责生物遗传情报的记忆和传达核酸所包含的物质。生物体内几乎所有的物质每时每刻都在进行着新陈代谢，不断地被更新，当然腺嘌呤和鸟嘌呤也不例外。

这两种物质，当它们完成了各自的使命，就会被排泄出来，并且它们都保持着原有的形态。这种将尿酸以原有的形态直接排泄出来的，除了人类以外，还有灵长类、鸟类及部分虫类。尿酸在其他如哺乳动物或软体动物中，则是先被分解之后再被排泄出来。例如鱼类，会用一种叫作尿囊素的物质把尿酸分解成尿囊素酸后再排泄出去。

一般认为，人类进化的起始阶段，也曾拥有过能分解尿酸的尿素，只是在进化过程中慢慢地不需要这些尿素了，因此就逐渐地失去了它。

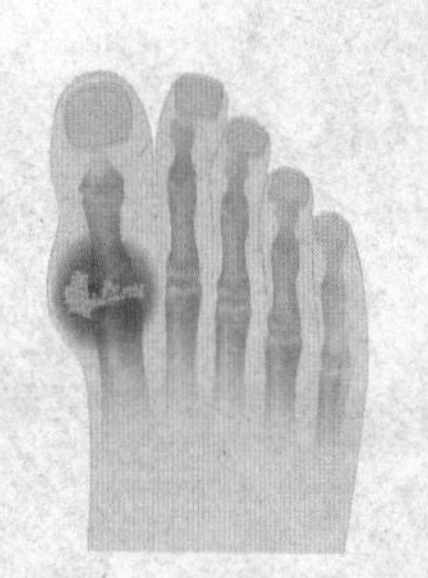

随着日常饮食结构的变化，容易出现体内聚集尿酸的情况。即体内产生的尿酸过度或尿酸的排泄不良，会造成体内的尿酸过剩。这就是高尿酸血症，如果进一步恶化，就会演变成痛风。因此，平时要注意个人的饮食习惯，不要等到痛风找上你了才后悔莫及。

5 不同时期痛风的表现

临床上一般可将痛风分为4个时期来描述，但并不表示每位痛风病人都需依序经过这四个时期。痛风的四个分期包括无症状的高尿酸血症、急性痛风性关节炎、痛风发作间歇期、慢性痛风性关节炎。在第二期至第四期有可能发生肾结石。求诊病人中，各种分期皆有，临床上根据生化检查报告，可能有意外的发现。病人应定期接受身体检查，多注意检查结果报告，以便及早发现问题。

1.无症状期

这一阶段仅表现为高尿酸血症。高尿酸血症发生率远较痛风高。高尿酸血症的上限，其中男性为416微摩尔/升，女性为357微摩尔/升。儿童期血尿酸的均值是214微摩尔/升，在青春期后，男性血清中的尿酸浓度开始增高，而女性血清中的尿酸浓度增高主要在更年期后。无症状期仅有高尿酸血症，而无关节炎、痛风。其中10%～40%的患者在第一次痛风发作前有过一次或数次肾绞痛发作史，也可有肾功能损害，如蛋白尿、血尿、显微镜下红细胞尿。但诊断痛风应有尿酸盐沉积和组织炎症反应，而不是仅有高尿酸血症及肾结石。大部分病人可终生患有高尿酸血症，但仅小部分发生临床痛风。如未作实验室检查，往往漏诊。在此时期的病人血清中的尿酸浓度会增高，但并未出现关节炎、痛风石或尿酸结石等临床症状。有些男性患者会在青春期发生此种病状，且可能有痛风家族史，女性患者则较常在停经期才出现。无症状的高尿酸血症可能终生都会存在，但也可能会转变成急性痛风性关节炎或肾结石，临床大多数无症状的高尿酸血症病人会先发生痛风症状，再转变为其他情形，但也要注意，一般有10%～40%的病人会先出现肾结石症状。

无症状高尿酸血症的危险性在于痛风发作，或最终发生肾结石。高尿酸血症病人发生痛风的可能性，大致和血清尿酸水平增高的程度成正比。据观察，在青春期开始有高尿酸血症的男性，至第一次痛风发作之间的时间间隔一般为20～25年或更长。这意味着不是要对所有高尿酸血症病人都要进行预防性治疗。

一般认为，对无症状性高尿酸血症无需治疗。但并不是不管它，因为高尿酸血症毕竟是不正常的，长期的高血尿酸，有可能造成尿酸结晶和尿酸盐结晶在肾盂、输尿管或肾小管及肾间质处沉积，造成肾损害，引起肾结石，所以应该寻找引起高血尿酸的原因，如利尿药、降血压药、化疗药等药物因素及肾病、血液病、糖尿病等，找出原因，同时应避免肥胖、高嘌呤及高能量饮食、酗酒、过度疲劳、精神紧张、创伤、湿冷等诱发因素。当有下列几种情况时，则应考虑治疗，有痛风临床症状；有痛风家族史;上述一些原因排除后仍有高血尿酸(超过535微摩尔/升)。

2.急性期

急性期以急性关节炎为主要表现。第一次发作在脚的大拇指的跖趾关节者占60%。诱发因素：85%患者能找到诱发因素，如饮食过度、局部外伤、体力或脑力劳动过度、受冷、潮湿、过度激动、感染、外科手术及某些药物应用（如丙磺舒、利尿剂、皮质激素、汞剂、酒石酸麦角胺）等。

前驱症状：第一次发作时症状较为突然，以后发作时70%患者有前驱症状，如局部不适感、下肢静脉曲张、头痛、失眠、易怒、疲劳、不能胜任工作、腹胀、嗳气、便秘或腹泻、肾绞痛等。此时期的病人会在受累关节部位出现剧痛症状，在病发的早期较常侵犯单一关节(占90%)，其中约有半数发生于脚掌骨关节附跖关节，因此病人疼痛难耐，无法穿上鞋子，发展到后来，也很可能会侵犯多处关节，有时也可能只侵犯其他部位。痛风常犯部位包括大脚趾、脚背、脚踝、脚跟、膝、腕、手指和肘等部位，但其他部位也会发作。应注意诊断的重点，保持高度的警觉性，切勿以为其他部位的疼痛一定不是由痛风所引起的。

急性关节炎第一次发作多数于凌晨1～2点发病，94%的在单个关节，累及下肢达95%～98%。远端关节占90%，半数以上患者第一次累及大脚趾的跖趾关节内侧面，严重过敏时，盖上被褥即可有疼痛感，往往脚的大拇指因夜间突然发作而痛醒。局部有红、肿、痛、热、静脉曲张，触之剧痛，向下肢放射，至白天可好转，但局部体征反而加剧。第二天凌晨疼痛重新加剧，局部皮肤由红色转为蓝紫色，有凹陷性水肿。一般持续3～20天，症状渐渐减轻，局部体征好转，消肿，皮肤出现皱纹、脱屑。全身情况和局部体征发展平行。一般体温正常或低热，有时也可高达39℃以上，伴有寒战、全身不适、头痛易怒、心动过速、腹痛、肝脏肿大、明显多尿，尤其在急性期发作后。尿酸值在发作前数天降低，发作末期明显增高，发作停止后进一步升高，然后逐渐恢复到正常的水平。发作期血沉增快，一般为30～50毫米/小时，偶见50～100毫米/小时，白细胞增高伴中性白细胞增多。临床上，病人在就寝前可能尚无任何异样，但痛风发作时所引起的剧痛可能会使病人从睡梦中痛醒，且在受累关节会出现严重红、肿、热、痛现象，令人疼痛难耐，症状会加重，发冷与颤抖现象也会随之而加重，最痛时有如撕裂般，令人无法忍受，而后症状慢慢减轻。

由于局部会出现红、肿、热、痛，且常伴随发热症状，有些病人还可能出现关节肿大、积水，且抽取积水时呈黄浊液体，因此有时会被误诊为蜂窝组织炎或细菌性关节炎而使用抗生素治疗。 在急性发作期，主要用秋水仙碱、非甾体类抗炎药、碱化尿液等药物，服用这类药物后，会引起血尿酸浓度的突然降低，使关节中早已存在的尿酸钠结晶释放、溶解，随后又会出现一个短暂高尿酸血症和痛风的发作期。所以，在服用秋水仙碱、非甾体类抗炎药等药物控制一段时间后，再用抑制尿酸生成或排尿酸的药物，并且与秋水仙碱、非甾体类抗炎药如戴芬、芬必得或瑞力芬等合并用药一段时期。这时，秋水仙碱的用量可减至每日0.5～1.0毫克，非甾体类抗炎药也用较小的剂量，一旦有急性发作的先兆症状，则可适当加大剂量。

3.间歇期

间歇期即两次发作之间的一段静止期。大多数病人一生中反复发作多次，某些患者发作一次后从未复发。多数患者的发作间隔时间为6个月至1年。少数患者的发作间隔时间可长达5～10年。据报道，在第一年内复发的为62%，第1～2年复发的为16%，第2～5年复发的约为11%，第5～10年复发的为4%。有7%的随访病人10年或10年以上未见复发。而未用抗高尿酸药物治疗的病人，其发作次数渐趋频繁。病程越是晚期，常累及多关节，病情重，持续时间长，缓解慢。在间歇期仅根据痛风病史和高尿酸血症诊断比较困难，但抽取跖趾关节液体，如能找到尿酸盐结晶，将有助于诊断。

痛风发作间歇期长短不等，可能会持续一两天至几周。约7%的病人很幸运，他们的痛风会自然消退，不再复作，但是大多数病人会在一年内复发。反复发作后发展为多关节性，病情严重，发作期较长，且伴随着发热。

4.慢性期

慢性期的主要表现为痛风石、慢性关节炎、尿路结石及痛风性肾病。

痛风石是尿酸沉积于结缔组织而逐渐形成的。其过程隐匿，小的不能触及，大的肉眼可见。痛风石出现的时间在痛风发病后3～42年，平均出现时间为10年。少于5年就有痛风石的人较少见。10年后约一半患者有痛风石，以后逐渐增多，20年后只有28％的患者无痛风石，下肢功能障碍者达24％。尿酸沉积于关节内和关节附近，与血尿酸浓度密切相有关。出现的部位按频率高低依次为耳轮、手、足、肘、膝、眼睑、鼻唇沟。比较少见的部位有脊椎关节、心肌、二尖瓣、心脏传导束及咽部等。初期形成的结石较软，表皮呈红色，内含乳白色液体，其中有尿酸钠结晶。数周内，急性症状消失，形成较硬的痛风石，并逐渐增大，使关节受到破坏，关节强直、畸形，关节活动受限。痛风石可以溃烂，形成瘘管，化脓较罕见。

慢性关节病变经过10～20年演变，累及上下肢诸多关节受损。由于痛风石的不断增大增多，尿酸盐沉积于软骨及关节周围结缔组织，纤维组织增生，骨质破坏，导致关节强直、畸形，可出现假性类风湿性关节炎样关节，使功能完全丧失。

痛风性肾病的肾脏病变可分为尿酸盐性肾脏病变和急性尿酸性肾脏病变、尿酸结石。它们的发生与长期高尿酸血症有关。

（1）尿酸盐性肾脏病变:慢性肾脏病变是痛风最常见的表现之一，占痛风患者的20％～40％。临床表现有两种类型：一是以肾小球病变为主，即所谓痛风性肾炎。这些患者的间质损害相对较轻，平均发病年龄55岁。在急性痛风发作后15～25年多见，也可见于痛风发作前。早期的表现为间歇性微量蛋白尿。浓缩功能减退是肾功能损害的早期表现。1/3患者伴有高血压症，最后导致氮质血症、肾功能衰竭。二是由于间质性肾脏病变。尿酸钠盐沉积在肾组织，引起慢性进行间质性肾炎，可导致肾小管萎缩变性、纤维化及硬化。尤以髓质和锥体部明显，可有反复尿路感染，几乎均有肾小管浓缩功能减退，夜尿及尿比重降低。病程相对较长，5～10年后，肾病加重，晚期肾小球功能受损，出现肌酐清除率下降，尿素氮升高，进而发展成为尿毒症，最后死于肾衰竭。

（2）急性尿酸性肾脏病变：由于严重高尿酸血症，大量的尿酸沉积于集合管和输尿管，引起尿闭，急性肾功能衰竭。这类病变可见于痛风患者中嘌呤代谢明显增加者，剧烈运动和癫痫大发作后。但更多见于白血病和淋巴瘤患者。

（3）尿酸盐结石：在痛风病人中比较常见。在一般人群中尿酸盐结石的发生率为0.01％，而在痛风病人中尿酸盐结石的发生率为10％～25％，较健康人群高1000倍。在痛风病人中，每年尿路结石的发生率为1％，无症状高尿酸血症则为0.2％。尿路结石的发生率与血尿酸浓度及尿尿酸排泄有关。当血尿酸浓度大于774微摩尔/升，则尿路结石的发生率达50％。有40％的病人尿路结石的出现先于痛风，少数病人结石的发生早于痛风10年。

6 痛风患者的自我检测

早期发现痛风最简单而有效的方法，就是检测血尿酸浓度。对人群进行大规模的血尿酸普查可及时发现高尿酸血症，这对早期发现并防治痛风有十分重要的意义。

在目前尚无条件进行大规模血尿酸检测的情况下，至少应对下列人员进行血尿酸的常规检测：

（1）60岁以上的老年人，无论男女或是否肥胖。

（2）肥胖的中年男性及绝经后的女性。

（3）高血压病、动脉硬化、冠心病、脑血管病（如脑梗死、脑出血）病人。

（4）糖尿病（主要是Ⅱ型糖尿病）、高胰岛素血症、高脂血症患者。

（5）原因未明的关节炎患者，尤其是以单关节炎发作的中年及老年病人。

（6）肾结石，尤其是多发性肾结石及双侧肾结石者。

（7）有痛风家族史的成员。

（8）长期大量嗜肉食、海鲜类，并有饮酒习惯的中老年人群。

凡属于以上所列情况中任何一项的人，均应去医院做痛风的检查，以便及早发现高尿酸血症与痛风，不要等到已出现典型的临床症状（如皮下痛风结石）后才去求医。如果首次检查血尿酸正常，也不能轻易排除痛风及高尿酸血症的可能性，应定期复查，至少每年体检一次，这样可使痛风的早期发现率大大提高。

你是罹患痛风的高危人群吗?请做下列的简易测试。

（1）近亲中有人罹患痛风。

（2）嗜吃内脏、鱼或肉类、浓肉汤、酵母粉、老火汤、蚝、蛤、蟹等富含高嘌呤的食物。

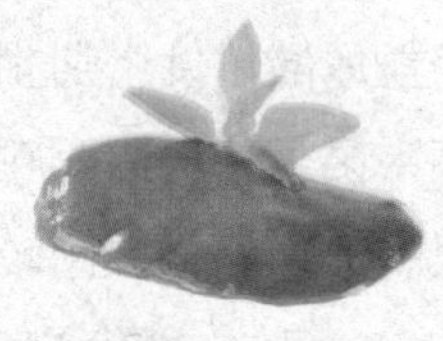

（3）嗜吃花生、核桃等食物。

（4）长期服用消炎止痛药、利尿剂、抗结核药、抗气喘药、抗癌药或经常接受静脉注射。

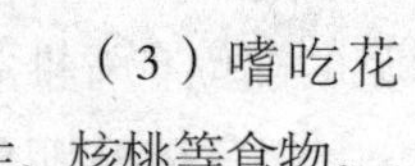

（5）嗜吃肥肉、油炸物、糖果等食物。

（6）爱喝酒。

（7）情绪不稳定，容易惊恐不安。

（8）已检查出血压、血脂、血糖过高或已罹患高血压病、高脂血症、糖尿病。

（9）经常暴饮暴食或应酬很多。

（10）非常喜欢运动，常常汗流浃背。

（11）经常操劳过度。

（12）肾脏有问题。

（13）不爱喝水。

（14）肥胖。

（15）三餐不定时定量。

〖检测结果〗

打“√”达6项以上者，请立刻就诊。打“√”达3项以上者，请定期检查。打“√”在2项以下者，请努力保持。

7 痛风的诊断标准

目前，判断痛风大多采用1977年美国风湿病学会制定的痛风诊断标准，该标准尤其强调从关节滑液和痛风结节中找到尿酸盐结晶，这可作为诊断痛风的“金标准”。但当取材困难或条件受限时，根据痛风诊断标准12条临床特征，如果具备其中6条，就可诊断为痛风。另外，该标准还需与临床实际相结合，例如用秋水仙碱试验性治疗迅速有效，同样具有特征性诊断价值。现将该诊断标准介绍如下：

（1）关节液中有特征性尿酸盐结晶。

（2）用化学方法或偏振光显微镜证实痛风结节中含有尿酸盐结晶。

（3）在以下12条临床特征中，具备其中6条或6条以上者。

①急性关节炎发作多于1次；②炎症反应在1天内达到高峰；③急性关节炎发作；④患病关节的皮肤呈暗红色；⑤第一跖趾关节疼痛或肿胀；⑥单侧关节炎发作，累及第一跖趾关节；⑦单侧关节炎发作，累及跗骨关节；⑧有可疑痛风结节；⑨高尿酸血症；⑩X线摄片检查显示不对称关节肿胀；⑪X线摄片检查显示不伴侵蚀的骨皮质下囊肿；⑫关节炎发作期间关节液微生物培养呈阴性。

符合以上前3条中任何1条者即可诊断为痛风。

根据痛风诊断标准，不难作出痛风的诊断。但在临床实践中，有时表现不典型，可能会造成误诊。所以必须保持警惕性，尤其是对中老年男性以关节痛为主的病均应想到痛风的可能。以下几点注意事项，可供诊断时参考。

1.注意有无下列易感因素

①中老年男性，肥胖者。②有痛风家族史者。③长期服用利尿剂者。④有高血压病、冠心病、Ⅱ型糖尿病、高脂血症、肾功能不全以及肾结石者。

2.注意临床表现的特征

①高嘌呤饮食诱发的急性关节炎。②反复发作的急性不对称性关节炎，典型部位为足跖趾关节，尤其是首发在第一跖趾关节者。③急性关节炎常在深夜骤发，疼痛剧烈，对秋水仙碱治疗有特效者。④初次发作时常于数日内不治而自行缓解，间歇期可安然无恙。⑤关节炎病长期患者在关节周围或耳廓部有痛风结节形成，结石破溃后可溢出白色尿酸盐结晶。

3.需注意与其他疾病鉴别

痛风性关节炎需注意与其他关节炎相鉴别，如类风湿关节炎、风湿性关节炎、化脓性关节炎、骨关节炎、创伤性关节炎等。另外，有些常见病也易于和痛风混淆，应注意鉴别。如丹毒、蜂窝组织炎、滑囊炎、滑膜炎、脉管炎、局部皮肤感染、肾小球肾炎等。

4.需注意临床分期

诊断为痛风后，应分清是急性期、间歇期、还是慢性关节炎期。有无痛风性肾病和尿酸性肾结石，肾功能是否能代偿，有无肥胖、高血压症、糖尿病等并发症。

8 哪些人易患痛风

历史上痛风的发作以帝王将相、达官显贵、豪门贵族、生活富裕者居多。所以痛风有“帝王病”“富贵病”之称。用现代医学解释其原因，可能与生活环境、饮食习惯和家族遗传有关。随着时代的进步，痛风已不再是富人才有的一种疾病，而逐渐成为一种现代人常见的文明病。不过痛风的多发群体还是具有一定的规律性的，以下是几类常见的痛风多发人群。

1.男性多于女性

性别对痛风的发生有明显的影响，可以说痛风是男性特有的一种疾病，男性和女性之间存在着特别明显的差异。在痛风患者当中，女性所占的比例大约为5%，这与女性其他的风湿病发病情况构成鲜明的对比。婴儿从出生24小时到72小时内，血尿酸水平升高，且波动较大，此后至青春期，男性和女性均进入一个较稳定阶段，平均0.36毫克/毫升。青春期以后，随着年龄的增长，血尿酸水平随之升高。男性处于青春期时血尿酸值会升高，之后将保持一定的浓度。男性在20岁以后，女性在20~40岁进入一个高峰期。出生3日后至青春期和女性月经期，血尿酸值较低的主要原因是由于肾脏对尿酸的排泄率较高。而女性绝经以后，因为雌激素水平明显降低，肾脏减少了对尿酸的排泄，所以血尿酸水平相应升高并接近男性。

调查表明，几乎95%以上的痛风患者都是男性，女性仅占5%左右，而且大多数的女性是在绝经期之后患病的（继发性痛风例外）。其原因还不清楚，可能是因为男性喜欢饮酒，喜食含嘌呤、蛋白质高的食物，使体内尿酸增加，排出减少；而女性可能与卵巢功能的变化及性激素分泌的改变有一定的关系，故女性的发病年龄在绝经后。由于男性体内雌激素可使细胞器的磷脂膜对尿酸盐结晶有易感性而引起的细胞反应；女性体内雌激素可使磷脂膜抵抗此种结晶沉淀，雌激素对肾脏排泄尿酸有促进作用，并有抑制关节炎发作的作用。绝经后由于体内雌激素水平急剧下降，故容易发生高尿酸症与痛风。痛风多发于成年男性，女性多于更年期停经之后发病，这个年纪也是退行性关节炎及假性痛风的好发年龄，应特别细心留意，以免造成误诊。

2.中老年人

痛风主要见于中老年人，但年青人也会发生痛风。临床研究发现痛风可见于任

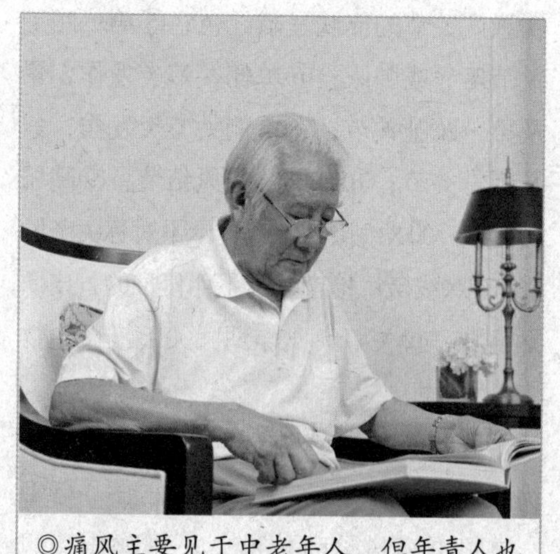

◎痛风主要见于中老年人，但年青人也会发生痛风

何年龄。据统计，痛风起病的平均年龄约为45岁，大多数在40~50岁之间，年龄最大的可超过80岁，在整个痛风患者群中，青少年的比例约占1%。但近十几年来有年轻化的倾向，许多十几、二十几岁的年轻人就得了痛风。调查研究发现，由于我国生活水平的提高，特别是饮食结构的变化，高嘌呤、高蛋白、高脂肪的大量摄入，以及生活方式的改变，使痛风的发病年龄逐渐趋于年轻化，40岁以前发病已很常见，这一现象值得引起社会广泛关注。

3.生活条件优越的人

痛风通常被认为是生活条件优越的人易得的一种疾病，如知识阶层、商贾富豪等。有报道，城市痛风病人中 33%是富商，26%为医生和律师，20%为商贩，12%为技术工人，9%为职员。痛风的发作多是因平素嗜食膏粱厚味，以致湿热内蕴，兼因外感而发病。一般生活条件较优越的人比生活条件较差的人更容易得痛风。有关医学文献记载表明，在战争年代与饥荒的岁月，痛风的发病人数明显下降；而在和平安定的年代，在物质供应十分充裕的条件下，痛风的发病人数则明显上升。在临床调查中发现，痛风患者以干部、高管精英、经理、销售员、高级知识分子、商界人士居多。不难看出，生活条件优越的人士更易患痛风。临床调查表明，高收入的群体，痛风的发病率远远高于平民与体力劳动者，城市发病率明显高于农村，血尿酸水平与教育程度、经济收入、社会地位等呈明显的正比关系。

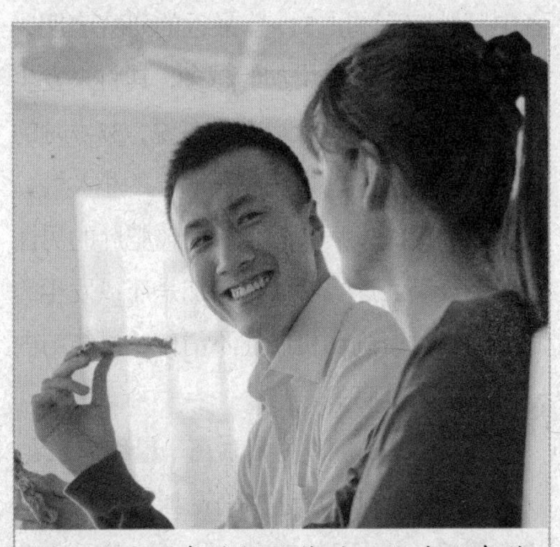

◎一般生活条件较优越的人比生活条件较差的人更容易得痛风

4.摄取动物性蛋白质较多的人

痛风，曾经被称为“帝王病”，常出现在那些“贪食家”，特别是摄取动物性蛋白质比较多的人当中。

随着经济的发展，人们生活水平的不断提高，这些“贪食家”更加无所顾忌了。看到喜欢的食物都会来者不拒，只要吃得开心，什么健康养生都抛到了脑后。

但是，食物中的嘌呤并不是马上就会使尿酸值升高。因为以食物中的嘌呤作为原料产生的尿酸只占体内尿酸总量的10%。一般认为，摄取过多的包括动物性蛋白的高能量食品而引起的肥胖，影响了尿酸的排泄，使体内的尿酸增加。从这一角度来看，痛风可以说是那些以简单而又便宜的高能量快餐食品为主食的“贪食家”们的易发病。高尿酸血症及痛风患者在富有者中较多见。随着饮食结构的变化，摄入的动物蛋白及脂肪的增多，高尿酸血症和痛风患者也在进一步增加。

5.过量饮酒的人

几十年前，人们以为那些红葡萄酒、日本清酒、啤酒等发酵酒对痛风是有弊无利的，而蒸馏酒（如威士忌、白兰地等）则没有什么害处。其实，无论是哪一类酒，所含的酒精都会阻碍肾脏的排泄（尿酸的排出）或直接参与尿酸的合成反应。同时，过量饮酒也不利于预防肥胖症。所以在日常生活中，喝酒要适量。过度饮酒会引起痛风发作，以啤酒尤其明显。乙醇影响血尿酸水平的可能机制是：饮酒常伴食含丰富嘌呤的食物；乙醇代谢可以使血乳酸浓度升高，乳酸可以抑制肾脏对尿酸的排泄；过度饮酒会造成血酮症，抑制肾脏对尿酸的排泄；乙醇能促进腺嘌呤核苷酸转化而使尿酸增多。乙醇影响血尿酸水平的解释，一种是因为酒伴食含嘌呤丰富的食物，血酮症造成血清尿酸的增高和因肾脏受损而产生尿酸过多；另一种认为，饮用含铅的酒可使痛风的发病率增加3倍。

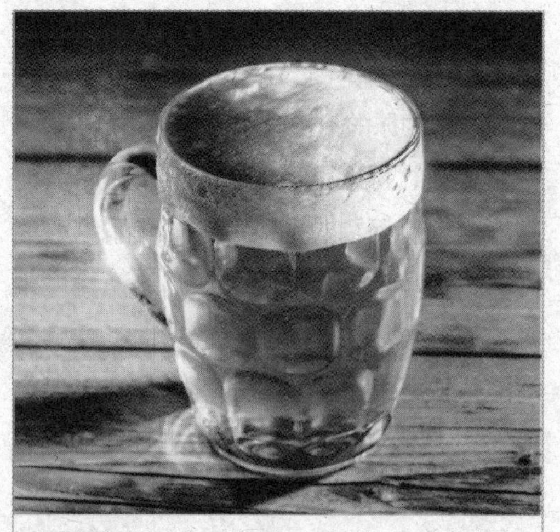

◎过度饮酒会引起痛风发作，以啤酒尤其明显

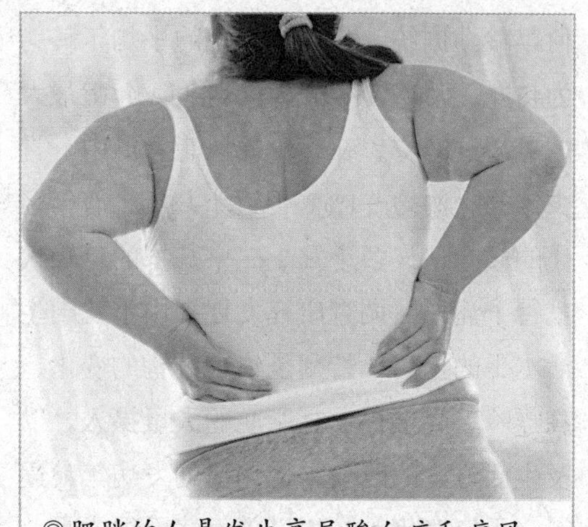

◎肥胖的人易发生高尿酸血症和痛风，因为体重与高尿酸血症明显相关

6.肥胖人群

肥胖的人易发生高尿酸血症和痛风，因为体重与高尿酸血症明显相关。有研究显示，男性肥胖者的发病率为9.1%~16.3%，肥胖引起高尿酸血症可能与体内内分泌功能紊乱有关，而并非是肥胖本身直接造成的。高尿酸血症中较瘦者仅占2.6%。临床资料证明，大多数痛风患者属超重或肥胖，但少部分较瘦的人也会得痛风。国内报道，痛风患者中肥胖症者约占51%。最近的研究表明，人在青年时期体重增加的越多，其将来发生痛风的危险性就越大。有报道说，35岁时的体重指数与痛风的发病率具明显的相关性，较瘦的男性的发病率较低，而较肥胖的男性发病率较高。这表明体重增加是痛风发生的危险因素，但确切机制还不清楚，可能与内分泌功能紊乱有关。

7.冠心病、原发性高血压、糖尿病患者

冠心病患者中有17%有高尿酸血症，并与血压及血胆固醇有关。无症状高尿酸血症是冠心病的危险因素。近年来，研究认

为高尿酸血症是冠心病的先兆。高尿酸血症患者比血尿酸正常者发生动脉粥样硬化的概率要高很多，如偏高的血压、血脂、血糖等。一些危险因素本身就是引起血尿酸升高的原因，如长期的高血压可使肾小球缺氧，乳酸生成增多，与尿酸竞争排泄；某些利尿剂和降血压药物的使用也能使尿酸排出减少。而另一些危险因素则可能是高尿酸血症的直接结果，如过高的血尿酸浓度可以诱发糖尿病。

8.特定地域的人群

地理位置对痛风的发病率也可能有一些影响，但影响远不如遗传、种族、生活条件等因素那么明显。在我国，青藏高原游牧地区的痛风发病率较高。特别是从平原进入高原者，由于高原缺氧，患高山适应不全症、高山红细胞增多症、高山高血压及高山心脏病等，可继发急性痛风性关节炎。有人在西藏高原观察到，汉族人移居西藏后痛风患病率增加，而当他们返回内地后，大部分患者不再发病，究竟是食物改变还是高原缺氧所致，尚难以定论，但地理环境因素确实可影响痛风的发病。

◎在我国，青藏高原游牧地区的痛风发病率较高

9.有相关家族病史的人

痛风，容易影响到后代，由于这种由遗传体质而引起的发病率占痛风发病率的7%~8%。各国的多数研究者认为痛风发病与家族史有关，且年龄越小的患者有痛风家族史的比例越高。现已明确，使尿酸生成过多，引起痛风的先天性酶缺陷主要有以下几种：嘌呤代谢催化酶、磷酸核糖焦磷酸合成酶，此外黄嘌呤氧化酶，谷肽还原酶，葡萄糖-6-磷酸酶等酶的异常也与痛风的发病有关，但只占痛风患者的一小部分。例如，一位母亲，即使没有患过痛风，只要尿酸值较高，那么在其儿子身上出现痛风的可能性会增加；如果是女儿，当她患了高尿酸血症之后，会把高尿酸因子遗传给下一代。

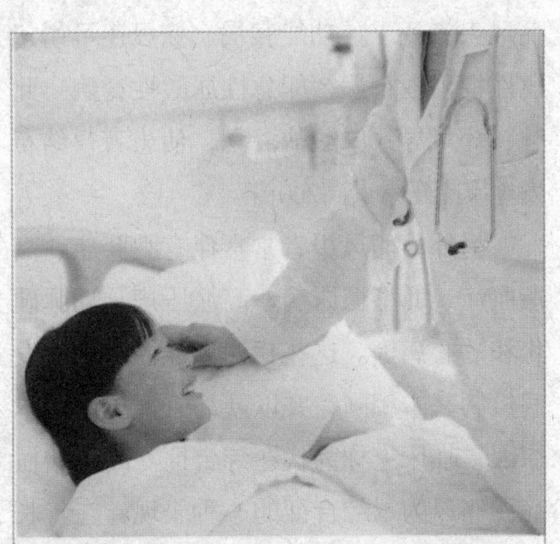

◎痛风发病与家族史有关，且年龄越小的患者有痛风家族史的比例越高

痛风的危害

提到痛风人们通常会感到害怕，但对于痛风有什么样的危害或许在很多人脑海里都是很模糊的，那到底痛风对患者有哪些危害呢？下文为你揭晓。

痛风对机体有着广泛的危害性，如痛风可导致尿酸盐在关节和关节周围组织以结晶的形式沉积，从而引起痛风性关节炎。长期高尿酸血症，尿酸盐沉积产生慢性炎症反应，形成异物结节，即所谓痛风石。其常见于关节软骨、滑囊、耳廓、腱鞘、关节周围组织、皮下组织和肾脏间质等部位，从而引起相应的症状。关节软骨是最常见的尿酸盐沉积部位，易引起软骨的退行性变化，可逐渐发展为关节强直和畸形。尿酸盐沉积于肾间质，可引起慢性间质性肾炎，即痛风性肾病，最终可由慢性氮质血症发展到尿毒症，有17%~25%的痛风患者死于肾功能衰竭。痛风还可引起急性梗阻性肾病，即急性尿酸性肾病。此外，痛风导致尿酸盐沉积，使患者肾结石发生率比正常人高200倍。

另外，痛风患者常常伴有肥胖症、高脂血症、Ⅱ型糖尿病、高血压病、动脉硬化和冠心病等。这些代谢紊乱性疾病的发病机制基本相同，并以胰岛素抵抗为基本原因，临床上称为代谢综合征。高尿酸血症和痛风为本综合征的一种表现，在年长的痛风患者死因中，心血管因素大大超过肾功能不全。造成痛风患者死亡有以下几个原因：

（1）痛风导致肾脏病变，肾功能受到损害，最后发展为慢性肾功能衰竭和尿毒症。极少数患者在痛风急性发作时血尿酸明显升高，可在短期内发生急性肾功能衰竭而导致死亡。痛风性肾病是由于尿酸沉积于肾脏，对肾脏组织造成炎症和破坏作用引起的。尿酸主要沉积在肾小管和肾间质，引起肾小管上皮细胞萎缩、退变并损害肾小管的功能。肾间质可出现水肿，炎症反应久而久之可发生纤维化，临床上称为间质性肾炎。尿酸对肾小球的损害不如肾小管和肾间质，但也可引起肾小球毛细血管和小球基底膜的炎症，有时可发现肾小球硬化，以致肾小球的过滤功能受到损害。痛风性肾病对肾脏的损害是一个十分缓慢的过程，患者的肾功能可长期维持正常。当病情不断发展，则可能出现水肿、少尿、蛋白尿、夜尿增多、高血压、贫血等症状，从而表明肾功能受损害，最后可发展为肾功能衰竭，患者因尿毒症而死亡。

（2）皮下痛风石破溃引起继发感染，若治疗不及时，可导致败血症而死亡。

（3）痛风导致尿路结石，可引起顽固性泌尿系统感染，如未能及时彻底治疗可引起脓肾或坏死性肾乳头炎、败血症等而死亡。

（4）痛风并发的原发性高血压、冠心病、糖尿病等，也是重要的死亡原因。

10 老年人及儿童患痛风的特点

老年人和儿童是两个弱小群体，在生活中是需要我们特别呵护的。这两类弱势群体患上痛风各有其特点。

1.老年人患痛风的特点

老年人慢性痛风主要是由多基因遗传性肾脏排尿酸障碍和多基因遗传性尿酸产生过多而引起的。

老年痛风患者中，继发性痛风较多，女性患者比例相对较多。由于雌激素的作用，肾脏对尿酸的清除率较高，故生育期妇女血尿酸值明显低于同龄男性，发生痛风者少见；老年女性体内雌激素水平明显降低，减少了对尿酸的排泄，其发生痛风者相应增多，并接近老年男性；老年痛风患者在疾病早期极易发生痛风石，且可以发生在非典型部位；老年痛风较易影响手部小关节，有时与骨性关节炎较为相似。

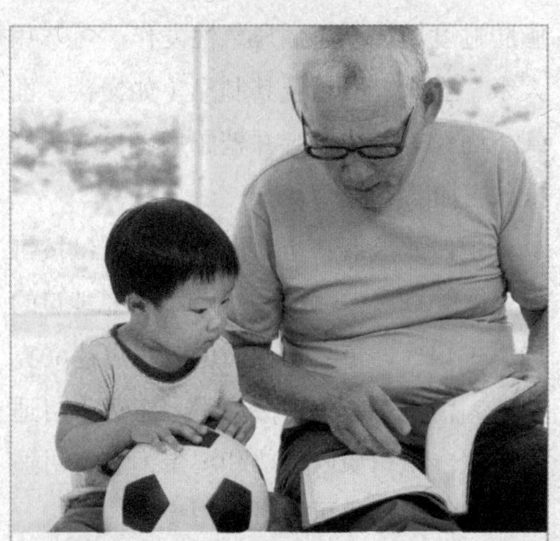

◎老年人和儿童、青少年患上痛风各有特点，因此治疗方法也不一样

老年痛风患者疼痛阀值升高，关节疼痛感觉减轻，较少有剧烈的关节疼痛，以钝痛的慢性关节炎较多见，难与其他类型关节炎相区别，关节边缘的侵蚀性改变和骨溶解是痛风的特征性改变；老年痛风患者常并发多种慢性疾病，如肥胖、原发性高血压、冠心病、高脂血症等。

2.儿童和青少年患痛风的特点

儿童和青少年痛风是指痛风患者的发病年龄在30岁以下，多见于男性，10岁以下患者则极为少见。但儿童和青少年痛风的病情较重，预后差，容易夭折于肾功能衰竭或其他并发症。一般有以下特点：

大都有家族史，阳性率高达70％以上，远远超过一般痛风患者15％～25％的阳性率。病情重，血尿酸水平较高，且尿酸排出量大都增加，提示体内尿酸生成明显增多。

绝大多数患者为继发性痛风，多为先天性酶缺陷或有白血病、淋巴瘤、恶性肿瘤等疾病。以痛风肾或尿酸性肾结石多见，肾功能损害严重，容易死于肾功能衰竭或感染。

痛风性关节炎出现相对较晚，但比较严重，疼痛剧烈，发作频繁，间歇期短，甚至持续性发作，无明显间歇期。

预后差，死亡率高，治疗效果不理想。对于儿童和青少年痛风患者，病因诊断尤为重要，应尽早确诊患者是否患有其他恶性疾病，以便及早治疗，更要注意保护患者的肾功能，预防或延缓肾功能衰竭的发生。

痛风患者的饮食调理

◎美味佳肴常含有高嘌呤，高嘌呤最终分解代谢产生高血尿酸。因此，调节饮食结构是预防痛风发作的重要环节。

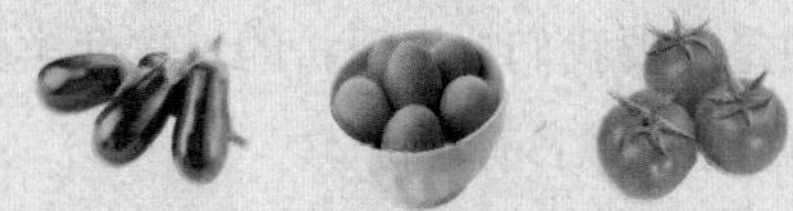

1 痛风患者的饮食调养原则

痛风是嘌呤代谢紊乱引起的疾病，与人们的生活方式和饮食习惯有着密切关系。科学合理地安排饮食，可以有效地降低痛风的发病率，减轻痛风的症状。在安排痛风患者的饮食时，应把握好以下几点：

总能量的供给因人而异：休息者与体力劳动者应有所不同。休息者能量每日按每千克体重104～125千焦（25～30千卡）供应，体力劳动者则为125～167千焦（30～40千卡）。对肥胖或超重者，应限制总能量，采用低能量饮食，即每日按每千克体重41.8～83.6千焦（10～20千卡）供应。一般肥胖者每日减少50克主食为宜。1克蛋白质或1克糖类在体内氧化能产生16千焦（4千卡）能量，而1克脂肪可产生37.6千焦（9千卡）能量。

限制嘌呤摄入量：正常人嘌呤摄入量每日可达150～200毫克。痛风患者在关节炎发作时每日不宜超过100～150毫克。急性期应严格限制含嘌呤高的食物，以免外源性嘌呤的过多摄入。可选用低嘌呤食物，以牛奶、鸡蛋为饮食中主要的优质蛋白质来源；以精白面、精米为能量的主要来源。选含嘌呤低的蔬菜和水果，限制脂肪摄入量。缓解期应给予正常平衡膳食，以维持理想体重和正常血尿酸水平。避免高嘌呤食物，每周5天选用含低等量嘌呤的食物，2天选用含中等量嘌呤的食物。急性期每日嘌呤摄入量控制在100毫克以内，慢性期控制在150毫克以内，经治疗血尿酸能长期保持在正常水平后，摄入量可适当增加。

糖类的摄取：糖类为痛风病人能量的主要来源，每日总能量应较正常减少10%～15%。能量应逐步减少，以免体内脂肪过度燃烧引起痛风急性发作。可选用大米、玉米、面粉及其制品（如馒头、面条、面包等）。但合并糖尿病者，糖类的摄入应加以控制。

蛋白质摄取：蛋白质每日摄入量按每千克体重0.8～1.0 克给予为宜，占总能量的12%～14%，每日蛋白质供应量可达60克左右。消瘦者、体力劳动者、年迈者可适当放宽。蛋白质以牛奶和鸡蛋为主，可适量食用河鱼，也可适量食用瘦肉、禽肉，但建议切块，煮沸可让嘌呤溶于水，然后弃汤再吃。对含有高嘌呤的食物，如动物内脏和海产品，需减少摄取或禁止食用。

脂肪的摄取：脂肪每日摄入量按每千克体重0.6～1.0克给予为宜，占总能量的20%～25%。并发高脂血症者要限制，尤其是在急性痛风发作期需避免高脂饮食，这是因为高脂饮食可抑制尿酸排泄。胆固醇的每日摄入量最好不超过300毫克。少吃油煎食物。摄入的脂肪应以植物油为主，如豆油、花生油等。

盐的摄入：食盐中的钠离子可使人体血容量增加，引起水肿、血压升高，导致心、肾负荷加重。痛风病人多为中老年患者，且易并发高血压及动脉硬化，故应限制食盐摄入。烹调时宜清淡，以每日不超过5～6克盐为宜。当痛风并发肾脏病变，尤其是出现水肿，或者并发冠心病及高血压时，更应限制食盐摄入。

蔬菜、水果：蔬菜类除香菇、豆类（如扁豆）、紫菜和菠菜不宜大量食用外，其余皆可食用，水果则无禁忌。患者可饮用适量的果汁、菜汁，可使尿液呈碱性，促使尿酸盐结晶溶解而容易由尿液中排出。同时，果汁和菜汁中含有丰富的维生素，有助于改善痛风的症状。

饮料及调味品：传统中医强调避免刺激性饮料，如浓咖啡及浓茶类，甚至包括调味品、香料等也不宜多用。尽管现代医学主要根据食物中的嘌呤含量判断是否合适，但对咖啡、茶及调味品也应适当限制。另外，推荐碱性饮料，如可乐、雪碧、汽水、苏打水等可以碱化尿液，有助于尿酸排泄。但一般饮料中含糖量较多，对合并糖尿病者不宜，肥胖者也不能过多饮用。

水：应多饮水，推荐每日饮水量为2000～3000毫升，可起到增加尿量（最好每天保持2000毫升左右的排尿量），可促进尿酸排泄及避免尿路结石形成。水虽无毒性，但在某些情况下也不可多饮，如合并严重心功能不全、严重肾功能不全且有显著水肿时。

豆类制品：可以适量吃一点豆类制品。测量豆类的嘌呤含量除黄豆外都很低。但豆类及其制品不宜摄入过多，特别是未加工过的豆类。

维生素：维生素具有防止血管、细胞老化的作用，B族维生素和维生素C能促进组织内尿酸盐溶解。肝脏中含有大量维生素，同时也含有大量的胆固醇和嘌呤。建议从蔬菜中摄取维生素较为理想，在烹调中加入少量的食油，能促进机体对脂溶性维生素的吸收。

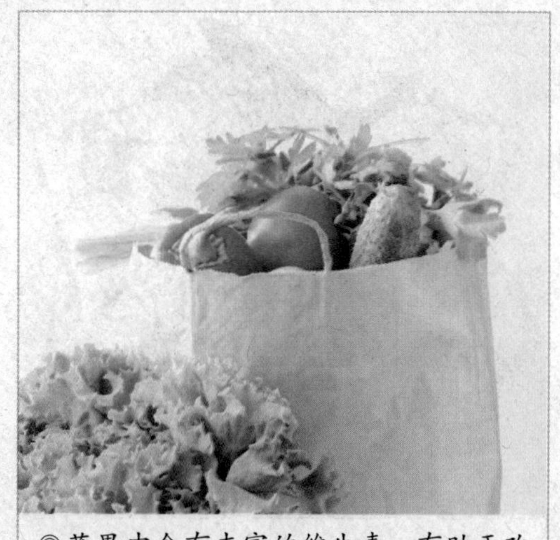

◎蔬果中含有丰富的维生素，有助于改善痛风的症状

2 痛风无症状期的饮食调养要点

在痛风的无症状期，一般表现为高尿酸血症。对于这时期的患者，其饮食应遵循以下几个方面。

限制高嘌呤食物：高嘌呤食物如动物内脏、鱼卵、贝类、虾类、海参、猪肉、豆类等，不利于疾病的恢复。嘌呤的摄取量，应限制在每日150毫克以下。

减少高能量饮食：体内能量过多容易引起痛风急性发作，痛风患者应适量减少高能量饮食。碳水化合物的摄入量以不超过总能量的50%~60%为宜，脂肪摄入量以控制在每日50克左右为宜，蛋白质要限制在每日每千克体重1克左右。

多饮水：多饮白开水和碱性饮料，保持每日尿量在2000毫升以上，有助于尿酸的排泄。肾功能不全时饮水应适量。

多食碱性食物：尿酸在酸性环境中易结晶析出，在碱性环境中容易溶解。因此，应多食钾多、钠少的碱性食物，如海带、白菜、黄瓜、茄子、萝卜、香蕉、苹果等。另外，慈姑有降尿酸的作用，对疾病的恢复与预防有很好的作用，可适当多食。

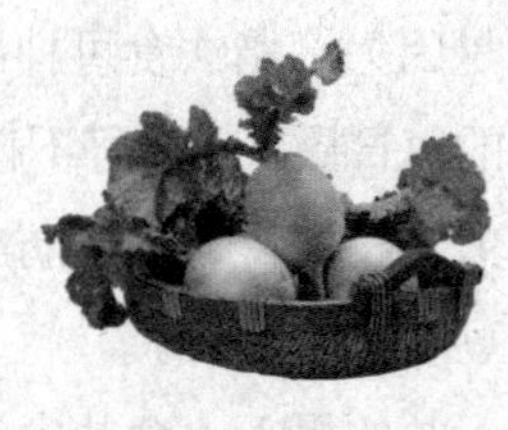

多食高维生素食物：富含B族维生素和维生素C的食物，如芥菜、花菜、海带、白菜、白萝卜、番茄、黄瓜、茄子、洋葱、马铃薯、桃、杏、梨等，能促进组织内的尿酸溶解。

少食辛辣刺激性食物及饮品：生姜、胡椒、辣椒、葱、蒜、浓茶、咖啡、酒等辛辣食物、饮品应少食。因为这些食物、饮品不仅能使血乳酸增加，对肾小管尿酸排泄有抑制作用，而且对神经系统有刺激作用，容易导致疾病反复发作。

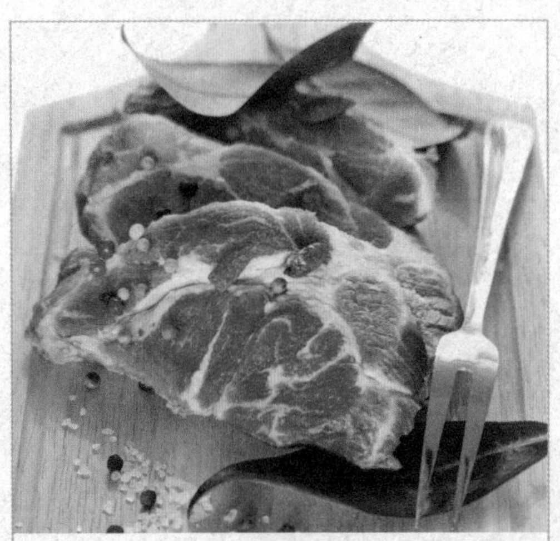

◎痛风患者应限制高嘌呤食物的摄入，多食不利于疾病的恢复

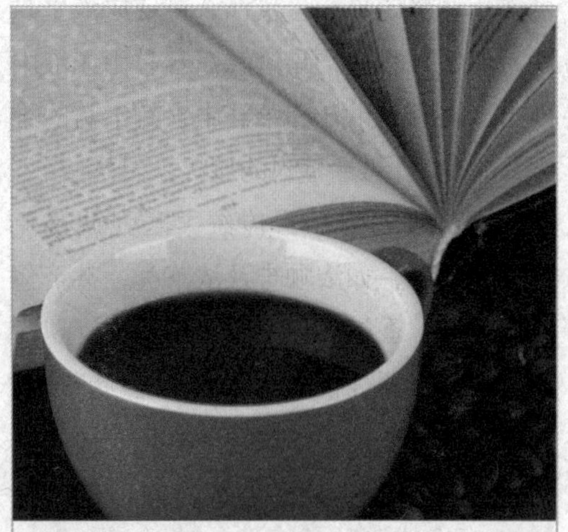

◎咖啡含咖啡因，对神经系统有刺激作用，还会对抑制肾小管尿酸的排泄

3 痛风急性期的饮食调养要点

痛风发作时，每天需要从饮食中摄取的能量应为7534.5千焦，蛋白质应为60克。为了满足这个要求，应该怎样去安排饮食呢?

饮食调养原则：对于痛风患者来说，痛风发作时是十分痛苦的，而且此时对饮食的限制也极为严格。作为患者和其家属，应该如何安排这个特殊时期的饮食呢?

限制嘌呤：正常嘌呤摄取量为600~1000毫克/天，病人应长期控制嘌呤摄入。急性期应选用低嘌呤饮食，摄入在150毫克/天之内，禁吃含嘌呤高的食物，如动物内脏、沙丁鱼、凤尾鱼、鲭鱼、小虾、扁豆、黄豆、浓肉汤及菌藻类等。

限制能量：痛风与肥胖、糖尿病、高血压病及高脂血症等关系密切。痛风患者糖耐量减退者占7%~14%，高三酰甘油血症者达75%~84%。因痛风患者多半有肥胖、高血压病和糖尿病等，故应减少体重、限制能量。体重最好能低于理想体重10%~15%；能量根据病情而定，一般为6.28~7.53兆焦(1500~1800千卡)。切忌减重过快，应循序渐进，减重过快会促进脂肪分解，易诱发痛风急性发作。

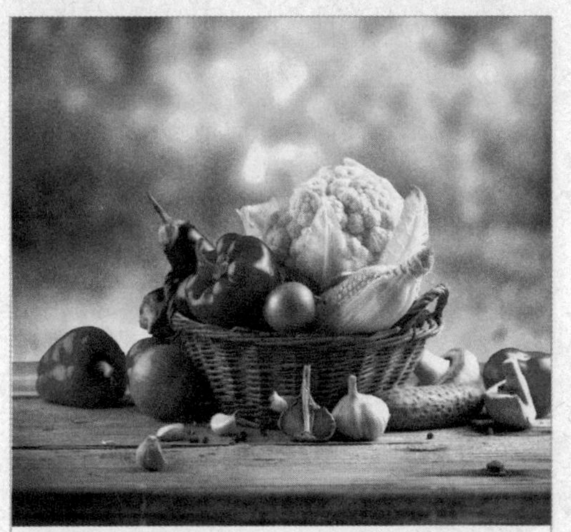

◎痛风急性期的饮食宜清淡，多摄入蔬菜和水果

蛋白质和脂肪：遵循适量供给原则，标准体重时蛋白质可按0.8～1.0克/千克体重供给，全天摄入量为40～65克，以植物蛋白为主。动物蛋白可选用牛奶、鸡蛋；因牛奶、鸡蛋无细胞结构，不含核蛋白，可在蛋白质供给量允许范围内选用。尽量不用肉类、禽类、鱼类等，如一定要用，可将瘦肉、禽肉等少量，经煮沸弃汤后食用。脂肪可阻碍尿酸正常排泄，应适当限制，其量控制在50克/天左右。

维生素和矿物质：供给足量的B族维生素和维生素C，应多供给蔬菜、水果等碱性食物。蔬菜1000克/天，水果4～5次；尿液呈碱性时能提高尿酸盐溶解度，有利于尿酸排出。再则蔬菜和水果富含维生素C，能促进组织内尿酸盐溶解。痛风患者易患高血压病和高脂血症等，应限制钠盐量的摄入，通常每天2～5克。

水分：多喝水，食用含水分多的水果和食品，液体量维持在2000毫升/天以上，最好能达到3000毫升，以保证尿量，促进尿酸的排出，肾功能不全时补充水分宜适量。禁用刺激性食品：禁用刺激性强的香料及调味品，如酒和辛辣调味品。

4 痛风间歇期的饮食调养要点

痛风的间歇期护理对预防痛风发作有着极为深刻的意义。这一时期以维持体重在正常的标准内为护理目标。间歇期是重要的调整阶段，注意饮食结构，限制高嘌呤食物的摄入，并进行适当的体育锻炼，做一些心情愉快的事情，对于防范痛风的发作都起着重要的作用。

平衡饮食，维持正常体重：适当放宽嘌呤摄入的限制，但仍禁止食用含嘌呤高的食物。平衡膳食结构使肥胖者逐渐达到理想的体重。

养成良好的饮食习惯：食用瘦肉，限制脂肪的摄入，防止过度饥饿，平时养成多饮水的习惯，少用食盐和酱油。

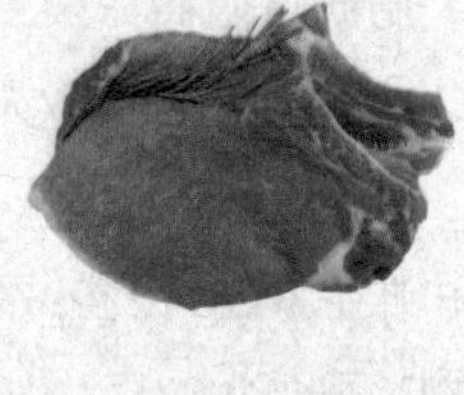

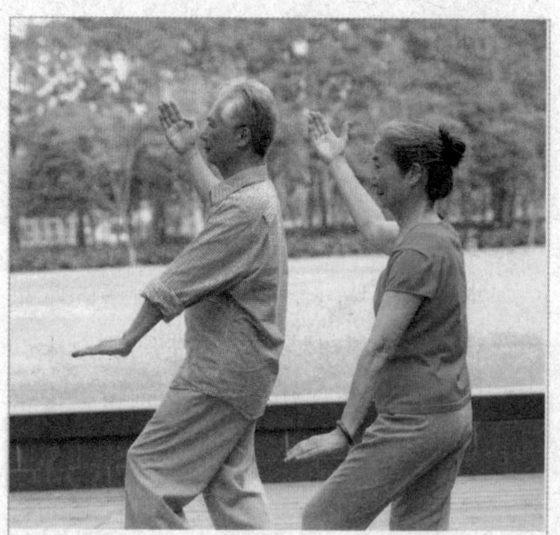

◎间歇期，痛风患者应进行适当的体育锻炼，做一些心情愉快的事情

5 痛风慢性期的饮食调养要点

慢性期的主要表现为痛风石、慢性关节炎、尿路结石及痛风性肾病。因此要针对其表现来设定其饮食调养方法及要点。

控制每天总能量的摄入，少吃碳水化合物。此外，还要少吃蔗糖、蜂蜜，因为它们果糖含量很高，会加速尿酸生成。蔬菜中的嫩扁豆、青蚕豆、鲜豌豆含嘌呤量高，也要限制食用。

限制蛋白质的摄入，多选用牛奶、奶酪、脱脂奶粉和蛋类，它们所含嘌呤少；但不要喝酸奶，因为它含乳酸较多，对痛风患者不利。

尽量别吃肉、禽、鱼类，如一定要吃，应将肉煮沸后弃汤食用。这是因为嘌呤易溶于水，汤中含量很高。

多吃碱性食品，如蔬菜、马铃薯、水果等，可以降低血和尿液的酸度。西瓜和冬瓜不但是碱性食品，而且具有利尿作用，对痛风患者更有利。

保障尿量充沛。平时应多喝白开水、茶水、矿泉水、汽水和果汁，不要喝浓茶、咖啡、可可等有兴奋植物神经系统作用的饮料，它们可能引起痛风发作。

避免饮酒。酒精具有抑制尿酸排泄的作用，长期少量饮酒还可刺激嘌呤合成增加，尤其是喝酒时再吃肉禽类食品，会使嘌呤的摄入量加倍。辣椒、咖喱、胡椒、花椒、芥末、生姜等调料均能兴奋植物神经，诱使痛风发作，应尽量少吃。

6 痛风患者不可不知的15条饮食小常识

在日常饮食中，痛风患者有许多需要注意的地方。什么食物适宜吃，什么食物不宜吃，如何烹调食物，食材怎样吃才吃对……这些小常识对痛风患者都具有很大的意义，以下给痛风患者介绍15条饮食小常识。

1.鸡蛋、牛奶，痛风患者最好的蛋白质食物

蛋是一类含有丰富的维生素（除维生素C以外）和蛋白质的食品，可以使用多种食用方法，每天吃1个，即可满足身体所需。通常来说，中等大小的鸡蛋相当于50克牛奶或50克乳制品，它含有优质的蛋白质、钙、维生素A、维生素B_2等多种营养素。痛风病患者比较适合饮用脱脂牛奶。因为脱脂奶粉不但所含的脂肪成分少，而且含有丰富的维生素、蛋白质和钙，所以脱脂奶粉特别适合于减肥的人食用。5大匙脱脂奶粉和200毫升牛奶所产生的能量是相同的。若是不习惯喝牛奶的人可用饼干等点心蘸着吃，也可以放在肉汤里喝，这样便可以消除心理上对牛奶的排斥情绪。

2.痛风患者为何要“忌口”？

饮食方面究竟要不要“忌口”，这是许多病人十分关心的问题。虽然食物中所含的嘌呤不是痛风发病的主要原因，低嘌呤饮食7天后，也仅仅能使血尿酸值降低1～20毫摩尔/升，但是无节制的饮食，可使血尿酸浓度迅速达到随时发作状态。因此，控制嘌呤高的食物，减少关节炎的急性发作次数，对于痛风病人来说仍然是必需的。对痛风病人而言，饮食控制主要是指减少富含嘌呤食物的摄入，这一点在痛风的防治上十分重要。要知道，富含嘌呤的食物摄入后，大部分在小肠吸收的过程中转化为尿酸，故摄入高嘌呤食物，必然会使血中尿酸浓度升高，尿中尿酸排量增加。

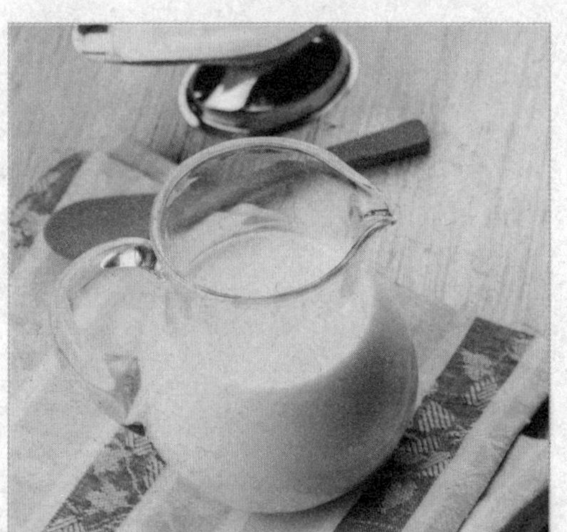

◎脱脂牛奶含脂肪成分少，而且含有丰富的维生素、蛋白质和钙

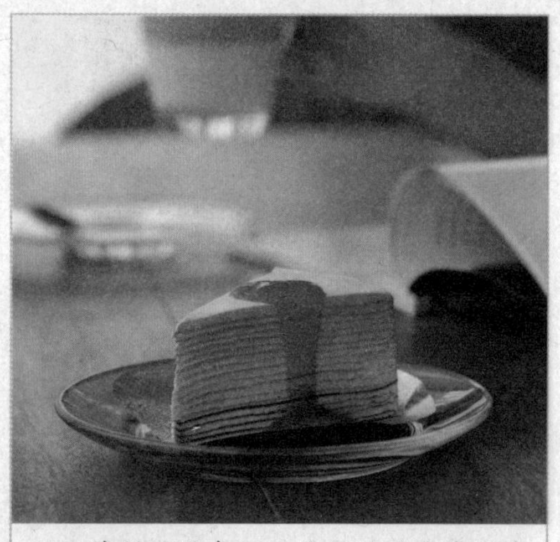

◎无节制的饮食，可使血尿酸浓度迅速达到随时发作状态

3.痛风患者能吃豆制品吗?

每100克大豆中含嘌呤27毫克，如把大豆加工成豆腐，大部分嘌呤会溶进水中，随水丢失，所以豆腐内含嘌呤很少。另外，豆制品中含有大量对人体非常有益的植物蛋白、维生素、微量元素，痛风病人适量食用一些豆制品是有益的，对血尿酸不会有太大影响。

4.痛风患者为何要禁酒?

饮酒易使体内乳酸堆积，乳酸对尿酸的排泄有竞争性抑制作用。故只要一次大量饮酒，亦可使血清尿酸含量明显升高，诱使痛风发作。在慢性间歇期里，即使少量饮酒，同样会刺激嘌呤合成增加，升高血清和尿液尿酸水平。啤酒中含有酒精的成分，故应避免饮用。

5.痛风患者能吃海鲜吗?

海鲜类食物嘌呤含量一般均较高，包括海参、各种海贝类、海蟹、海虾等。多数海鱼中也含较大量的嘌呤，尤其是沙丁鱼、凤尾鱼及鱼子中嘌呤含量极高，所以进食过量海鲜类食物，有可能引起血尿酸明显升高而致痛风性关节炎发作。痛风病人不宜常吃海鲜，更不要大吃大喝或者连日海鲜佳肴不断，偶尔进食少量的海鲜改善生活，对病情并无影响。海带嘌呤含量很低，既不属于海鲜类，营养价值又较高，是痛风病人可以选择的食材。

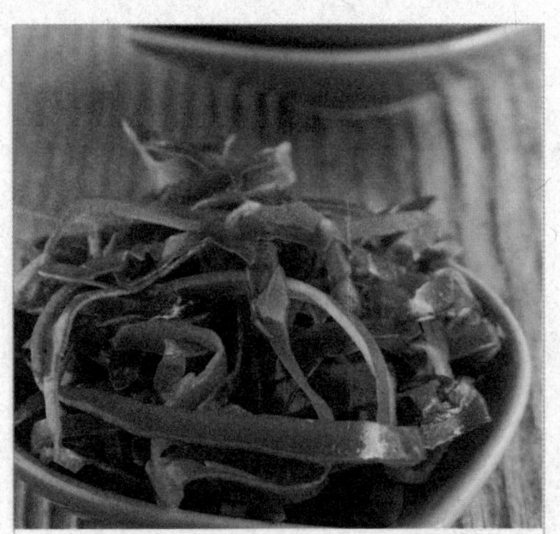

◎海带嘌呤含量很少，营养价值较高，是痛风病人可以选择的海产品

6.粗粮和细粮，哪种更适合痛风患者?

粮食是一日三餐必不可少的主食。而饮食结构与痛风的发病有着密切的关系，因此，对于痛风病人来说，每日主食应以细粮为宜还是以粗粮为宜，这是一个很重要的问题。对痛风病人来说，应以细粮为主食。可选择上等大米或精白米、精制挂面、高级白面包及饼干等，这些细粮及其制品中嘌呤含量很低。而各类粗粮中的嘌呤含量则明显高于上述细粮，例如玉米、小米、高粱、黑面粉、糙米、中熟米、荞麦、燕麦片、山芋干等。故痛风病人应少

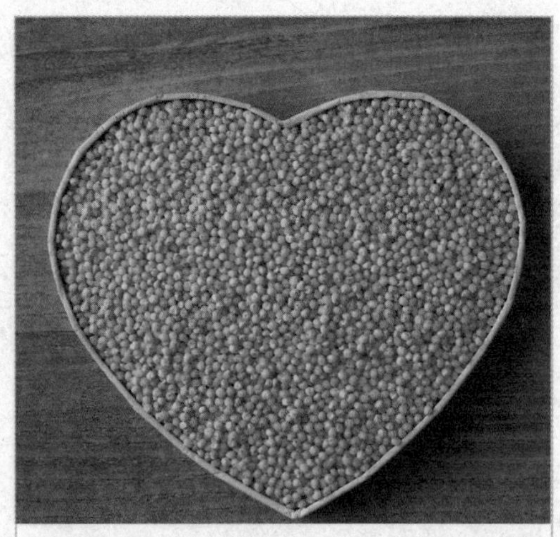

◎粗粮，如玉米、小米中的嘌呤含量高于细粮，痛风患者应少吃或不吃

吃或不吃粗粮类及其制品，此点与糖尿病人恰好相反。如果痛风病人同时患有糖尿病，则仍应以吃细粮为主，纤维素类食物可用蔬菜代之。

7.痛风患者对盐、维生素的摄入有什么讲究?

痛风患者多为中老年人，且易并发高血压及动脉硬化等症，故应限制过多食盐摄入，烹调时宜清淡。每日食盐摄入量应限于10克以内。当痛风合并肾脏病变，尤其是出现水肿或合并冠心病及高血压病时，更应限制食盐摄入量，以每日不超过5克为宜。长期在外用餐和食用加工食品的人，更要注意减少食盐摄取量，可采用新鲜材料烹制，尽量少吃腌制品（吃腌制品时，要去盐分；烹制两三种菜肴，调味要有浓有淡，酱油最好采用低盐酱油。

维生素类药品对人体健康有一定的益处，但并非多多益善。过量的维生素D可使血钙升高，而过量的维生素C可使尿液酸化，这两种情况都会促进泌尿系统结石的形成，这对于痛风患者，尤其是已有痛风性肾病的患者是十分不利的。痛风患者在选择服用维生素类药品时更要慎重，尤其是维生素C、维生素D类，切勿滥服，应主要以饮食为主来补充维生素。痛风患者的饮食中，各种维生素与无机盐应供应充足，B族维生素和维生素C能促进组织内沉着的尿酸盐溶解，注意补充富含B族维生素及维生素C的食物。在正常饮食情况下，每日从食物中摄入的维生素量已能满足体内的需要，如果再吃适量的水果，就更不会有维生素缺乏的可能。水果中嘌呤含量较少，对痛风患者是很适宜的，完全可以取代维生素类药物。膳食中多食用碱性食物，使尿液呈碱性反应，促进尿酸的排出。蔬菜和水果属碱性食物，又能供给丰富的维生素与无机盆，因此，蔬菜和水果的摄入有利于减轻痛风病症。

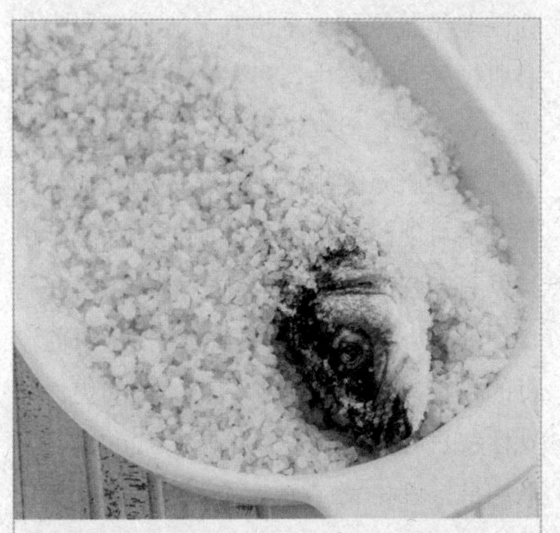

◎痛风患者多为中老年人，易合并高血压等症，故应限制过多食盐摄入

8.痛风患者的饮食对食用油、调味品有限制吗?

植物油包括豆油、菜子油、玉米油、花生油、芝麻油、葵花子油、椰子油等。动物油常用的有猪油、牛油、鸭油、羊油、鱼油等。无论动物油或植物油中，嘌呤含量都较少，植物油中嘌呤含量比动物油更少。所以，痛风病人以食用植物油为宜。植物油中含有较多的不饱和脂肪酸，如亚麻酸、亚油酸、花生四烯酸等。它们具有加速胆固醇分解和排泄的作用，从而使血胆固醇降低，保护血管壁，防止动脉硬化。动物油中含有较多量的饱和脂肪酸，它可使血胆固醇升高，诱发动脉硬化，动物油尚可妨碍尿酸由肾脏排泄，所以痛风患者原则上不宜食用动物油。　因为痛风患者高脂血症及动脉硬化的发生率比正常人高，故应尽可能地避免促发动脉硬化的各种因素。但在动物油中，鱼油是个例外，鱼油具有降低血脂、防止动脉硬化的作用，尤其是海鱼鱼油作用更为明显，痛风患者可适当食用，以补偿偏食植物油的不足。近年研究证明，偏食植物油也有害处。植物油中多量的不饱和脂肪酸很容易自动氧化而产生有毒的过氧化物，它可使多种维生素，特别是维生素C氧化分解，导致人体维生素不足；它尚可与蛋白质结合生成脂褐素，导致皮肤衰老与老年斑形成。过氧化物对血管内皮细胞、脑细胞等也有损伤作用。因此，痛风患者在以植物油为主的基础上，最好搭配少量的动物油。

各类调味品中嘌呤的含量均极少，

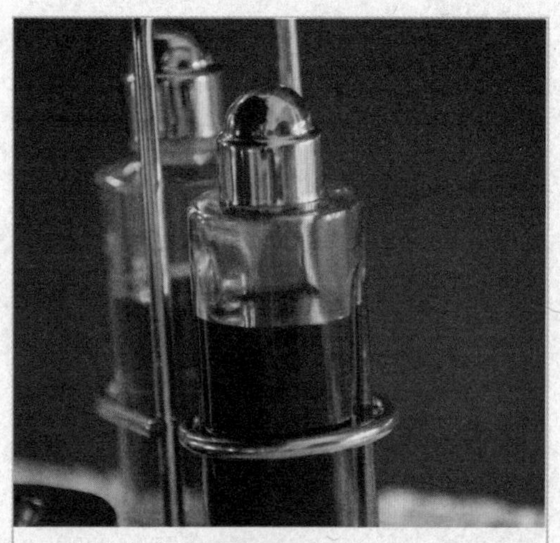

◎痛风患者应选择食用植物油，因为植物油中的嘌呤较少

在烹调时用量也不多，所以调味品不在痛风患者的食品禁忌单中。患者在烹调时可根据自己的习惯与嗜好，选择适当的调味品。有人认为，痛风患者在烹调时除食盐外，不宜加任何调味品，这种观点是片面的。应指出的是调味品不宜过量，适当添加调味品，可改善菜肴的色、香、味，增加食欲，但如果食用过多，则会适得其反，如香、鲜调料添加过多时，会抑制食欲；辛辣调料过多则会刺激胃肠道，引起肛门灼热、皮肤瘙痒等。

9.叶酸对痛风有什么影响?

在绿色植物和蔬菜的叶子里有含量丰富的叶酸，叶酸在机体的多种生化过程中扮演着重要的角色。今天，许多医学专家推荐增加叶酸的摄入量，因为，叶酸可以降低我们身体内的同型半胱氨水平。同型半胱氨酸是半胱氨酸的代谢产物，而半胱氨酸是合成人体蛋白质的一种特殊氨基酸。有越来越多的研究表明，如果血液中的同型半胱氨酸水平增高，人们容易发生心肌梗死和脑卒中。虽然有些问题有待于进一步研究，但有资料显示，痛风患者体内同型半胱氨酸水平比正常人高，而这种异常很可能与痛风患者心肌梗死和脑卒中高发有内在的联系，因此，痛风患者在膳食中补充叶酸无疑是有益的。根据目前流行的日摄入量推荐标准，患痛风的男性和女性每日叶酸的补充量是180～200毫克，孕妇是每日400毫克，这个剂量足以满足日常多种维生素代谢的需要。

10.痛风患者急性期与缓解期膳食的选择

急性期：应严格限制含嘌呤高的食物，以免外源性嘌呤的过多摄入。可选用牛奶、鸡蛋为膳食中主要优质蛋白质的来源，以精白面、米为能量的主要来源。选含嘌呤低的蔬菜和水果，限制脂肪量。

缓解期：给予正常平衡膳食，以维持理想体重和正常血尿酸水平。由于蛋白质摄入能加速痛风病人尿酸的合成，因此蛋白质每日摄入不宜超过1克/千克体重。应继续维持理想体重，避免体重增加，脂肪的限量要长期坚持。曾有2例病人入院前，每次饮酒或进高嘌呤饮食，尤其是进食虾类食物后，关节疼痛肿胀明显，在家服用药物效果不好，入院后，仍给予入院前的药物治疗，按急性期的膳食要求进食，禁酒，5～7天后，关节疼痛明显缓解。

11.痛风患者宜多食水果

绝大多数水果的主要成分是水分、糖类（即碳水化合物）、维生素、纤维素及少量无机盐与蛋白质，其中的嘌呤含量较少，故对痛风患者来说，水果不属禁忌之列，此点与糖尿病患者不同。痛风患者每日进食 1～2个水果（如苹果、梨、橘子、桃、香蕉等），对病情并无影响，也不至于引起痛风性关节炎的发作。如果痛风患者同时合并糖尿病，则水果的摄入量就要受到限制，因为水果中常含有较多的果糖和葡萄糖，进食后可造成血糖升高，不利于病情的控制，甚至使病情恶化。痛风病人如果伴有重症糖尿病或者血糖控制不满意，则不宜食用水果。轻、中型糖尿病，血糖控制又比较理想者，每日适量食用水果是没有问题的，但应选含糖量较低的水果，如杏、梨、草毒、西瓜等。含糖量较高的水果，如葡萄、水蜜桃、蜜橘、荔枝、橙子、菠萝、鲜枣、鲜桂圆、香蕉等应尽量少吃，或在适当减少主食量的情况下食用。几乎所有的水果中嘌呤含量都比荤菜要低。与某些蔬菜相比，水果的嘌

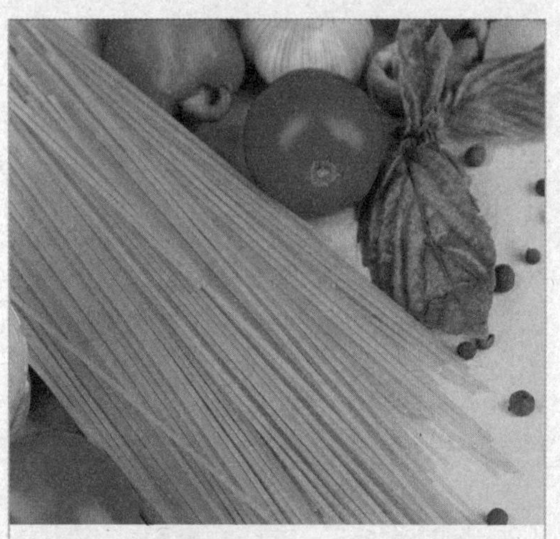

◎痛风患者应以精白面、米为能量的主要来源，避免过多摄入嘌呤

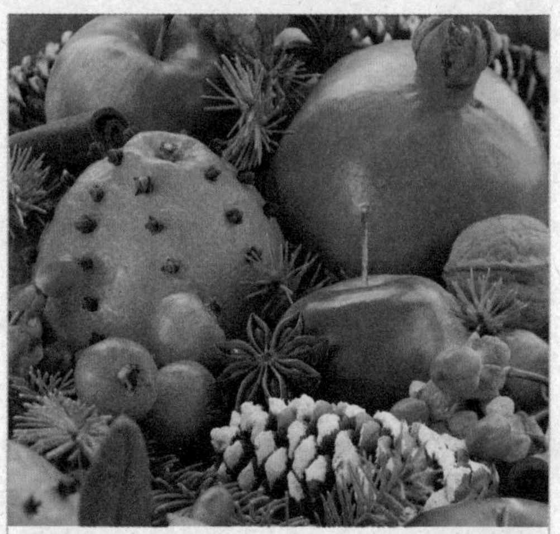

◎水果对痛风患者来说，是一种值得推荐的食物

呤含量也较少。所以，水果对痛风患者来说，是一种值得推荐的食物，当痛风患者在需要严格控制饮食的情况下，它是一种良好的营养补充剂。

12.痛风患者宜多喝水

当尿液pH值为6.0以下时，患者需服碱性药物，以碱化尿液，利于尿酸的离子化、溶解和排泄。因此，要多饮水稀释尿液，每日液体摄入总量需达2500～3000毫升，防止结石的形成。同时为防止尿液浓缩，可让患者在睡前或半夜饮水。准确记录患者的饮水量和排尿量。

13.痛风患者可以饮茶、咖啡及酒类吗

痛风病人不宜过量饮浓茶及咖啡类饮料，虽然茶和咖啡中含有少量嘌呤及兴奋剂咖啡碱，但同样会提高人体内的嘌呤量，加重痛风患者的病情。如果病人确实爱好饮茶，则应该选择淡茶，对于咖啡，因为咖啡中含有少量的嘌呤成分，并含有强烈兴奋剂——咖啡碱，易导致失眠、心悸、血压上升等不良反应，故痛风患者不宜多饮用咖啡类饮料。

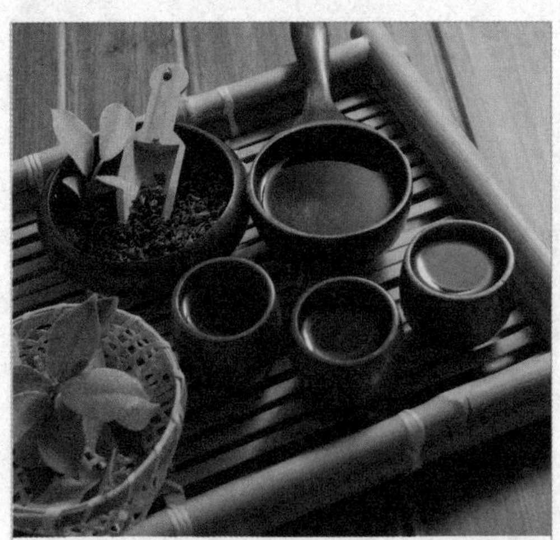

◎痛风患者不宜多饮用浓茶、咖啡类饮料，会加重病情

14.痛风患者应注意不同食物的烹调方式

合理的烹调方法，可以减少食品中含有的嘌呤量，如将肉食先煮，弃汤后再行烹调。此外，辣椒、咖喱、胡椒、芥末、生姜等食品调料，均能兴奋植物神经，诱使痛风急性发作，应尽量避免应用。痛风患者，大多数同时患有肥胖症、高血压、糖尿病等，因此不能只顾控制嘌呤，应当同时注意有关其他疾病的饮食。

15.痛风患者宜注意食材的食用方法

嘌呤类食品的调理：嘌呤类是溶于水的物质，所以那些动物性食品只要长时间地煮，便会减少食物中的嘌呤含量。相反，嘌呤很难溶于油，因此用油炒或油炸的烹调方法不会减少嘌呤含量。

动物性脂肪的烹调：患有肥胖症、高脂血和高血压的人应尽量避免吸收动物性脂肪。像鸡肉这类皮下脂肪较多的食物，

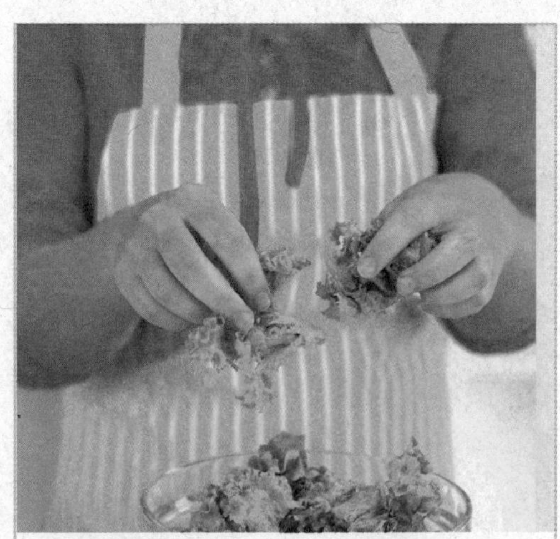

◎合理的烹调方法，可以减少食品中含有的嘌呤量

烹调前应切掉脂肪，但是像肥牛肉的皮下脂肪，用菜刀也是无法切除的。因此，用偏肥的肉做菜时，最好事先煮一下，并把煮肉的汤倒掉，再用植物油炒，就可以减少很多动物脂肪。炖或煮的汤可以放到冰箱里面冷却，再把凝固在上层的脂肪去掉，就可以重新调味。

维生素和无机营养素的处理方法：蔬菜不仅含有丰富的维生素和无机营养素，而且同时富含食物纤维，能促进肠的蠕动。当然，不能因为这些就完全选择生吃。相反，在短时间内炒或用高温蒸或煮等等，能帮助人体吸收更多的蔬菜营养，而且维生素和无机营养素也不会遭破坏。

注意蔬菜的食用方法：面对新鲜、脆嫩的蔬菜，许多人会选择生吃。蔬菜所含的营养素，例如维生素C及B族维生素，很容易受到加工及烹调的破坏，生吃有利于营养成分的保存。但是，并非每一种蔬菜都适合直接生食，有些蔬菜最好放在开水里焯一焯再吃，有些蔬菜则必须煮得熟透后再食用。洗一洗就可生吃的蔬菜包括胡萝卜、白萝卜、番茄、黄瓜、柿子椒、大白菜心等。专家认为：生吃最好选择无公害的绿色蔬菜或有机蔬菜。在无土栽培条件下生产的蔬菜，也可以放心生吃。生吃的方法包括饮用自制的新鲜蔬菜汁，或将新鲜蔬菜凉拌，可适当加点醋，少放点盐。

蔬菜生吃和熟吃互相搭配，对身体更有益处，比如，萝卜种类繁多，生吃以汁多辣味少者为好，但其属于凉性食物，阳虚体质者还是熟吃为宜。有些食物生吃或熟吃摄取的营养成分是不同的。比如，番茄中含有能降低患前列腺癌和肝癌风险的番茄红素，要想摄取就应该熟吃。但如果你想摄取维生素C，生吃的效果会更好，因为维生素C在烹调过程中易流失。

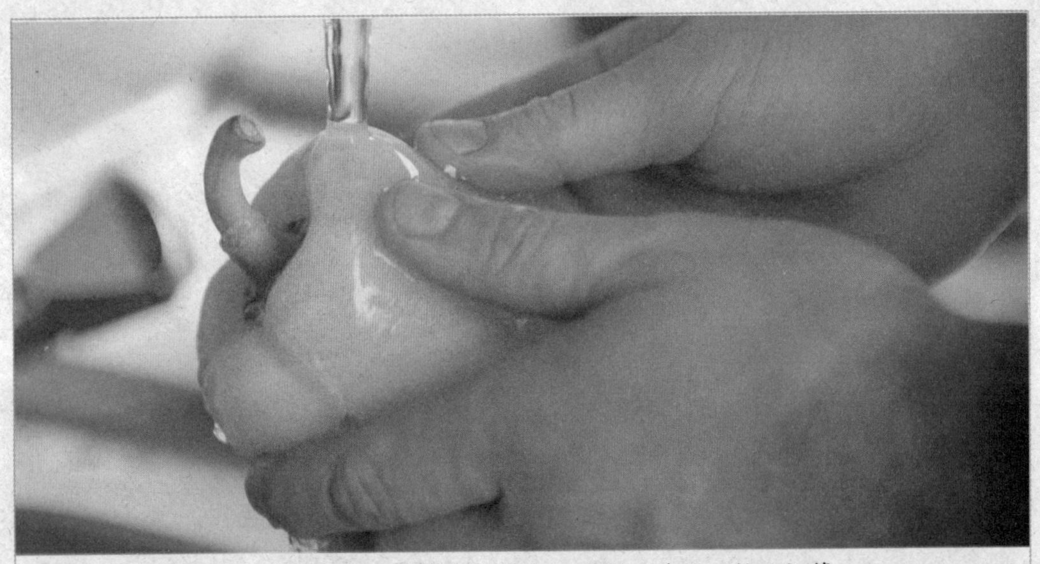

◎洗一洗就可生吃的蔬菜包括胡萝卜、白萝卜、番茄、黄瓜、柿子椒等

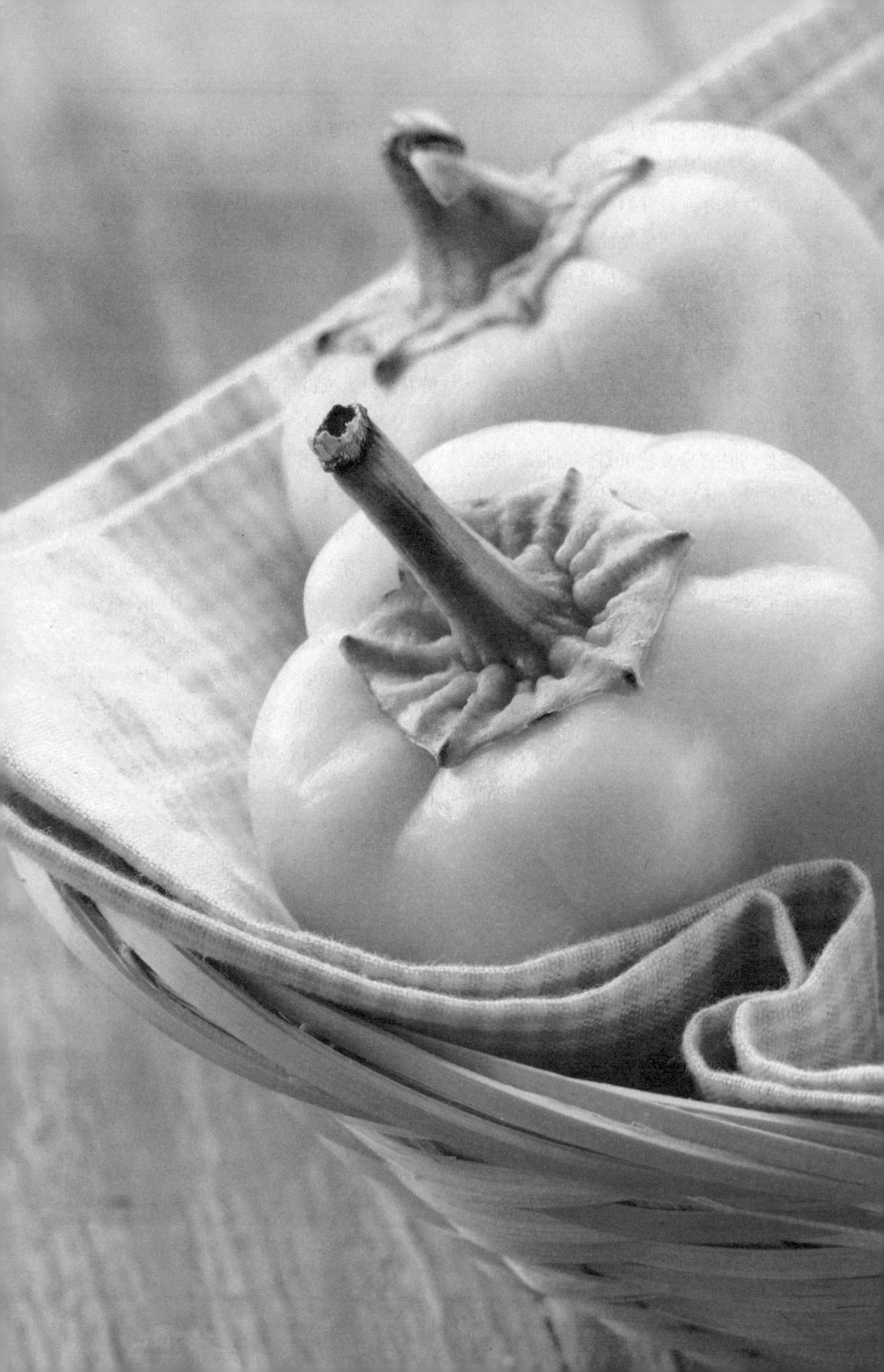

第二章

80种低嘌呤的食物，你吃对了吗？

食物疗法是根据中医理论，选用食物或配合某种药物，经过烹调加工，制作成具有药效的食物，以达到养生保健、治病防病的目的。饮食对于治疗和预防痛风有着至关重要的作用，所以，痛风患者应当适当地调节饮食结构，采用合理的饮食方案，来改善人体气血平衡，从而达到治疗和预防痛风的目的。

痛风病人每日主食应以细食精粮为主，多吃低嘌呤食物，多饮水。本章将告诉您饮食治疗的方法，提供合理的饮食方案，给予切实可行的饮食指导，让您在品尝美食的同时，轻松地防病治病。本章推荐的食物均适合痛风患者食用，对每一种食材详解其食疗作用、搭配宜忌等基础信息，更列出每种食材的美味菜谱，供读者参考。

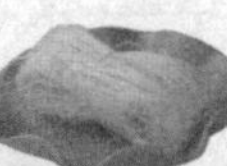
粉丝

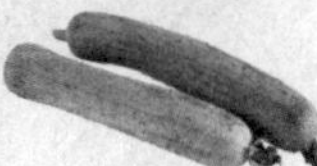
丝瓜

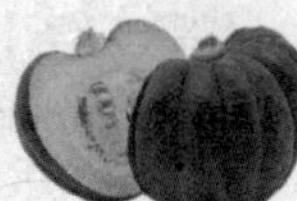
南瓜

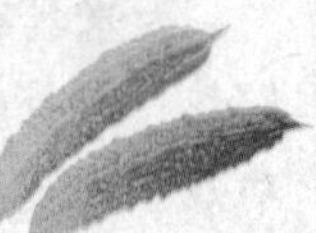
苦瓜

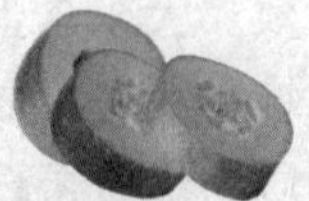
冬瓜

银耳

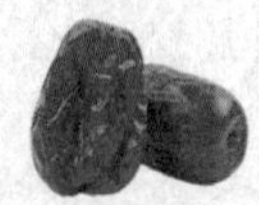
红枣

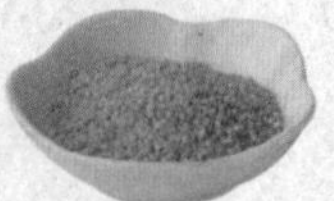
小米

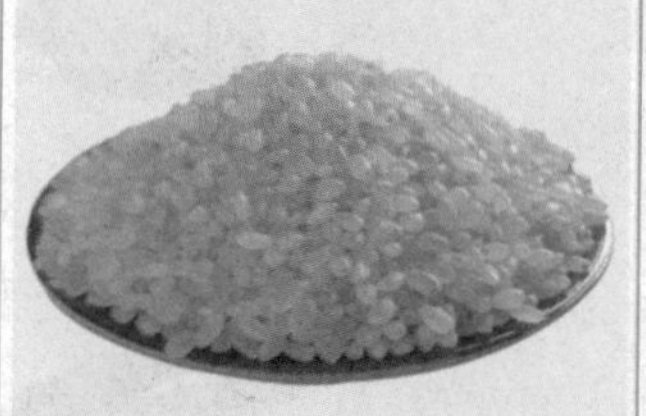

大米

Dami

【嘌呤含量】18.4毫克/100克

【性味归经】性平，味甘。归脾、胃、肺经。

[别名] 稻米、白米

能量 1448.3千焦/100克

【调理关键词】

健脾益胃、补中益气

◎大米能很好地调理脾胃，起到补中益气的作用。痛风急性期、间歇期与慢性期都可食用，痛风并发糖尿病患者应适量食用。但肾损害较严重、出现肾功能衰竭的痛风患者不可多吃。

◎食疗作用

大米具有补中益气、养胃滋阴、清肺解热、大补虚劳、利水消肿、除烦止渴的功效。用于治疗咳嗽痰少、咽喉干燥、阴虚阳亢之头晕头痛、水肿、排尿不利。大米中富含的维生素E有消融胆固醇的神奇功效。大米含蛋白质、糖类、钙、磷、铁、维生素B_1、维生素B_2等营养成分，所含蛋白质为优质蛋白，可使血管保持柔软，降低血压。

◎选购保存

优质大米富有光泽，干燥无虫，无沙粒，米灰、碎米极少，闻之有股清香味，无霉味。要把存米的容器清扫干净，以防止生虫。若发现米生虫，将米放阴凉处晾干。

◎相宜搭配

大米+桑葚	补肝益肾、消除疲劳
大米+小米	补脾胃
大米+黑米	开胃益中、明目活血
大米+马齿苋	清热止痢

应用指南

1.适于痛风急性发作时食用：大米60克，黑米30克。先将大米、黑米洗净，浸泡。入沸水中煮成粥食用。本品可健脾滋肾、利于肾脏对血尿酸的代谢，又易于消化，能为痛风患者提供丰富的能量和B族维生素。

2.适合痛风时期食用：将南瓜洗净，去皮去子，切成块；大米洗净，放进锅中，加上南瓜和适量水，大火煮沸，小火煮至成粥，待粥凉了之后，放进搅拌机中搅拌即可。

3.防治痛风：将大米洗净，放进锅中，加适量水，煮至成米饭，然后再加上适量的核桃仁，焖煮至熟即可食用。

4.防治气血虚：将大米和花生米洗净，浸泡2小时，放进锅中，加适量水和大枣，大火煮沸，小火煮至成粥，最后加上冰糖，搅拌均匀即可。

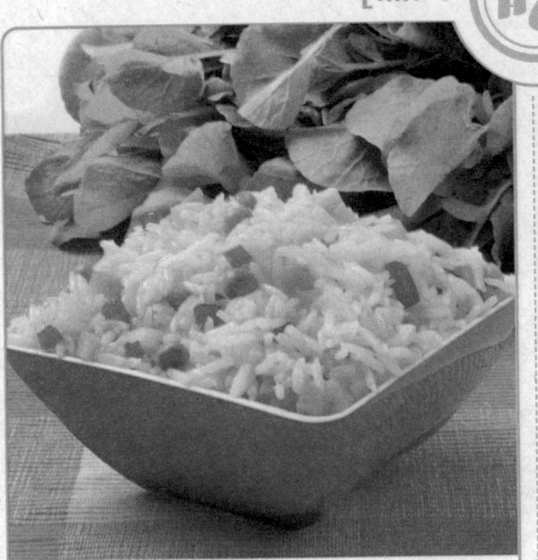

调理吃法1 健康大米饭

◎材料 大米100克，豌豆30克，胡萝卜1根，玉米粒30克

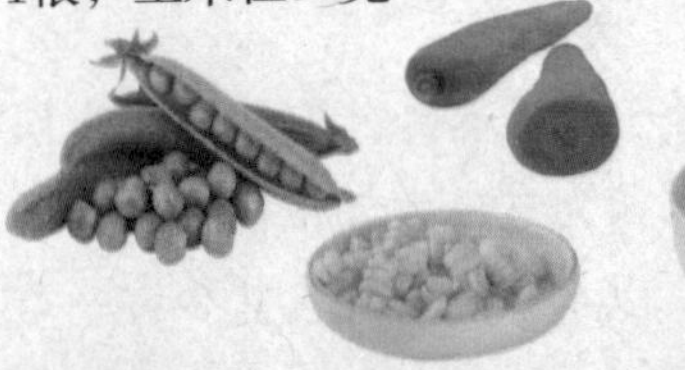

◎制作 ①将豌豆洗净；胡萝卜洗净，去皮，切成丁；玉米粒洗净。②大米洗净，浸泡后放进涂上植物油的锅中，加适量水，放进豌豆、胡萝卜、玉米粒，搅拌均匀，然后用大火煮沸后，小火煮成饭，盛入碗中，即可食用。

◎功效 本品具有补中益气、清肝明目、开胃益智的功效，适合高血压、高血脂、排尿不利、咳嗽痰少等患者食用。

◎温馨提示 大米淘洗好后，可往锅中滴入几滴植物油再煮，这样煮出来的米饭就不容易粘锅。

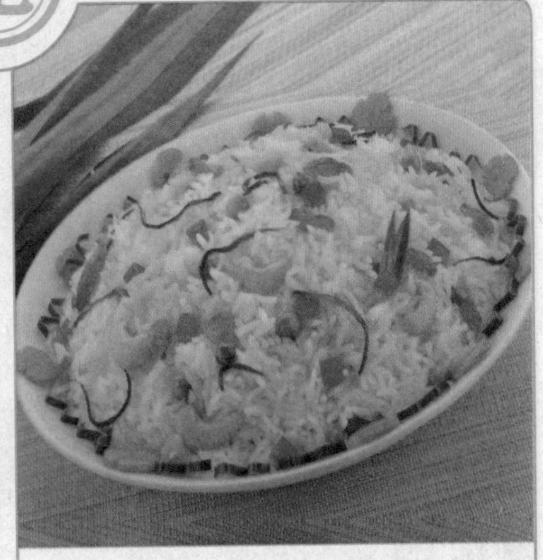

调理吃法2 营养杂粮饭

◎材料 大米100克、胡萝卜1根，豌豆30克，葡萄干、陈皮丝、葱花、黄瓜片各适量

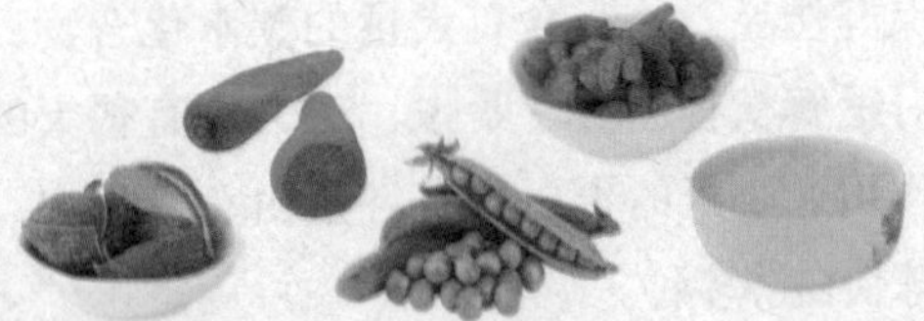

◎制作 ①胡萝卜洗净，去皮，切成小丁；豌豆洗净。②将饭锅洗净后，涂上一层植物油；大米洗净，放进锅中，加上胡萝卜、豌豆、葡萄干，煮成饭。③饭熟后，盛入盘中，撒上陈皮丝，用葱花、黄瓜片修饰，即可食用。

◎功效 本品具有清肝明目、补中益气、健脾益胃的功效，适用于高血压、痛风症、视力下降、脾胃虚弱等患者。

◎温馨提示 每天吃两根胡萝卜，可使血中胆固醇降低10%~20%；每天吃三根胡萝卜，有助于预防心脏疾病和肿瘤。

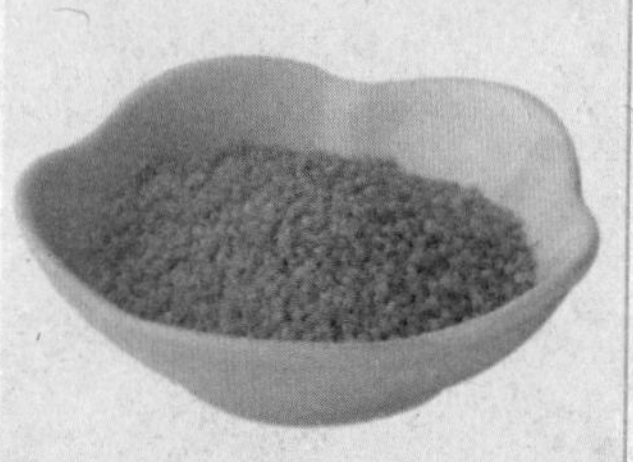

【嘌呤含量】7.3毫克/100克

【性味归经】性凉，味甘、咸，陈者性寒，味苦。归脾、肾经。

小米

Xiaomi

[别名] 粟米、谷子、黏米

能量 1498.5千焦/100克

【调理关键词】

健胃消食，补益虚损

◎小米中含有类雌激素物质，有保护皮肤、延缓衰老的作用。小米因富含维生素B_1、维生素B_{12}等，具有防止消化不良及口角生疮的功效。小米嘌呤含量低，适合痛风患者食用，还能为其补充营养。

◎食疗作用

小米有健脾、和胃、安眠等功效。小米含蛋白质、脂肪、铁和维生素等，消化吸收率高，是幼儿的营养食品。小米中富含人体必需的氨基酸，是体弱多病者的滋补保健佳品。小米含有大量的碳水化合物，对缓解精神压力、紧张、乏力等有很大的作用。小米的蛋白质有谷蛋白、醇蛋白、球蛋白等多种。

◎选购保存

购买小米应首选正规商场和较大的超市。宜购买米粒大小、颜色均匀，无虫，无杂质的小米。如果有异味，则是陈米，不宜购买。贮存于低温干燥避光处。

◎搭配宜忌

搭配	宜/忌	说明
小米+鸡蛋	✓	提高蛋白质的吸收
小米+黄豆	✓	健脾和胃、益气宽中
小米+洋葱	✓	生津止渴、降脂降糖
小米+杏仁	✕	会使人呕吐、泄泻

应用指南

1.适用于痛风症、心血不足：将50克小米洗净，放进锅中，加适量水，大火煮沸，小火煮至8成熟时打入1个鸡蛋，煮熟即可。

2.适用于消化不良：取适量小米研成细粉，水和为丸，大如梧桐子，每次10～15克，以水煮熟，加食盐少许。空腹连汤服下。

3.适用于脾胃虚弱：将50克大米和15克小米洗净，放进锅中，加适量水，大火煮沸，小火熬煮成粥，空腹食用。

4.适用于气血不足、痛风症：将50克小米洗净，放进锅中，加适量水，大火煮沸，小火煮至成粥，加上红糖，搅拌均匀即可。

5.治脾胃虚弱所致的泻泄及气血不足的体虚：小米30克，淮山药15克，大枣5枚。将小米淘洗净，山药洗净，大枣去核洗净，然后同入锅煮粥，至熟食用即可。

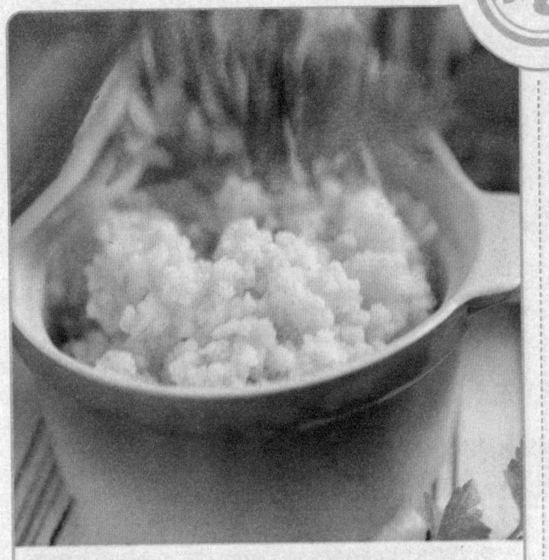

调理吃法1 大米小米饭

◎材料 小米50克，大米100克，香菜叶适量

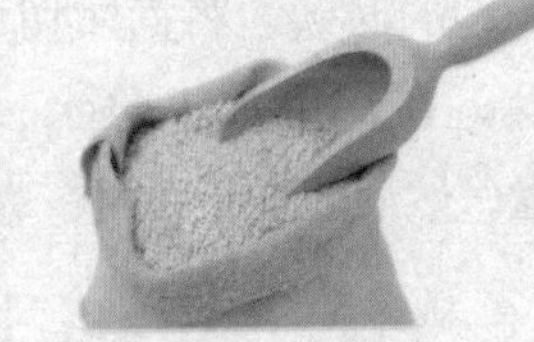

◎制作 ①将小米淘洗干净，大米淘洗干净后，放进清水中浸泡一段时间。②将大米和小米一起放进饭锅中，加适量水，煮成饭。③装进碗中，取少量香菜叶修饰，即可食用。

◎功效 本品具有补中益气、健脾益胃、安眠的功效，适用于体质虚弱、脾胃不好、失眠等患者。

◎温馨提示 虚寒体质的人，可以在小米粥里加上一两片生姜，以降低小米的凉性。

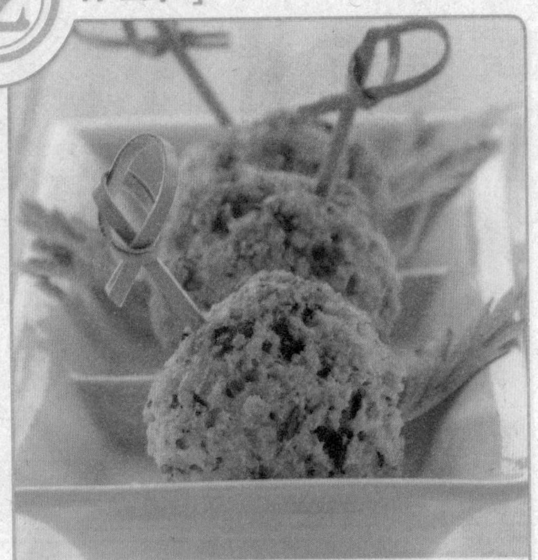

调理吃法2 小米蔬菜球

◎材料 小米粉50克，面粉适量，菠菜叶30克，鸡蛋1个

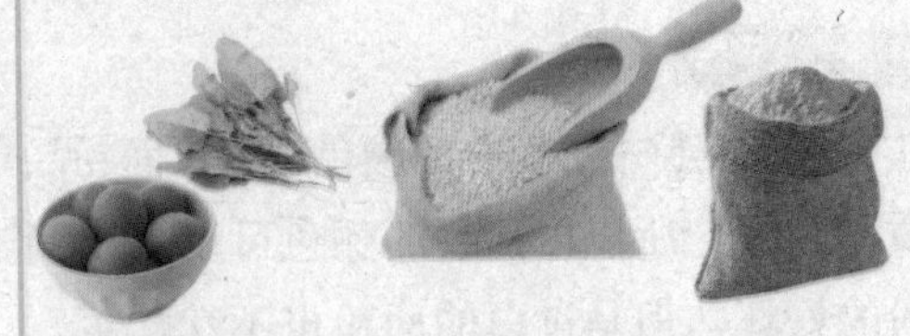

◎制作 ①菠菜叶洗净，切成碎末，然后用面粉将菠菜叶做成一个个小球。②小米粉和面粉混合成糊状，然后在菠菜球上过上一层小米糊。③油锅下油，烧热后，蔬菜球涂上一层鸡蛋液，即可放进油锅煎炸，稍炸即可食用。

◎功效 本品具有健胃消食、健脾和胃的功效，适用于脾胃虚弱、失眠、贫血等患者。

◎温馨提示 小米能健脾补中，清除胃热，和菠菜同用能加大清热的效果。

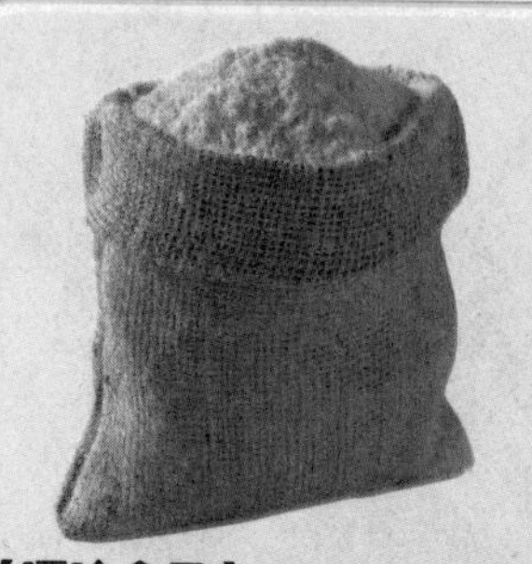

【嘌呤含量】2.3毫克/100克

【性味归经】味甘，性凉，归心、脾、肾经。

面粉

Mianfen

[别名] 无

能量 1439.9千焦/100克

【调理关键词】

清热润燥、促进尿酸排出

◎面粉中含有丰富的膳食纤维、植物蛋白、矿物质和维生素，可缓解脏躁、烦热、消渴等症。其嘌呤含量较低，痛风患者经常食用能够较好地补充能量，促进尿酸的排出。

◎食疗作用

面粉富含蛋白质、碳水化合物、维生素和钙、铁、磷、钾、镁等矿物质，有养心益肾、健脾厚肠、除热止渴的功效。一般人皆可食用，偏食者尤其适合食用。

◎选购保存

越近麦粒中心部分的颜色越白，面粉品质则越好，所以由面粉的颜色可以看出面粉的好坏。但是过白的面粉也不宜购买，有可能用漂白粉漂过，故颜色如死白灰色者不宜购买。易置于通风干燥处储存。

◎相宜搭配

面粉+鸡蛋	增加营养
面粉+胡萝卜	养心益肾
面粉+牛奶	补充钙质
面粉+菠菜	补充维生素

应用指南

1.适用于脾胃虚弱、痛风症：将适量的面粉用水和匀，然后再加上一个鸡蛋、适量的白糖，面粉完全和鸡蛋和在一起的时候，将面团切成小块；洗好蒸盘；在锅中加上热水，烧沸后放进蒸盘，然后放进小面团，蒸半小时即可。

2.适用于痛风症：将面粉加上一个打好的鸡蛋，调成糊状；土豆洗净，去皮，切成条状；胡萝卜洗净，去皮，切成丝；热锅置于火上，加上植物油，放进土豆丝和胡萝卜丝，炒熟后加水，等水开了就可以把面糊用手拉得很薄很薄，然后入锅，煮熟，加上调味料即可食用。

3.适用于痛风症，有利于软化血管：将面粉加上蛋清、盐，均匀和好之后，擀面、切面，放进开水中煮熟后，然后捞出来泡冰水，沥干水之后先用油拌一下，然后加上米醋、烫熟的豆芽、胡萝卜，拌匀后即可食用。

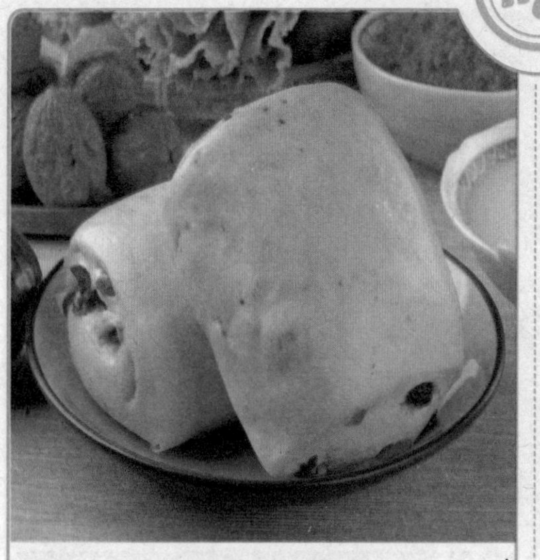

调理吃法1 核桃花卷

◎材料 面粉、大麦粉各适量，核桃仁30克，葡萄干20克，鸡蛋清、白糖各适量

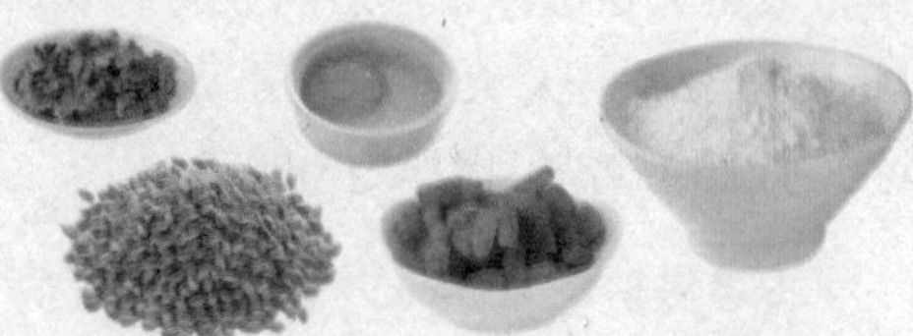

◎制作 ①将面粉和大麦粉用鸡蛋清、适量水和白糖，和成面团。②将面团擀成面皮之后，在面皮上撒上核桃仁和葡萄干，然后叠成一个小花卷状。③放入蒸盘中，然后入锅蒸熟即可食用。

◎功效 本品具有益心养肾，健脾和胃的功效，适用于偏食者、脾胃虚弱者。

◎温馨提示 面粉类制品宜饱腹，不宜多食，以免伤食导致腹胀腹痛、消化不良等症状。有腹泻的患者不宜食用核桃。

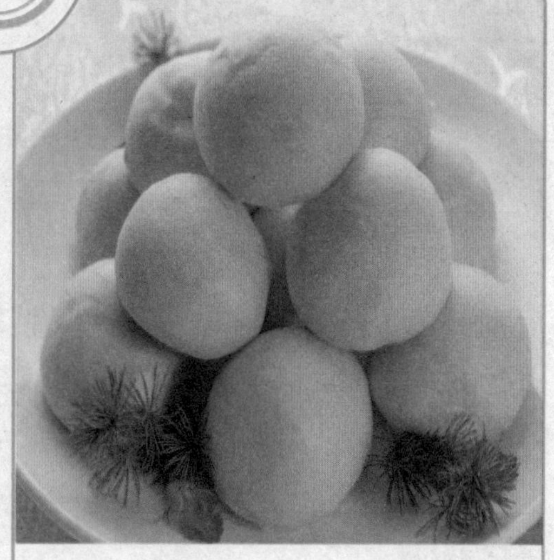

调理吃法2 玉米生菜包

◎材料 生菜60克，玉米汁、面粉、白糖、油、盐各适量

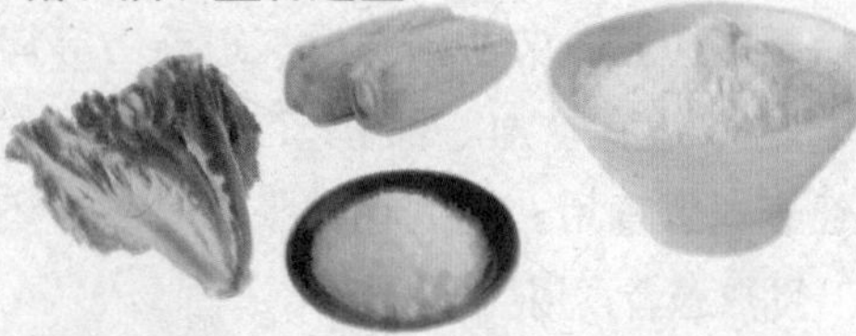

◎制作 ①将生菜洗净，切成碎末状，加上一些油和盐，搅拌均匀，备用。②将面粉、玉米汁和适量白糖，和成面团。③取出一团面团，擀成一个小圆面皮，在面皮里加上生菜，然后合上面皮，做成包子，放进蒸盘，放进锅中蒸熟即可食用。

◎功效 本品具有滋阴补肾、补脾和胃的功效，适用于高血压、高血脂、排尿不利等患者。

◎温馨提示 胃寒、尿频者不宜食用。生菜能清热解毒、安神、养胃，和面粉同食尤为适宜胃肠不佳者。

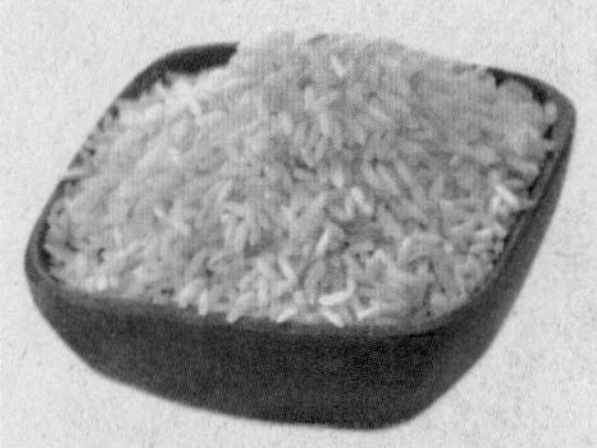

糯米

Nuomi

[别名] 元米、江米

能量 1456.7千焦/100克

【嘌呤含量】17毫克/100克

【性味归经】性温，味甘。归脾、肺经。

【调理关键词】

补中益气，健脾养胃

◎糯米的主要功能是温补脾胃，所以对中气虚、脾胃弱的痛风患者有很好的补益作用。糯米还有收涩作用，对尿频、自汗有较好的食疗效果，且其嘌呤含量很低，有利于痛风患者缓解症状。

◎食疗作用

糯米含有蛋白质、脂肪、糖类、钙、磷、铁、B族维生素及淀粉等，为温补强壮品。能够补养体气，主要功能是温补脾胃，还能够缓解气虚所导致的盗汗，妊娠后腰腹坠胀，劳动损伤后气短乏力等症状。糯米适宜贫血、腹泻、脾胃虚弱、神经衰弱者食用。不适宜腹胀、咳嗽、痰黄、发热患者食用。

◎选购保存

糯米以放了三四个月的为最好，因为新鲜糯米不太容易煮烂，也较难吸收佐料的香味。将几颗大蒜头放置在米袋内，可防止糯米因久存而长虫。

◎搭配宜忌

糯米+红枣 温中祛寒

糯米+红豆 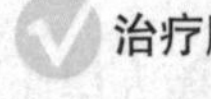 治疗腹泻和水肿

糯米+板栗 补中益气

糯米+鸡肉 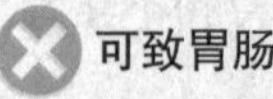 可致胃肠不适

应用指南

1.防治气血不足、倦怠无力、心悸失眠、食欲减退：糯米200克，党参10克，大枣60克。将糯米淘洗净，党参洗净，大枣去核洗净，然后同放进锅中，加上适量水，大火煮沸，小火煮至成粥，加上白砂糖，搅拌均匀即可。

2.防治口渴饮水或是少食欲呕：将30克糯米洗净，晒干，研成细末或是磨成浆，加上少许蜂蜜，适量水，煮成稀糊。本方能滋养脾胃。

3.防治气虚不固，自汗不止：150克糯米洗净，100克小麦麸洗净，同炒，研成细末，米饮送服，或是煮猪肉蘸食。本方可以益气敛汗。

4.防治脾胃虚弱：将500克糯米洗净，放进锅中，以小火慢慢炒熟；与50克山药，共研成细末，每天早晨取出15~30克，加上红糖，以沸水冲泡，待稍凉服用即可。

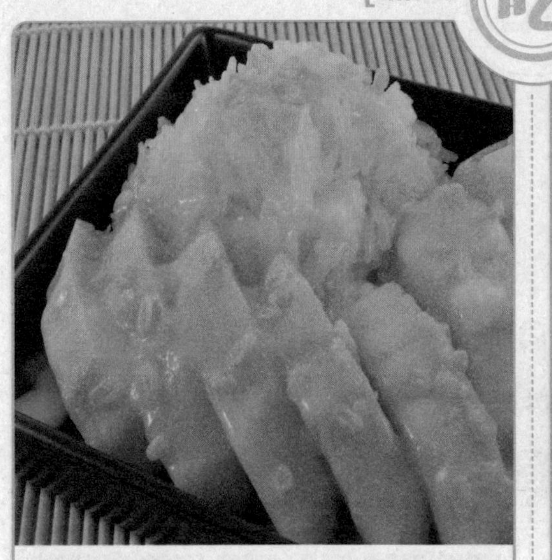

调理吃法1 糯米木瓜蒸饭

◎材料 糯米50克，木瓜1个，白糖适量

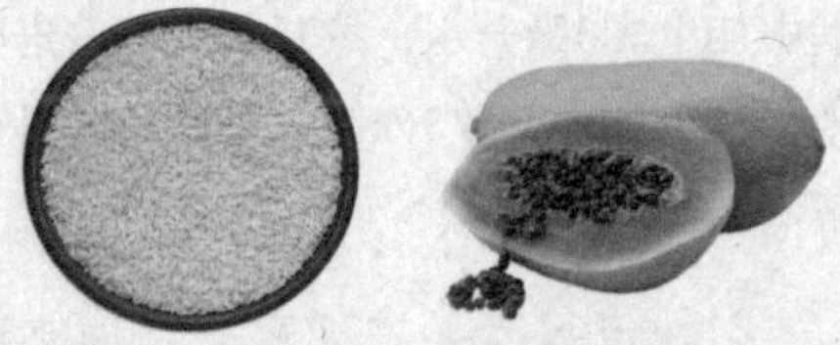

◎制作 ①将木瓜洗净，去皮去子，切成小段，整齐排在盘中。②将糯米洗净，放进锅中隔水蒸熟，再加上少许的白糖，搅拌均匀，待白糖溶化后盛入盘中即可食用。

◎功效 本品可补中益气、健脾养胃，适用于尿频、自汗、腰酸背痛的患者。

◎温馨提示 糯米食品宜加热后食用。糯米不宜一次食用过多。糯米性黏滞，难于消化，小孩或病人宜慎用。

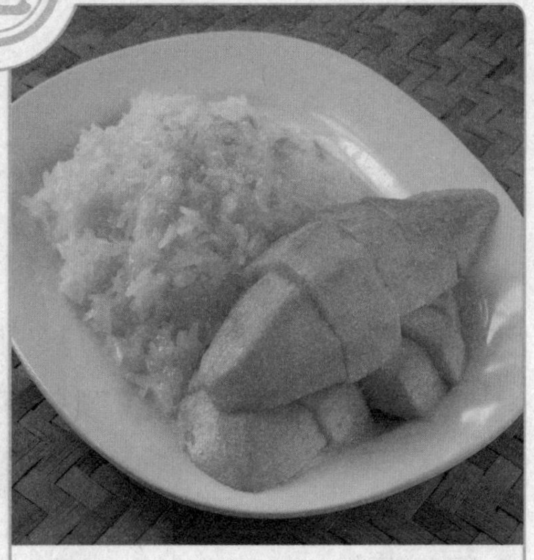

调理吃法2 芒果糯米饭

◎材料 芒果1个，糯米、白糖、食油各适量

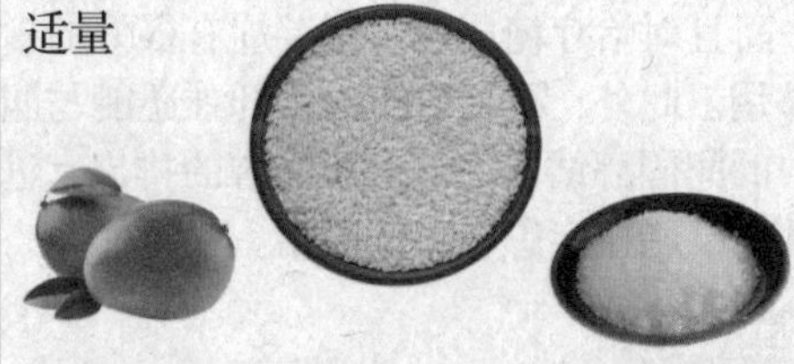

◎制作 ①将芒果洗净，去皮去核，切成小块，备用。②将糯米洗净，放进涂上一层食油的锅中，煮成饭后，趁热加上白糖，溶化搅拌均匀之后，盛进盘中，放上芒果，即可食用。

◎功效 本品具有健脾益胃、补中益气、开胃消食的功效，适用于食欲不振、脾胃虚弱等患者。

◎温馨提示 儿童、糖尿病患者、体重过重者或其他患有慢性病如肾脏病、高脂血症的人不宜食用。

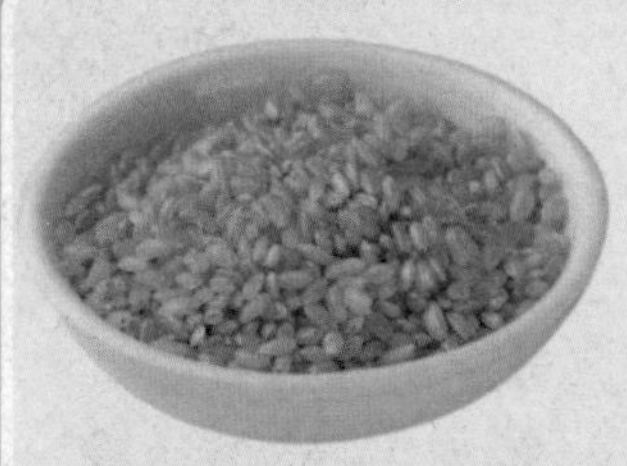

糙米

Caomi

【嘌呤含量】22.4毫克/100克

【性味归经】味甘、性温。归脾、胃经。

[别名] 胚芽菜、玄米

能量 615.3千焦/100克

【调理关键词】

补中益气、调和五脏

◎糙米胚芽中富含的维生素E能促进血液循环，有效维护全身机能，保持肾脏排泄功能，从而有利于尿酸排出。糙米还含有最丰富的膳食纤维，有助于排出肠内宿便，促进部分尿酸排出。

◎食疗作用

糙米具有提高人体免疫力、加速血液循环、消除烦躁、促进肠道有益菌繁殖、加速肠道蠕动、软化粪便等功效。对于预防心血管疾病、贫血症、便秘、肠癌等病症效果显著，而且对治疗糖尿病、肥胖症有很好的食疗作用。此外，糙米中的膳食纤维还能与胆汁中的胆固醇结合，促进胆固醇的排出，进而帮助高脂血症患者降低血脂。

◎选购保存

色泽晶莹，颗粒均匀，无黄粒，有一股米的清香味，无霉烂味，用手插入米袋摸一下，手上无油腻、米粉，用手碾一下，米粒不碎。放在干燥、密封效果好的容器内，并且要置于阴凉处保存。另外可以在盛有糙米的容器内放几瓣大蒜，可防止糙米因久存而生虫。

◎相宜搭配

糙米+鱼	预防慢性病
糙米+大豆	缓解更年期综合征
糙米+胡萝卜	保护视力
糙米+瘦肉	强健身体

应用指南

1.分解胆固醇、保持血液流畅、防治高血压、脑卒中： 将180克糙米洗净，放进锅中，把糙米翻炒到黄褐色为止；锅中加上500毫升水，煮开了后，放进糙米，马上停火，放5分钟，过滤后即可当茶喝。

2.补中益气，增加营养： 糙米洗净，加水浸泡1小时，放进锅中煮成饭；南瓜去皮去子，洗净切丁，10分钟后拌入米饭中，加盐，略微拌匀即可。

3.延缓人体细胞衰老、养颜美容： 把燕麦、黑糯米、长糯米、糙米、白米、大豆、黄豆、薏米、红豆等加水浸泡1个小时，再放进锅中，加适量水，煮成粥即可。本品是中老年心脑血管疾病患者的最佳保健食品。

4.改善气血、脸色： 将糙米洗净，浸泡2小时；排骨洗净；海米以冷水浸软去杂质。然后将所有材料放进锅中，煮成粥，撒上胡椒即可食用。

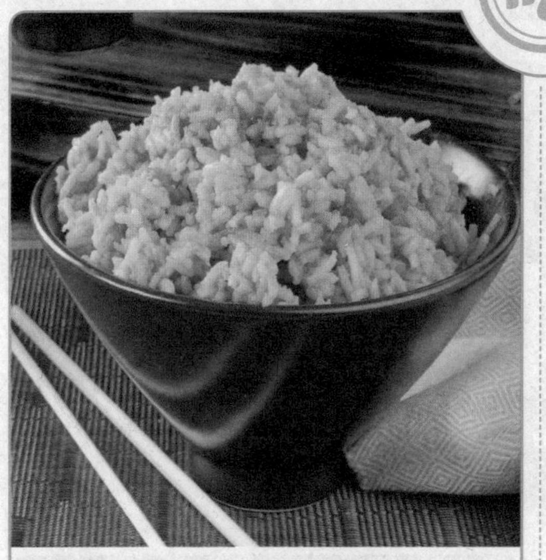

调理吃法1 糙米杂粮饭

◎材料 糙米60克，小米50克，胡萝卜1根

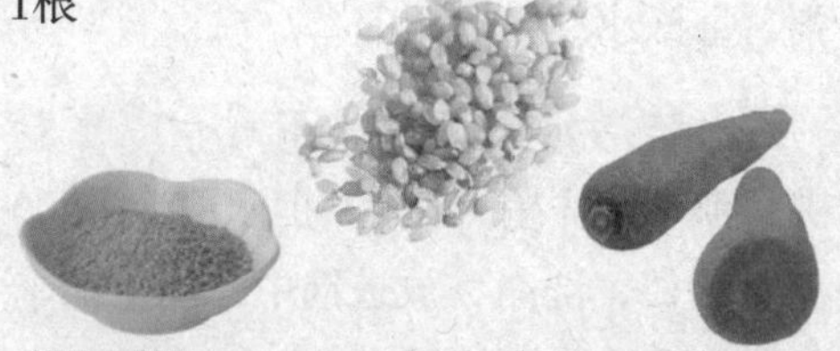

◎制作 ①将胡萝卜洗净，去皮，切成小丁。②糙米洗净后，浸泡一段时间；小米洗净，和糙米一起放进饭锅中，加上胡萝卜和适量的清水，同煮，至饭熟即可食用。

◎功效 本品能补中益气、调和五脏、补充维生素，适用于视力下降、脾胃虚弱、气虚等患者。

◎温馨提示 糙米口感较粗，质地紧密，煮前可以将其淘洗后用冷水浸泡过夜，然后连浸泡水一起投入高压锅，煮30分钟以上。

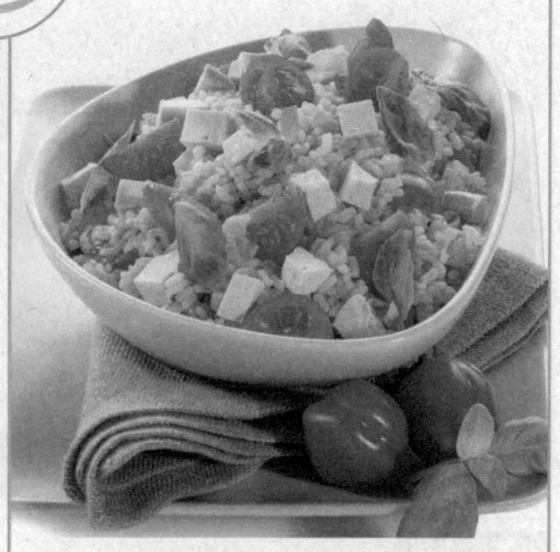

调理吃法2 圣女果豆腐糙米饭

◎材料 圣女果50克，糙米100克，豆腐、盐、味精适量

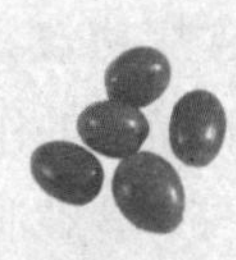

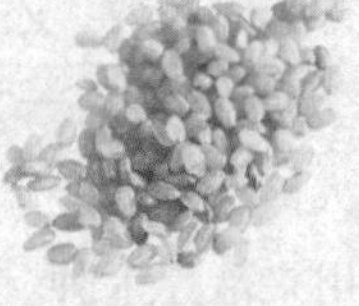

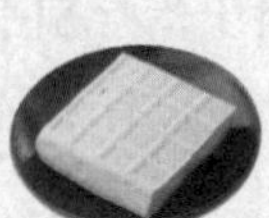

◎制作 ①将圣女果洗净，切块；豆腐洗净，切成小丁。②糙米洗净，浸泡半小时，放进饭锅中煮成饭。③然后将糙米放进炒锅中，加上豆腐、盐、味精，炒熟后，盛入盘中，再加上圣女果即可食用。

◎功效 本品具有健脾和胃、生津止渴、通肠润便的功效，适合脾胃虚弱、便秘等患者食用。

◎温馨提示 有急性肠炎的患者不宜食用。圣女果不宜生吃和空腹食用，否则易患结石等病症。

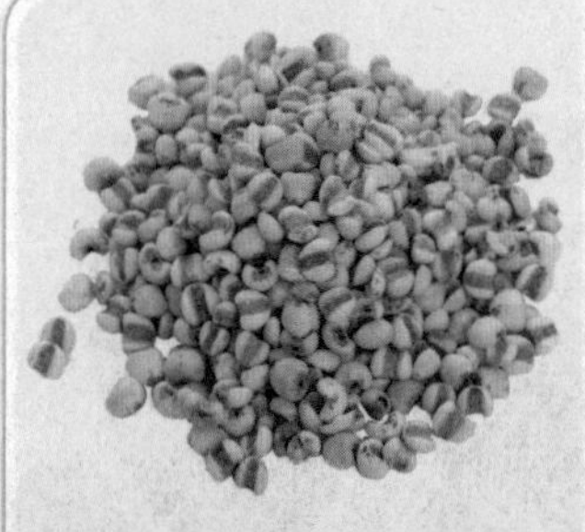

薏苡仁

Yiyiren

【嘌呤含量】25毫克/100克

【性味归经】性凉，味甘、淡。归脾、胃、肺经。

[别 名] 薏米、六谷米、药玉米

能量 1494.3千焦/100克

【调理关键词】

降压降糖、清热利尿

◎薏苡仁中含有薏苡仁酯、薏苡仁醇及多种氨基酸等营养成分，能降血压、降血脂、降血糖，还有祛湿利尿的作用，能够促进尿酸的排泄，对防治痛风及其并发症有较好的作用。

◎食疗作用

薏苡仁含有蛋白质、脂肪、碳水化合物、维生素B_1、薏苡仁酯、薏米油、三萜化合物和各类氨基酸，具有利水渗湿、抗癌、解热、镇静、镇痛、抑制骨骼肌收缩、健脾止泻、除痹、排脓等功效，还可美容健肤，对于治疗扁平疣等病症有一定食疗功效。薏苡仁有增强人体免疫功能、抗菌抗癌的作用。可入药，用来治疗水肿、脚气、脾虚泄泻，也可用于肺痈、肠痈等病的治疗。

◎选购保存

选购薏苡仁时，以粒大、饱满、色白、完整者为佳品。贮藏前要筛除薏米中的粉粒、碎屑，以防止生虫或生霉。

◎相宜搭配

薏苡仁+山药	润肺益脾
薏苡仁+粳米	补脾除湿
薏苡仁+羊肉	健脾补肾
薏苡仁+腐竹	降低胆固醇

应用指南

1.防治脾虚水肿、风湿痹痛、四肢拘挛：将薏苡仁和粳米洗净，放进锅中，加适量水，大火煮沸，小火煮至成粥，每日2次，连服数日。

2.防治水肿、排尿不利、喘息胸满：郁李仁洗净，研烂，煎水取汁；200克薏苡仁，洗净，放进锅中，加上郁李仁汁和适量水，煮成饭，分为2次食用。

3.可用于防治肿瘤：薏苡仁、菱角、半枝莲各30克。加水煎汤，分2次服。本方对肿瘤有一定抑制作用，其中以半枝莲一药作用较明显。

4.用于排毒：将60克薏苡仁洗净，和6克紫草一起放进锅中，加适量水，煎成药汤，分为2次服，连服4周。本方治青年性扁平疣、寻常性赘疣有一定辅助疗效。

5.用于防治肠痈拘挛腹痛，大便秘结，排尿短赤：薏苡仁15克，冬瓜子30克，桃仁10克，牡丹皮6克。加水煎服。

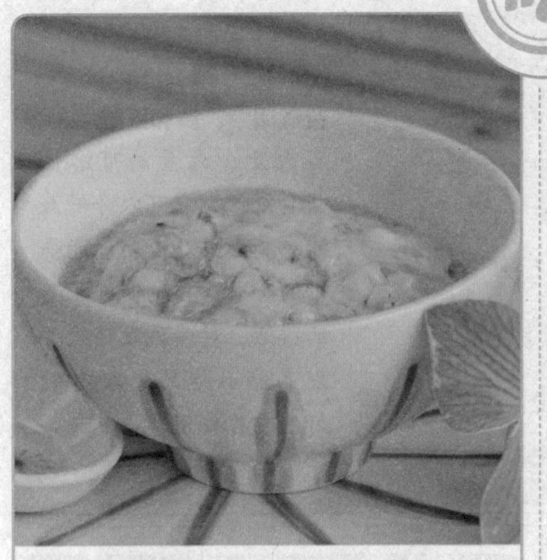

调理吃法1 薏苡仁粥

材料 薏苡仁50克，鸡蛋1个，盐或白糖适量

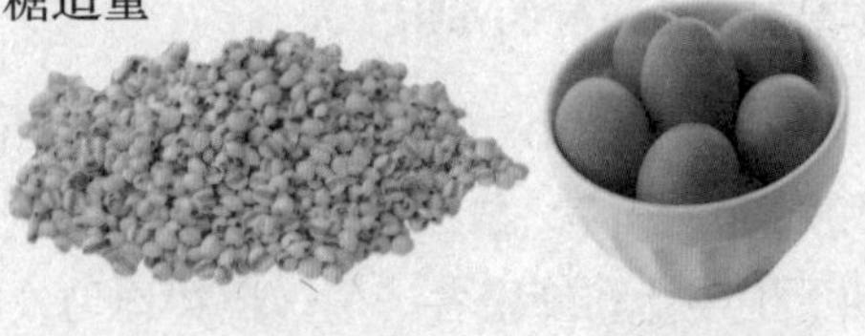

制作 ①将薏苡仁洗净；鸡蛋磕开，取出鸡蛋清，搅拌均匀，备用。②将薏苡仁放进锅中，加适量清水，大火煮沸，小火煮至成粥。③最后加上鸡蛋清，加盐，加适量盐或是白糖，搅拌均匀即可食用。

功效 本品具有健脾利湿、清热的功效，适用于脾虚泻痢、肺痈、水肿等患者。

温馨提示 脾虚便难及妊娠期妇女慎服。薏苡仁作为食疗材料治病时力度较缓，故要久服才能见效。

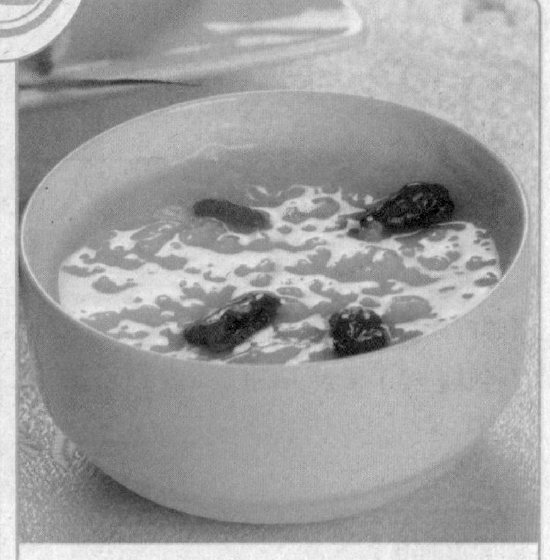

调理吃法2 银耳大枣薏苡仁粥

材料 银耳30克，大枣5颗，薏苡仁50克，大米30克，白糖适量

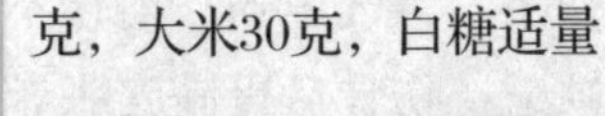

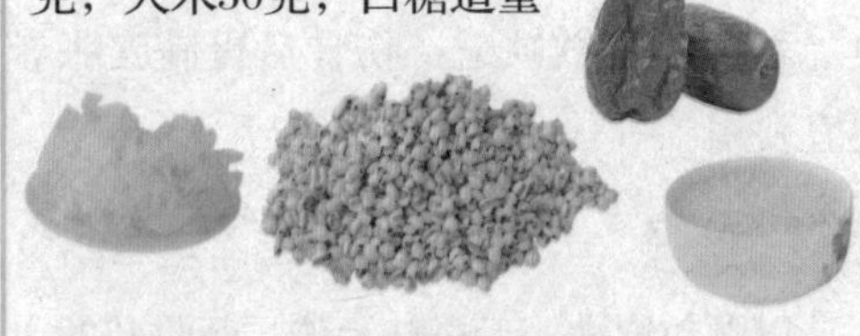

制作 ①将银耳洗净，泡发，撕成小朵；大枣洗净。②薏苡仁和大米洗净，放进锅中，加适量水，再加上银耳、大枣，大火煮沸，小火煮至成粥。③最后可以加上白糖调味。

功效 本品具有健脾利湿、和胃的功效，适用于脾胃虚弱、贫血、水肿等患者。

温馨提示 薏苡仁在煮之前，最好先用水洗净后浸泡数小时，煮时先用旺火烧开，再改用文火熬。

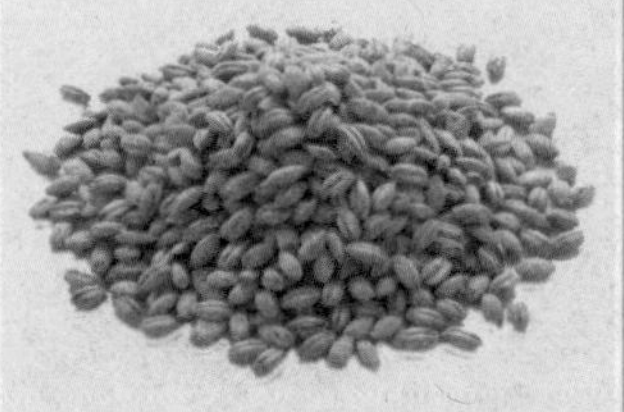

【嘌呤含量】24毫克/100克

【性味归经】性凉，味甘。归脾、胃经。

大麦

Damai

[别名] 牟麦、倮麦、饭麦、赤膊麦

能量 1285.1千焦/100克

【调理关键词】

益气调中、调和五脏

◎大麦含大量的可溶性膳食纤维，它可以降低血液中胆固醇及低密度脂蛋白的含量，同时促进尿酸的排泄，对痛风及痛风并发高脂血症的患者有较好的食疗作用。

◎食疗作用

大麦含有淀粉、蛋白质、钙、磷、尿囊素等成分。大麦有和胃、宽肠、利水的功效。对食滞泄泻、排尿淋痛、水肿、烫火伤等病症有食疗作用。胃气虚弱、消化不良、肝病、食欲缺乏、伤食后胃满腹胀者更宜食用。

◎选购保存

以颗粒饱满，无虫蛀为佳。新收获的大麦，子粒含水量高达40%，一般要进行干燥（日光曝晒等），使水分降至12%~14%，以便于贮藏。对于酿造大麦，干燥温度不应超过40℃，因为过高的温度往往对酿造品质造成一定的破坏作用。

◎搭配宜忌

搭配	宜/忌	功效
大麦+姜汁	✓	利排尿、解毒
大麦+羊肉	✓	暖脾胃、祛腹胀
大麦+南瓜	✓	补虚养身
大麦+牛奶	✗	生成有害物质

应用指南

1.用于饮食过度、烦闷胀满，适用于痛风者：将大麦30克洗净，微炒，然后研成细末，每次6克，用温开水送下。本品有消食下气的作用。

2.用于排尿淋涩疼痛，排尿黄：将大麦100克洗净，放进锅中，煎汤取汁，加上生姜汁和蜂蜜各一勺，搅拌均匀，饭前分为3次服下。

3.用于消化不良：将60克大麦洗净，放进锅中，加适量水，大火煮沸，小火煮成稀粥，分为2次食用。

4.适合痛风者食用：将30克大麦洗净，晒干，放到锅中，炒至大麦呈微黄色；锅中加水，煮开，放进炒好的大麦，立即停火，滤去大麦即可饮用。

5.治疗烫火灼伤：大麦适量。将大麦炒黑，然后将其研为末，用油调匀，涂于患处即可。

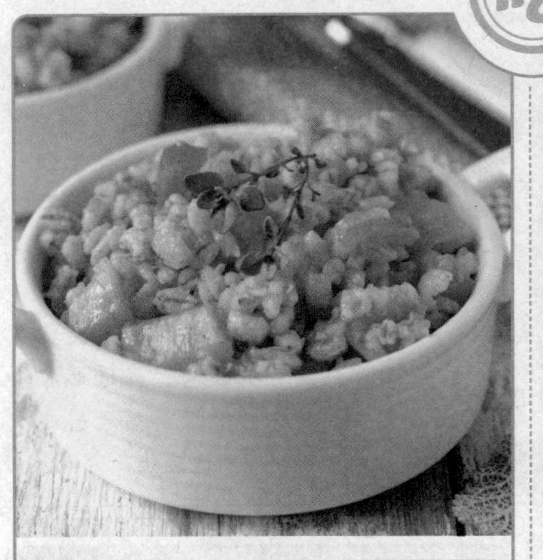

调理吃法1 大麦杂粮饭

材料 大麦50克，薏苡仁30克，苦瓜1根，胡萝卜适量

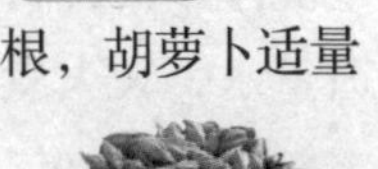

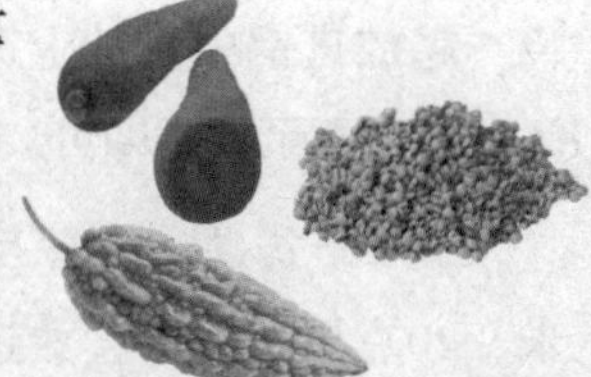

制作 ①将苦瓜洗净，去子，切成小块；胡萝卜洗净，去皮，切成小丁。②将大麦和薏苡仁洗净，分别用清水浸泡一段时间，与胡萝卜和苦瓜一起放进锅中，加适量水，煮成米饭即可。

功效 本品具有健脾利湿、益气调中的功效，适用于消化不良、食欲不振、水肿等患者。

温馨提示 用低温烹饪去壳大麦需要1小时，1杯大麦需用3~4杯水。去壳大麦和去壳大麦粒在烹饪前要浸泡几个小时。

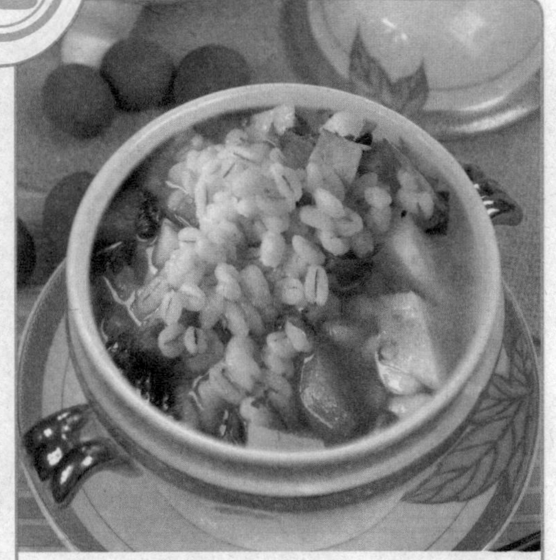

调理吃法2 大麦薏苡仁蔬菜汤

材料 土豆1个，胡萝卜1根，大麦、薏苡仁各50克，香菜、盐各适量

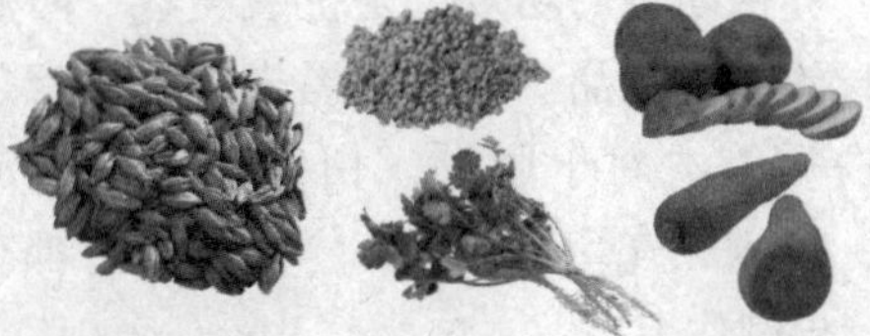

制作 ①将土豆洗净，去皮，切成小块；胡萝卜洗净，去皮，切成小块；香菜叶洗净，撕成小朵。②将大麦和薏苡仁洗净，放进锅中，加上土豆、胡萝卜和适量水，大火煮沸，小火煮成汤。③最后加盐，搅拌均匀，撒上香菜即可。

功效 本品具有健脾和胃、益气调中的功效，适用于胃气虚弱、消化不良等患者。

温馨提示 由于大麦芽可回乳或减少乳汁分泌，故妇女在怀孕期间和哺乳期内应忌食大麦。

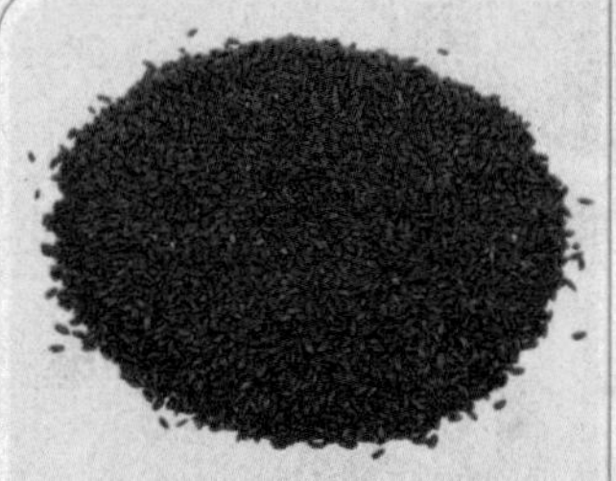

【嘌呤含量】<25毫克/100克

【性味归经】性平，味甘。归脾、胃经。

黑米

Heimi

[别名] 血糯米

能量 1393.9千焦/100克

【调理关键词】

保护血管、抗衰老

◎黑米中的黄铜类化合物能维持血管的正常渗透压，减轻血管脆性，防止血管破裂并且止血。其中的花青素类物质可抗衰老，促进血液循环，能缓解痛风引起的关节不适症状。

◎食疗作用

黑米含蛋白质、脂肪、碳水化合物、B族维生素、维生素E、钙、磷、钾、镁、铁、锌等营养元素，营养丰富。黑米具有健脾开胃、补肝明目、滋阴补肾、益气强身、养精固本的功效，是抗衰美容、防病强身的滋补佳品。同时，黑米含维生素、蛋白质等，对于脱发、白发、贫血、流感、咳嗽、气管炎、肝病、肾病患者都有食疗保健作用。

◎选购保存

优质的黑米要求粒大饱满、黏性强、富有光泽，很少有碎米和爆腰（米粒上有裂纹），不含杂质和虫蛀。黑米要保存在通风、阴凉处。

◎相宜搭配

黑米+大米	开胃益中、明目
黑米+牛奶	益气、养血、生津、健脾胃
黑米+莲子	补肝益肾、丰肌润发
黑米+绿豆	健脾胃、祛暑热

应用指南

1.适用于抵抗力差、体弱病多、痛风症：南瓜、黑米各适量。南瓜洗净，去皮去子，切成丁，黑米洗净，两种材料一起放进锅中，加上适量水，大火煮沸，小火煮至成粥即可。

2.用于贫血、头昏目眩：将50克黑米、20克黑豆洗净，放进锅中，大火煮沸，小火煮成粥，加上红糖调味即可。

3.用于脾胃虚弱、体虚、抵抗力差：将100克黑米洗净，20克糙米洗净，放进锅中，大火煮沸，小火煮至成粥，加上冰糖调味，搅拌均匀即可食用。

4.用于病后体虚者，防病治病、失眠：黑米100克，银耳10克，大枣10枚。将黑米用清水洗净，然后浸泡一段时间；银耳洗净后泡发，大枣去核洗净，然后将其同入锅，加水适量，大火煮沸后，转小火煮至成粥，加上冰糖调味，搅拌均匀即可。

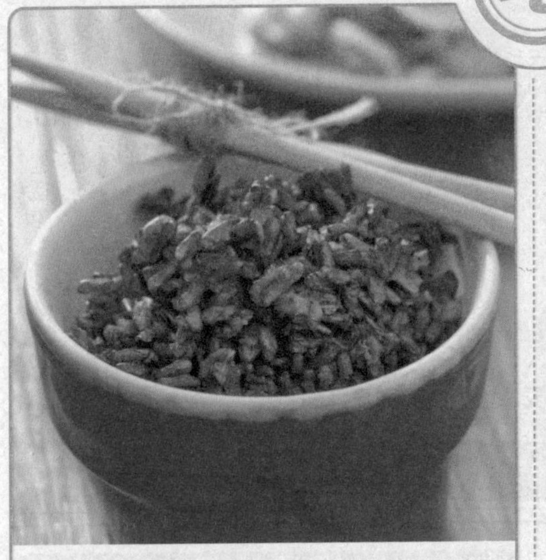

调理吃法1 黑米饭

材料 黑米100克，白糖适量

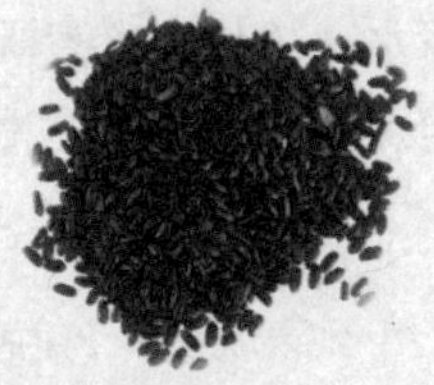

制作 ①将黑米洗净。②黑米放进锅中，加适量水，大火煮沸，小火煮成饭。③趁热加上白糖，搅拌均匀，待白糖溶化之后即可食用。

功效 本品具有健脾开胃、补肝明目、滋阴补肾、益气强身、养精固混的功效，适用于体弱病多、贫血、肝病等的患者。

温馨提示 米粒外部有一坚韧的种皮包裹，不易煮烂，故黑米在煮粥时，应先浸泡一夜再煮。

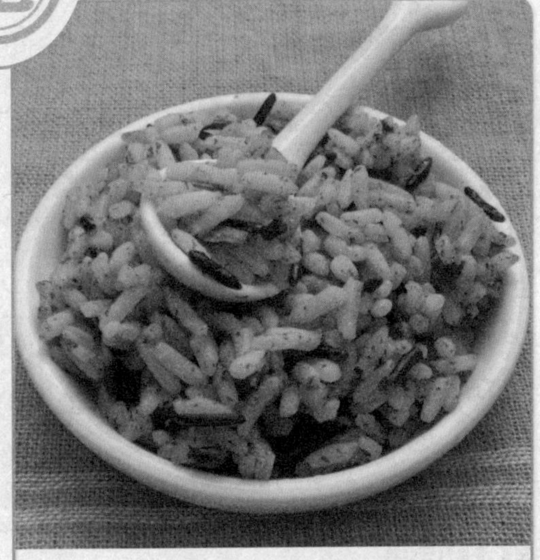

调理吃法2 黑米糙米饭

材料 黑米50克，糙米80克

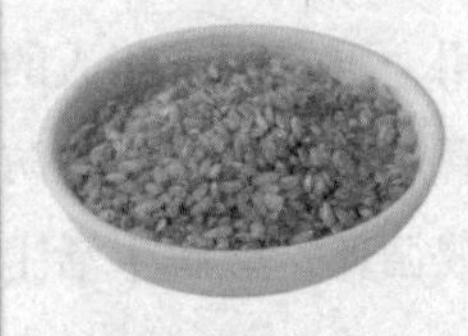

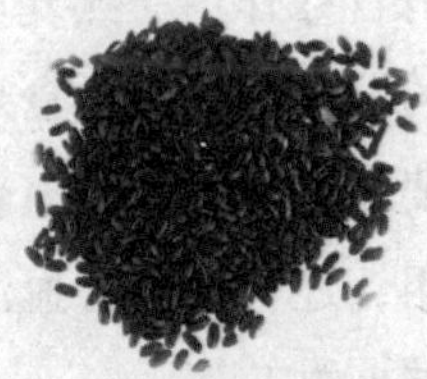

制作 ①黑米和糙米洗净。②将黑米和糙米放进锅中，加适量水，大火煮沸后，小火煮成饭。③将饭盛进碗中，放进白糖，搅拌均匀待溶化后，即可食用。

功效 本品具有补中益气、调和五脏、滋阴补肾、益气强身的功效，适用于脾胃虚弱、贫血等患者。

温馨提示 黑米粥若不煮烂，不仅大多数营养成分未溶出，而且多食后易引起急性肠胃炎，对消化功能较弱的孩子和老弱病者更是如此。

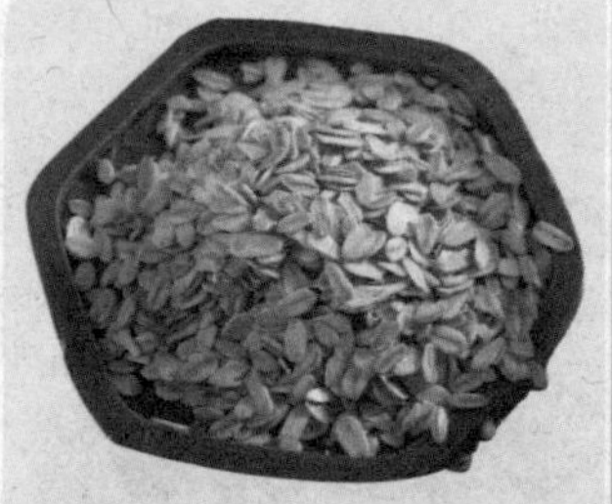

【嘌呤含量】<25毫克/100克

【性味归经】性凉，味甘。归脾、胃经。

燕麦

Yanmai

[别名] 牟麦、倮麦、饭麦、赤膊麦

能量 1536.2千焦/100克

【调理关键词】

降低胆固醇，促进尿酸排出

◎燕麦具有高蛋白、低碳水化合物的特点。燕麦中富含可溶性纤维和不溶性纤维，能大量吸收人体内的胆固醇并排出体外，还能促进尿酸排泄，适合痛风及高脂血症患者食用。

◎食疗作用

燕麦含淀粉、蛋白质、钙、磷、尿囊素等成分，有和胃、宽肠、利水的功效。对食滞泄泻、排尿淋痛、水肿、烫火伤等病症有食疗作用。燕麦可以有效地降低人体中的胆固醇，经常食用，可对中老年人的主要威胁——心脑血管病起到一定的预防作用，还可以改善血液循环，缓解生活工作带来的压力。

◎选购保存

燕麦虽不等同于麦片，但是人们常说的麦片指的就是燕麦。在选购时首先要看燕麦成分占多少，其次看膳食纤维的量，最后看含糖量。置通风干燥处密封保存。

◎相宜搭配

燕麦+红枣	补中益气、养血安神
燕麦+南瓜	补虚健脾、降糖止渴
燕麦+牛奶	美白润肤、降低血脂
燕麦+红薯	润肠通便、促进尿酸排泄

应用指南

1.可以排毒通便、健脾润肠、清除体内的多余油脂和废物：将2个罗汉果和200克燕麦洗净，然后将其同入锅中，加上适量清水，先用大火煮沸，再转小火煮至熟烂。加上盐调味，搅拌均匀即可食用。

2.适用于痛风者：20克冬瓜洗净，去皮去子，切成丁；然后将40克燕麦洗净，全部材料一起放进锅中，加适量水，大火煮沸，小火煮至成粥，加上盐和味精调味即可。

3.可以降脂降血糖，适用于肥胖者：将燕麦洗净，放进锅中，加上豆腐渣和煮熟的红豆，大火煮开，小火煮至成粥，加上白糖调味即可。

4.适用于痛风者：将适量燕麦洗净，放进豆浆机中，加上适量水、牛奶、盐，按下按钮，搅拌成豆浆。

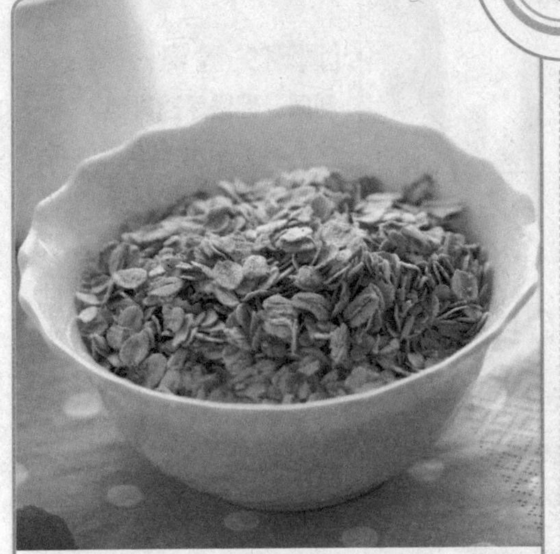

调理吃法1 牛奶燕麦片

材料 牛奶适量，燕麦50克，白糖或盐少许

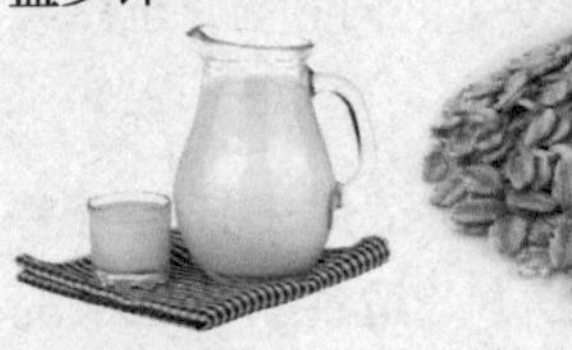

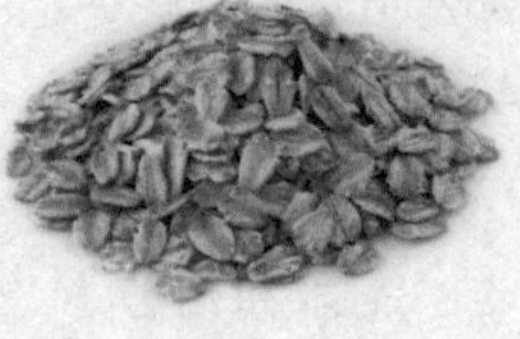

制作 ①将燕麦放进锅中，加上牛奶，用大火煮沸，小火煮5分钟。②可依个人口味加上适量的白糖或是盐调味，搅拌均匀即可食用。

功效 本品具有益肝和胃、养颜美容、滋补脾胃的功效，适用于脾胃虚弱、皮肤干燥粗糙、冠心病、脂肪肝等患者。

温馨提示 本品虽然营养丰富,但一次不可吃得太多,否则有可能造成胃痉挛或者腹部胀气,故必须适量进食。

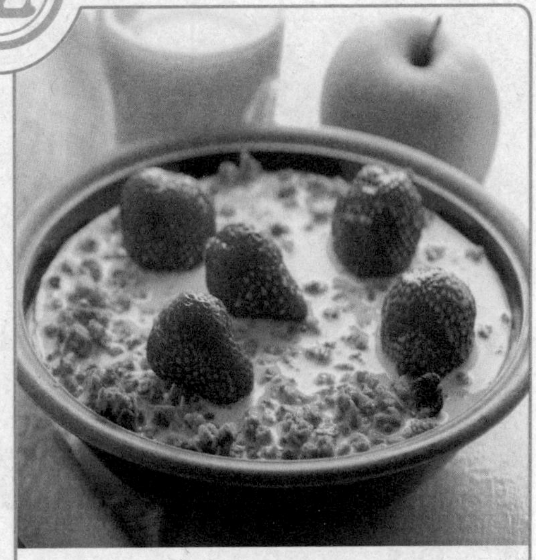

调理吃法2 燕麦牛奶草莓羹

材料 燕麦50克，牛奶、草莓、盐、白糖各适量

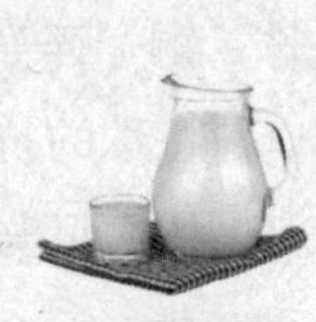

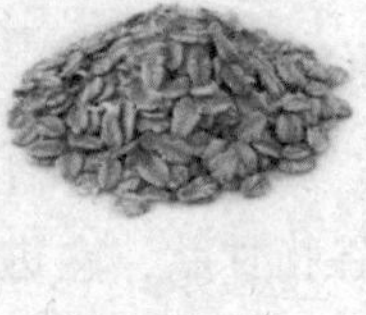

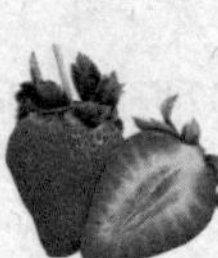

制作 ①将草莓洗净，去蒂。②将燕麦放进锅中，加上牛奶，大火煮沸，小火煮10分钟。③可依个人口味加上适量盐或是白糖调味，然后在燕麦牛奶上面加上草莓即可食用。

功效 本品具有益气健脾、润肠通便、补虚、强身健体的功效，适用于冠心病、便秘、体虚、脾胃虚弱等患者。

温馨提示 一般人都可食用，尤其适合中老年人食用。

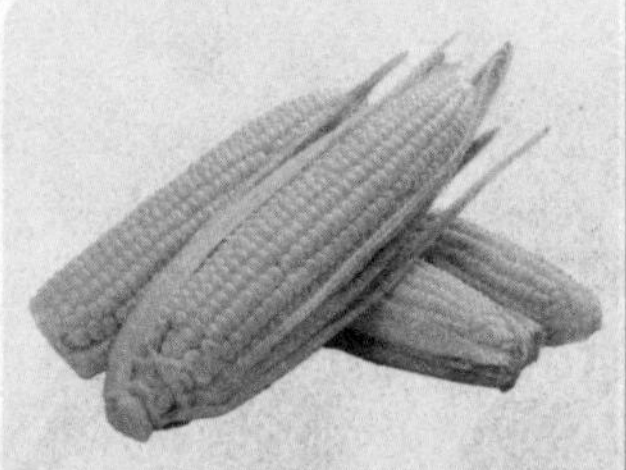

【嘌呤含量】9.4毫克/100克

【性味归经】性平，味甘。归脾、肺经。

玉米

Yumi

[别名] 苞米、包谷、珍珠米

能量 443.7千焦/100克

【调理关键词】

利尿、促进尿酸排泄

◎玉米具有补中益气、降压降脂、祛湿利尿的功效，其基本不含嘌呤，利尿的同时能够将尿酸排出体外，避免尿酸在关节处积聚，能有效缓解痛风患者关节疼痛，是痛风患者的食疗佳品。

◎食疗作用

玉米有开胃益智、宁心活血、调理中气等功效，还能降低血脂，可延缓人体衰老、预防脑功能退化、增强记忆力。玉米含蛋白质、脂肪、糖类、胡萝卜素、B族维生素、维生素E及丰富的钙、铁、铜、锌等多种矿物质。玉米中还含有一种特殊的抗癌物质——谷胱甘肽，它进入人体内可与多种致癌物质结合，使其失去致癌性。

◎选购保存

玉米以整齐、饱满、无隙缝、色泽金黄、表面光亮者为佳，保存玉米棒子需将外皮及毛须去除，洗净后擦干，用保鲜膜包起来放入冰箱中冷藏。

◎搭配宜忌

搭配	宜/忌	功效
玉米+菜花	✓	健脾益胃、助消化
玉米+松仁	✓	益寿养颜
玉米+木瓜	✓	预防冠心病和糖尿病
玉米+田螺	✗	引起中毒

应用指南

1.适用于痛风症、便秘遗者：取100克玉米粒，先用凉水浸泡3小时，再放进锅中，加适量清水，用慢火炖烂，然后加入适量的白薯块，共同煮汤，至白薯块熟烂即可。

2.可防癌治癌，适用于抵抗力差者：玉米和胡萝卜各适量。将玉米洗净，切成块；胡萝卜洗净，去皮切块，两种材料放进锅中，加适量水，大火煮沸，小火煮成汤，加盐调味即可。

3.可抗衰老，适用于痛风症患者：将适量玉米粒洗净，放进炒锅中煸炒，5分熟时加上松子仁，炒至熟即可。

4.适用于痛风、脾胃虚弱者：将适量玉米粒洗净；大米100克洗净，放进锅中，加上玉米粒和适量水，大火煮沸，小火煮至成粥，最后可依个人口味加上少量的盐。

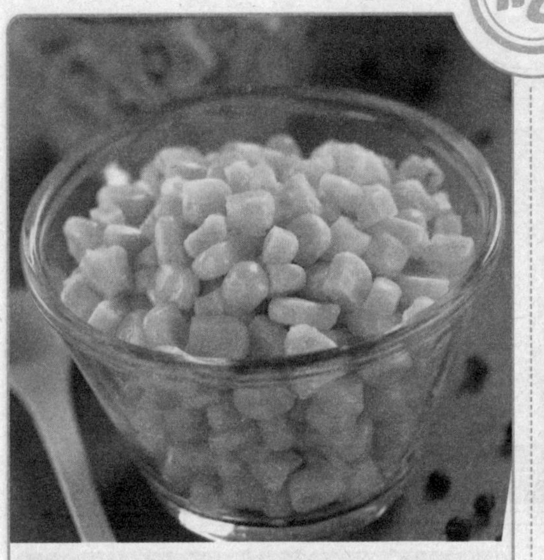

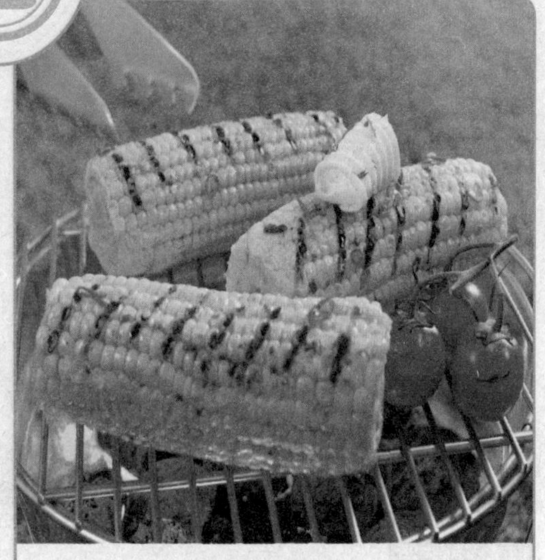

调理吃法1 蒸玉米粒

材料 玉米1根

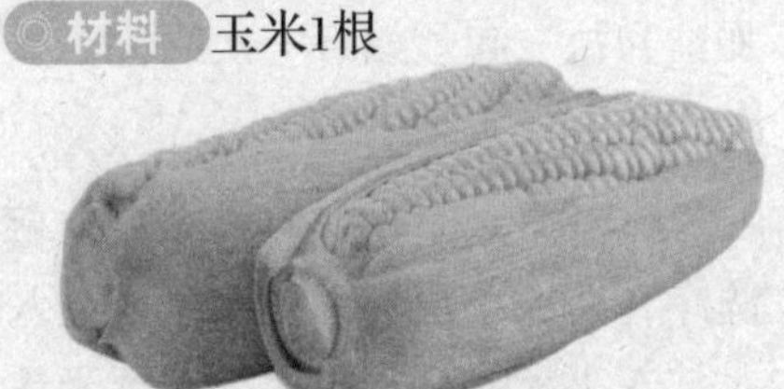

制作 ①将玉米洗净，掰成玉米粒后放进碗中。②锅中加水适量，煮沸之后，将玉米粒放进锅中隔水蒸，蒸熟即可食用。

功效 本品具有开胃益智、宁心活血、调理中气等功效，还能降低血脂，可延缓人体衰老、预防脑功能退化，增强记忆力，适用于高血压、高血脂、便秘等患者。

温馨提示 霉坏变质的玉米有致癌作用，不宜食用。患有干燥综合征、糖尿病、更年期综合征且属阴虚火旺之人不宜食用爆玉米花。

调理吃法2 烤玉米

材料 玉米棒3根，植物油、盐、葱花、辣椒圈各适量

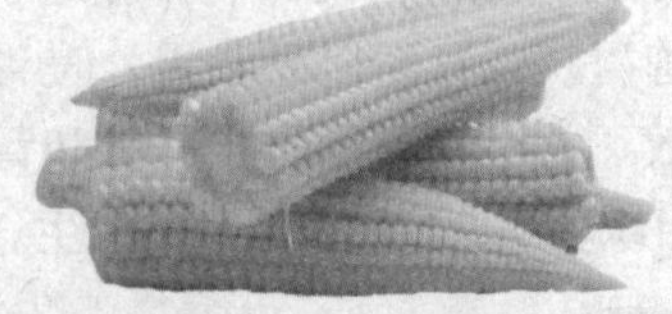

制作 ①将玉米洗净，沥干。②烤炉生火，待火烧旺时，放上玉米，然后在玉米表层刷上一层植物油，烤至7分熟时，撒上盐，继续烤熟。③撒上葱花和辣椒圈即可食用。

功效 本品具有消食健胃、调中益气、降低血脂、延缓衰老等功效，适用于高血压、高血脂、便秘等患者。

温馨提示 玉米棒可直接煮食，玉米粒可煮粥、炒菜或加工成副食品。玉米中含有一种特殊的抗癌物质——谷胱甘肽，它可以抗癌。

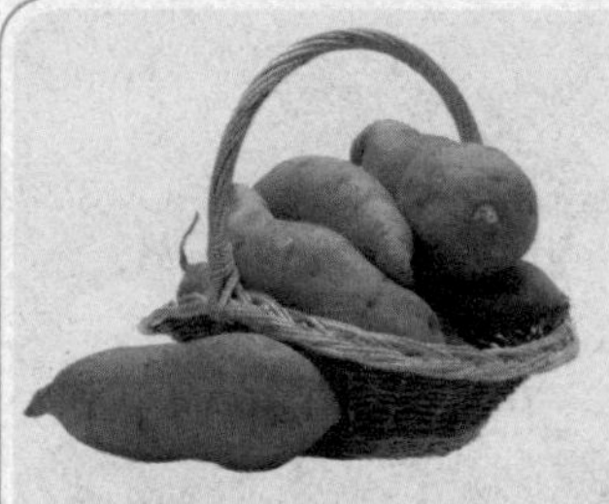

【嘌呤含量】2.6毫克/100克

【性味归经】性平，微凉，味甘。归脾、胃经。

红薯

Hongshu

[别名] 番薯、甘薯、山芋

能量 414.4千焦/100克

【调理关键词】

降脂减肥、平衡酸碱

◎红薯富含膳食纤维、果胶、维生素C以及丰富的钾元素，具有降低血脂的功效，能够维持身体酸碱平衡，而且能促进尿酸的排泄，有助于痛风患者减肥，并缓解痛风症状。

◎食疗作用

红薯含有膳食纤维、胡萝卜素、维生素A、B族维生素、维生素C、维生素E以及钾、铁、铜、硒、钙等10余种微量元素，红薯能供给人体大量的黏液蛋白、糖、维生素C和维生素A，因此具有补虚乏、益气力、健脾胃、强肾阴以及和胃、暖胃、益肺等功效。常吃红薯能防止肝脏和肾脏中的结缔组织萎缩，预防胶原病的发生。

◎选购保存

优先挑选纺锤形状的红薯。表面看起来应光滑，烂红薯有毒，不要选。闻起来应没有霉味，发霉的红薯含酮毒素，不可食用。不要买表皮呈黑色或有褐色斑点的红薯。发芽的红薯虽不似发芽的土豆有毒，但口感较差。

◎搭配宜忌

搭配	宜/忌	功效
红薯+糯米	✓	健脾和胃
红薯+莲子	✓	帮助安眠
红薯+柿子	✗	造成胃溃疡
红薯+西红柿	✗	会得结石、腹泻

应用指南

1.适用于便秘、痛风后期的患者：将250克红薯洗净，切成块，放进炒锅中，加油和盐一起炒熟，一次吃完，一天一次。

2.健脾和胃、养心安神：20克红薯去皮洗净，切成小块。锅置火上，注入清水，放入小米90克，用大火煮至米粒绽开。放入红薯，用小火煮至粥浓稠时，调入白糖入味即可。

3.降糖润肠、养肾利尿：1根山药和1根红薯洗净去皮，切小方块；与煮熟的1碗红豆一同放入小砂锅，入大半锅清水大火煮滚后转小火；入冰糖，炖30~40分钟，撒入桂花即可食。

4.适用于黄疸患者，有助于美肤：将红薯洗净，切成小块，放进锅中，加适量红糖，先用大火煮沸，再转小火煮至红薯熟即可。

5.治疗遗精、淋浊：红薯粉适量。将红薯粉入沸水杯中搅拌均匀后调服饮用即可。

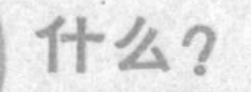

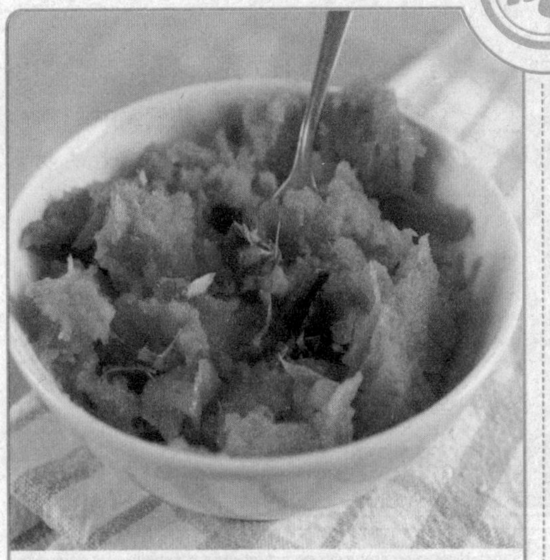

调理吃法1 红薯青菜泥

◎材料 红薯1个，芹菜1根

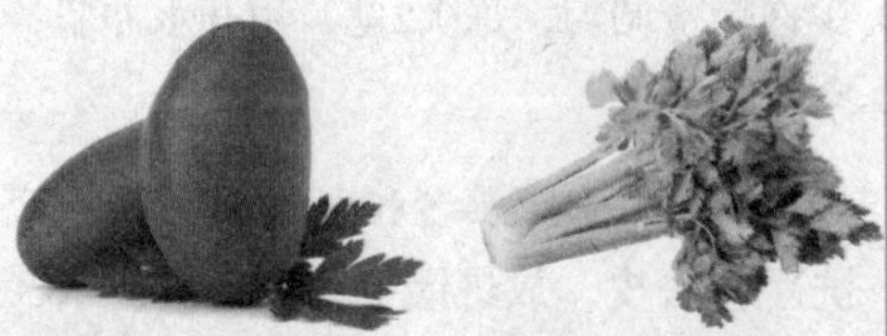

◎制作 ①将红薯洗净，芹菜洗净，切成细末。②将红薯放进锅中，蒸熟。然后去皮，将其放入碗中，用工具将红薯肉压成泥，最后撒入些许芹菜末装饰即可。

◎功效 本品具有健脾益胃、暖胃益肺、强肾养阴、通肠润便的功效，适用于便秘、脾胃虚弱等患者。

◎温馨提示 红薯含有一种氧化酶，如红薯吃得过多，会使人腹胀、呃逆，因此每次食用量应适宜。

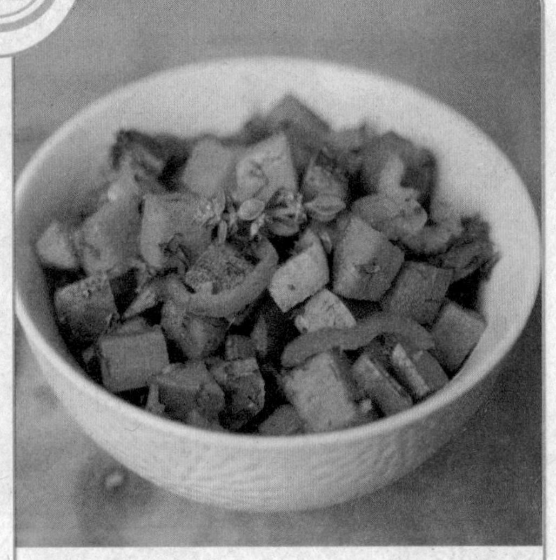

调理吃法2 红薯胡萝卜丁

◎材料 胡萝卜1根，红薯1个，甜椒、盐各适量

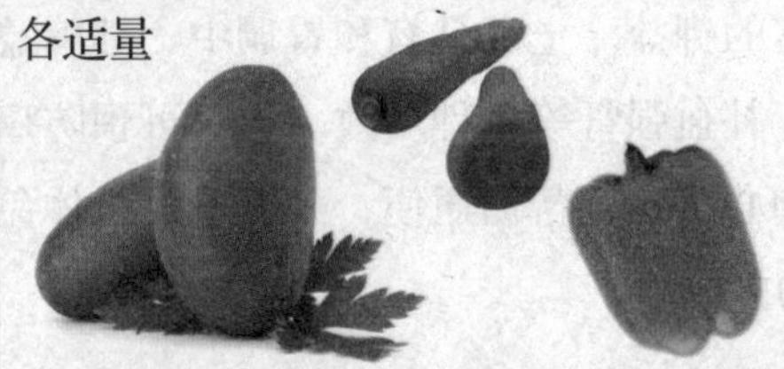

◎制作 ①将胡萝卜洗净，去皮，切成丁；红薯洗净，去皮，切成丁；甜椒洗净，去子，切成条状。②将胡萝卜和红薯放进锅中蒸熟后，放进碗中；甜椒炒熟。③把胡萝卜和红薯、甜椒混合，加上盐，搅拌均匀即可食用。

◎功效 本品具有润肠通便、防癌治癌、生津止渴、暖胃益肺的功效，适用于便秘、脾胃虚弱等患者。

◎温馨提示 红薯一定要蒸熟煮透。一是因为红薯中淀粉的细胞膜不经高温破坏，难以消化；二是红薯中的气化酶不经高温破坏，吃后会产生不适感。

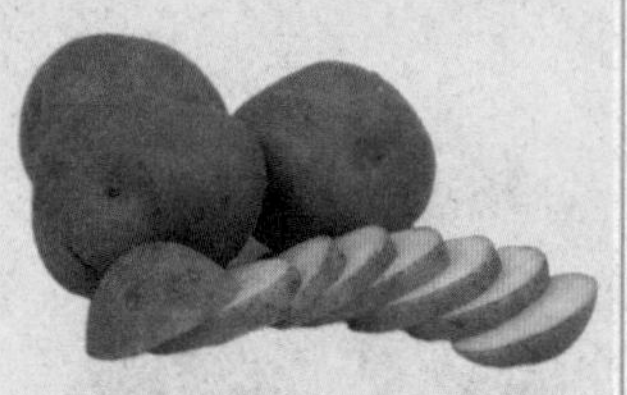

【嘌呤含量】3.6毫克/100克

【性味归经】性平、味甘。归胃、大肠经。

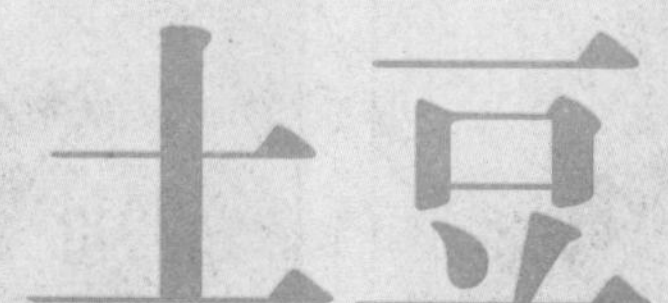

土豆

Tudou

[别 名] 山药蛋、洋芋、马铃薯

能量 318.1千焦/100克

【调理关键词】

健脾和胃，益气调中

◎土豆具有抗衰老的功效。它含有丰富的B族维生素及大量的优质纤维素。土豆还含有多种其他维生素以及抗氧化的多酚类成分，有助于痛风患者减肥。

◎食疗作用

土豆含糖类，特别是淀粉质含量高，还含有蛋白质、脂肪、维生素B_1、维生素B_2、维生素C和矿物质钙、磷、铁等，并含有丰富的钾盐。土豆具有和胃调中、健脾益气、补血强肾等多种功效。土豆可预防癌症和心脏病，帮助通便，并能增强机体免疫力。

◎选购保存

应选择个头结实、没有出芽、颜色单一的土豆。土豆可以与苹果放在一起，因为苹果产生的乙烯会抑制土豆芽眼处的细胞产生生长素。

◎搭配宜忌

搭配	宜忌	说明
土豆+黄瓜	✓	有利于身体健康
土豆+醋	✓	能分解有毒物质
土豆+石榴	✗	引起中毒
土豆+柿子	✗	导致消化不良

应用指南

1.适用于大便不通、痛风患者：将土豆120克洗净，去皮，切碎捣烂，然后用纱布包好，挤出汁，放进锅中，加上少许蜂蜜调匀，每次2匙，用开水冲服，空腹服。

2.适用于肥胖者和痛风者：将土豆洗净，去皮，放进锅中，加适量清水，先用大火煮沸，再转小火煮至熟透，捞起放进盘中，食用时将土豆蘸上醋就可以直接食用。

3.适用于体内毒素太多者、痛风者：将土豆切丝，用白水煮熟后捞起，把土豆丝、盐、味精、香油放方碗中，拌匀即可。

4.适用于肥胖者，有助于通便排毒：在锅中放适量清水，将洗净的土豆放入锅中水煮，煮至完全熟透，捞起放入盘中即可。

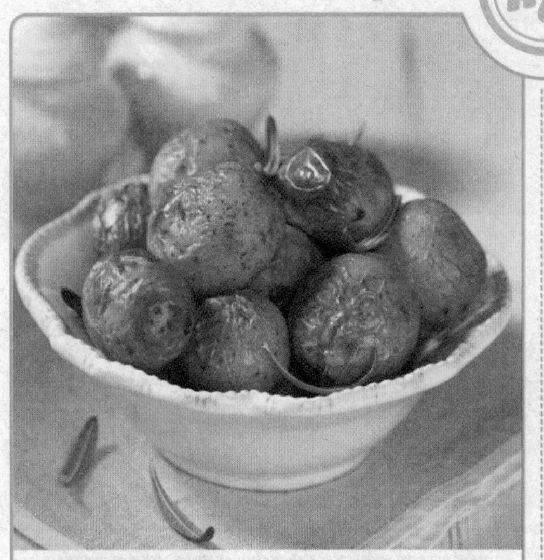

调理吃法1 烤土豆

◎材料 小土豆、盐、植物油各适量

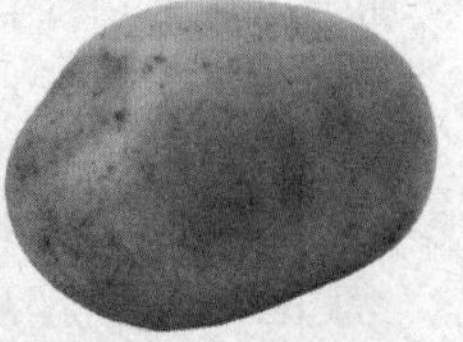

◎制作 ①将小土豆洗净，沥干。②烤炉生火，待火烧旺时加上土豆，一边在土豆表皮层擦上一层植物油，一边要注意不使土豆烤糊，快烤熟时，加上少许盐，继续烤至土豆呈金黄色。

◎功效 本品具有和胃调中、健脾益气、补血强肾的功效，适用于心脏病、便秘、免疫力低下等患者。

◎温馨提示 土豆煮食时，先在水里加几滴醋，土豆的颜色就不会变黑了。

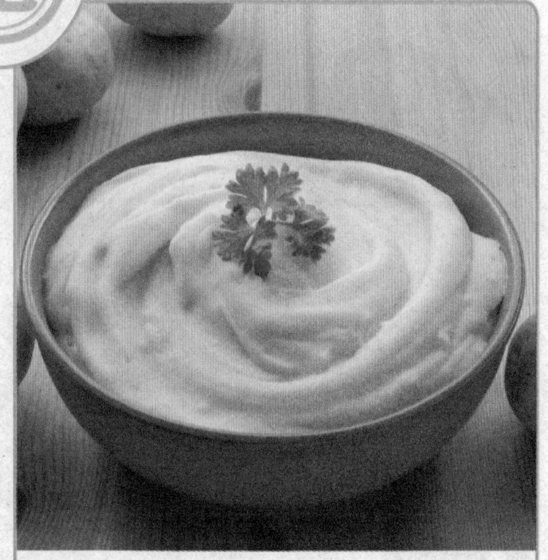

调理吃法2 土豆泥

◎材料 土豆100克，芹菜叶少许

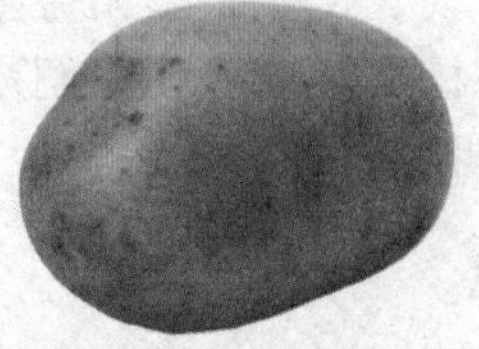

◎制作 ①将土豆洗净。②将土豆放进蒸锅中蒸熟，然后放进碗中，去皮后，用汤匙压成泥即可。最后在土豆泥上加上洗净的芹菜叶做装饰即可。

◎功效 本品具有和胃调中、健脾益气的功效，可预防癌症和心脏病，帮助通便，并能增强机体免疫力，适用于便秘、心脑血管疾病等患者。

◎温馨提示 土豆含有生物碱，摄入大量的生物碱，会引起中毒、恶心、腹泻等反应。这种化合物，通常多集中在土豆皮里，因此食用时一定要去皮。

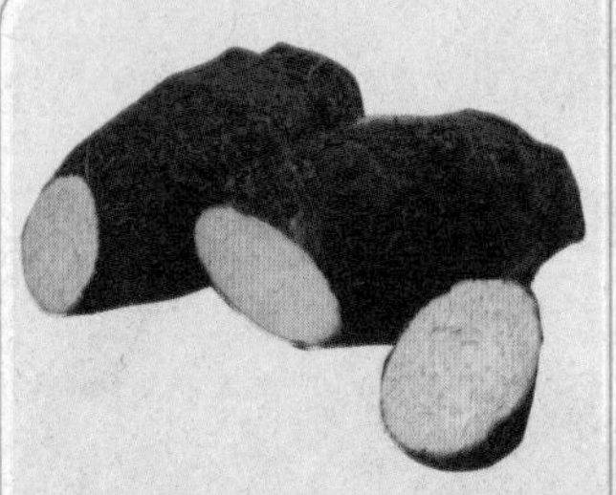

芋头

Yutou

[别名] 青芋、芋艿

能量 330.7千焦/100克

【嘌呤含量】10.1毫克/100克

【性味归经】性平，味甘、辛。归大肠、胃经。

【调理关键词】

排毒通便、降脂减肥

◎芋头富含膳食纤维和钾元素，是一种低能量、低嘌呤的碱性食物，经常食用能够通便排毒、降脂减肥，还能有效促进尿酸排泄，对痛风及合并肥胖症患者非常有益。

◎食疗作用

芋头中富含蛋白质、钙、磷、铁、钾、镁、钠、胡萝卜素、烟酸、维生素C、B族维生素、皂角苷等，具有益胃、宽肠、通便、解毒、补中益肝肾、消肿止痛、散结、调节中气、化痰、填精益髓等功效，对肿块、痰核、瘿瘤瘰疬、便秘等症的患者有食疗作用。

◎选购保存

应选择较结实且没有斑点的芋头。芋头体型匀称，拿起来重量轻，就表示水分少，切开肉质细白的，就表示质地松，这就是上品。芋头适合于阴凉处存放，放进冰箱反而更容易坏。芋头不耐低温，故鲜芋头一定不能放入冰箱，在气温低于7℃时，应存放于室内较温暖处。

◎搭配宜忌

搭配	宜/忌	功效
芋头+大枣	✓	补血养颜
芋头+鲫鱼	✓	治疗脾胃虚弱
芋头+芹菜	✓	补气虚、增食欲
芋头+香蕉	✗	引起腹胀

应用指南

1.适用于痛风症和大便不通者：将适量的芋头洗净，去皮切成小块，然后放进锅里蒸熟，搅拌成泥；西米露放进锅中煮熟后，加上芋泥和白糖拌匀即可食用。

2.排毒健体：将300克生芋头晒干研细，海蜇去盐，海蜇、荸荠洗净后加水煮烂，去渣，和入芋粉制成丸，如绿豆大，温水送服，每日2～3次，每次3～6克。

3.适用于免疫力低下者，可以消毒、去除炎症：芋头和粳米各适量。将芋头洗净，去皮，切成小块；粳米洗净，放进锅中，加适量水和芋头，大火煮沸，小火煮至粥成即可。

4.适用于痛风患者：将适量芋头洗净，去皮，切成小片，晒干，研成细末。每次9克，温开水送服。

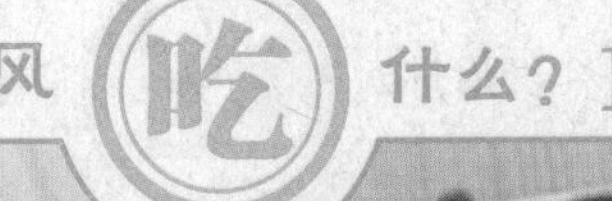

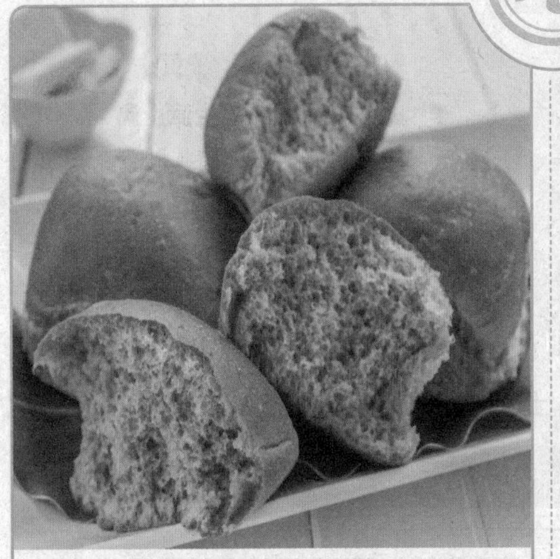

调理吃法1 芋头包

◎材料 芋头1个，面粉适量，鸡蛋1个

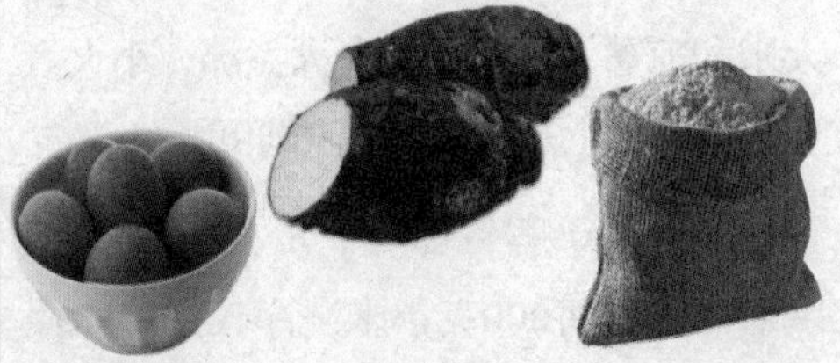

◎制作 ①将芋头洗净；鸡蛋磕开，打散。②将芋头放进蒸锅中蒸熟，放进碗中，去皮，用汤匙将芋头压成泥后，与面粉和鸡蛋混合在一起，和成面团。③将面团切成小块，放进烤炉中烤成面包，即可食用。

◎功效 本品具有健脾和胃、润肠通便、补中益肾的功效，适用于便秘、肿块、脾胃虚弱等患者。

◎温馨提示 肾衰竭患者不宜食用。忌与香蕉同食，易引起腹胀。

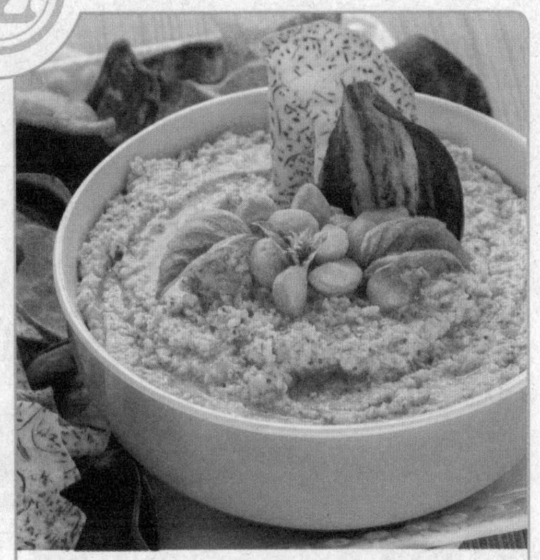

调理吃法2 小米芋头羹

◎材料 小米50克，芋头、白菜叶各适量

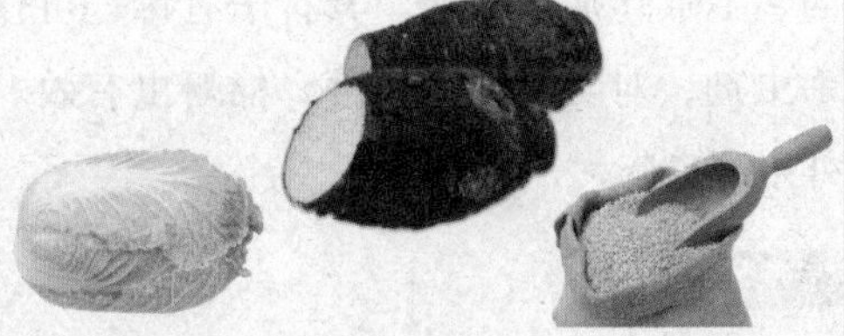

◎制作 ①将芋头洗净，去皮，切成小块；白菜叶洗净，切成细末。②再把小米洗净，放进锅中，加适量水，大火煮沸，加上白菜，再用小火煮至成粥。③芋头放进蒸锅中，蒸熟后，放进小米蔬菜粥里即可。

◎功效 本品具有益胃、宽肠、消肿止痛的功效，适用于便秘、脾胃虚寒等患者。

◎温馨提示 由于芋头的黏液中含有皂苷，能刺激皮肤发痒，因此生剥芋头皮时需小心。可以倒点醋在手中，搓一搓再削皮，手就不会发痒了。

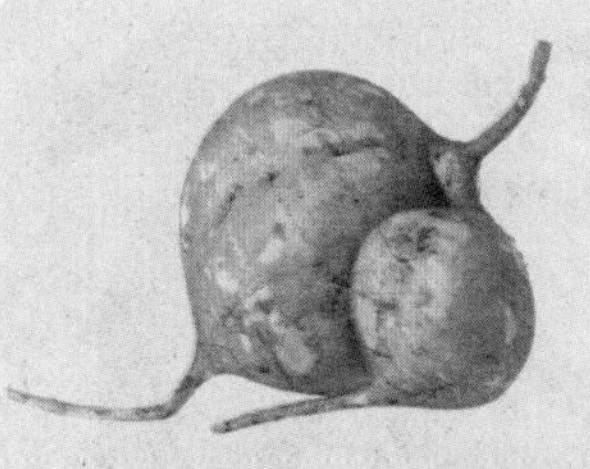

【嘌呤含量】<15毫克/100克

【性味归经】性凉，味甘。归胃经。

凉薯

Liangshu

[别名] 沙葛、土瓜、地萝卜

能量 230.2千焦/100克

【调理关键词】

清热除火,生津止渴

◎凉薯中的抗肿瘤蛋白具有抑制肝癌、胃癌和黑色素瘤的活性。炎热夏季烦热口渴，或伤暑者宜食；风热感冒、发热头痛、口干作渴者宜食；血压升高、头昏脑涨、面红目赤、大便干燥者宜食。

◎食疗作用

凉薯不仅风味出众，还颇具药用价值，它有清热祛火、养阴生津之功，生吃或榨汁饮用，可治疗因感冒出现的发热、烦渴、咽喉疼痛等症状。其种子有毒，可作杀虫剂，对防治烟、甘蔗、棉蚜虫有效。外用治疥疮。

◎选购保存

挑选凉薯时要选表面光滑水嫩的，而不要选有“皱纹”的。根块周正，皮薄脆嫩，水分多，甜，不伤不烂的为佳。宜放在干燥的地方，以防虫蛀，吃了一半的凉薯可以放进冰箱冷藏。

◎相宜搭配

凉薯+胡萝卜	增强抵抗力
凉薯+大米	润肠通便
凉薯+黑木耳	增强免疫力
凉薯+花菜	生津止渴

应用指南

1.适用于痛风症、烦躁口渴者：将200克凉薯洗净，去皮，切成丁；100克大米洗净，用冷水浸泡半小时。在锅中加上大米和凉薯、适量水，大火煮沸，小火煮至成粥，加上少许白糖调味即可。

2.适用于脾胃虚弱、心烦意乱、痛风症患者：将200克小米洗净，用冷水浸泡备用；100克凉薯洗净，去皮，切丁。锅中加水，放小米，用旺火烧沸，再放凉薯，改小火煮至熟烂，加白糖即可。

3.适用于痛风症患者：将100克凉薯洗净，去皮，切成丁，放进沸水中焯熟，捞起，沥干水分；胡萝卜洗净，去皮，切成丝；炒锅烧热，加油，放进凉薯和胡萝卜，一起炒熟，加盐即可。

4.适用于免疫力低下、痛风症患者：将100克凉薯洗净，去皮，切丁；适量黑木耳洗净，泡软，撕成小块；将炒锅烧热，加油，放进凉薯，稍炒之后，加上黑木耳，炒至熟，加盐即可。

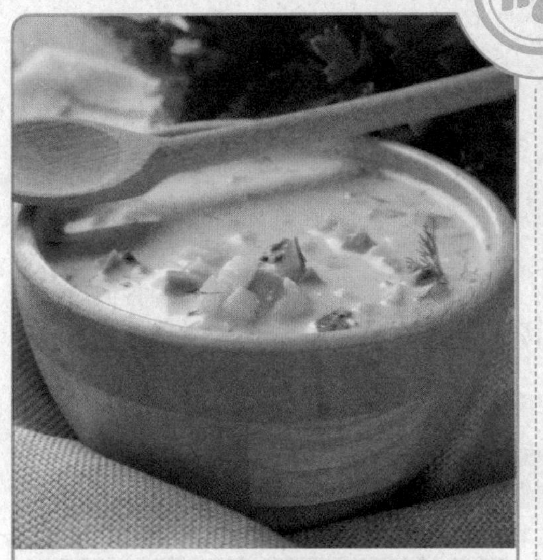

调理吃法1 凉薯黄瓜羹

材料 凉薯1个，黄瓜1根，胡萝卜1根，大米30克，盐少许

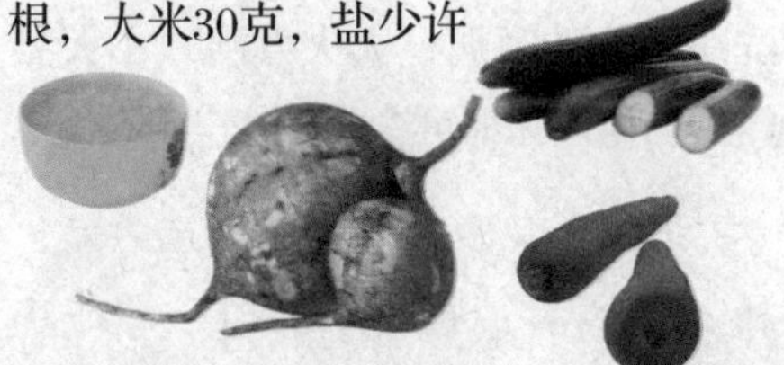

制作 ①将凉薯洗净，去皮，切成小丁；黄瓜洗净，切成小丁；胡萝卜洗净，去皮，切成小丁。②大米洗净，放进锅中，大火煮沸，加上凉薯、胡萝卜，小火煮至成粥，加上黄瓜，然后再不断煮至粥成糊状，加盐搅拌均匀即可食用。

功效 本品具有清热去火、养阴生津、清肝明目的功效，适用于咽喉肿痛、高血压等患者。

温馨提示 凉薯性寒凉，体质偏寒、受凉腹泻、脾胃虚寒、糖尿病患者不宜食用。

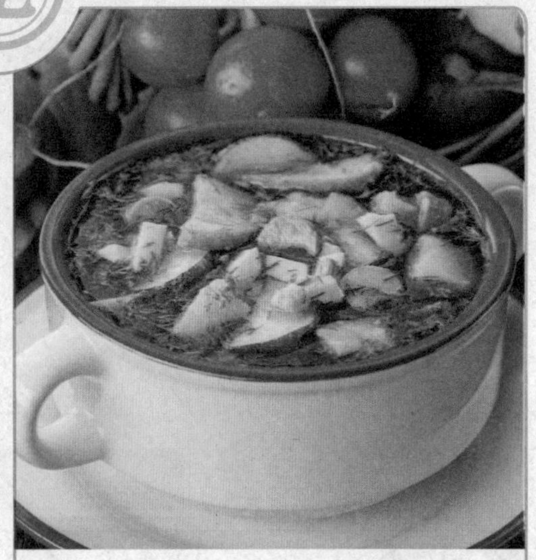

调理吃法2 凉薯蔬果汤

材料 凉薯1个，苹果1个，胡萝卜1根、土豆1个，盐少许

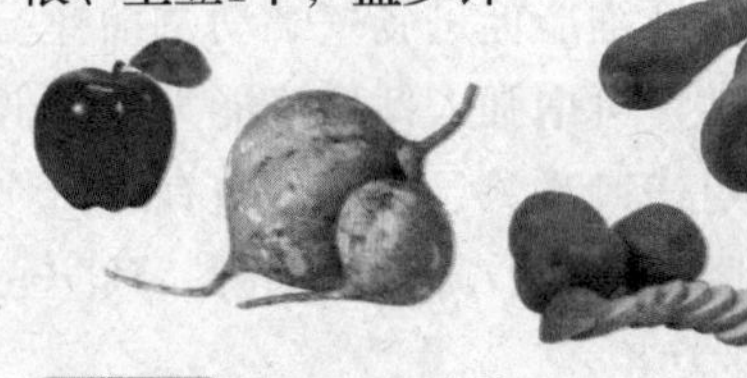

制作 ①将凉薯洗净，去皮，切成小丁；胡萝卜洗净，去皮、切成小丁；苹果洗净，去子，切成片；土豆洗净，去皮，切成块。②将所有材料一起放进锅中，加适量水，大火煮沸，小火煮成汤，加盐，搅拌均匀即可食用。

功效 本品具有清热去火、养阴生津的功效，适用于咽喉肿痛、高血压、视力下降等患者。

温馨提示 寒性痛经以及女子月经期间不宜食用。

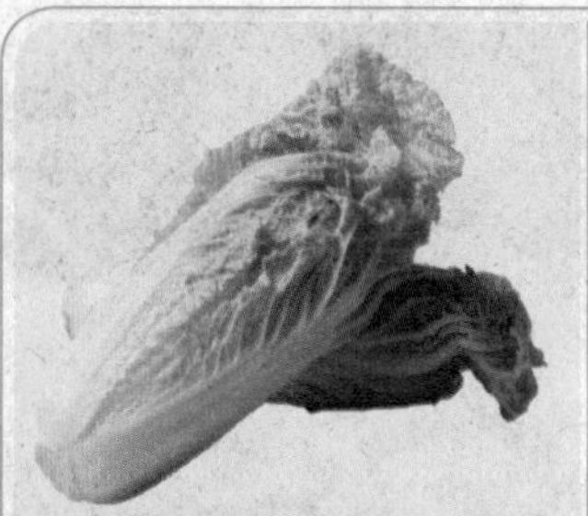

【嘌呤含量】5.5毫克/100克

【性味归经】性平，味苦、辛、甘。归肠、胃经。

白菜

Baicai

[别名] 大白菜、黄芽菜

能量 71.2千焦/100克

【调理关键词】

益胃生津，清热除烦

◎白菜富含钾且钠含量少，不会使机体保存多余的水分，可减轻心脏及肾脏负担，有很好的利尿作用，可促进尿酸排出；其嘌呤含量很低，是痛风患者的食疗佳品。

◎食疗作用

白菜具有通利肠胃、清热解毒、止咳化痰、利尿养胃的功效，是营养极为丰富的蔬菜。白菜含蛋白质、脂肪、多种维生素、粗纤维、钙、磷、铁、锌等。其所含丰富的粗纤维能促进肠壁蠕动，稀释肠道毒素，常食可增强人体抗病能力和降低胆固醇，对伤口难愈、牙齿出血有防治作用，还有降低血压、降低胆固醇、预防心血管疾病的功用。

◎选购保存

挑选包得紧实、新鲜、无虫害的白菜为宜，冬天可用无毒塑料袋保存，如果温度在0℃以上，可在白菜叶上套上塑料袋，口不用扎，根朝下戳在地上即可。

◎搭配宜忌

白菜+猪肉	√	补充营养、通便
白菜+猪肝	√	保肝护肾
白菜+黄瓜	×	降低营养价值
白菜+甘草	×	引起身体不适

应用指南

1.适用于痛风者，具有解除心烦、润肠通便的作用：将白菜洗净，切成小块，放进锅中，加适量水，煮5分钟后加上洗净切块的豆腐，大火煮沸，小火煮至熟，加盐调味即可食用。

2.适用于免疫力低下、抵抗力差、便秘、痛风者：将白菜洗净，切成小段；粳米洗净，放进锅中；加适量水，大火煮至米粒开花，加上白菜，转小火煮至成粥，加盐即可食用。

3.具有抗病毒、软化血管的作用：将白菜洗净，切成段；木耳洗净，用温水泡5分钟，摘去根部，洗净；葱、姜洗净，切丝；锅中放油，小火加热，放进花椒、姜和葱，再放进白菜、木耳，炒至熟，加盐即可。

4.适用于痛风症患者，可以软化血管：将白菜洗净，放进沸水中焯熟，沥干摆放在盘中；锅烧热，加上少量麻油，煮沸，和醋一起淋在白菜上即可。

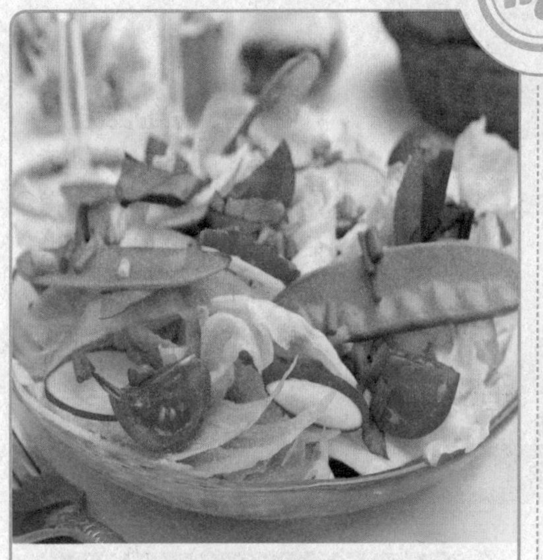

调理吃法1 白菜沙拉

◎材料 白菜1颗，豌豆适量，樱桃萝卜、生菜、西红柿各一个

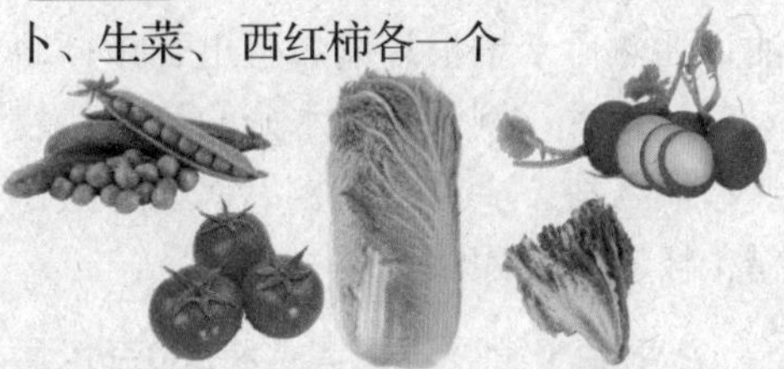

◎制作 ①将白菜洗净，切成小片；樱桃萝卜洗净，切成片；生菜洗净，撕成小片；西红柿洗净，切成半；豌豆洗净。②将所有材料放进沸水中焯熟，捞起放进碗中，撒上葱花即可食用。

◎功效 本品具有益胃生津、清热除烦的功效，适用于高脂血症、高血压、心烦口燥等患者。

◎温馨提示 胃寒者、腹泻者、肺热咳嗽者不宜食用。豌豆要煮熟烂后才能食用。

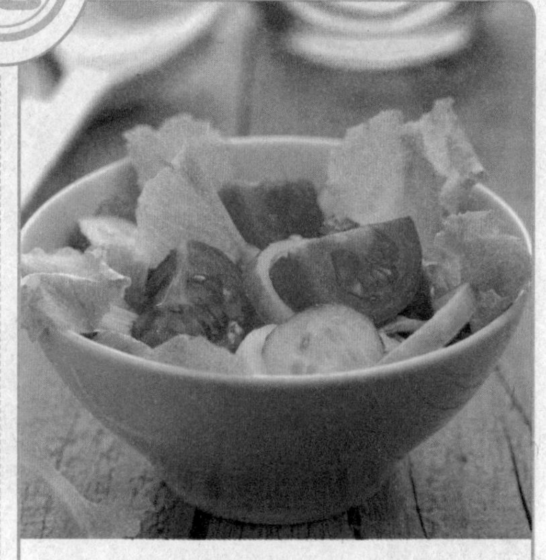

调理吃法2 白菜拌西红柿

◎材料 白菜50克，西红柿1个，黄瓜1根，洋葱、盐、糖各适量

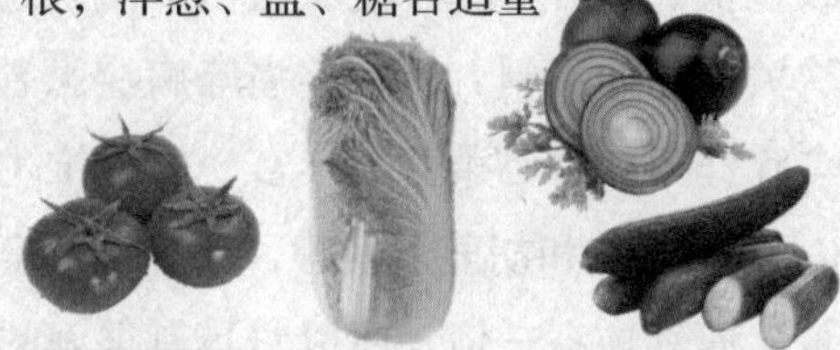

◎制作 ①将白菜洗净，切成小片；西红柿洗净，去蒂，切成小片；黄瓜洗净，切成小片；洋葱洗净，切成条状。②将所有材料一起放进碗中，加上少许的盐和糖，腌制5分钟，即可食用。

◎功效 本品具有益胃生津、止渴、降低血压、润肠通便的功效，适用于高血压、心烦口燥、高血脂等患者。

◎温馨提示 切白菜时，宜顺丝切，这样白菜易熟；白菜宜用大火快炒。

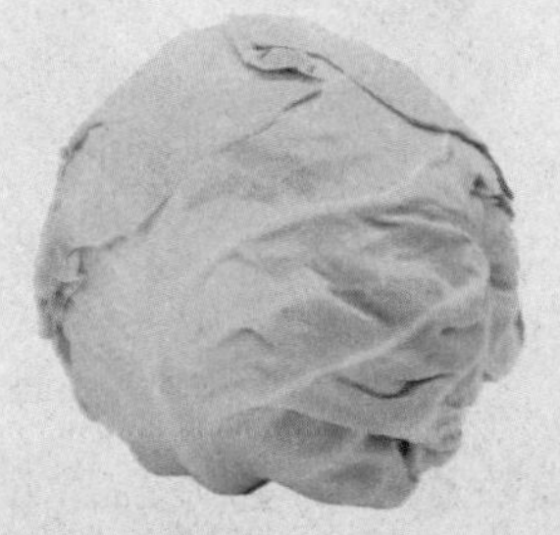

【嘌呤含量】9.7毫克/100克

【性味归经】性平，味甘。归脾、胃经。

包菜

Baocai

[别 名]卷心菜、洋白菜、疙瘩

能量 71.2千焦/100克

【调理关键词】

降糖降脂、防治并发症

◎包菜含有丰富的维生素C和果胶，能偶促进尿酸的排泄，降低胆固醇；其所含的丰富的铬，能够增强胰岛素的作用，降低血糖，对防治痛风并发糖尿病有一定的辅助作用。

◎食疗作用

包菜有补骨髓、润脏腑、益心力、壮筋骨、祛结气、清热止痛、增强食欲、促进消化、预防便秘的功效，对睡眠不佳、失眠多梦、耳目不聪、皮肤粗糙、皮肤过敏、关节屈伸不利、胃脘疼痛等病症患者有食疗作用。卷心菜营养丰富，富含维生素C、维生素E和胡萝卜素等，其总维生素含量比西红柿高三倍，所以它具有很好的抗氧化作用及抗衰老作用。

◎选购保存

结球紧实，修整良好，无老帮、焦边、侧芽萌发，无病虫害损伤的包菜为佳。宜冷藏。

◎搭配宜忌

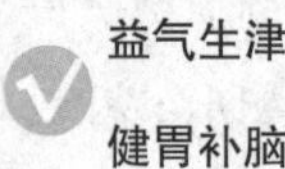

搭配	宜/忌	效果
包菜+西红柿	✓	益气生津
包菜+木耳	✓	健胃补脑
包菜+黄瓜	✗	降低营养价值
包菜+肝脏	✗	损失营养成分

应用指南

1.具有降血糖、降血脂的作用：包菜250克、培根200克、调味料适量。包菜洗净撕成小块；培根切小段；热锅上油，油热后下培根片煸炒至出香味；加入蒜片煸香；倒入沥干水分的包菜，翻炒；调入盐，少许白糖，沿锅边淋上香醋，翻匀后起锅即可。

2.适用于食物不振者：将250克包菜洗净，切成条状；200克西红柿洗净，开水中稍烫后，去皮切块；包菜在炒锅中炒至七成熟时，加上西红柿，调味炒匀即可。

3.防治痛风症和骨骼疏松：将200克包菜洗净，切成条状，放进沸水中焯熟，沥干后装盘，加上麻油、盐伴食。

4.清热润燥，改善睡眠：包菜70克、苹果半个、草莓120克、桑葚60克、冰块适量。包菜洗净，叶子撕碎卷成卷；桑葚洗净备用；草莓洗净，去蒂，对切备用；苹果洗净，取半个；将上述材料放入榨汁机内榨成汁即可。

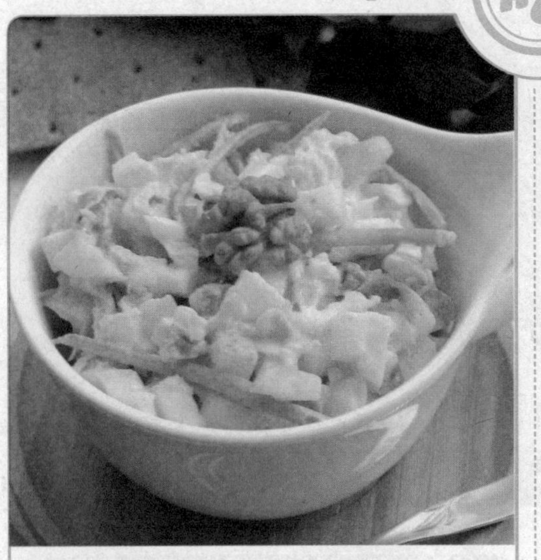

调理吃法1 包菜杂粮羹

材料 包菜1个，胡萝卜适量，土豆1个，核桃仁1个，盐、糖各少许

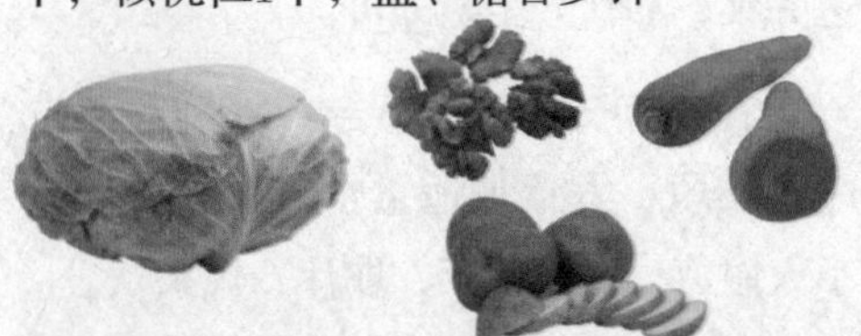

制作 ①将包菜洗净，却成条状；土豆洗净，去皮，切成小丁；胡萝卜洗净，去皮，却成丝状。②再将土豆和胡萝卜放进锅中，加适量水，煮熟，沥干放进碗中；包菜煮熟，放进碗中，加上盐和糖，搅拌均匀即可。③将1个核桃仁作为装饰即可。

功效 本品具有益心力、壮筋骨、清热止痛、增强食欲的功效，适用于皮肤粗糙、失眠等患者。

温馨提示 皮肤瘙痒性疾病、咽部充血患者不宜食用。

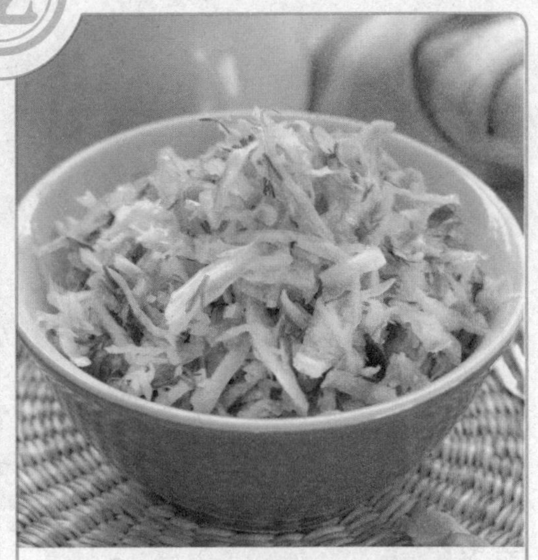

调理吃法2 生拌包菜丝

材料 包菜1个，葱1根，青椒1个

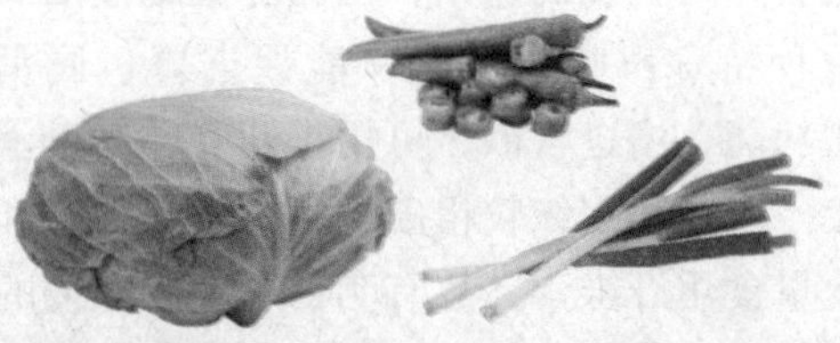

制作 ①将包菜洗净，切成丝；葱洗净，切成葱花；青椒洗净，去子，切成条状。②将包菜和青椒放进锅中，沸水焯熟后，捞起沥干水分，放到碗中，撒上葱花即可食用。

功效 本品具有增进食欲、促进消化、清热止痛的功效，适合食欲不振、便秘、高血压等患者食用。

温馨提示 包菜用盐腌渍要腌到塌秧才好，腌好后攥净水分再拌调料。

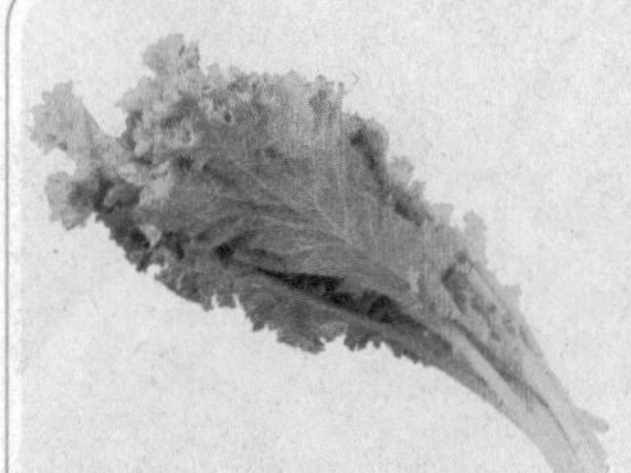

芥菜

Jiecai

[别名] 大芥、芥、皱叶芥

能量 100.5千焦/100克

【嘌呤含量】<15毫克/100克

【性味归经】味辛，性温，无毒。归肺、胃、肾经。

【调理关键词】

明目利膈、宽肠通便

◎芥菜营养丰富，其中含有的大量的抗坏血酸，是活性很强的还原物质，参与机体重要的氧化还原过程，能增加大脑中氧含量，对预防痛风并发心脑血管病的患者有益。

◎食疗作用

芥菜有解毒消肿之功，能抗感染和预防疾病的发生，抑制细菌毒素的毒性，促进伤口愈合，可用来辅助治疗感染性疾病。还有开胃消食的作用，因为芥菜腌渍后有一种特殊鲜味和香味，能促进胃、肠消化功能，增进食欲，可用来开胃，帮助消化。因芥菜组织较粗硬、含有胡萝卜素和大量食用纤维素，故有明目与宽肠通便的作用，可作为眼科患者的食疗佳品，还可防治便秘。

◎选购保存

叶用芥菜要选择叶片完整，没有枯黄及开花现象者为佳。若是包心芥菜，则需注意叶柄没有软化现象，叶柄越肥厚的越好。芥菜用纸张包裹后可放在冰箱保存约两周。

◎相宜搭配

芥菜+姜	去咳止痰
芥菜+猪肉	消食开胃
芥菜+香菇	增强免疫力
芥菜+蒜蓉	增加食欲

应用指南

1.适用于痛风症患者：将芥菜洗净，切成段，放进开水中焯水，捞起沥干；油锅置于火上，加上食油烧热，放进芥菜，加盐炒至熟即可。

2.适用于排尿不通者：将鲜芥菜洗净，切段，入锅加适量水，大火煮沸，小火慢煎，滤过芥菜，取汁，代茶饮。

3.适用于排尿不利、咯血者：将芥菜洗净，切成段，放进榨汁机中，榨成汁。然后用开水冲服，慢慢饮下。

4.适用于排尿不利、痛风症患者：将适量芥菜洗净，切成段，放进锅中，加适量水，大火煮沸，小火慢慢煎煮，直到熟烂，加盐即可。

5.润肠排毒：冬笋、冬菇、芥菜、胡萝卜各适量。将冬笋、冬菇、胡萝卜切片；用盐、鸡精、白糖、淀粉加水调成汁；油锅，下葱、姜煸炒出香味，再入冬笋、冬菇翻炒，加少许水，放入胡萝卜、芥菜翻炒，浇入汁炒匀即可。

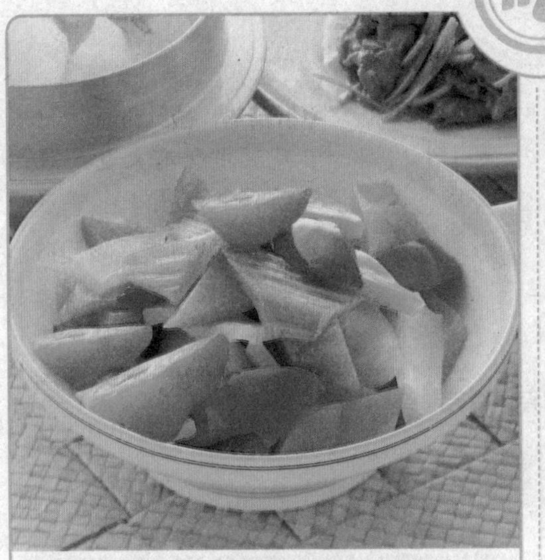

调理吃法1 什锦芥菜

材料 芥菜60克，红椒、黄椒各15克，木耳10克，盐、鸡精、香油各适量

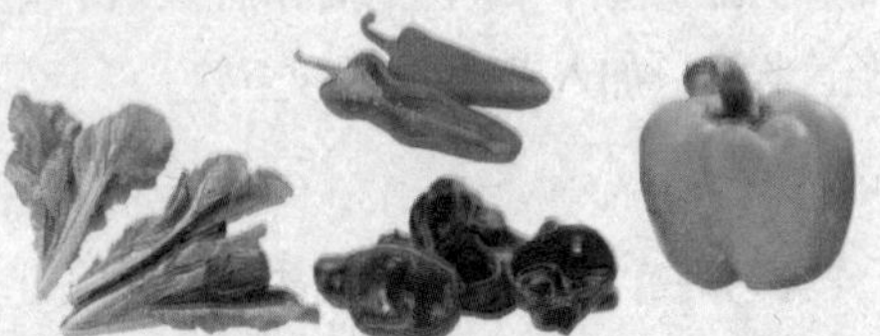

制作 ①芥菜、木耳洗净，切块状；红椒、黄椒去子，洗净切块状。②芥菜、木耳、红椒、黄椒放入热水中焯熟。③将焯熟后的芥菜、木耳、红椒、黄椒均装入同一盘中，加盐、鸡精、香油搅拌均匀即可。

功效 本品具有宽肠通便、益气生津、消食开胃的功效，适用于消化不良、便秘等患者。

温馨提示 热性咳嗽患者，疮疖、目疾、痔疮、便血及内热偏盛者不宜食芥菜。

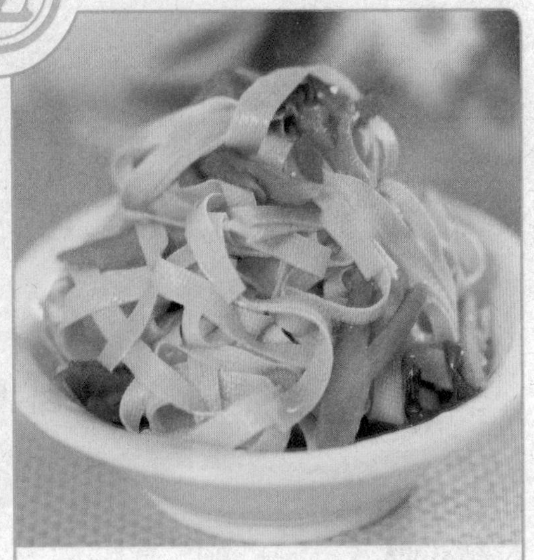

调理吃法2 芥菜叶拌豆丝

材料 芥菜叶、豆腐皮各100克，盐、白糖、香油、味精各适量

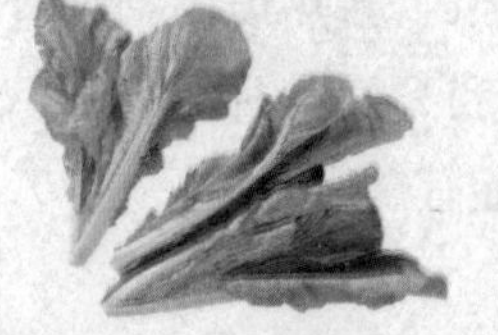

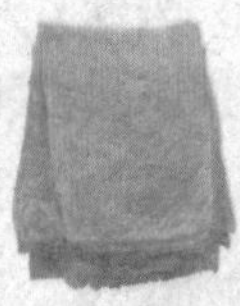

制作 ①将豆腐皮洗净后切成长细丝。②将芥菜叶清洗干净，放沸水锅中烫，烫熟后放进盘中。③将豆腐皮放在菜丝盘内，加入盐、白糖、香油、味精拌匀即可。

功效 本品具有宽肠通便、增进食欲、促进消化等功效，适用于消化不良、便秘等患者。

温馨提示 高血压、血管硬化者应少食。芥菜叶常作腌渍食品食用，不宜多吃，也不宜生吃。

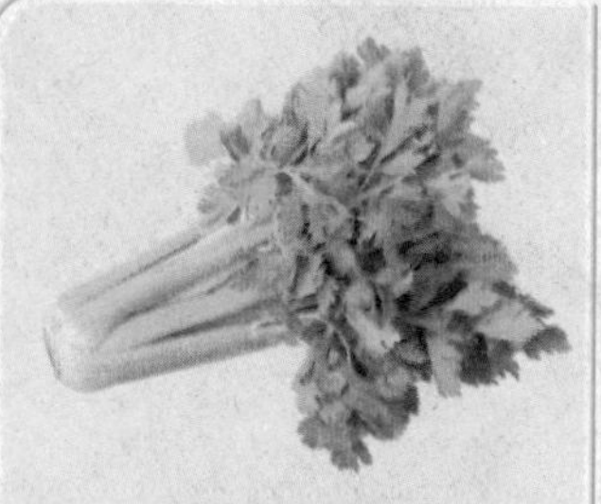

【嘌呤含量】8.7毫克/100克

【性味归经】性凉，味甘、辛。归肺、胃经。

芹菜

Qincai

[别名] 蒲芹、香芹

能量 83.7千焦/100克

【调理关键词】

平肝清热，祛风利湿

◎芹菜中含有大量的纤维、钾、维生素B_2等成分，能润肠通便，调节钠钾平衡，促进尿酸排出。芹菜还含芹菜苷、佛手苷内酯和挥发油，具有降压降脂的功效。

◎食疗作用

芹菜含蛋白质、甘露醇、食物纤维，还含有丰富的维生素A、维生素C、维生素P、钙、铁、磷等。芹菜具有清热除烦、平肝、利水消肿、凉血止血的作用，对高血压、头痛、头晕、暴热烦渴、黄疸、水肿、排尿热涩不利、妇女月经不调、赤白带下、痄腮等病症有食疗作用。

◎选购保存

要选色泽鲜绿、叶柄厚、茎部稍呈圆形、内侧微向内凹的芹菜。贮存用保鲜膜将茎叶包严，根部朝下，竖直放入水中，水没过芹菜根部5厘米，可保持芹菜一周内不老不焉。

◎搭配宜忌

芹菜+虾 ✓ 增强免疫力

芹菜+茭白 ✓ 降低血压

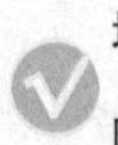

芹菜+黄瓜 ✗ 破坏维生素C

芹菜+螃蟹 ✗ 导致腹泻

应用指南

1.安神补血、软化血管： 土豆200克、芹菜30克。芹菜洗净去叶切段，土豆洗净去皮切丝；油锅，下蒜末爆香，加入土豆翻炒，淋上生抽和香辣酱，翻炒至半熟；加入芹菜，翻炒至熟。

2.软化血管、降血压、降血脂： 香干4块、芹菜100克、油、盐、白糖各适量。香干洗净切成丝，芹菜洗净切成段；锅中把水烧开后加入芹菜杆，半分钟后加入芹菜叶；20秒后加一小勺油，捞出芹菜沥干；热锅加冷油炒香干，八成熟时加入芹菜翻炒至熟，加盐、白糖翻炒均匀。

3.适用于高血压、眩晕头痛患者，可以软化血管： 将300克芹菜洗净，切段，苹果1个洗净，去皮去子，切成块，放进榨汁机中榨成汁，每日一杯。

4.适用于高血压、痛风症患者： 将400克芹菜洗净，切段，100克大枣洗净，放进锅中，加适量水，大火煮沸，小火煮成汤，分次服用。

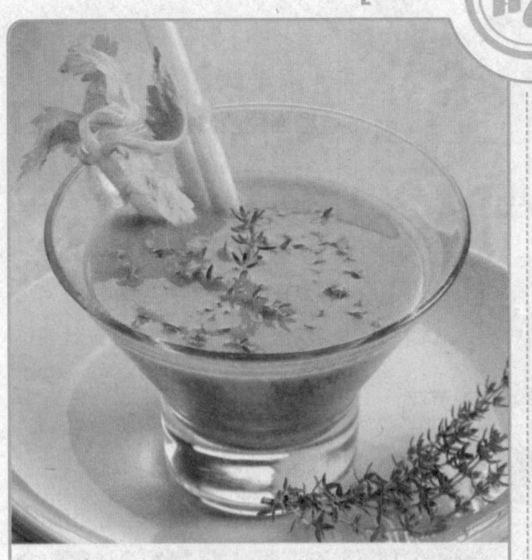

调理吃法1 芹菜汁

◎材料 芹菜适量，蜂蜜或白糖少许

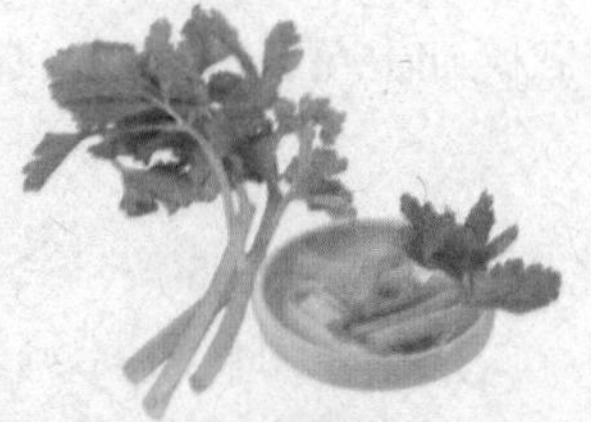

◎制作 ①将芹菜洗净，切成段。②将芹菜放进榨汁机中榨成汁，倒进杯中，搅拌均匀。③可依个人口味加上适量的蜂蜜或是白糖，搅拌均匀即可食用。

◎功效 本品具有清热除烦、平肝、利水消肿、凉血止血的作用，适用于高血压、头痛、头晕、暴热烦渴、黄疸、水肿、排尿热涩不利、妇女月经不调、赤白带下、痄腮等患者。

◎温馨提示 脾胃虚寒者、肠滑不固者不宜食用。芹菜的降压作用在炒熟后不是很明显，故生吃或凉拌效果更佳。

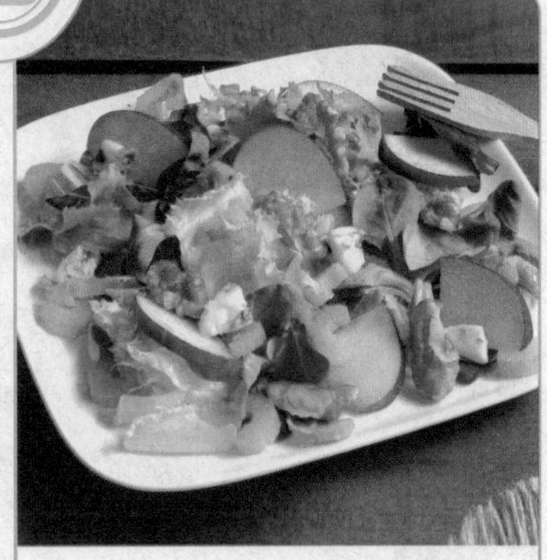

调理吃法2 芹菜叶拌苹果

◎材料 芹菜叶适量，生菜50克，苹果1个，核桃仁少许

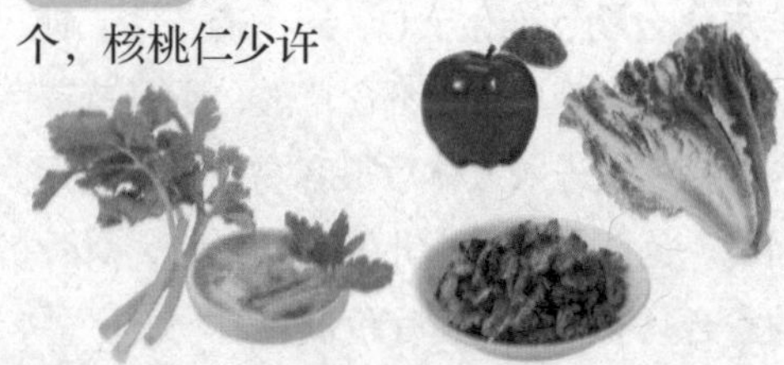

◎制作 ①芹菜叶择洗干净，切成小段；生菜洗净，切成小片；苹果洗净，去子，切成薄片。②然后将备好的所有材料放进盘中，加上糖水，搅拌均匀后即可食用。

◎功效 本品具有清热除烦、利水消肿的功效，适用于高血压、排尿不利等患者食用。

◎温馨提示 烹饪时先将芹菜放入沸水中焯烫，焯水后马上过凉，除了可以使芹菜颜色翠绿，还可以减少炒菜时间，减少油脂对蔬菜的“入侵”的时间。

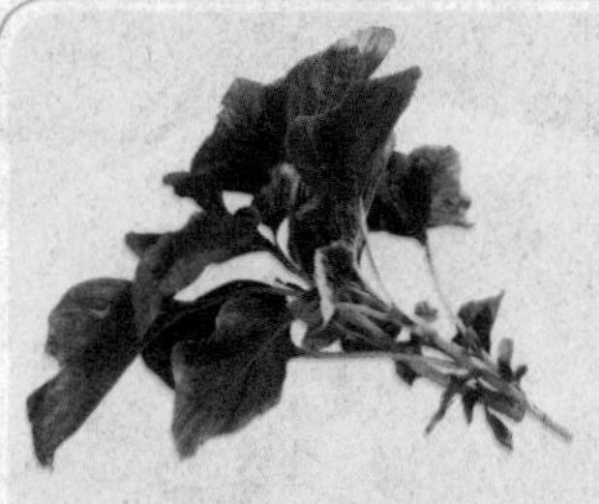

苋菜

Xiancai

[别 名] 长寿菜、刺苋菜

能量 104.6千焦/100克

【嘌呤含量】<15毫克/100克

【性味归经】性凉，味微甘。归肺、大肠经。

【调理关键词】

增强免疫力、改善心肌功能

◎苋菜富含蛋白质、多种维生素和矿物质，有利于强身健体，提高机体免疫力；它所含丰富的铁，可以合成红细胞中的血红蛋白，有携带氧气的功能，能维持正常的心肌活动，能预防痛风并发心脏病。

◎食疗作用

苋菜具有清热利湿、凉血止血、止痢的作用。主治赤白痢疾，二便不通，目赤咽痛，鼻衄等病症。苋菜含有蛋白质、脂肪、碳水化合物、维生素C、钙、磷、铁、钾、钠、镁、氯等。由于不含草酸，所以苋菜所含的钙、铁进入人体后很容易被吸收利用。因此，苋菜能促进小儿的生长发育，对骨折的愈合具有一定的食疗价值。

◎选购保存

新鲜、脆嫩、无害虫的苋菜为佳，冬天可用无毒塑料袋保存，如果温度在0℃以上，可在叶上套上塑料袋，口不用扎，根朝下戳在地上即可。

◎搭配宜忌

搭配	宜/忌	功效
苋菜+猪肝	宜	增强免疫力
苋菜+鸡蛋	宜	滋阴润燥
苋菜+菠菜	忌	降低营养价值
苋菜+甲鱼	忌	引起中毒

应用指南

1.适用于痛风症、心烦意乱、便秘者：紫苋菜150克洗净，切段；60克大米洗净，放进锅中，加适量水，大火煮至米粒开花，加上苋菜，煮熟，加盐调味即可。

2.防治痢疾、湿热腹泻：将500克苋菜洗净，切成段，用食油煸炒，加上食盐、醋、大蒜即可食用。

3.防治热淋、排尿不利：将60克苋菜，100克蕹菜，洗净，切碎，放进锅中，加适量水，煎服或是代茶饮。

4.防治二便不通：苋菜400克，取嫩尖洗净；锅内下麻油，烧热，入苋菜，旺火炒片刻，再加高汤文火煨熟，起锅装入碗中。

5.杀菌止痢：苋菜、蒜头各适量。将苋菜折断撕去筋，弃掉质老部分，洗净。大蒜去皮洗净，切成蒜泥；锅烧热倒冷油，下蒜泥炒香，再放苋菜一起炒；等菜变软就可加盐调味。

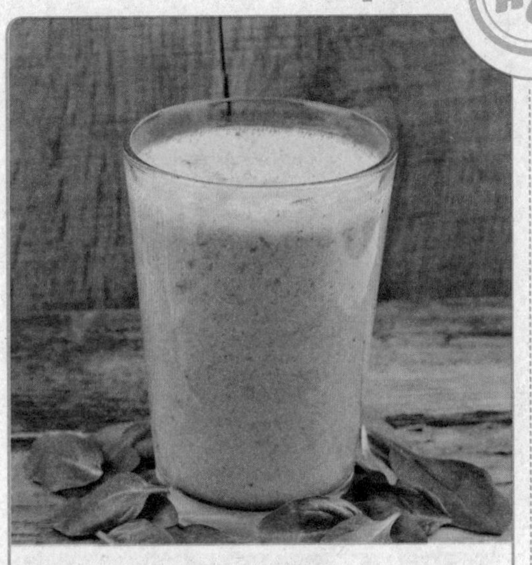

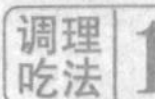 调理吃法1 苋菜汁

◎材料 苋菜适量，蜂蜜少许

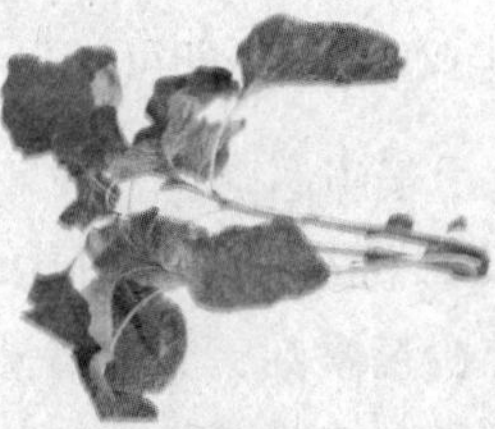

◎制作 ①将苋菜洗净。②将苋菜放进榨汁机中榨成汁，再放到锅中，稍煮，待温加上蜂蜜调味，搅拌均匀即可饮用。

◎功效 本品具有清热利湿，凉血止血，止痢，补益脾胃，润肠通便等功效，适用于赤白痢疾、二便不通、目赤咽痛等患者。

◎温馨提示 平素胃肠有寒气及易腹泻者不宜食用。蜂蜜不宜长期食用，容易导致肥胖，危害健康。

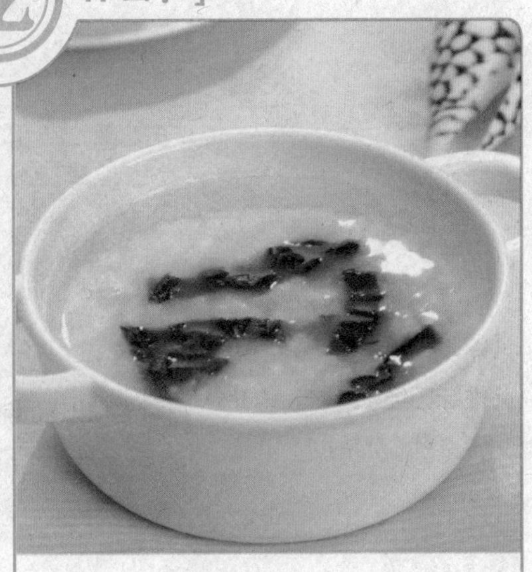

调理吃法2 苋菜大米粥

◎材料 大米100克，紫苏20克，苋菜叶少许，盐、味精各适量

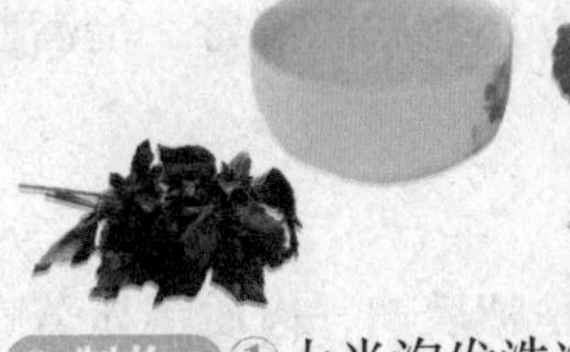

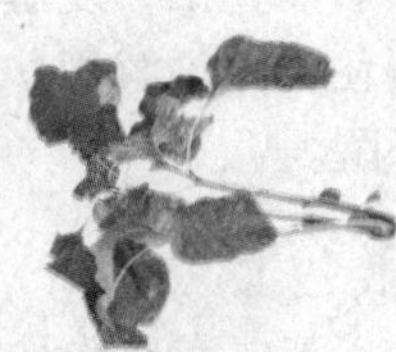

◎制作 ①大米泡发洗净；紫苏洗净，切片；苋菜叶洗净，切碎。②锅置火上，注入清水，放入大米，用旺火煮至米粒绽开。③放入紫苏、苋菜叶，用文火煮至粥成，加入盐、味精调味即可。

◎功效 本品具有清热利湿、凉血止血的功效，适用于二便不通、目赤咽痛等患者。

◎温馨提示 苋菜有几种，叶有绿、紫、暗红等颜色，以叶色红的为最佳。消化不良者、腹满、肠鸣、大便稀薄等脾胃虚寒者不宜使用。

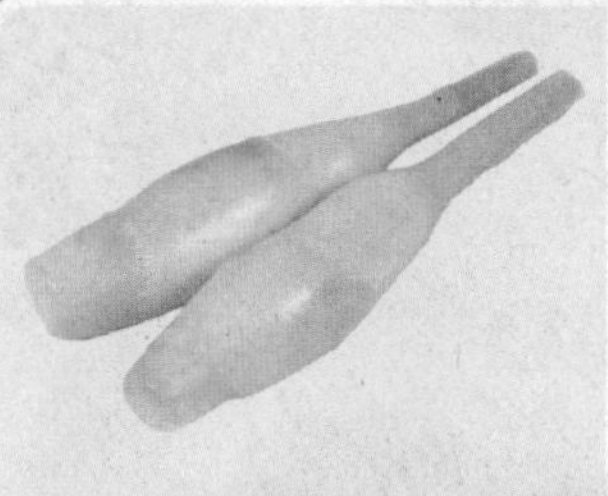

【嘌呤含量】<15毫克/100克

【性味归经】性寒，味甘。归肝、脾、肺经。

茭白

Jiaobai

[别 名] 出遂、菰菜、茭笋、高笋

能量 96.3千焦/100克

【调理关键词】

清热利尿、润肠通便

◎茭白含有丰富的膳食纤维和钾元素，有很好的利尿作用，还能润肠通便，促进尿酸排泄，可缓解痛风症状，改善痛风患者肾脏功能。

◎食疗作用

茭白含有蛋白质、脂肪、糖类、维生素B_1、维生素B_2、维生素E、微量胡萝卜素和矿物质等营养成分。既能利尿祛水，辅助治疗四肢水肿、排尿不利等症，又能清热解烦而止渴，夏季食用尤为适宜，可清热通便，除烦解酒，还能解除酒毒，治酒醉不醒。

◎选购保存

茭白宜选购孕穗后期，肉质茎显著膨大，抱茎叶鞘中部向左右裂开，露出1~2厘米茭肉即所谓“露白”的。过期老化，肉质松软，纤维粗硬，甚至寄生的菌丝产生厚膜孢子，在茭白内发生黑点，逐渐扩大成为黑褐色的不宜购买。

◎搭配宜忌

搭配	宜/忌	功效
茭白+鸡蛋	宜	美容养颜
茭白+猪肝	宜	保肝护肾
茭白+西红柿	宜	清热解毒、利尿降压
茭白+豆腐	忌	容易得结石

应用指南

1.适用于痛风症患者，有利尿作用：将适量茭白洗净，切成片；油锅置于火上，加食油烧热，将茭白放进锅中，炒熟，加盐调味即可。

2.适用于痛风症、排尿不通患者：将适量茭白洗净，切成小片；锅中加水，加上少量食油，大火煮沸，再把茭白放进锅中，小火煮熟，加盐调味即可食用。

3.适用于痛风症、免疫力低下者：将胡萝卜洗净，去皮，切成丝；木耳洗净，浸泡，除杂，撕成小块；茭白洗净，切成小片；然后炒锅置于火上，加上食油，烧热后，加上茭白和胡萝卜、木耳，炒至熟时，加上盐和味精调味即可。

4.适用于痛风症患者，有利尿作用：将茭白洗净，切成小片；西蓝花洗净，切成小朵；炒锅置于火上，加油烧热，将茭白和西蓝花一起放进锅中，炒熟加盐即可。

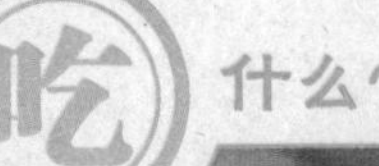

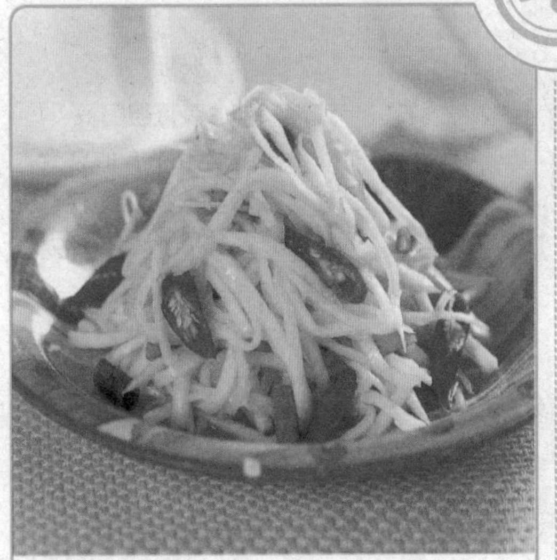

调理吃法1 辣味茭白

◎材料 茭白250克，辣椒50克，葱花、蒜蓉各适量

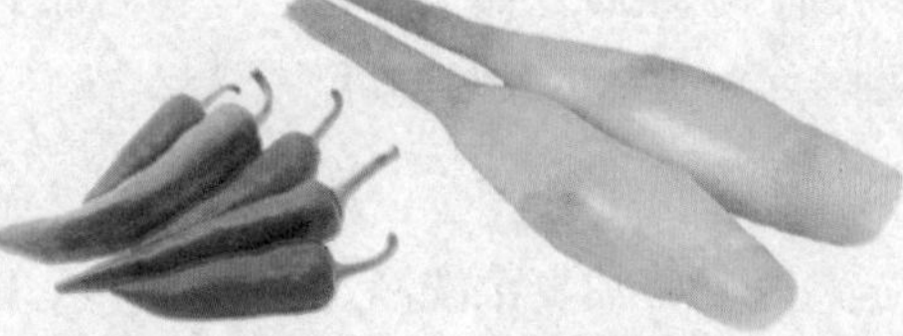

◎制作 ①茭白洗净后切成细丝；辣椒洗净切成条。②锅中加水烧开，下入茭白丝稍焯后捞出。③油锅烧热，下入蒜蓉、葱花、辣椒爆香后加入茭白丝一起拌炒，待熟时即可盛盘。

◎功效 本品具有清热除烦、调理肠胃的功效，适用于肠胃虚、皮肤黑斑多的患者。

◎温馨提示 肾脏疾病、尿路结石或尿中草酸盐类结晶较多者不宜使用。

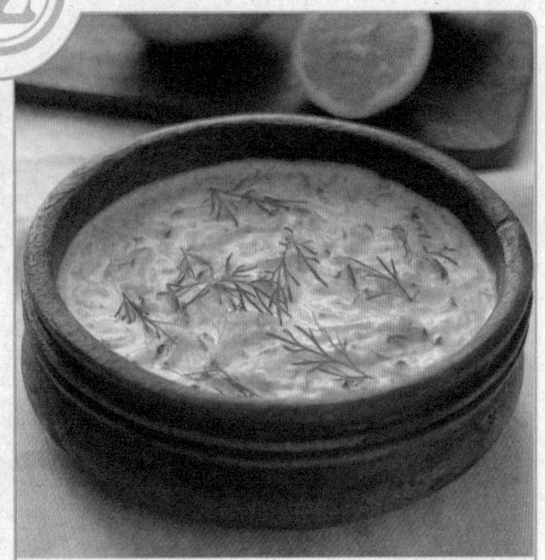

调理吃法2 茭白黄瓜奶糊

◎材料 茭白适量，黄瓜1根，奶粉适量

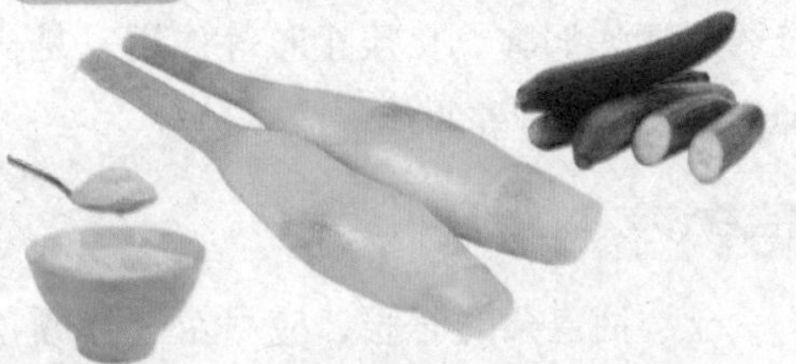

◎制作 ①将茭白洗净，切成小条；黄瓜洗净，切成小条。②将两种材料同放进锅中，加上奶粉和适量水，煮成奶糊即可。

◎功效 本品具有清热除烦、解酒、润肠通便、利尿、降脂、镇痛、促进消化的功效，适用于便秘、醉酒、四肢水肿及食运不化等患者。

◎温馨提示 茭白不宜与豆腐、蜂蜜、西红柿、香菇一起食用。

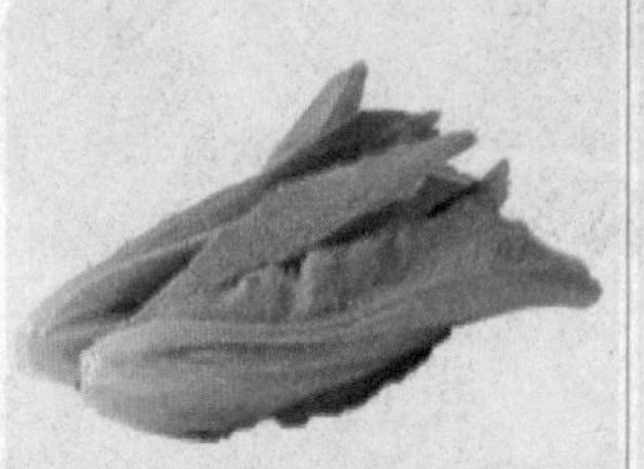

油麦菜

Youmaicai

[别名] 莜麦菜

能量 33.5千焦/100克

【嘌呤含量】<15毫克/100克

【性味归经】味甘，性寒、凉;归肠、胃经。

【调理关键词】

清燥润肺、降低胆固醇

◎油麦菜含有丰富的膳食纤维、维生素及钙、铁、钾等矿物质，不仅能够润肠通便，降低胆固醇，还能够促进钠盐和尿酸的排泄，可有效降脂、降压，缓解痛风症状。

◎食疗作用

油麦菜含有大量钙、铁、蛋白质、脂肪、维生素A、维生素B_1、维生素B_2等营养成分。油麦菜具有降低胆固醇、治疗神经衰弱、清燥润肺、化痰止咳等作用，是一种低热量、高营养的蔬菜。

◎选购保存

选购油麦菜的时候，应尽量选择颜色偏浅绿而不是深绿的，口感会更嫩更清甜一些。尤其如果准备用来生吃的话，更需要注意这一点。油麦菜的贮藏适宜温度为0℃，适宜相对湿度95%以上。进行贮藏或运输的，要求油麦菜的质量要高，叶片不要太嫩，水分含量宜低。

◎相宜搭配

油麦菜+茄子	增加维生素
油麦菜+蒜蓉	增强免疫力
油麦菜+豆豉	提高鲜味
油麦菜+豆腐丝	增加蛋白质

应用指南

1.适用于痛风症、高血脂患者：将适量油麦菜洗净，切成小段；大蒜去皮，切成蒜蓉；炒锅置于火上，加上植物油，烧热后，加上蒜蓉，爆香后加上油麦菜，放盐，稍炒即可。

2.适用于肥胖者，精神不佳、痛风症患者：将油麦菜洗净，切成末；大米洗净，放进锅中，加适量水和油，大火煮沸，小火煮至米八成熟，加上油麦菜末，稍微煮沸，加盐即可。

3.适用于高脂血症、痛风症、消化不良、食欲不振等患者：将油麦菜洗净，切成段，放进沸水中焯水，捞起沥干，放进盘中，加上醋和盐，拌匀即可食用。

4.适用于食欲不振、痛风症、脾胃虚弱：将油麦菜洗净，切成小段；2个鸡蛋磕在碗中，打散；锅中加适量水，煮沸后加上鸡蛋，再加上油麦菜，煮熟后，加盐和味精即可食用。

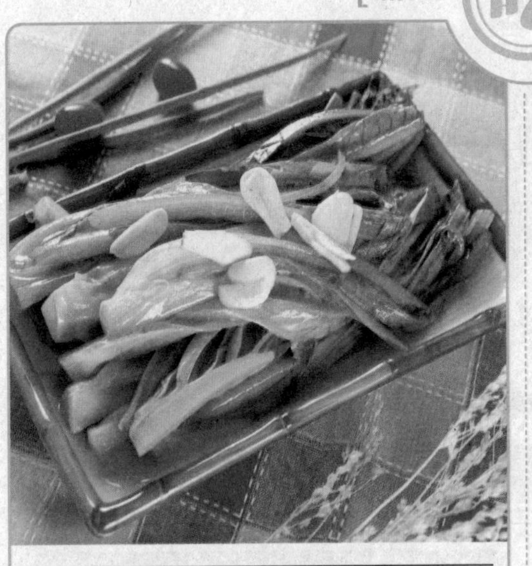

调理吃法1 蒜蓉油麦菜

◎材料 油麦菜500克，蒜3瓣，盐、味精各适量

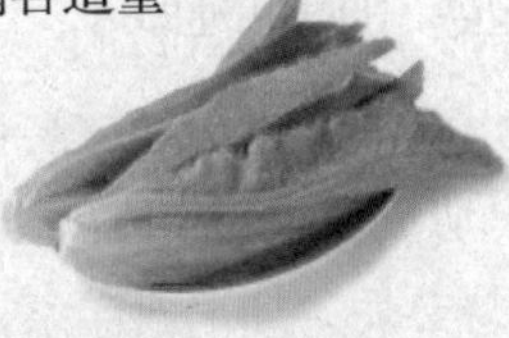

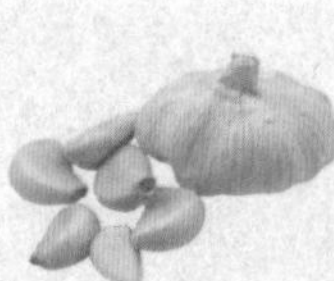

◎制作 ①将麦菜洗净后对半开成条状；蒜去皮后剁成蒜蓉。②锅中烧水，烧开后下入油麦菜略烫，捞起沥水。③锅中加油烧热，放入蒜片爆香，再放入麦菜炒匀，加盐、味精调味即可。

◎功效 本品具有清燥润肺、化痰止咳、降低胆固醇的功效，适用于高血脂、咳嗽等症的患者。

◎温馨提示 油麦菜炒的时间不能过长,断生即可,否则会影响成菜脆嫩的口感和鲜艳的色泽，也不利于营养。

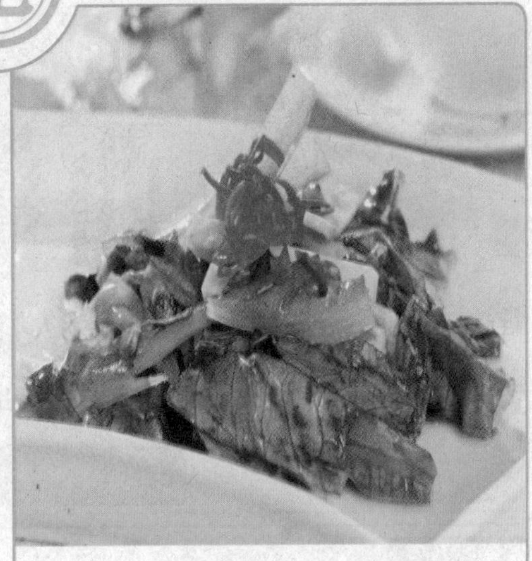

调理吃法2 山药条炒油麦菜

◎材料 油麦菜400克，山药80克，红椒30克，蒜蓉、盐、鸡精各适量

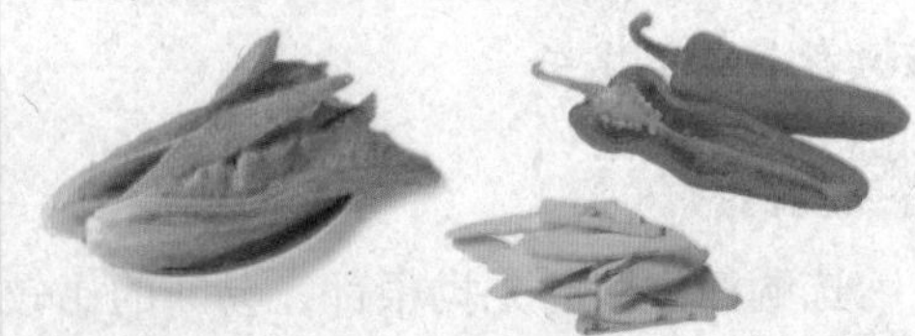

◎制作 ①将油麦菜洗净，切段；山药去皮，洗净，切条，焯水；红椒洗净，切丝。②锅置火上，倒入量油烧热，放入蒜蓉炒香，倒入油麦菜爆炒，再加入山药条一起炒匀。③加盐和鸡精调味即可。

◎功效 本品具有清热除烦、健脾益胃的功效，适用于脾胃虚弱、高血脂等患者。

◎温馨提示 消化系统疾病、泌尿系统疾病患者及久病体虚、气虚体质、阳虚体质、阴虚体质的人不适宜食用油麦菜。

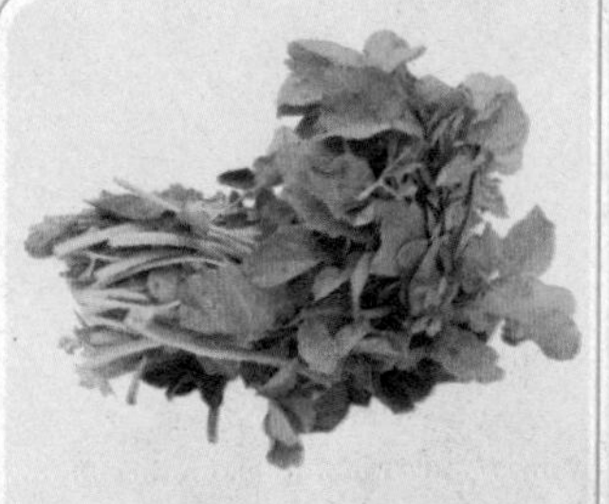

西洋菜

Xiyangcai

[别 名] 水生山葵菜、水芥菜

能量 167.4千焦/100克

【嘌呤含量】<15毫克/100克

【性味归经】味甘微苦，性寒，归肺、膀胱经。

【调理关键词】

清热利尿、促进尿酸排泄

◎西洋菜富含碳水化合物、蛋白质、胡萝卜素、维生素A、维生素C以及钾、钠、钙、磷等矿物质，有清热利尿的作用，能促进尿酸排泄，还能为身体补充多种营养素，是痛风患者的食疗佳品。

◎食疗作用

西洋菜具有清燥润肺、化痰止咳、利尿等功效。对肺痨、肺燥、肺热所致的咳嗽、咯血、鼻出血、月经不调都有较好的疗效。西洋菜性寒，能清热止咳，故寒性咳嗽者不要食用。

◎选购保存

选购西洋菜时先拗根部，易断的比较嫩，茎粗的为老。若用来煲汤的话，宜选购茎粗的西洋菜，方便摘洗，而且煲汤后方便捞起。西洋菜不耐储藏，宜鲜食。西洋菜可以用半湿的纸巾包住放入冰箱的蔬菜格内。

◎相宜搭配

西洋菜+猪骨	滋阴补肾
西洋菜+黄豆	增加营养
西洋菜+鱼片	增加免疫力
西洋菜+豆腐	清热解毒

应用指南

1.适用于心烦口渴、排尿不利、痛风症患者：将适量西洋菜，洗净，切成段；锅置于火上，烧沸后加上西洋菜，大火煮沸，小火煮至熟，加盐和油即可。

2.适用于肺燥咳嗽、痛风症患者：将西洋菜洗净，切成段；油锅置于火上，加上植物油烧热后，加上西洋菜，炒熟，加盐和味精即可。

3.适用于脾胃虚弱、心烦口渴、免疫力低下、痛风症患者：将适量西洋菜洗净，切成段；山药洗净，去皮，切成小片；锅中加水，煮沸后，加上山药，煮沸后，用小火煮熟，再加上西洋菜，稍煮，加盐即可食用。

4.有利于软化血管、利尿，适合痛风症患者：将适量西洋菜洗净，切成段，放进沸水中焯熟，然后放进榨汁机中榨成汁，最后加上几滴柠檬汁，搅拌均匀即可。

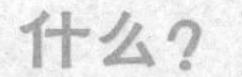

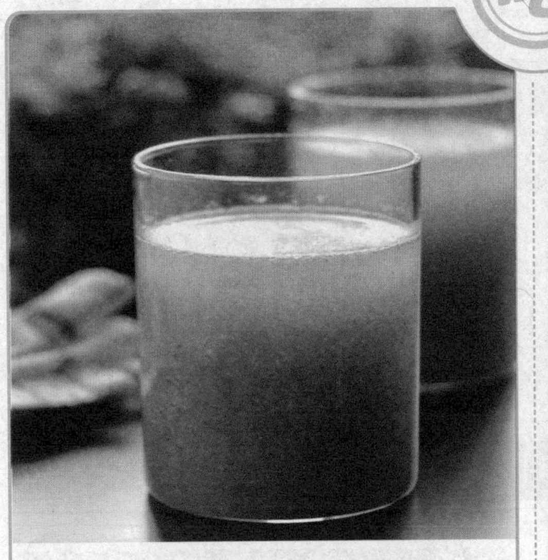

调理吃法1 西洋菜甜汁

◎材料 西洋菜适量，蜂蜜或白糖少许

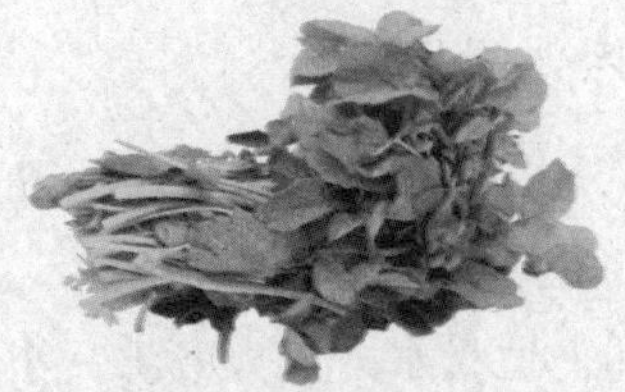

◎制作 ①将西洋菜洗净，去除老叶，切成小段。②将西洋菜放进榨汁机中榨成汁，放进锅中，稍煮沸，待温后加上蜂蜜或少许白糖搅拌均匀即可饮用，可频服。

◎功效 本品有化痰止咳、清燥润肺的功效，适用于便秘、肺热咳嗽、高血压等症的患者。

◎温馨提示 西洋菜十分鲜嫩,不宜烹得过烂,既影响口感,又造成营养损失。

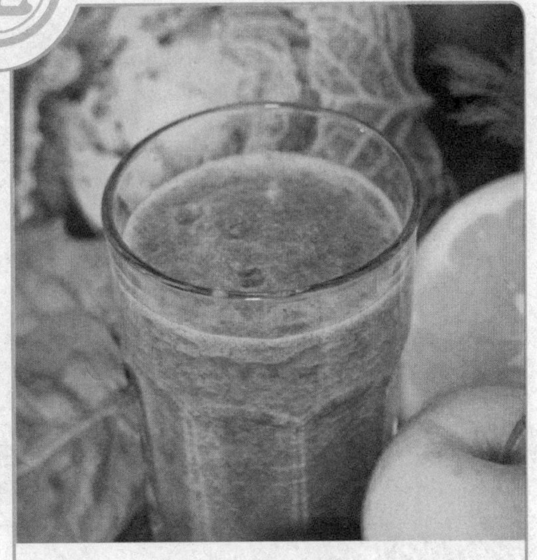

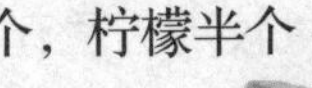

调理吃法2 青柠西洋果汁

◎材料 西洋菜、蜂蜜各适量，苹果1个，柠檬半个

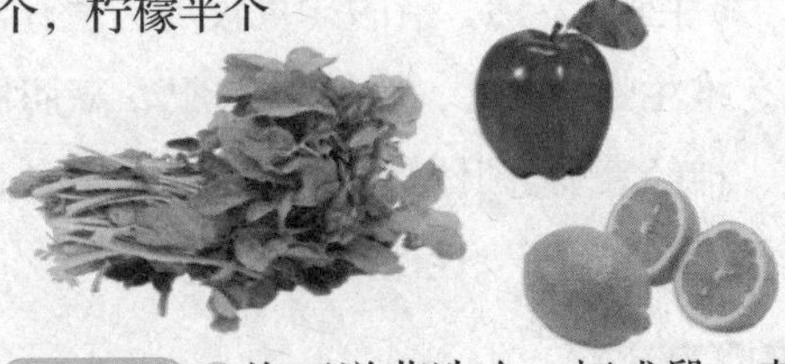

◎制作 ①将西洋菜洗净，切成段；苹果洗净，去子，切成片；柠檬去子，切成片。②将所有材料放进榨汁机中榨成汁，倒进杯中，加上蜂蜜，搅拌均匀即可饮用。

◎功效 本品具有生津止渴、清肺润燥、化痰止咳的功效，适用于心烦口渴、肺热咳嗽、便秘等患者。

◎温馨提示 由于西洋菜是寒性蔬菜，故孕妇要慎用西洋菜，寒性咳嗽者也不宜食用。

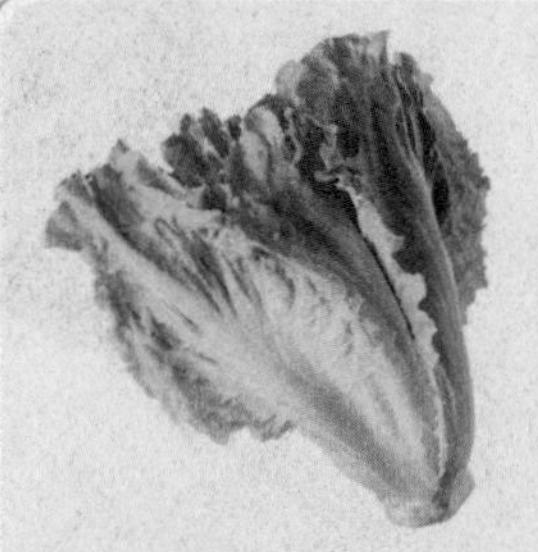

【嘌呤含量】<15毫克/100克

【性味归经】性凉，味甘。归心、肝、胃经。

生菜

Shengcai

[别 名] 叶用莴笋、鹅仔菜、莴仔菜

能量 62.84千焦/100克

【调理关键词】

促进尿酸排出

◎生菜可以促进胃肠道的血液循环，对于脂肪、蛋白质等大分子物质，生菜能够起到帮助消化的作用，还能促进部分尿酸从肠道排出，缓解痛风症状。

◎食疗作用

生菜具有清热安神、清肝利胆、养胃的功效。生菜富含糖类、蛋白质、膳食纤维、莴苣素和丰富的矿物质，尤以维生素A、维生素C、钙、磷的含量较高，适宜胃病、维生素C缺乏、肥胖、减肥、高胆固醇、神经衰弱、肝胆病患者食用。生食、常食生菜有利于女性保持苗条的身材。

◎选购保存

挑选生菜的时候，最重要的是首先要观察生菜叶的颜色是否青绿，再者，就是要注意生菜的茎部。一般来说，生菜的茎色带白的才是新鲜的，宜选购。生菜最好现买现吃，没用完的可放入冰箱冷藏。

◎搭配宜忌

搭配	宜忌	功效
生菜+兔肉	✓	促进消化
生菜+鸡蛋	✓	滋阴润燥，清热解毒
生菜+醋	✗	破坏营养
生菜+积雪草	✗	影响药效

应用指南

1.适用于痛风症患者，有利尿的作用：将适量生菜洗净，切成小段；油锅置于火上，加上食油，烧热，加入生菜，炒熟加盐即可。

2.适用于痛风症患者，促进血液循环：将生菜洗净，切成小段，放进锅中，加上适量水，大火煮沸，小火煮至熟，加盐即可。本方可以降压降脂，还能利尿，预防痛风症。

3.适用于痛风症患者，有利于排尿、降压、降脂：将生菜和西洋菜洗净，切成小段；锅置于火上，加适量水，大火煮沸，加上生菜和西洋菜，加上少量食油，加盐煮熟即可食用。本品具有利尿、促进血液循环的作用。

4.适用于痛风症、高血压、高血脂患者：将生菜洗净，切成小段；白菜洗净，切成小段；油锅置于火上，加上适量的植物油，烧热后加上白菜和生菜，翻炒至熟，加盐即可。

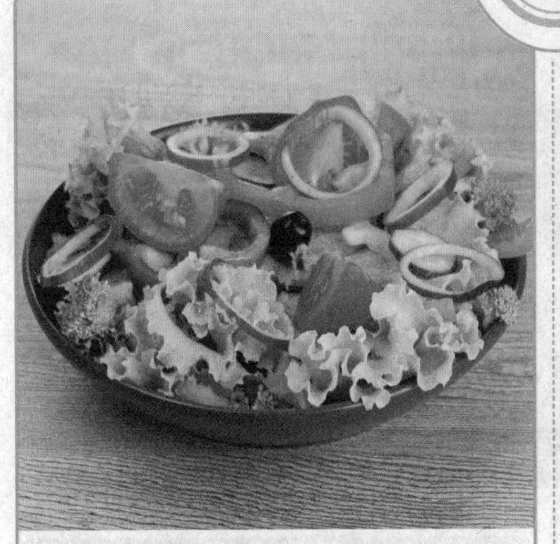

调理吃法1 西红柿洋葱拌生菜

◎材料 洋葱、西红柿各一个，生菜、青椒、黄椒、盐各适量

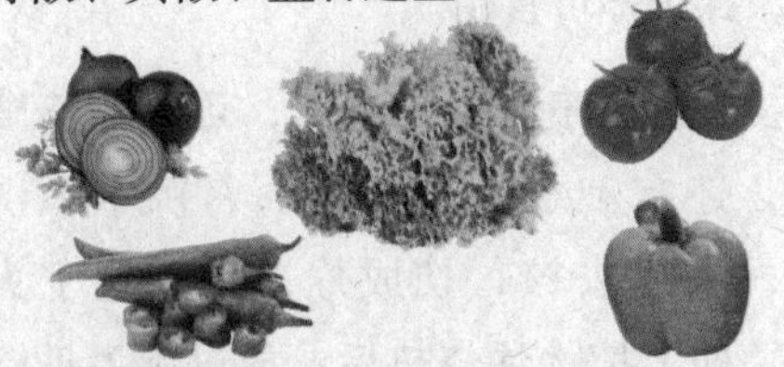

◎制作 ①将生菜洗净，切成小片；洋葱洗净，切成小段；番茄洗净，去蒂，切成片；青椒、黄椒去子，切成小圈。②将所有材料放进锅中，焯过水，沥干，放进盘中，加盐拌匀即可食用。

◎功效 本品具有清热安神、清肝利胆、养胃的功效，适用于肥胖、高血脂、肝胆病患者食用。

◎温馨提示 生菜不宜与醋同食，会破坏营养物质。另外，西红柿不宜生吃和空腹食用，对健康不利。

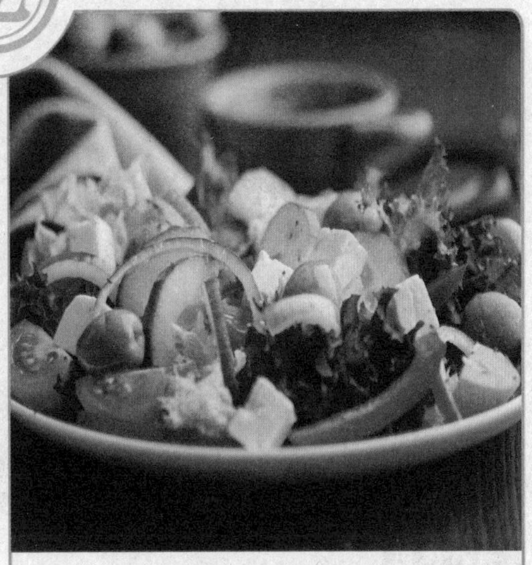

调理吃法2 生菜沙拉

◎材料 生菜适量，黄瓜1根，西红柿1个，洋葱半个，小青枣5枚，豆腐、盐、糖各适量

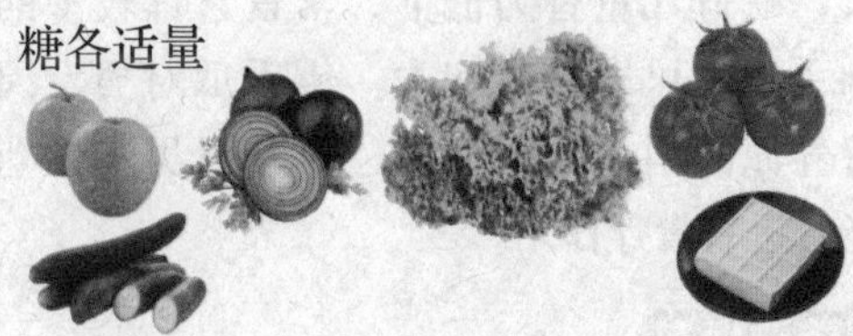

◎制作 ①将生菜洗净，切成小片；黄瓜洗净，切成片；西红柿洗净，去蒂，切成片；洋葱洗净，切成段；青枣洗净；豆腐洗净，切成小丁。②再将所有材料放进碗中，加上盐和糖，搅拌均匀即可食用。

◎功效 本品具有生津止渴、滋阴补肾、清肝利胆的功效，适用于高血脂患者、肥胖者、便秘患者食用。

◎温馨提示 生菜因为表面粗糙，而且宜断，所以清洗时要仔细。尿频者、胃寒者不宜食用此类食物。

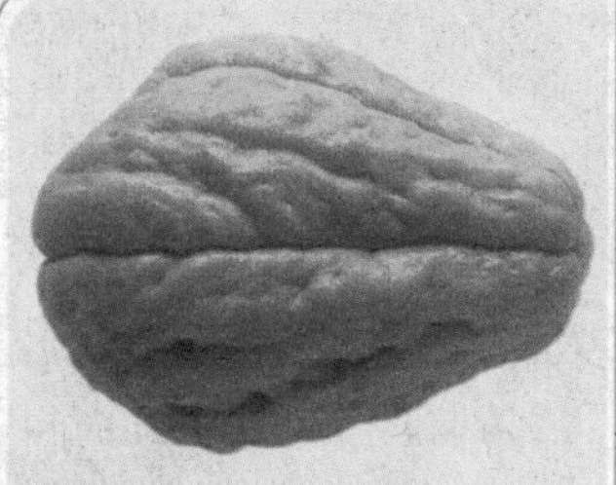

【嘌呤含量】<15毫克/100克

【性味归经】性凉，味甘。归肺、胃、脾经。

佛手瓜

Foshougua

[别名] 隼人瓜、安南瓜、寿瓜

能量 67.0千焦/100克

【调理关键词】

理气和中，疏肝止咳

◎佛手瓜中蛋白质和钙的含量是黄瓜的2~3倍，维生素和矿物质含量也显著高于其他瓜类，并且能量很低，又是低钠食品，还能促进尿酸排泻，是心脏病、高血压病、痛风患者的保健蔬菜。

◎食疗作用

佛手瓜营养全面而丰富，常食对增强人体抵抗疾病的能力有益。经常吃佛手瓜可利尿排钠，有扩张血管、降压之功能。据医学研究报道，锌对儿童智力发育影响较大，缺锌儿童智力低下，常食含锌较多的佛手瓜，可以提高智力。佛手瓜对男女因营养原因引起的不育症，尤其对男士性功能衰退有食疗作用。

◎选购保存

优质佛手瓜表皮张力强，肉质结实，拿到手上有重量感。选购时若瓜皮上留有少量的刺已发硬,佛手处已有种子突出表面,表示老熟，这样的佛手瓜应尽量不选。佛手瓜应放进冰箱保存。

◎相宜搭配

佛手瓜+萝卜	清肺润燥
佛手瓜+排骨	增加营养
佛手瓜+花生	增加免疫力
佛手瓜+白菜	清肺止咳

应用指南

1.适用于肺燥咳嗽、痛风症患者：将佛手瓜洗净，去皮去核，切成丝，放进沸水中焯熟，放进盘中。加上盐和醋，拌匀即可食用。

2.适用于心脏病患者，可以降压降脂，还有利于改善痛风：将佛手瓜洗净，去皮去核，切成片；油锅置于火上，加上植物油烧热后，放进佛手瓜，炒至熟，加盐和味精即可。

3.适用于高血压、高血脂、心脏病、痛风症患者：将佛手瓜洗净，去皮去核，切成片；锅中加水，煮沸后加上佛手瓜，煮熟加盐即可。本方可以降压、降脂，还可以提高智力。

4.适用于高血压、痛风症患者：将佛手瓜洗净，去皮去核，切成丁；玉米粒洗净；炒锅置于火上，加上适量植物油，烧热后，加上佛手瓜和玉米，加盐炒熟即可。

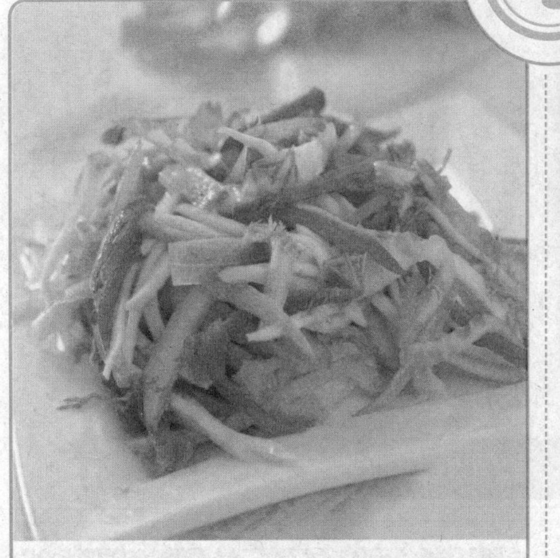

调理吃法1 佛手瓜拌萝卜丝

◎材料 佛手瓜1个，胡萝卜1个，芹菜1根，调味料适量

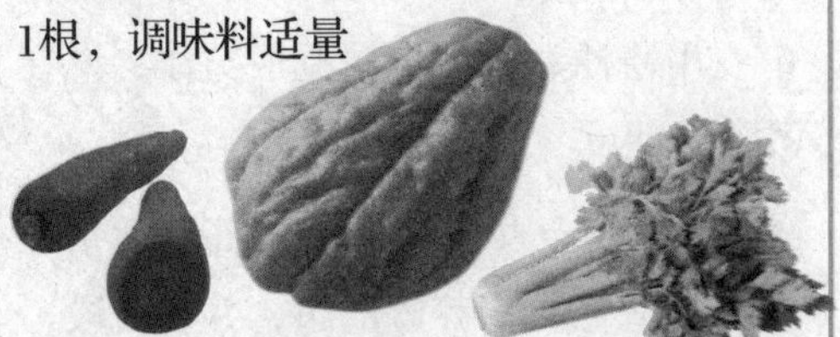

◎制作 ①将佛手瓜洗净，去皮，去核，切成条状；胡萝卜洗净，去皮，切成条状；芹菜洗净，切成细末。②将佛手瓜和胡萝卜放进沸水中焯熟，捞起，沥干，放进碗中，加上调味料，撒上芹菜末即可食用。

◎功效 本品具有理气和中、疏肝止咳的功效，适用于高血压、心脏病、心烦口渴等患者。

◎温馨提示 佛手瓜多汁，干后会形成一层膜附在手上，难以清洗，所以削皮时应注意带手套。

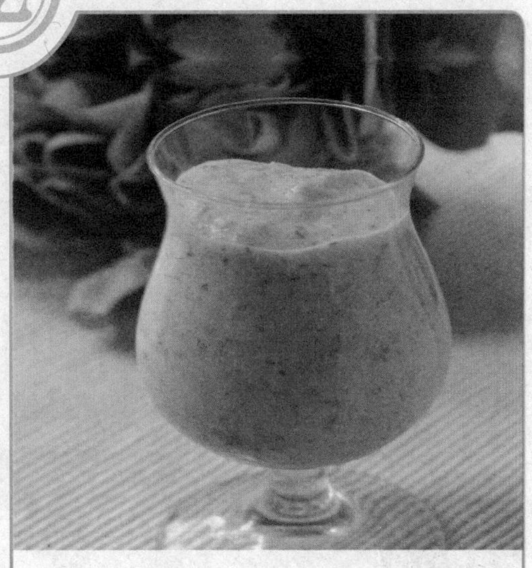

调理吃法2 佛手瓜芹菜汁

◎材料 佛手瓜1个，芹菜、蜂蜜或白糖各适量

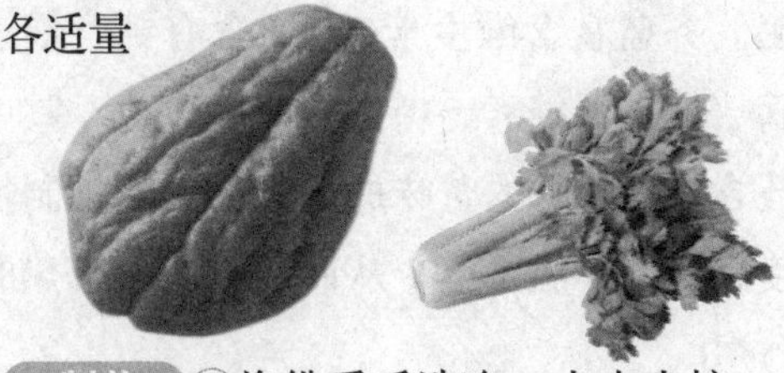

◎制作 ①将佛手瓜洗净，去皮去核，切成条状；芹菜洗净，切成段。②将所有材料放进榨汁机中榨成汁。③可依个人口味加上蜂蜜或是白糖，搅拌均匀即可饮用。

◎功效 本品具有理气和中、降低血压、止咳的功效，适用于高血压、心脏病、咳嗽、便秘等患者。

◎温馨提示 本品适合所有人食用，老少皆宜。属阴虚体热和体质虚弱的人应少食。

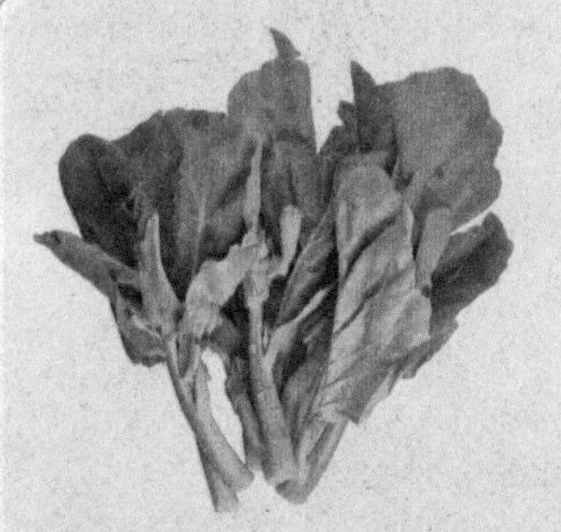

【嘌呤含量】18.5毫克/100克

【性味归经】性平，味甘。归肝、胃经。

芥蓝

Jielan

[别 名] 白花芥蓝

能量 79.5千焦/100克

【调理关键词】

利水化痰、解毒祛风

◎芥蓝中含有有机碱，可在一定程度上平衡身体酸碱度，改善痛风患者偏酸的体质。它还含有大量膳食纤维，能促进尿酸排出。

◎食疗作用

芥蓝具有利尿化痰、解毒祛风、清心明目、降低胆固醇、软化血管、预防心脏病的作用，不过久食也会抑制性激素的分泌。芥蓝富含维生素C，还含有钙、镁、磷、钾、纤维素、糖类等营养成分，其中还含一种独特的苦味成分奎宁，能抑制过度兴奋的体温中枢，从而起到消暑解热的作用。

◎选购保存

选择芥蓝时最好选杆身适中的，过粗的即太老，以柔嫩鲜脆为佳。芥蓝储存温度过高其肉质易硬化与开花落蕾，不如新鲜者口味佳，适宜于低温储存。

◎相宜搭配

芥蓝+西红柿	防癌
芥蓝+山药	消暑
芥蓝+牛肉	增加蛋白质
芥蓝+虾仁	养胃

应用指南

1.适用于便秘、痛风症患者：将300克芥蓝洗净，切段，然后将其放进沸水锅中氽熟后捞出，沥干水分后盛入盘中；用酱油、盐、味精兑成芡汁，淋在芥蓝上即可。

2.适用于脾胃虚弱者：芥蓝适量，调味料适量。将芥蓝洗净，并切成段，油锅置于火上，加上植物油烧热，放入芥蓝，翻炒至熟后，加入盐和味精调味炒匀即可。

3.适用于内火大、痛风症患者：将芥蓝洗净，切段，放进沸水中焯过；油锅放进蒜蓉，爆出香味后，加上芥蓝，炒熟，加盐即可。

4.适用于排尿不利：将芥蓝洗净，切成段；胡萝卜洗净，去皮，切成丝；炒锅置于火上，加油，烧热后加入芥蓝和胡萝卜，炒熟加盐即可。

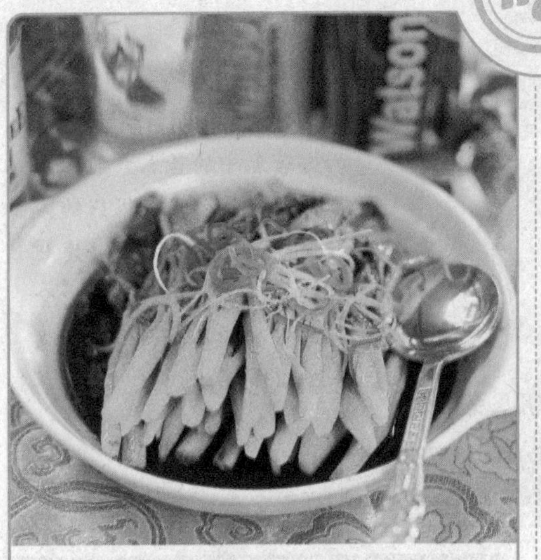

调理吃法1 白灼芥蓝

材料 芥蓝300克，白萝卜、胡萝卜、红椒各少许，盐、味精、酱油、香油各适量

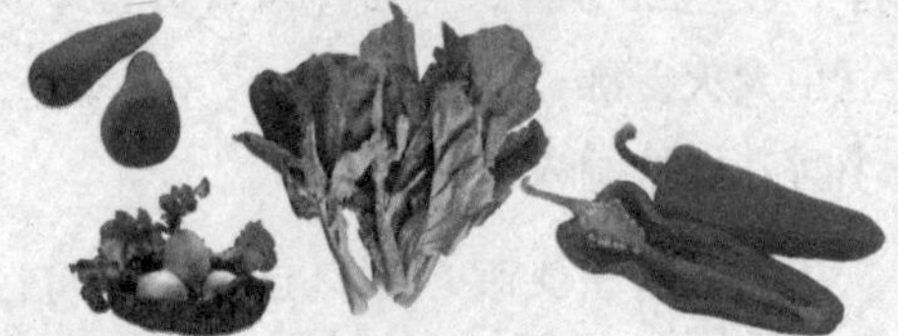

制作 ①芥蓝去尾洗净；白萝卜、胡萝卜、红椒洗净，切丝后稍焯水。②将芥蓝放入开水中焯熟，捞起沥水，装盘。③用盐、味精、酱油、香油调成味汁，均匀淋在芥蓝上，撒上白萝卜、胡萝卜、红椒丝即可。

功效 本品具有利水化痰、解毒、清心明目的功效，适用于便秘、高血脂、高血压等患者。

温馨提示 芥蓝以炒食最佳，稍有苦涩味，炒时可放少量豉油、糖调味，味道更清甜、鲜美。

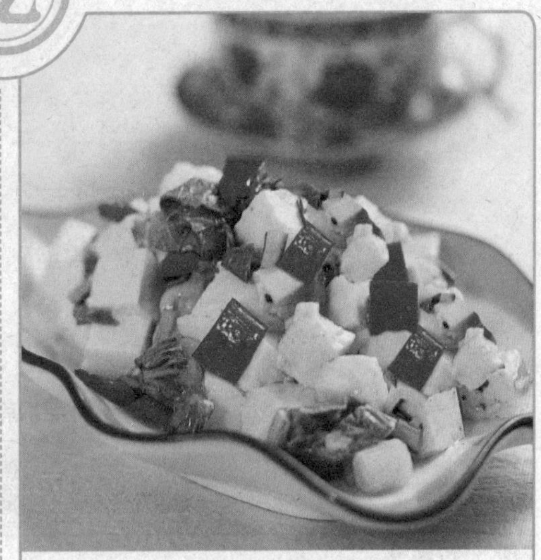

调理吃法2 芥蓝豆腐

材料 芥蓝、豆腐各200克，黑豆、金银花、甘草、葱、蒜、淀粉各适量

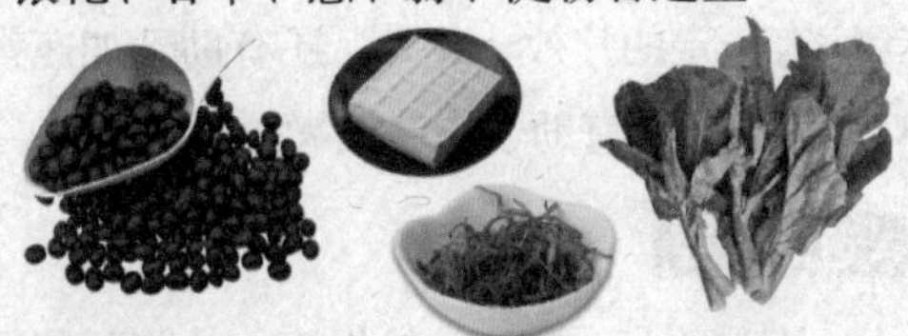

制作 ①将黑豆、金银花、甘草以3碗水煎煮成1碗；芥蓝与豆腐洗净后均切丁；葱、蒜洗净后切粒。②将葱、蒜爆香，加入芥蓝与药汁煮开后，用淀粉勾芡，倒入豆腐煮2分钟即可。

功效 本品具有润肠通便、清心明目、增进食欲、软化血管的功效，适用于高血脂、便秘、痛风等患者。

温馨提示 芥蓝与西红柿同食可防癌，与山药搭配食用可消暑止渴。

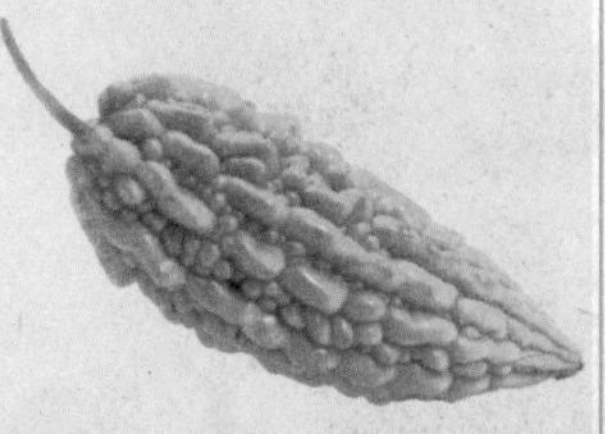

【嘌呤含量】11.3毫克/100克

【性味归经】性寒，味苦。归心、肝、脾、胃经。

苦瓜

Kugua

[别名] 凉瓜、癞瓜

能量 79.5千焦/100克

【调理关键词】

清热解暑，明目解毒

◎苦瓜中的苦瓜素能阻止脂肪吸收，具有很好的减肥功效，适合痛风并发肥胖症患者食用。苦瓜中含丰富的维生素C，能增强痛风患者免疫力。

◎食疗作用

苦瓜具有除烦、清热消暑、解毒、明目、降低血糖、补肾健脾、益气壮阳、提高机体免疫能力的功效。对治疗痢疾、疮肿、热病烦渴、痱子过多、眼结膜炎、排尿短赤等病有一定的疗效。此外，还有助于加速伤口愈合，多食有助于皮肤细嫩柔滑。

◎选购保存

苦瓜身上一粒一粒的果瘤，是判断苦瓜好坏的特征。一般来说，苦瓜上的颗粒越大越饱满，表示瓜肉也越厚则宜购买。苦瓜不耐保存，即使在冰箱中存放也不宜超过2天，最好现买现吃。

◎搭配宜忌

搭配	宜/忌	功效
苦瓜+番石榴	宜	降低血糖
苦瓜+玉米	宜	清热解毒
苦瓜+猪肝	宜	清热解毒、补肝明目
苦瓜+排骨	忌	降低营养价值或不利于吸收

应用指南

1.适用于痛风症患者，可以宽中益气、清凉解暑：苦瓜、黄豆各适量，盐3克。苦瓜去皮洗净，切大块；黄豆洗净，浸泡20分钟；瓦煲注水烧开，下黄豆用大火煲沸，放入苦瓜，改用小煲煮2小时，加盐调味即可。

2.适用于失眠、痛风症患者，可以清热平肝、止血凉血：芹菜150克，西洋参20克，盐5克。芹菜洗净、切段；西洋参洗净切丁，温水浸泡；将芹菜、西洋参放入沸水锅中小火慢炖2小时，再改为大火，调入盐调味，拌匀即可出锅。

3.适用于脾虚体弱者以及体虚有热者：将苦瓜洗净，切半，去瓤，切片或切丝，用植物油爆炒，用适量姜、葱、盐调味。

4.适用于痛风症、内火大、高血压患者：将苦瓜1条洗净，去瓤，切片；芹菜2根洗净，切段，然后同放进榨汁机中榨成汁，加上蜂蜜搅拌均匀即可。

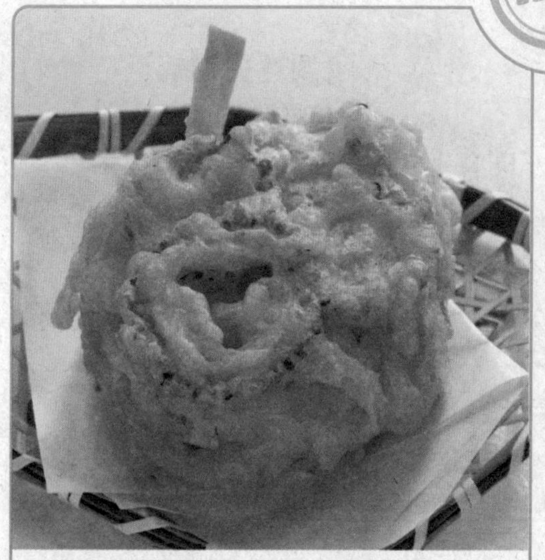

调理吃法1 苦瓜煎鸡蛋

◎材料 苦瓜1根，鸡蛋1个，盐适量

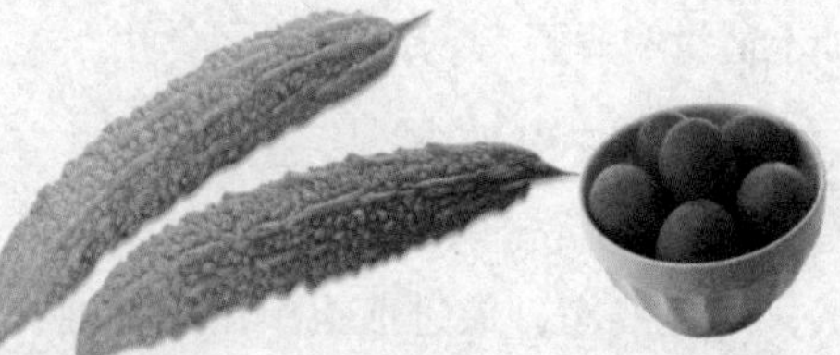

◎制作 ①将鸡蛋磕开，加上盐打散，搅拌均匀；苦瓜洗净，切成圈，去子。②将苦瓜先放在锅中，然后稍微炒熟，在苦瓜上淋上鸡蛋，煎成苦瓜鸡蛋，装盘即可食用。

◎功效 本品具有清热解毒、滋养脾胃、解暑的功效，适用于痢疾、内火大、痛风等患者。

◎温馨提示 苦瓜味苦，过量食用易引起恶心、呕吐等。故不宜多食。

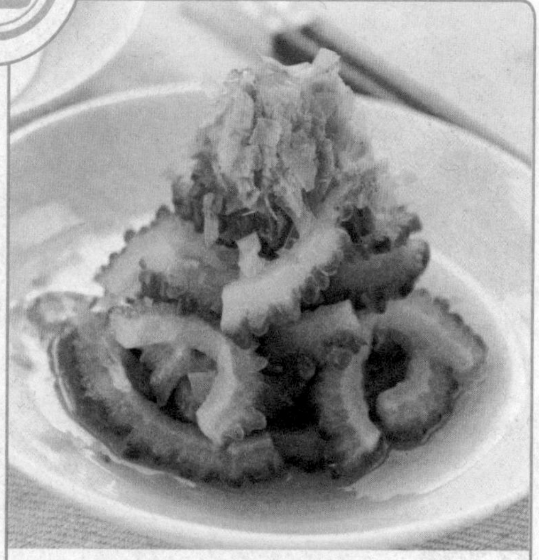

调理吃法2 素炒苦瓜

◎材料 苦瓜1根，盐、椰子片各适量

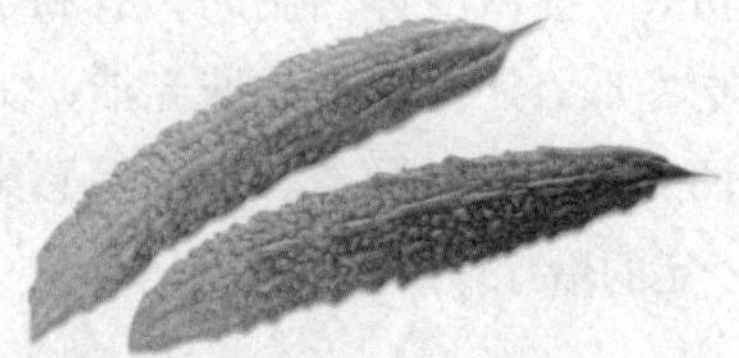

◎制作 ①将苦瓜洗净，去子，切成条状。②炒锅烧热，加油，放进苦瓜条，加盐炒熟即可。③装盘，在苦瓜上放在一些切碎的椰子片作为装饰，即可食用。

◎功效 本品具有清热解毒、利尿、消暑的功效，适用于中暑、内火大、排尿不利、痛风等患者。

◎温馨提示 苦瓜对正在怀孕(孕早期和中期)的人有影响，吃多了有可能导致流产，因为苦瓜含有奎宁类成分，故孕妇要慎食或不食。

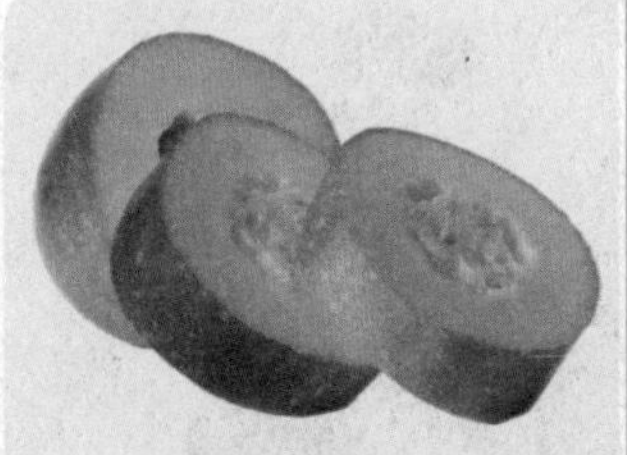

【嘌呤含量】2.8毫克/100克

【性味归经】性凉，味甘。归肺、大肠、小肠、膀胱经。

冬瓜

Donggua

[别名] 白瓜、白冬瓜、枕瓜

能量 46.0千焦/100克

【调理关键词】

清热化痰、除烦止渴

◎冬瓜含维生素C较多，且钾盐含量高，钠盐含量较低，可促进排尿，有利于尿酸的排泄，减轻肾脏负担，降低痛风并发肾病的发生率。此外，冬瓜还含有大量的膳食纤维，对降血糖有效，可预防痛风并发糖尿病。

◎食疗作用

冬瓜含有矿物质、维生素，冬瓜子中含有脂肪、瓜氨酸、不饱和脂肪酸、油酸等。冬瓜具有清热解毒、利水消肿、减肥美容的功效，能减少体内脂肪，有利于减肥。常吃冬瓜，还可以使皮肤光洁，另外，对慢性支气管炎、肠炎、肺炎等感染性疾病有一定的治疗作用。

◎选购保存

挑选时用手指掐一下，皮较硬，肉质密，种子成熟变成黄褐色的冬瓜口感较好。买回来的冬瓜如果吃不完，可用一块比较大的保鲜膜贴在冬瓜的切面上，用手抹紧贴满，可保持3～5天。

◎搭配宜忌

搭配	宜/忌	功效
冬瓜+海带	✓	降低血压
冬瓜+芦笋	✓	降低血压
冬瓜+鲫鱼	✓	利水祛湿
冬瓜+醋	✗	降低营养价值

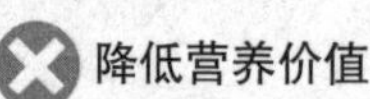

应用指南

1.适用于高血压、高血糖、肾病患者：将适量冬瓜子洗净，放进锅中，加适量水，大火煮沸，小火煎煮成汤，最后可加上适量的蜂蜜，搅拌均匀即可饮用。

2.适用于慢性肾炎、痛风症患者：将冬瓜500克洗净，去皮去子，切成条状；鲫鱼洗净，放进煎锅中用植物油将鲫鱼先煎成两面金黄色，放进锅中，加适量水和冬瓜，大火煮沸，小火煎煮成汤，最后加上盐和味精即可食用。

3.适用于水肿者：将冬瓜皮100克，玉米须30克，白茅根30克，各洗净，放进锅中，加适量水，大火煮沸，小火煎煮成汤，每日3次服用。

4.适用于高血压、肝阳上亢、头痛眼花者：将冬瓜500克洗净，去皮去子，切成块；胡萝卜洗净，去皮，切成小块；锅中加水，烧沸后放进冬瓜和胡萝卜，加上少许的植物油，用小火慢慢煎煮，加盐调味即可，每日2次。

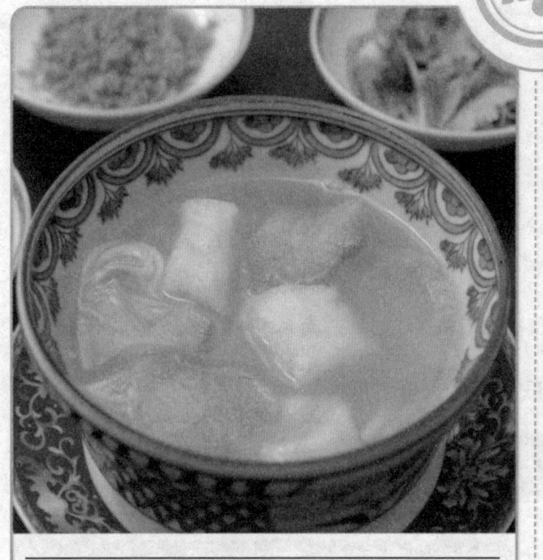

调理吃法1 冬瓜汤

◎材料 冬瓜适量、苦瓜少量

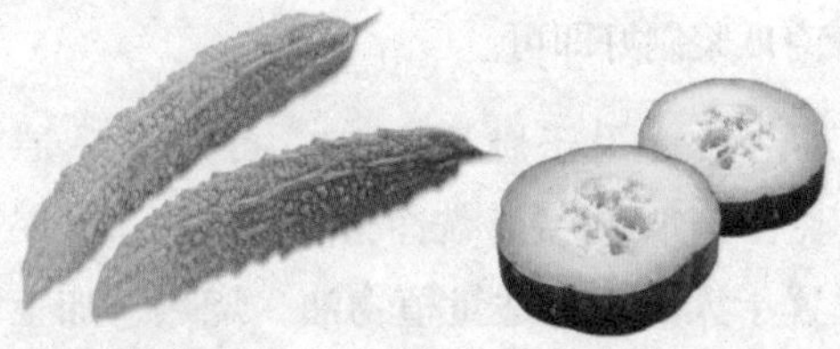

◎制作 ①将冬瓜去皮，洗净，去子，切成小块；苦瓜洗净，去子，切成小块。②锅中加水，煮沸后加上冬瓜、苦瓜，加盐和油，转为小火慢慢煎煮成汤。③装碗，即可食用。

◎功效 本品具有清热解毒、去水消肿、降低血糖的功效，适用于高血压、高血糖、水肿、痛风症的患者。

◎温馨提示 脾胃虚弱、肾脏虚寒、久病滑泄、阳虚肢冷者不宜食用。

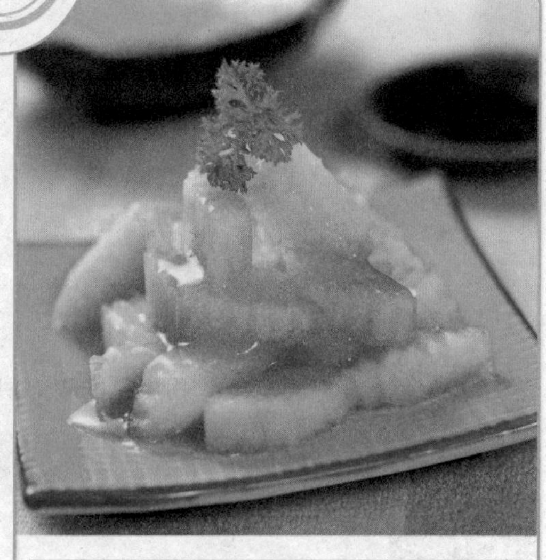

调理吃法2 果味瓜排

◎材料 冬瓜500克，橙汁、白糖各适量

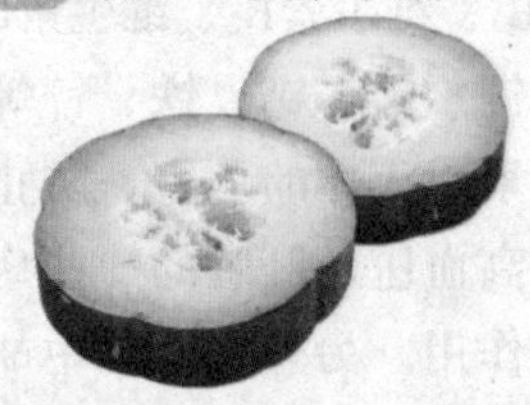

◎制作 ①冬瓜洗净，去皮、瓤，切成长条形。②将切好的冬瓜入沸水中焯熟。③捞出，沥干水分后装盘，最后调入准备好的橙汁腌渍3小时，再撒上白糖即可食用。

◎功效 本品具有清热解毒、利水消肿、减肥美容的功效，适用于排尿不利者、肥胖者、内火大的患者。

◎温馨提示 冬瓜焯水的时间不宜过长，长则不爽脆，但是也不能完全是生的，生吃冬瓜对健康不利。

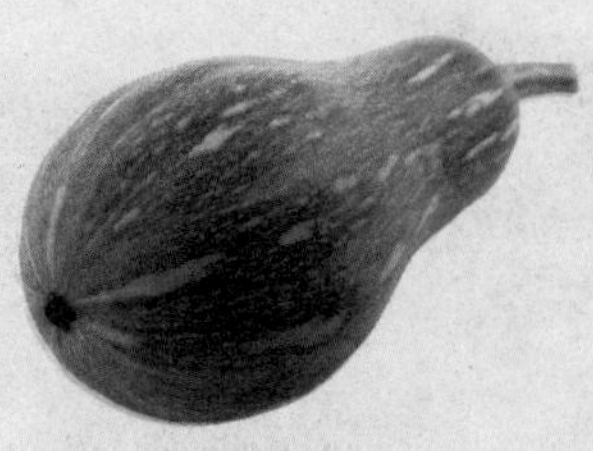

【嘌呤含量】2.8毫克/100克

【性味归经】性温，味甘。归脾、胃经。

南瓜

Nangua

[别名] 麦瓜、番瓜、倭瓜、金冬瓜

能量 92.1千焦/100克

【调理关键词】

降脂减肥、减少尿酸

◎南瓜热量很低，含较多水分，有利尿作用，有助于减肥降脂，是痛风并发肥胖患者的绝佳选择。同时，南瓜中嘌呤含量很低，是一种碱性食物，能减少尿酸在体内的生成量，改善痛风患者酸性体质。

◎食疗作用

南瓜具有润肺益气、化痰、消炎止痛、降低血糖、驱虫解毒、止喘、美容等功效。南瓜含蛋白质、淀粉、糖类、胡萝卜素、维生素B_1、维生素B_2、维生素C和膳食纤维，以及钾、磷、钙、铁、锌等。可减少粪便中毒素对人体的危害，防止结肠癌的发生，对高血压及肝脏的一些病变也有预防和治疗作用。另外，南瓜中胡萝卜素含量较高，可保护眼睛。

◎选购保存

挑选外形完整，最好是瓜梗蒂连着瓜身的，这样的南瓜新鲜。南瓜切开后，可将南瓜子去掉，用保鲜袋装好，放入冰箱冷藏保存。

◎搭配宜忌

南瓜+牛肉 补脾健胃
南瓜+芦荟 美白肌肤

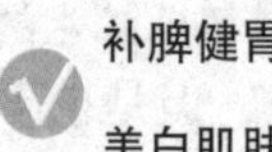

南瓜+辣椒 破坏维生素C
南瓜+菠菜 降低营养价值

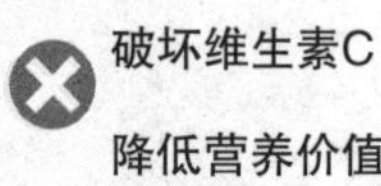

应用指南

1.适用于痛风症、便秘患者：南瓜适量，将南瓜切成小块，随后与洗净的大米、花生一起放入豆浆机杯体中，待南瓜浆制好即可。

2.适用于肺痈患者，可以消毒消炎：南瓜200克，洗净去皮，切块；炒锅置于火上，加适量植物油，烧热，加上南瓜，炒熟，加盐和味精即可。

3.适用于痛风症、中暑者，可以生津止渴：将适量南瓜去皮切成小块备用。将南瓜块放入锅中，大火煮沸，小火煮至南瓜糯软即可。盛出后按个人口味添加适量糖或蜂蜜，待冷却后放入冰箱，随时取饮。

4.防治脾胃虚弱、营养不良：将100克南瓜去皮，洗净切细备用。50克大米淘净，放入锅中，加清水适量煮粥，待沸时放入南瓜，至粥熟时，入食盐调味服食。

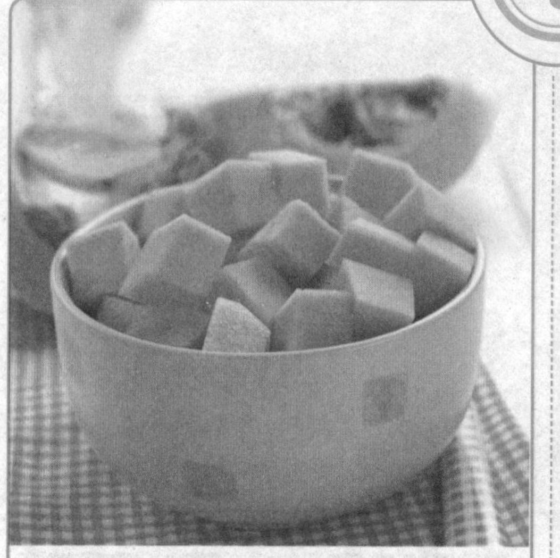

调理吃法1 清蒸南瓜

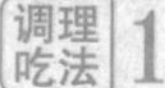

◎材料 南瓜适量

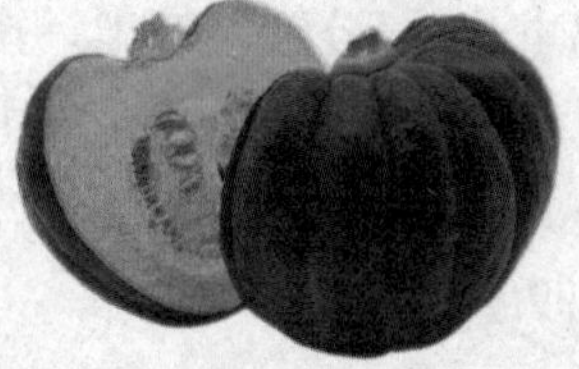

◎制作 ①将南瓜洗净，去皮去子，切成小丁，放进碗中。②锅中加入适量的清水煮沸，再将南瓜放进锅中隔水蒸熟即可。

◎功效 本品具有润肺益气，化痰排脓，驱虫解毒，疗肺痈便秘，滋润毛囊壁、美容抗痘等功效，适用于高血压、眼睛干涩、便秘等患者。

◎温馨提示 有脚气、黄疸、时病疳症、下痢胀满、产后痧痘、气滞湿阻病症的患者不宜食用。

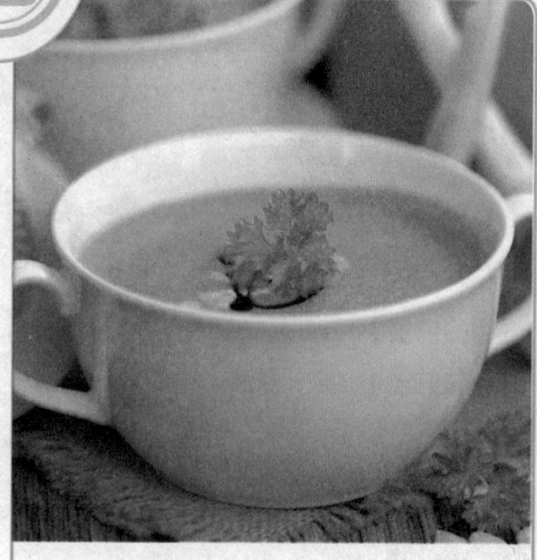

调理吃法2 南瓜浓汤

◎材料 南瓜适量，白糖少许

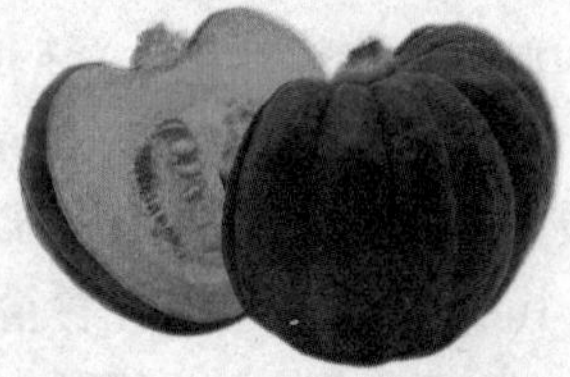

◎制作 ①将南瓜洗净，去皮去子，切成块。②放进榨汁机中榨成汁，倒进锅中，稍微煮沸，可加上适量的白糖调味，搅拌均匀即可食用。

◎功效 本品具有清肺益气、降低血糖、美容、通畅润便的功效，适用于久病气虚、脾胃虚弱、食运不化、化痰排脓、气短倦怠、便溏、糖尿病、蛔虫等病症患者。

◎温馨提示 南瓜中所含的萝卜素耐高温，加油脂烹炒，更有助于人体摄取吸收。

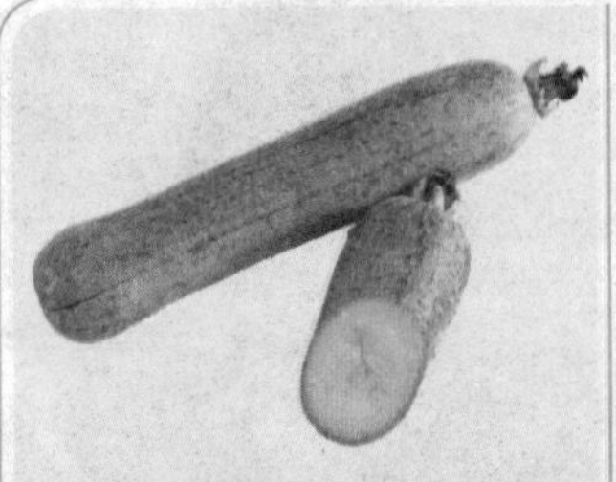

【嘌呤含量】11.4毫克/100克

【性味归经】性凉，味甘。归肝、胃经。

丝瓜

Sigua

[别名] 布瓜、绵瓜、絮瓜

能量 83.7千焦/100克

【调理关键词】

降压降脂、促进尿酸排出

◎丝瓜是低热量、低脂肪、低碳水化合物的食品，富含钙、磷、钾、镁等矿物质以及维生素A、维生素C、胡萝卜素等营养素，能有效促进尿酸排泄，还能降低血压，对通风并发高血压病有辅助治疗作用。

◎食疗作用

丝瓜有清暑凉血、解毒通便、祛风化痰、润肌美容、通经络、行血脉、下乳汁、调理月经不顺等功效，还能用于治疗热病身热烦渴、痰喘咳嗽、肠风痔漏、崩漏带下、血淋、痔疮痈肿、产妇乳汁不下等病症。丝瓜含有皂苷、黏液、木聚糖、脂肪、蛋白质、维生素C、B族维生素等营养成分。其中所含的维生素B_1含量较高，而维生素B_1有利于小儿大脑发育及中老年人保持大脑健康。

◎选购保存

应选择鲜嫩、结实、光亮，皮色为嫩绿或淡绿色的丝瓜。丝瓜过熟不能食用，宜放在阴凉通风处保存或放入冰箱冷藏。

◎搭配宜忌

搭配	宜/忌	功效
丝瓜+鱼	✓	增强免疫力
丝瓜+毛豆	✓	降低胆固醇、增强免疫力
丝瓜+虾米	✓	清热养颜、洁肤除雀斑
丝瓜+芦荟	✗	引起腹痛、腹泻

应用指南

1.适用于身体虚弱、尿阻者：将500克丝瓜洗净，削去两头，用刀平剖成两瓣，除去瓜瓤，切成6厘米长的细丝，放在沸水锅里焯约1分钟，捞出，挤干水分，放在盘内待用。炒锅上火，放入植物油烧至7成熟，将油趁热浇在丝瓜丝上，拌匀即成，

2.适用于高脂血症、痛风症患者，可以利尿消炎、养肝降脂：丝瓜1根，荔枝12枚，西红柿1个。荔枝去壳去核备用；丝瓜去皮切块，西红柿洗净切块；平底锅放少许植物油烧热，放入丝瓜稍炒软，然后加入西红柿块一同翻炒，加少许盐炒匀；丝瓜和西红柿都炒软以后，加入荔枝肉，稍翻炒几下即可。

3.适用于暑热烦闷、口渴咽干者：先将2个西红柿洗净，切成薄片，1根丝瓜去皮洗净切片；油锅烧热，加入鲜汤500毫升烧开，放入丝瓜片、西红柿片，待熟时，加细盐、味精、葱花调匀起锅。

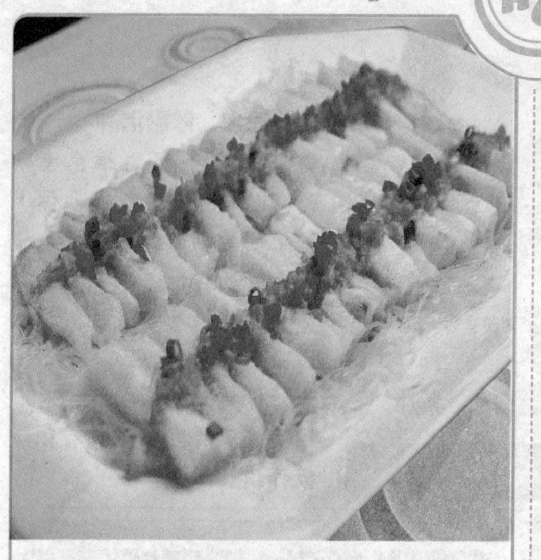

调理吃法1 蒜蓉粉丝蒸丝瓜

◎材料 粉丝200克，丝瓜300克，红椒少许，葱、蒜、盐、味精、香油各适量

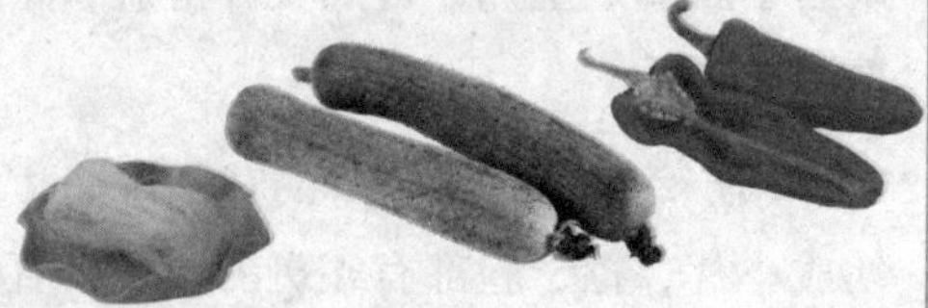

◎制作 ①粉丝泡软洗净，铺在盘底；丝瓜去皮洗净，切成长短一致的长条，放在粉丝上；葱洗净，切碎；蒜洗净，剁成蓉；红椒洗净，切丁。②粉丝、丝瓜入锅蒸至熟软。③起油锅，放入盐、味精、葱末、蒜蓉、香油，烧好后淋在丝瓜上，撒上红椒丁即可。

◎功效 本品具有解毒通便、润肌美容、通经络、清暑凉血的功效，适用于痰喘咳嗽、便秘等患者食用。

◎温馨提示 丝瓜易发黑，容易被氧化。所以为减少发黑则要快切快炒，也可以在削皮后用水淘一下，用盐水过一过，或者是用开水焯一下。

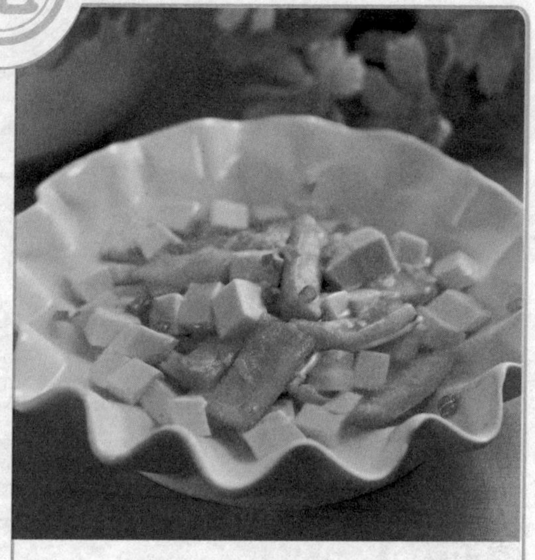

调理吃法2 丝瓜豆腐汤

◎材料 丝瓜150克，嫩豆腐200克，姜、葱、盐、味精、米醋各适量

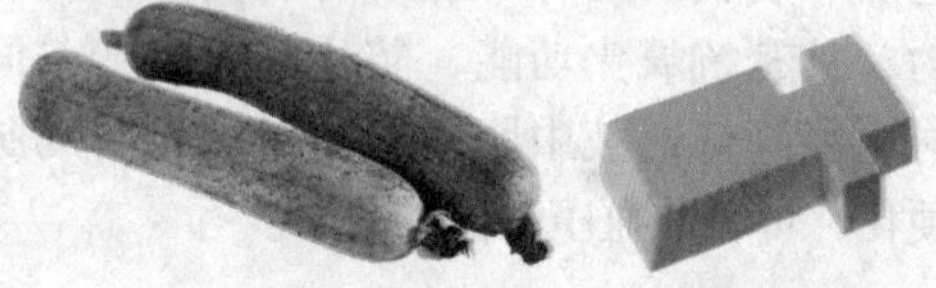

◎制作 ①将丝瓜削皮，洗净切片；豆腐洗净切块；姜、葱切丝。②炒锅上火，放入油烧热，投入姜、葱煸香，加适量水，下豆腐块和丝瓜片，大火烧沸。③再用文火煮3～5分钟，调入盐、味精、米醋，即可。

◎功效 本品具有润肠通便、祛风化痰、凉血解毒的功效，适用于便秘、痰喘咳嗽等患者。

◎温馨提示 丝瓜的味道鲜美清甜，烹煮时不宜加酱油和豆瓣酱等口味较重的酱料，以免抢味。

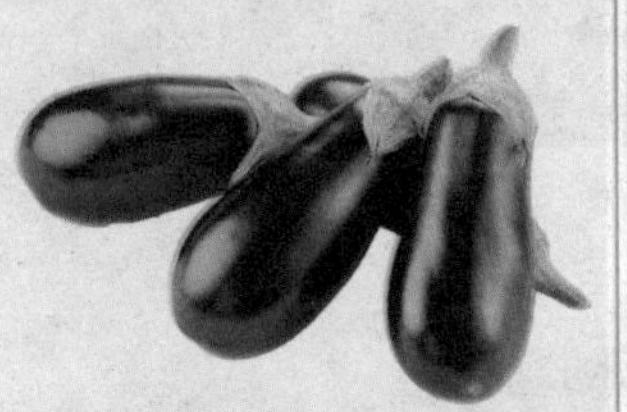

【嘌呤含量】14.3毫克/100克

【性味归经】味甘、性凉。归脾、胃、大肠经。

茄子

Qiezi

[别名] 茄瓜、白茄、紫茄

能量 87.9千焦/100克

【调理关键词】

清热凉血，散瘀消肿

◎茄子含丰富的维生素P，这种物质能增强人体细胞间的黏着力，增强毛细血管的弹性，减低毛细血管的脆性及渗透性，防止微血管破裂出血，使心血管保持正常的功能，对预防痛风并发心脏病有积极作用。

◎食疗作用

茄子含蛋白质、维生素A、B族维生素、维生素C、维生素P、脂肪、糖类以及矿物质等。茄子具有活血化瘀、清热消肿、宽肠之效，适用于肠风下血、热毒疮痈、皮肤溃疡等，茄子含有黄酮类化合物，具有抗氧化功能，防止细胞癌变，同时也能降低血液中胆固醇含量，预防动脉硬化，可调节血压、保护心脏。

◎选购保存

茄子以外形均匀周正，老嫩适度，无裂口、腐烂、锈皮、斑点，皮薄，子少，肉厚，细嫩的为佳。茄子的表皮覆盖着一层蜡质，具有保护茄子的作用，一旦蜡质层被冲刷掉，就容易受微生物侵害而腐烂变质。

◎搭配宜忌

茄子+猪肉　维持血压

茄子+牛肉　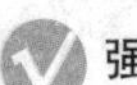　强身健体

茄子+墨鱼　抗衰老、软化血管

茄子+蟹　　郁积腹中、伤寒肠胃

应用指南

1.适用于痛风症、便秘、痔疮患者：先将200克茄子洗净，切成小块，置锅火上，加油烧热至七成热，倒入茄子块后不断煸炒至熟，再加少许精盐和味精调味即可。

2.防治雀斑：将新鲜的茄子洗净，切成小片，擦于脸部有雀斑的位置，直到擦红为止。

3.适用于咳嗽者，可以润肺止咳：将60克茄子，洗净，切成小块，放进锅中，加少量水，煮熟，待温加上适量的蜂蜜即可。

4.适用于高血压、心脏病、痛风症患者：将400克茄子去皮洗净，切成块，然后放入锅中干煸一下，捞出；50克柿子椒，去子去蒂，100克西红柿洗净，切成块；油热放入茄子翻炒，加适量清水煮沸，倒入西红柿和柿子椒，加入调料，烧熟即可。

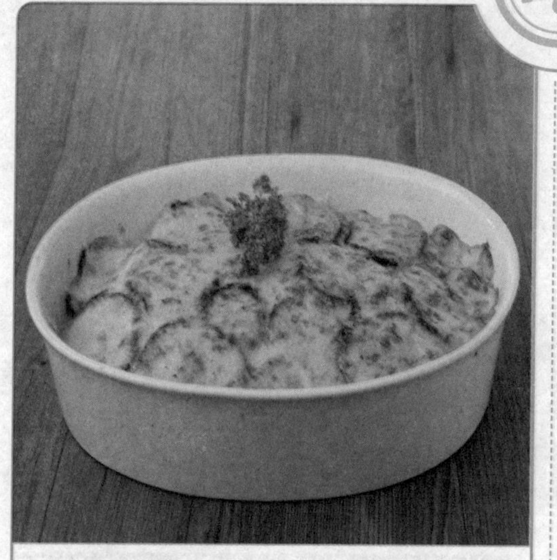

调理吃法1 茄子片蒸鸡蛋

◎材料 茄子1个，鸡蛋2个，盐少许

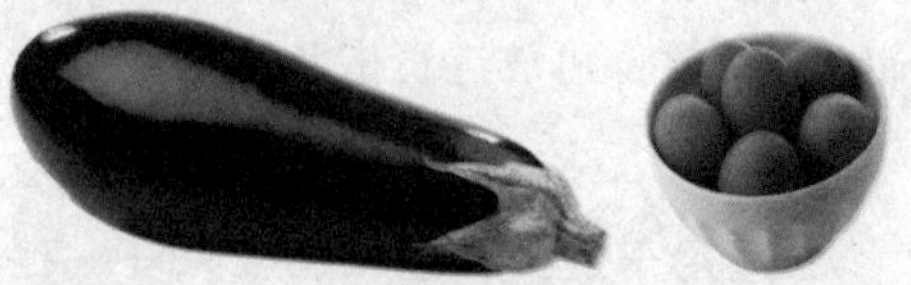

◎制作 ①将茄子洗净，切成片，用盐和酱料腌制。鸡蛋打散，加少许盐，搅拌均匀。②将茄子摆放在盘中，将鸡蛋倒进茄子中。③然后放进锅中隔水蒸，蒸熟即可食用。

◎功效 本品有活血化瘀、清热消肿、通便的作用，适用于高血压、心脏病、便秘等患者。

◎温馨提示 虚寒腹泻、皮肤疮疡、目疾患者以及孕妇不宜食用。

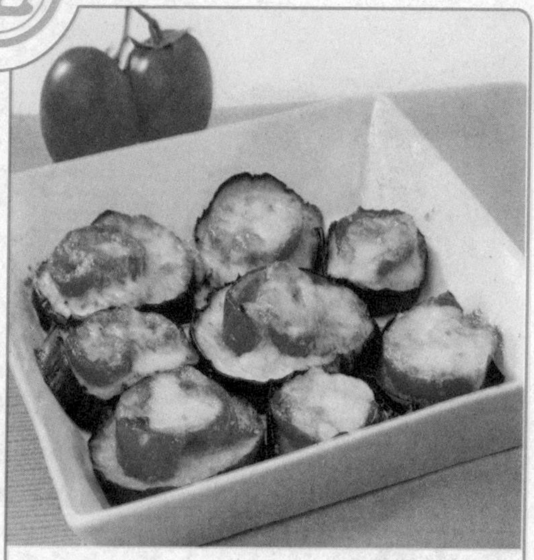

调理吃法2 茄片拌西红柿

◎材料 茄子1个，西红柿1个，乳酪适量

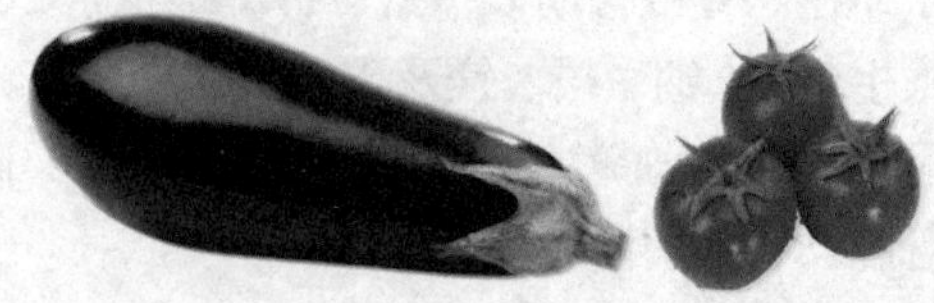

◎制作 ①将茄子洗净，切成片；西红柿洗净，切成片。②将茄子摆放在盘中，在茄子上面均放上一片乳酪，然后再叠上一片西红柿，准备妥当后将其放进烤箱中烤熟即可。

◎功效 本品具有宽肠通便、活血化瘀、清热的功效，适用于便秘、高血压等患者。

◎温馨提示 茄子切成块或片后，由于氧化作用会很快由白变褐。如果将切成块的茄子立即放入水中浸泡起来，待做菜时捞起沥干，就可避免茄子变色。

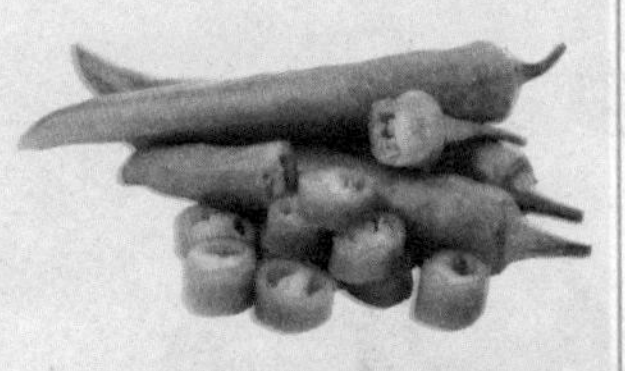

【嘌呤含量】8.7毫克/100克

【性味归经】性热，味辛。归心、脾经。

青椒

Qingjiao

[别名] 甜椒、大椒、菜椒

能量 96.3千焦/100克

【调理关键词】

防癌抗癌，降脂减肥

◎青椒的有效成分辣椒素是一种抗氧化物质，它可阻止有关细胞的新陈代谢，从而终止细胞组织的癌变过程，降低癌症的发生率，还能够促进脂肪代谢，防止体内脂肪积存，有利于痛风并发肥胖者减肥。

◎食疗作用

青椒能增强人的体力，缓解因工作、生活压力造成的疲劳。其特有的味道和所含的辣椒素有刺激唾液和胃液分泌的作用，能增进食欲，帮助消化，促进肠蠕动，防止便秘。青椒含胡萝卜素、钾、维生素C、维生素A、钠、磷、镁及碳水化合物。它还可以防治坏血病，对牙龈出血、贫血、血管脆弱有辅助治疗作用。

◎选购保存

选购青椒的时候，要选择外形饱满、色泽浅绿、有光泽、肉质细腻、气味微辣略甜、用手掂感觉有分量的。溶化一些蜡烛油，把每支青椒的蒂都在蜡烛油中蘸一下，然后装进保鲜袋中，封严袋口，放在10℃的环境中，可贮存2~3个月。

◎搭配宜忌

搭配	宜/忌	功效
青椒+鳝鱼	✓	开胃爽口
青椒+苦瓜	✓	美容养颜
青椒+红椒	✓	防治感冒
青椒+黄瓜	✗	破坏维生素

应用指南

1.适用于痛风症、便秘患者：200克西红柿和100克青椒洗净，切块；2个鸡蛋打散，炒熟，适量的蒜，洗净切成片；底锅热油，爆蒜香，然后倒入西红柿炒至粘软，再放进青椒和鸡蛋，加盐即可。

2.适用于抵抗力差、免疫力差、容易感冒、痛风症患者：将150克青椒洗净，除子，放进锅中煸至外皮起鼓泡，盛出；锅内留底油烧热，倒入煸好的青椒，加入豆豉、盐、白糖、姜末稍炒，淋上醋即可。

3.适用于食欲不振、消化不良者：1个茄子洗净切丝，用水浸泡。3个青椒洗净，切成丝；先后将茄子和青椒放进油锅里煸炒，然后再混合起来一起炒，加盐和味精炒熟即可。

4.适用于脾胃虚寒者：将5个青椒洗净，去子切成丝，土豆丝去皮洗净，切丝，然后将土豆和青椒一起放进锅中炒熟，加盐即可。

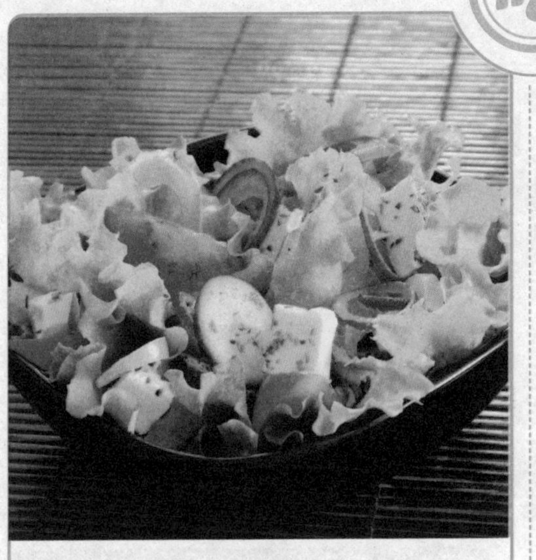

调理吃法1 青椒沙拉

材料 青椒、黄椒各1个，洋葱1个，黄瓜1根，生菜、豆腐各适量

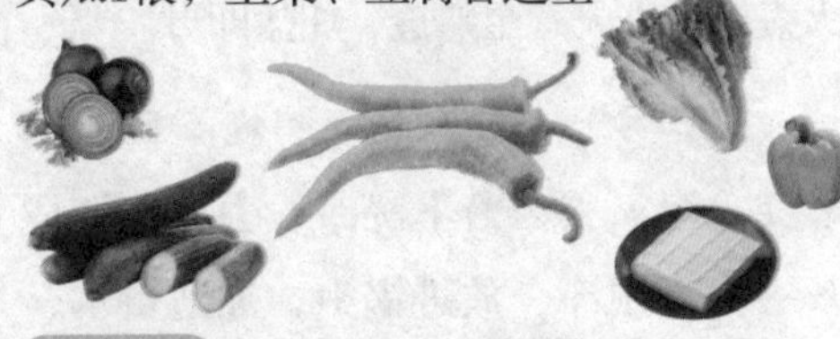

制作 ①将青椒、黄椒洗净，去子，切成条状；洋葱洗净，切成条状；黄瓜洗净，切成片；生菜洗净，切成小片；豆腐洗净，切成小块。②锅中煮水，煮沸之后将青椒、黄椒、洋葱、豆腐放进水中，焯熟即可，装盘，加上黄瓜、生菜，即可食用。

功效 本品具有增强免疫力、健胃消食、帮助消化的功效，适用于食欲不振、消化不良、高血压等患者。

温馨提示 将青椒的子去掉可以减轻辣度，口感也更好。

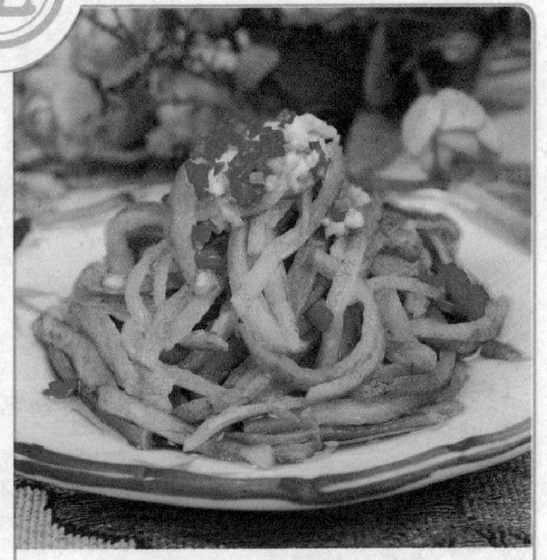

调理吃法2 蒜香烧青椒

材料 青椒200克，红椒20克，蒜、盐、味精、酱油各适量

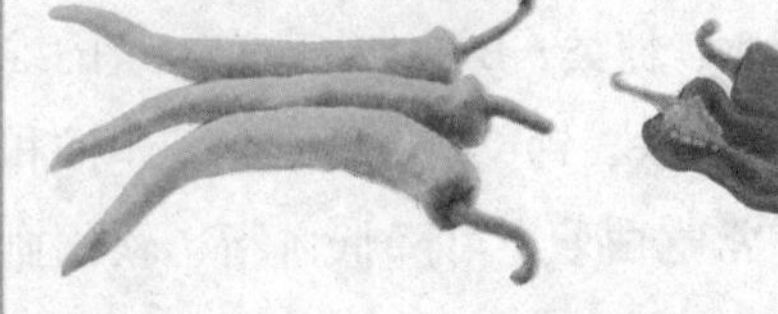

制作 ①青椒洗净，去子，切成长条；红椒洗净，去子切丁；蒜去皮，剁成蓉。②油锅烧热，下青椒炒至断生，加入蒜蓉、盐、味精炒匀。③出锅后加入酱油拌匀，撒上红椒丁即可。

功效 本品具有开胃消食、温中散寒、增进食欲的功效，适用于便秘、食欲不振等患者。

温馨提示 眼疾、食管炎、胃肠炎、胃溃疡、痔疮、火热病症、阴虚火旺、高血压、肺结核等病症患者不宜食用。

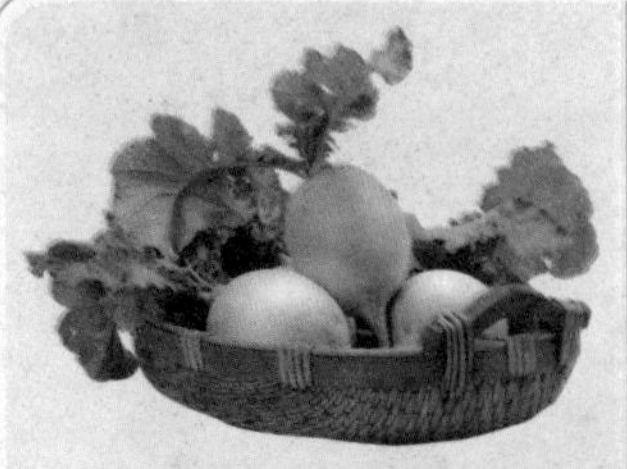

【嘌呤含量】<15毫克/100克

【性味归经】性凉，味辛、甘。归肺、胃经。

白萝卜

Bailuobo

[别名] 莱菔

能量 87.9千焦/100克

【调理关键词】

清热生津，凉血止血

◎白萝卜中的膳食纤维含量是非常可观的，可以促进肠胃的蠕动，消除便秘，起到排毒的作用，从而促进体内尿酸的排出，可改善痛风患者症状。

◎食疗作用

白萝卜能促进新陈代谢、增强食欲、化痰清热、帮助消化、化积滞，对食积腹胀、咳痰失音、吐血、消渴、痢疾、头痛、排尿不利等症患者有食疗作用。白萝卜含蛋白质、糖类、B族维生素和大量的维生素C，以及铁、钙、磷、纤维、芥子油和淀粉酶。常吃白萝卜可降低血脂、软化血管、稳定血压，还可预防冠心病、动脉硬化、胆石症等疾病。

◎选购保存

以个体大小均匀、表面光滑的白萝卜为优。保存白萝卜最好能带泥存放，如果室内温度不太高，可放在阴凉通风处。

◎搭配宜忌

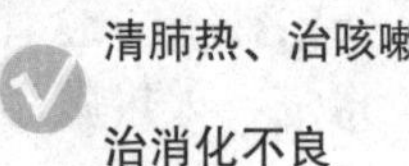

白萝卜+紫菜　清肺热、治咳嗽

白萝卜+金针菇　治消化不良

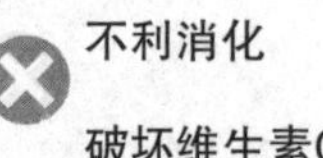

白萝卜+橘子　不利消化

白萝卜+黄瓜　破坏维生素C

应用指南

1.适用于消化不良、痛风症患者，可以帮助利尿：将白萝卜洗净，去皮，切成丝，放进锅中，加适量水和植物油，大火煮沸，小火煮至熟透，加盐即可。

2.适用于心烦口渴、消化不良、痛风症患者：将白萝卜洗净，去皮，切成丝；大米洗净，放进锅中，加适量水、白萝卜丝，大火煮沸，小火煮至成粥，加盐和芹菜末即可。

3.适用于消化不良、食欲不振者，可以软化血管：将白萝卜洗净，去皮，切成丝，放进沸水中焯熟，放进盘中，加上醋和盐，拌匀即可食用。

4.适用于痛风症、消化不良：将白萝卜洗净，去皮，切成丝；木耳洗净，用冷水浸泡1小时，除杂，撕成小朵；油锅置于火上，加上适量植物油，烧热后加上白萝卜丝和木耳，炒熟后，加上芹菜末和盐调味即可。

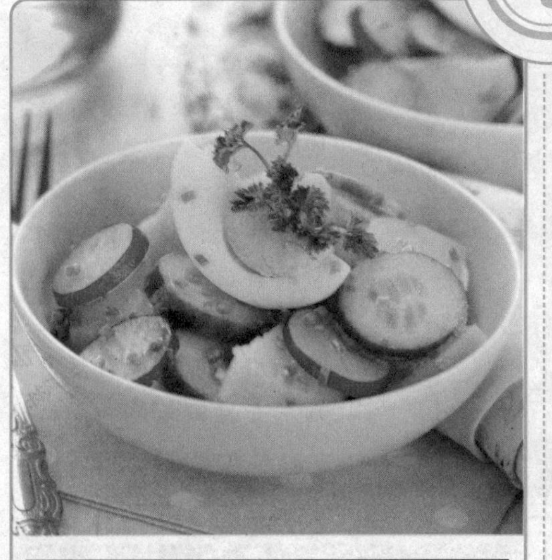

调理吃法1 鸡蛋黄瓜拌萝卜

材料 樱桃萝卜1个，鸡蛋1个，白萝卜1个，黄瓜1根

制作 ①将樱桃萝卜洗净，切成片；白萝卜洗净，去皮，切成块；鸡蛋放进沸水中煮熟，去壳，切成4块。②然后将樱桃萝卜、白萝卜、黄瓜，放进沸水中稍微焯过即可。③放进盘中，加上鸡蛋装饰。

功效 本品具有清热生津、通肠润便的功效，适用于便秘、皮肤粗糙、粉刺等患者。

温馨提示 阴盛偏寒体质者，脾胃虚寒者，胃及十二指肠溃疡者，慢性胃炎者，先兆流产、子宫脱垂者不宜食用。

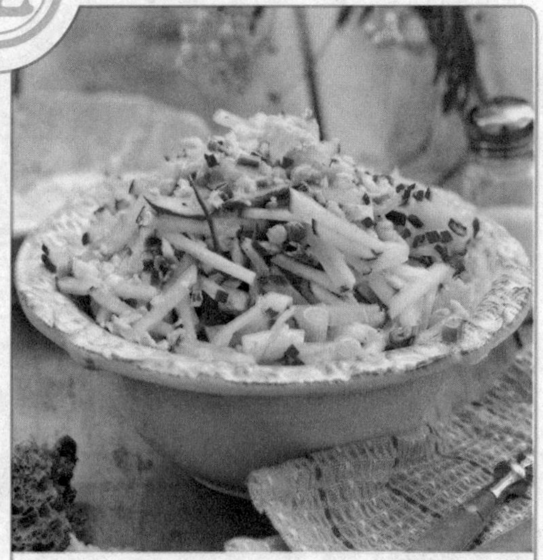

调理吃法2 白萝卜拌鸡蛋黄

材料 樱桃萝卜1个，白萝卜半个、鸡蛋1个

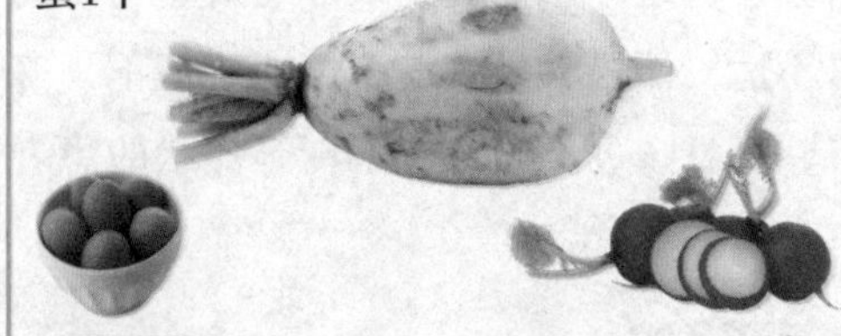

制作 ①将樱桃萝卜洗净，切成丝；白萝卜洗净，去皮，切成丝；鸡蛋放进沸水中煮熟，去壳，取出蛋黄，用汤匙压成泥。②将樱桃萝卜和白萝卜放进沸水中焯过，放进盘中，撒上葱花和蛋黄。

功效 本品具有生津止渴、清热、润肠通便的功效，适用于便秘、冠心病、动脉硬化等患者。

温馨提示 白萝卜不适合脾胃虚弱者食用，大便稀者应少食。另外，在服用参类滋补药时应忌食白萝卜，以免影响疗效。

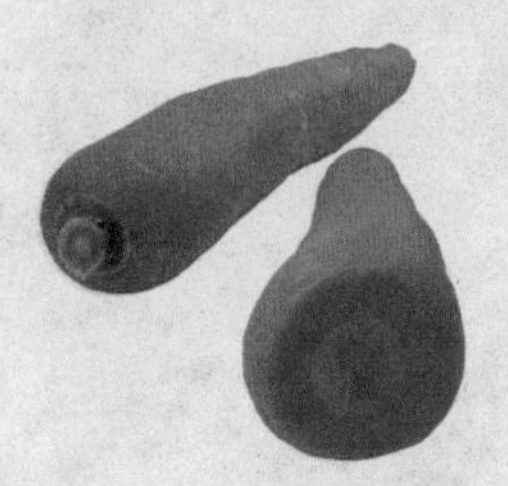

【嘌呤含量】8.9毫克/100克

【性味归经】性平，味甘、涩。归心、肺、脾、胃经。

胡萝卜

Huluobo

[别名] 红萝卜、金笋、丁香萝卜

能量 154.9千焦/100克

【调理关键词】

防治痛风并发糖尿病、高血压病

◎胡萝卜含有较多的钾元素，能促进身体内钠盐的排出，降低血压，调节身体酸碱平衡。经常食用胡萝卜，对防治痛风并发糖尿病和高血压病有积极意义。

◎食疗作用

胡萝卜富含糖类、蛋白质、脂肪、碳水化合物、胡萝卜素、B族维生素、维生素C，有健脾和胃、补肝明目、清热解毒、壮阳补肾、透疹、降气止咳等功效，对于肠胃不适、便秘、夜盲症、性功能低下、麻疹、百日咳、小儿营养不良等症状的患者有食疗作用。

◎选购保存

要选根粗大、心细小，质地脆嫩、外形完整的胡萝卜，另外，表面光泽、感觉沉重的为佳。将胡萝卜加热，放凉后用容器保存，冷藏可保鲜5天，冷冻可保鲜2个月左右。

◎搭配宜忌

胡萝卜+香菜	✓	开胃消食
胡萝卜+菠菜	✓	防止脑卒中
胡萝卜+酒	✗	损害肝脏
胡萝卜+柠檬	✗	破坏维生素C

应用指南

1.适用于痛风症、贫血，可以补气养血：胡萝卜500克、蜂蜜适量。将胡萝卜放入榨汁机中压榨成汁，倒进杯子里，加适量蜂蜜饮用。

2.适用于脾胃差、高血压、痛风症、夜盲症患者：胡萝卜250克、粳米100克。锅内加入胡萝卜、粳米煮成粥，调味即可食。

3.适用于食欲不振、消化不良者：将1个胡萝卜和半个苹果洗净，去皮去子，切成丁，放进榨汁器中榨成汁，滤去渣，放进锅中煮沸，即可。

4.防治风寒感冒：将100克胡萝卜洗净，去皮；40克荸荠洗净，去皮，切成块；然后将两种材料放进锅中，加适量水，煎煮，最后加白糖调味即可。

5.百日咳：胡萝卜500克，挤汁，加适量冰糖蒸开温服，每日2次。

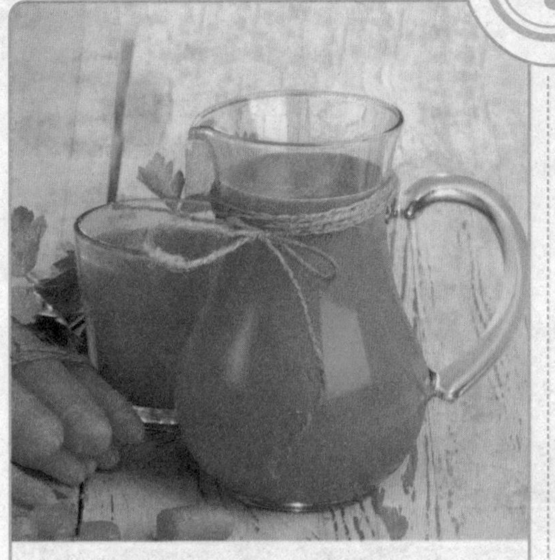

调理吃法1 胡萝卜汁

◎材料 胡萝卜适量

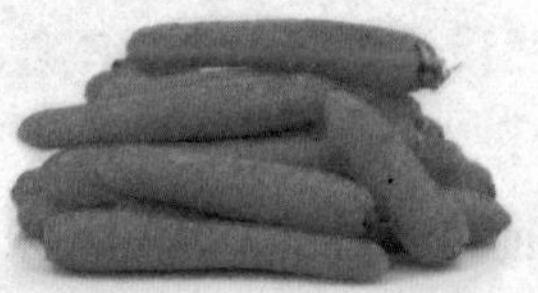

◎制作 ①将胡萝卜洗净，去皮，切成块。②将胡萝卜放进榨汁机中榨成汁，倒进杯中，加上适量蜂蜜，搅拌均匀，即可食用。

◎功效 本品具有健脾和胃、补肝明目、清热解毒的功效，适宜癌症、高血压、夜盲症、干眼症、营养不良、食欲不振、皮肤粗糙者食用。

◎温馨提示 吃胡萝卜时不要喝酒，因为当类胡萝卜素的浓度很高时，碰上酒精就会和自由基结合，使胡萝卜素由抗氧化剂转变成会攻击正常细胞的促氧化剂。

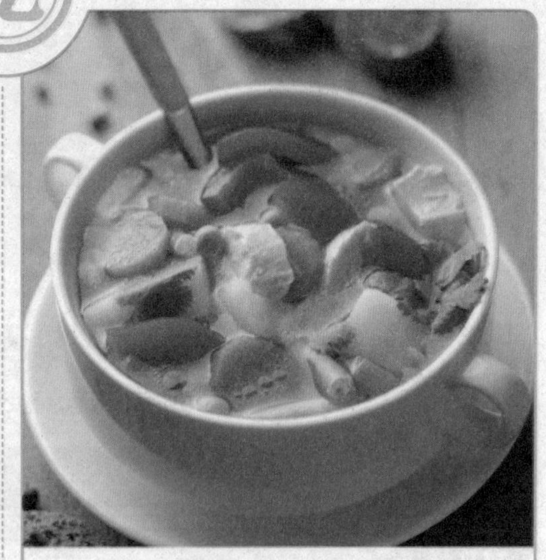

调理吃法2 胡萝卜蔬菜汤

◎材料 胡萝卜1根，甜椒、土豆各1个，豆腐、豆角、豌豆、盐各适量

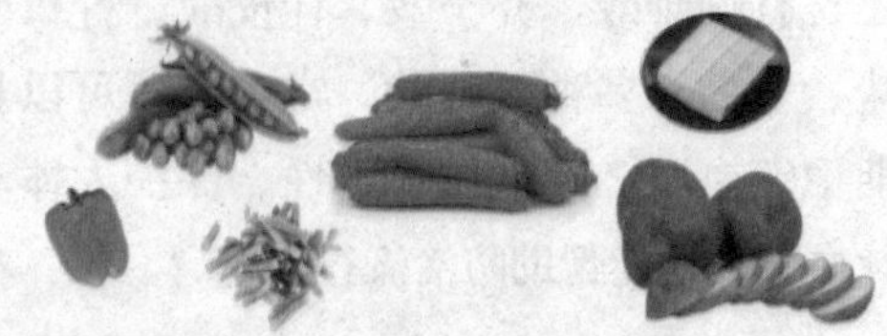

◎制作 ①将胡萝卜去皮，切成块；土豆去皮，切块；甜椒去蒂，切圈；豆腐洗净，切小块；豆角洗净，切段；豌豆洗净。②将胡萝卜、土豆、豆腐、豌豆先放进锅中，加适量水，大火煮沸，加上甜椒和豆角，再转为小火，煮至成汤。③最后加盐调味即可。

◎功效 本品具有宽肠通便、利于五脏、补肝明目的功效，适用于便秘、小儿营养不良等患者。

◎温馨提示 胡萝卜中所含的胡萝卜素易被酸性物质破坏，因此，烹调时不要加醋。作出的菜最好一次吃完，防止氧化，营养受损。

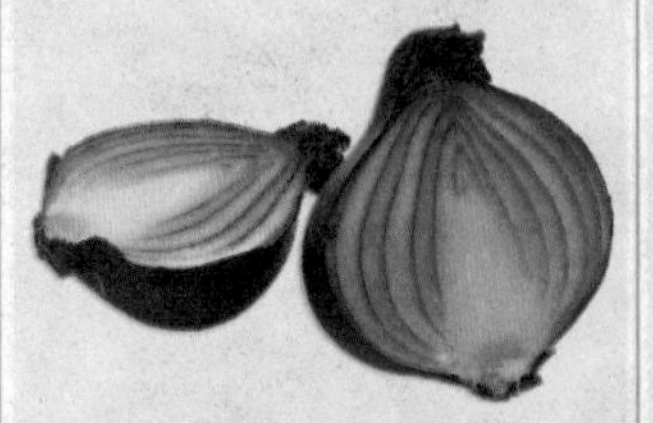

洋葱

Yangcong

【嘌呤含量】3.5毫克/100克

【性味归经】性温，味甘、微辛。归肝、脾、胃经。

[别名] 玉葱、葱头、洋葱头、圆葱

能量 163.2千焦/100克

【调理关键词】

健胃宽中，理气进食

◎洋葱所含的微量元素硒是一种很强的抗氧化剂，能消除体内的自由基，增强细胞的活力和代谢能力，具有防癌、抗衰老的功效，可增强痛风患者抵抗力，缓解痛风症状。

◎食疗作用

洋葱具有散寒、健胃、发汗、祛痰、杀菌、降血脂、降血压、降血糖、抗癌之功效。洋葱富含蛋白质、粗纤维及胡萝卜素、维生素B_1、维生素B_2和维生素C等，还含有咖啡酸、芥子酸、桂皮酸、柠檬酸盐、多糖和多种氨基酸。常食洋葱可以长期稳定血压、降低血管脆性、保护人体动脉血管，还能帮助防治流行性感冒。

◎选购保存

要挑选球体完整、没有裂开或损伤、表皮完整光滑的。应将洋葱放入网袋中，然后悬挂在室内阴凉通风处，或者放在有透气孔的专用陶瓷罐中保存。

◎搭配宜忌

搭配	宜/忌	功效
洋葱+大蒜	✓	防癌抗癌
洋葱+红酒	✓	降压降糖
洋葱+鸡蛋	✓	健胃养脾
洋葱+蜂蜜	✗	伤害眼睛

应用指南

1.适用于痛风患者：500克洋葱洗净，剖成6瓣，放进泡菜坛中，腌渍4日，待其味酸甜而略辛辣时即可。

2.适用于失眠、食欲不佳者：取洋葱适量，洗净，捣烂，置于小瓶内盖好，睡前打开盖子，闻其气味，10分钟内即可入睡。

3.适用于感冒、抵抗力差者：将200克的洋葱洗净，切成丝，放进油锅里稍炒，加盐炒至熟即可。

4.适用于食欲不振、消化不良者：将3个洋葱洗净，去皮切成丝；3个鸡蛋磕在碗里，加点盐打散，放进油锅里煎出香味即可。然后再加上洋葱，不断翻炒，加盐和鸡精翻炒几下即可。

5.燥湿解毒：高粱米及生薏苡仁各100克，凉水泡4小时后慢火煮粥，待米烂时，南瓜100克切块，洋葱100克切丁入粥同煮至熟，甜、咸自调。

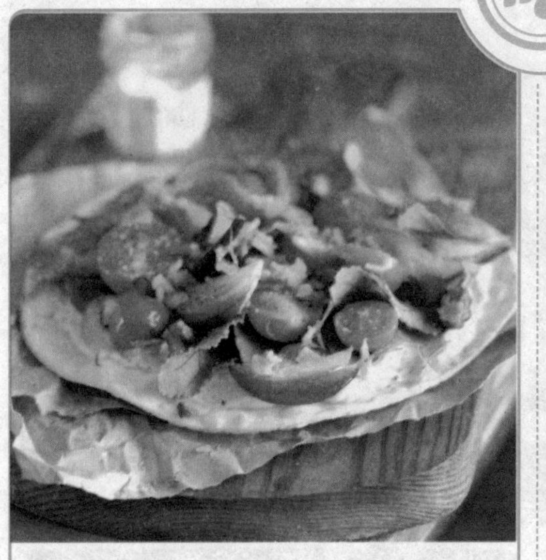

调理吃法1 洋葱生菜沙拉

◎材料 洋葱1个，生菜适量，西红柿1个，盐、奶酪各少许

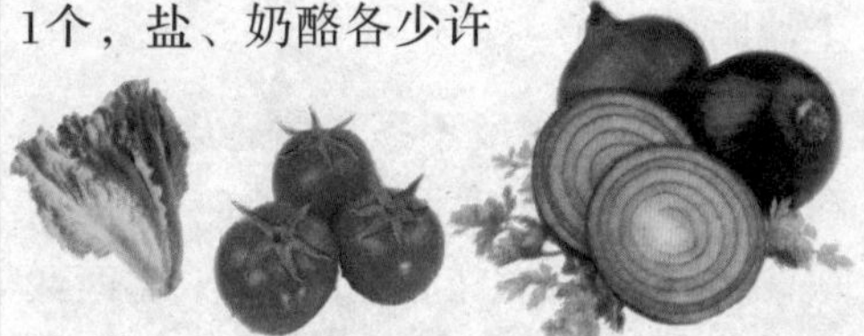

◎制作 ①洋葱洗净，切成条状；生菜洗净，切成小片；西红柿洗净，切成块状。②将所有材料放进盘中，加上少许盐和奶酪，搅拌均匀即可食用。

◎功效 本品具有温中散寒、健胃、降血脂、降血压、降血糖的功效，特别适宜高血压、高脂血、动脉硬化等心血管疾病患者，糖尿病、癌症、急慢性肠炎、痢疾患者以及消化不良者食用。

◎温馨提示 洋葱辛温，胃火炽盛者不宜多吃，吃太多，会使胃肠胀气。

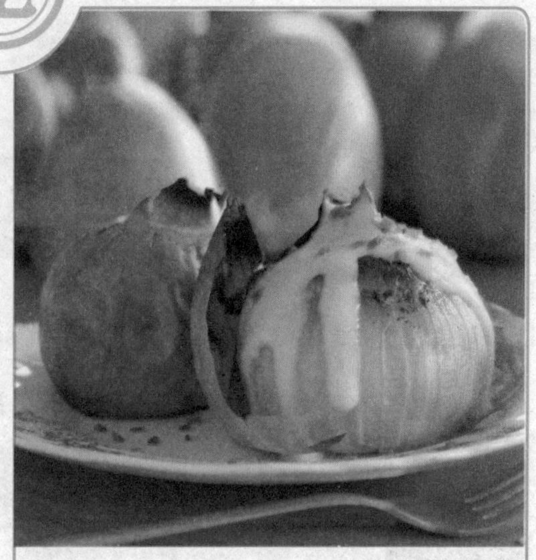

调理吃法2 烤洋葱

◎材料 洋葱1个，盐、奶酪、葱花各适量

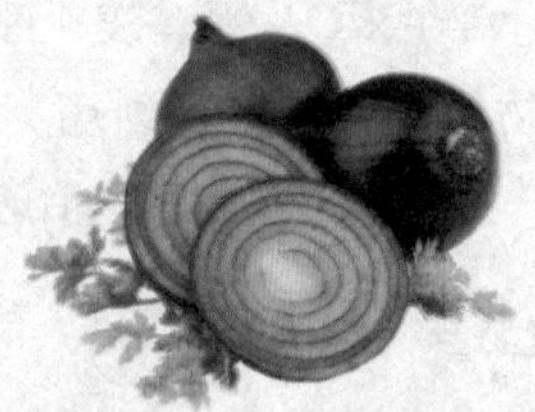

◎制作 ①将洋葱洗净，沥干。②烤炉生火，待火旺时放上洋葱，烤到洋葱七成熟时加上盐，烤至熟即可。③将烤好的洋葱放进盘中，加上奶酪和葱花，即可食用。

◎功效 本品具有健胃宽中、理气进食的功效，适用于高血压、感冒、失眠等患者。

◎温馨提示 洋葱可分为白皮、黄皮和紫皮三种。从营养价值的角度评估，紫皮洋葱的营养更好一些，因为其含有更多的蒜素和槲皮素。

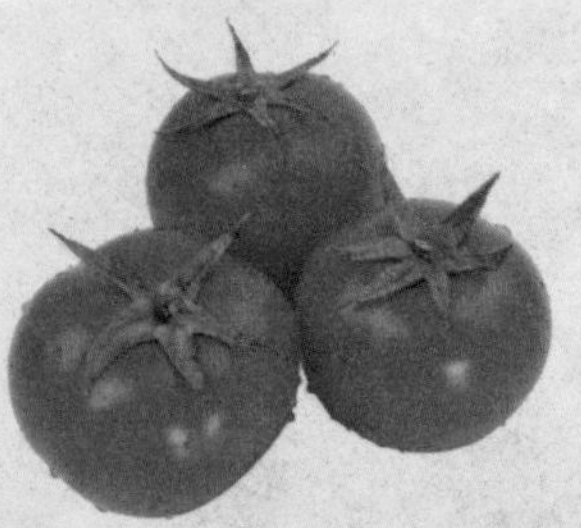

【嘌呤含量】4.2克/100克

【性味归经】性凉、味甘、酸。归肺、肝、胃经

西红柿

Xihongshi

[别名] 番茄、番李子、洋柿子

能量 79.5千焦/100克

【调理关键词】

降压降糖、防治并发症

◎西红柿含有大量的矿物质，包括钾、镁、钙等，有助于尿酸排出体外；其所含的黄酮类物质和胡萝卜素，有显著的降压和降糖作用。常食西红柿，对预防痛风并发高血压病、糖尿病有积极作用。

◎食疗作用

西红柿具有止血、降压、利尿、健胃消食、生津止渴、清热解毒、凉血平肝的功效，富含有机碱、番茄碱、维生素A、B族维生素、维生素C及钙、镁、钾、钠、磷、铁等矿物质，可治疗宫颈癌、膀胱癌、胰腺癌等，另外，还能美容和治愈口疮。

◎选购保存

选购时应以个大、饱满、色红成熟、紧实者为佳，常温下置通风处能保存3天左右，放入冰箱冷藏可保存5~7天。

◎相宜搭配

西红柿+芹菜	健胃消食
西红柿+山楂	降低血压
西红柿+南瓜	降压、降糖
西红柿+虾	美容养颜

应用指南

1.适用于便秘、痛风患者：将西红柿洗净，去皮，切成块；锅中加水，用大火煮沸，加上西红柿，小火煮熟，加上盐调味即可。

2.适用于食欲不振、痛风患者，有利于排尿：将300克西红柿洗净，去皮切块，100克鸡蛋磕在碗中，打散；将西红柿放进炒锅中翻炒，然后加上鸡蛋，不断翻炒至西红柿熟烂，加点糖和醋即可。

3.适用于痛风症、视力下降者：将200克西红柿洗净，去皮切块；适量的土豆洗净，去皮，切薄片。炒锅下油，烧热，加上西红柿爆炒3分钟，加上盐和开水，滚开后加上土豆煮至熟，加盐调味即可。

4.适用于贫血、痛风者：将西红柿洗净，去皮，切成块；苹果洗净，去皮去子，切成块；然后将两种材料放进榨汁机中榨成汁，倒进杯中，搅拌均匀即可饮用。一次吃完，每日吃1～2次，长期坚持。

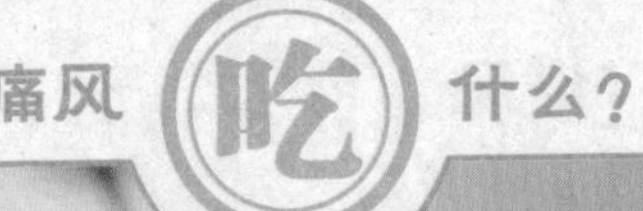

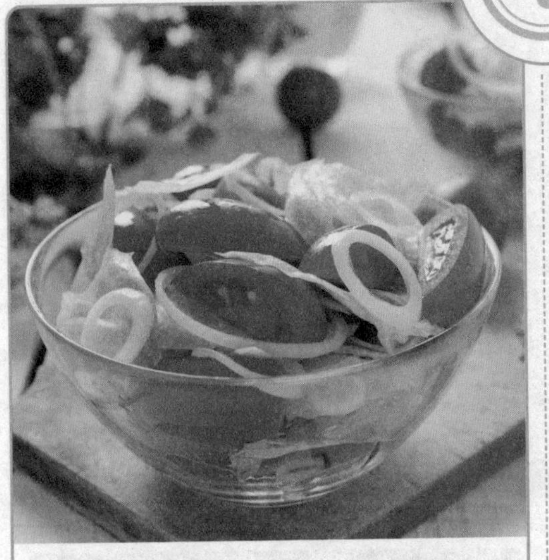

调理吃法1 西红柿拌生菜

◎材料 洋葱1个，西红柿1个，生菜适量

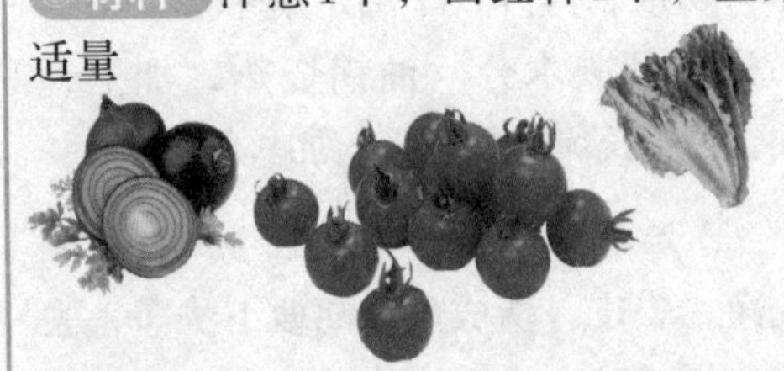

◎制作 ①将洋葱洗净，切成小圈；生菜洗净，切成小片；西红柿洗净，切成半。②将所有材料放进碗中，搅拌均匀即可食用。

◎功效 本品具有生津止渴、健胃消食的功效，适宜于热性病发热、口渴、食欲不振、习惯性牙龈出血、贫血、头晕、心悸、高血压、急慢性肝炎、急慢性肾炎、夜盲症和近视眼者食用。

◎温馨提示 西红柿要选择个大、圆润、丰满、外观漂亮的食用。

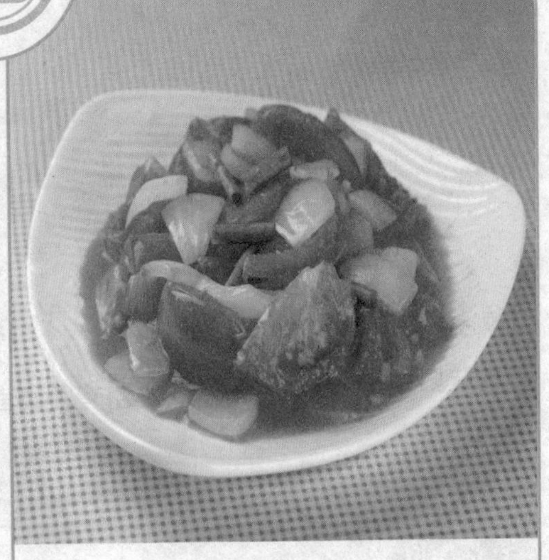

调理吃法2 西红柿炒洋葱

◎材料 西红柿100克，洋葱40克，蒜末、葱段各少许，盐2克，食用油适量

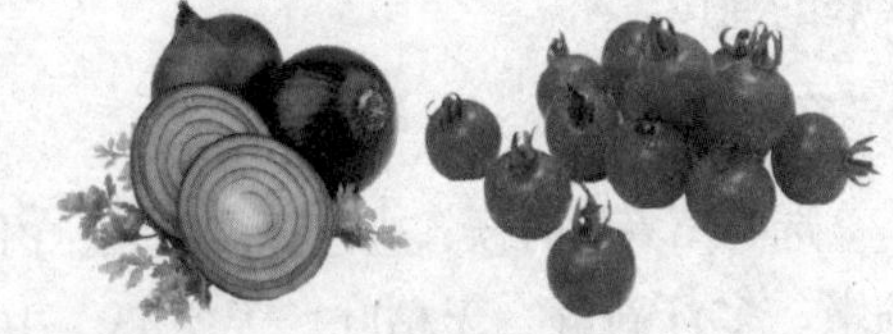

◎制作 ①将西红柿洗净，切小块；洋葱洗净，切小片。②用油起锅，倒入蒜末爆香；放入洋葱片，快速炒出香味。倒入切好的西红柿翻炒片刻。③加入少许盐调味，撒上葱段即成。

◎功效 本品有健胃消食、生津止渴、清热解毒、凉血平肝的功效，适用于消化不良、食欲不振、高血脂、高血压等患者。

◎温馨提示 把开水浇在西红柿上，或者把西红柿放入开水里烫一下，皮就能很容易地被剥掉了。

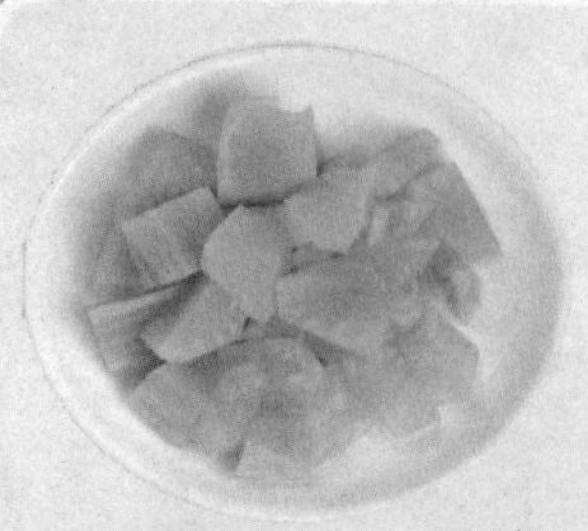

莴笋

Wosun

【嘌呤含量】<15毫克/100克

【性味归经】性凉，味甘、苦。归胃、膀胱经。

[别名] 茎用莴苣、莴菜、千金菜

能量 58.6千焦/100克

【调理关键词】

防治痛风并发糖尿病

◎莴笋富含钾元素，有利于维持体内酸碱平衡，改善酸性体质，促进尿酸的排泄。莴笋还富含烟酸，能激活胰岛素作用，有效降低血糖，对防治痛风并发糖尿病有积极意义。

◎食疗作用

莴笋有增进食欲、刺激消化液分泌、促进胃肠蠕动等功能，具有促进排尿、降低血压、预防心率紊乱的作用。莴笋能改善消化系统和肝脏功能，有助于抵御风湿性疾病的痛风。

◎选购保存

选购莴笋的时候，应选择茎粗大、肉质细嫩、多汁新鲜、无枯叶、无空心、中下部稍粗或成棒状、叶片不弯曲、无黄叶、不发蔫、不苦涩的。莴笋泡水保鲜法：将买来的莴笋放入盛有凉水的器皿内，一次可放几棵，水淹至莴笋主干1/3处，放置室内3~5天，叶子仍呈绿色，莴笋主干仍很新鲜，削皮后炒吃仍鲜嫩可口。

◎搭配宜忌

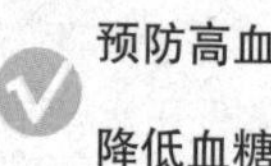

宜	
莴笋+蒜苗	预防高血压
莴笋+黑木耳	降低血糖

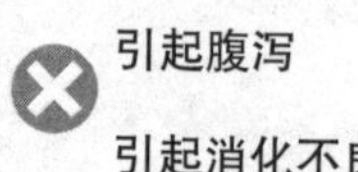

忌	
莴笋+蜂蜜	引起腹泻
莴笋+乳酪	引起消化不良

应用指南

1.促进末端血管的血液循环，防治皮肤色素沉着：将500克莴笋削去皮，洗净，切成长薄片，下沸水锅中焯一下，捞出，沥去水分。油锅烧热，加上食油，再把莴笋翻炒几下，加盐即可。

2.适用于痛风患者：将400克莴笋洗净，去皮，切成丝；胡萝卜洗净，去皮，切成丝；油锅烧热，加上食油，再把两种材料一起放进油锅中，爆炒几下，加盐和味精，炒熟即可。

3.适用于糖尿病、贫血、痛风患者：莴笋400克，姜丝10克。将莴笋洗干净，去皮去叶后切成片状，用开水略烫一下捞起，沥干水，加姜丝、麻油、糖、醋拌匀即可食用。

4.适用于贫血、痛风患者，可以益气补血：莴笋300克，黑木耳200克，姜、葱适量。莴笋去皮切成片，黑木耳温水泡洗；炒锅烧热，加上植物油，烧热后加上莴笋和黑木耳，一起炒熟，加盐即可。

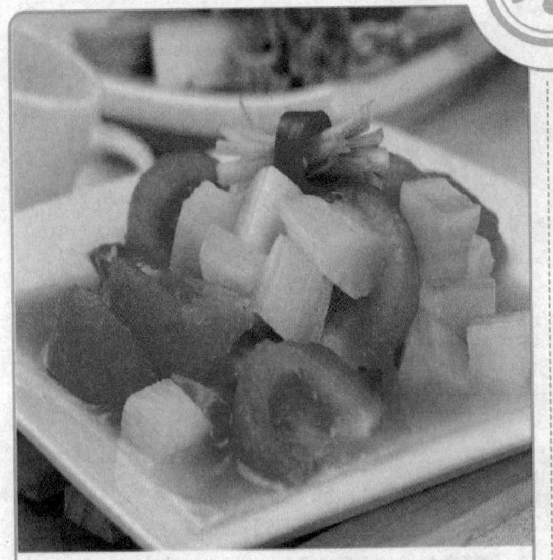

调理吃法1 酸甜莴笋

材料 莴笋500克，西红柿2个，调味料适量

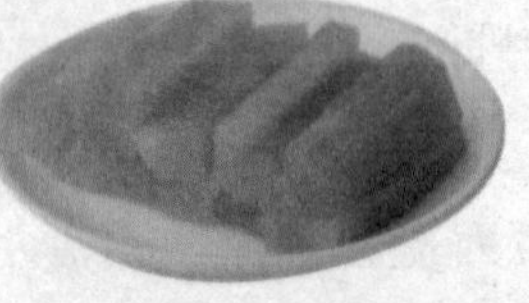

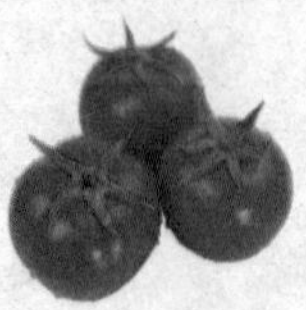

制作 ①莴笋削皮，切丁，放入沸水略焯；西红柿去皮，切块。②将所有调味料一起放入碗中调成味汁，放入冰箱冷藏8分钟。③将所有材料放入容器，淋上味汁拌匀即可。

功效 本品具有增进食欲、通畅润便的功效，适用于便秘、食欲不振等患者。

温馨提示 莴笋中含有一定量的微量元素锌、铁，特别是莴苣中的铁元素很容易被人体吸收，经常食用新鲜的莴笋，可以防治缺铁性贫血。

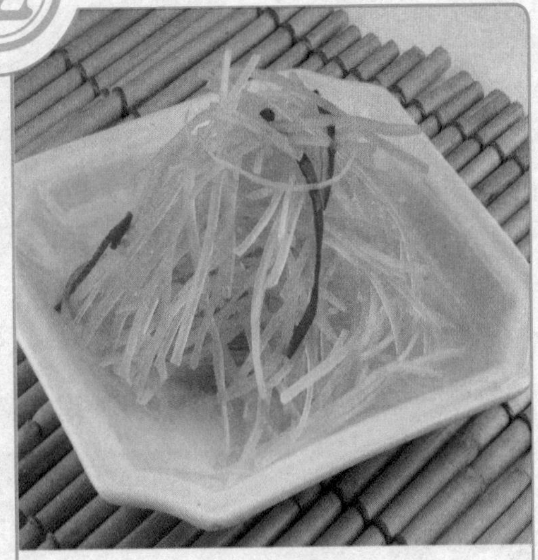

调理吃法2 爽口莴笋

材料 莴笋180克，红椒3克，盐、鸡精、醋、生抽各适量

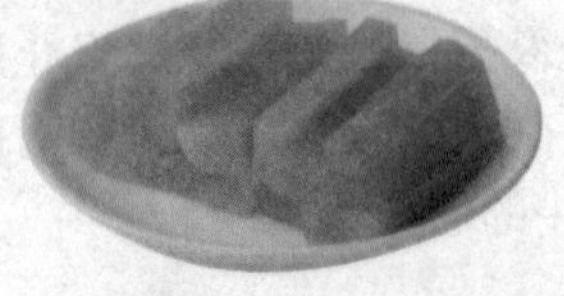

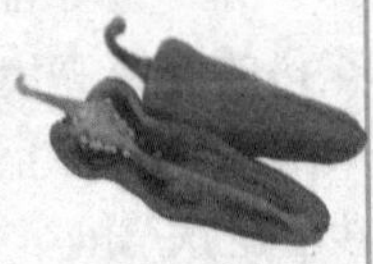

制作 ①莴笋洗净，去皮，切成细丝，放入开水中焯熟，沥干装盘；红椒洗净，去子，切成细丝。②将盐、鸡精、醋、生抽调成味汁。③将味汁淋在莴笋上，撒上红椒丝即可。

功效 本品能促进消化、降低血压，适宜高血压、消化不良、食欲不振等患者食用。

温馨提示 焯莴笋时一定要注意时间和温度，焯的时间过长、温度过高会使莴笋绵软，失去清脆的口感。莴笋下锅前挤干水分，可以增加莴笋的脆嫩感。

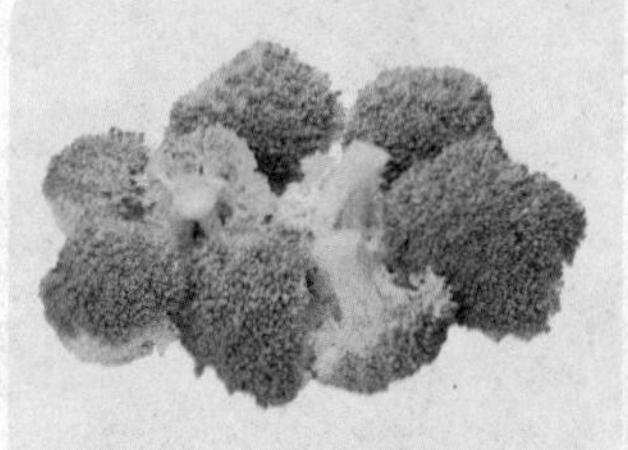

【嘌呤含量】<15毫克/100克

【性味归经】性凉，味甘。归肝经。

西蓝花

Xilanhua

[别名] 绿菜花、青花菜

能量 154.9千焦/100克

【调理关键词】

改善痛风患者体质

◎西蓝花含有丰富的膳食纤维及钙、镁、钾等矿物质，能促进肠道蠕动，有效改善酸性体质，有利于尿酸及其他废物排出体外。富含铬，可改善糖尿病患者的糖耐量，有助于调节血糖，适合通风并发糖尿病患者食用。

◎食疗作用

西蓝花有爽喉、开音、润肺、止咳的功效。长期食用可以减少乳腺癌、直肠癌及胃癌等癌症的发病概率。西蓝花中矿物质成分比其他蔬菜更全面，钙、磷、铁、钾、锌、锰等含量很丰富，比同属于十字花科的花菜高出很多。西蓝花能够阻止胆固醇氧化，防止血小板凝结成块，从而减少心脏病与脑卒中的危险。

◎选购保存

选购西蓝花以菜株亮丽、花蕾紧密结实的为佳；花球表面无凹凸，整体有隆起感，拿起来没有沉重感的为良品。用纸张或透气膜包住西蓝花(纸张上可喷少量的水)，然后直立放入冰箱的冷藏室内，一般可保鲜1周左右。

◎搭配宜忌

西蓝花+胡萝卜	✓	预防消化系统疾病
西蓝花+西红柿	✓	防癌抗癌
西蓝花+枸杞	✓	有利于营养吸收
西蓝花+牛奶	✗	影响钙质吸收

应用指南

1.适用于痛风患者，有利于排尿：将适量西蓝花洗净，切成小朵；胡萝卜洗净，去皮，切成丝；炒锅置于火上，加上植物油，烧热后加上西蓝花和胡萝卜，炒至熟，加盐即可。

2.适用于痛风症、高血压、高脂血症患者：将适量西蓝花洗净，切成小朵；少许的蒜去皮，切成蒜蓉；炒锅置于火上，加上植物油，烧热后加上蒜蓉爆香，然后再加上西蓝花，炒熟，加盐和味精即可。

3.适用于痛风、高血压患者，有利于降压、降脂、利尿：将适量西蓝花洗净，切成小朵；茭白洗净，切成小片；炒锅置于火上，加上植物油，烧热后加上西蓝花和茭白，炒至熟，加盐即可。

4.适用于痛风患者：将适量西蓝花洗净，切成小朵；锅中加水，烧沸后，加上西蓝花，焯过水之后，捞起沥干；然后将盐和植物油一起放进锅中烧沸，淋在西蓝花上，即可食用。

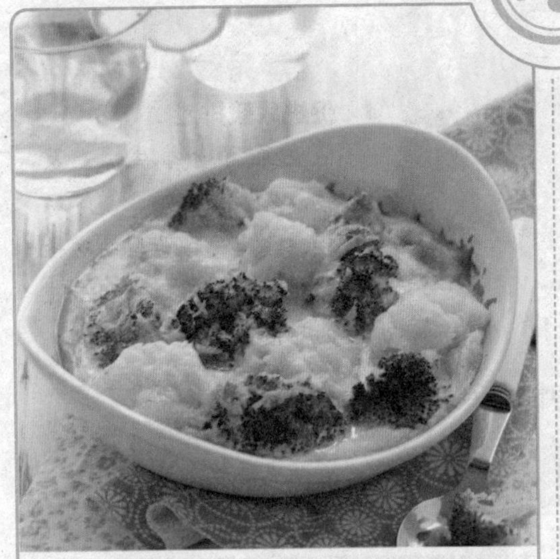

调理吃法1 西蓝花蒸土豆泥

◎材料 西蓝花1个，土豆1个，盐适量

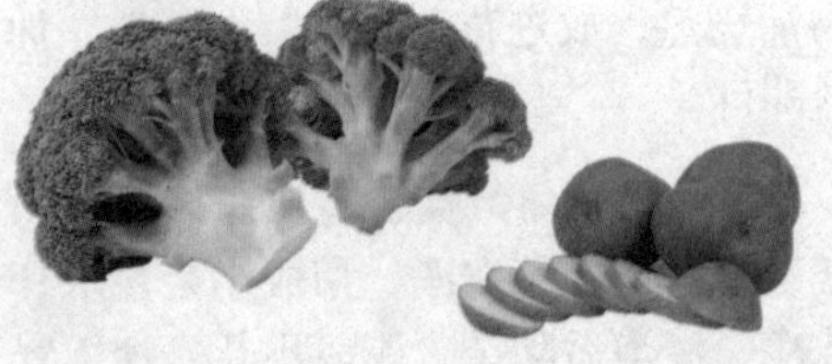

◎制作 ①将西蓝花洗净，切成小朵；土豆洗净，放进蒸锅中蒸熟，放进碗中，去皮，用汤匙压成泥。②将西蓝花放进盘中，加上土豆泥和盐，放进蒸锅中隔水蒸即可。

◎功效 本品具有增强体质、健脾和胃、通肠润便的功效，适用于食欲不佳、脾胃虚弱、体质差的患者。

◎温馨提示 西蓝花不能过度烹饪，如把西蓝花炒得泛黄，会让菜带有强烈硫磺味且损失营养，最好通过蒸或微波炉来加热。

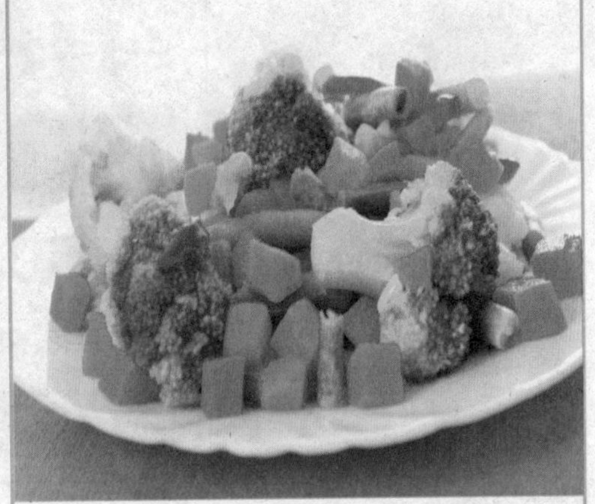

调理吃法2 西蓝花炒胡萝卜

◎材料 西蓝花1个、胡萝卜1根，盐适量

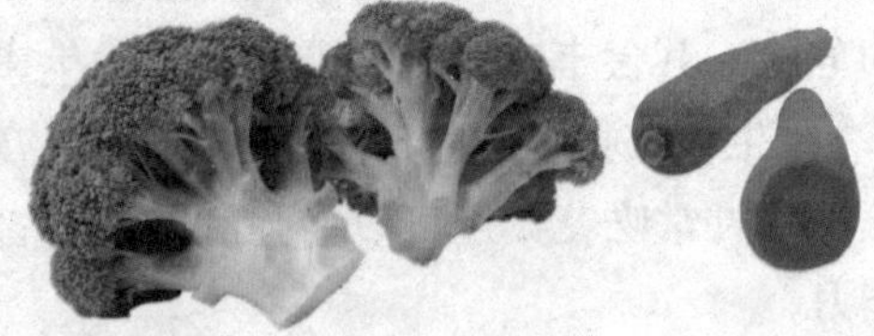

◎制作 ①将西兰花洗净，切成小朵；胡萝卜洗净，去皮，切成小丁。②炒锅烧热，加油，放进西蓝花和胡萝卜丁，加盐炒熟即可。

◎功效 本品具有降低血压、清肝明目、增进食欲的功效，适用于高血压、高血脂、视力下降等患者。

◎温馨提示 有些人皮肤一旦受到小小的碰撞和伤害就会变得青一块紫一块的，这是因为体内缺乏维生素K的缘故。补充维生素K的最佳途径就是多吃西蓝花。

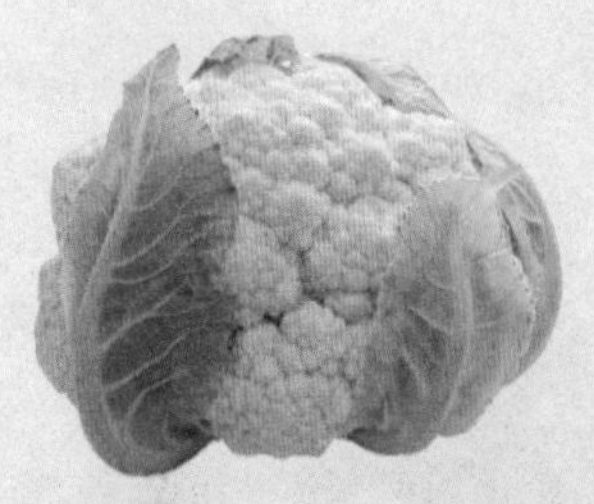

【嘌呤含量】<15毫克/100克

【性味归经】性凉，味甘。归肝、肺经。

花菜

Huacai

[别 名] 菜花、花椰菜、球花甘蓝

能量 154.9千焦/100克

【调理关键词】

促进尿酸排泄

◎花菜富含维生素C及钙、磷、钾、钠、镁等矿物质，是一种典型的碱性食物，能降低血液和尿液的酸度，促进尿酸排泄，经常食用，可有效改善痛风患者酸性体质，从而缓解痛风症状。

◎食疗作用

花菜具有爽喉、开音、润肺、止咳等功效。花菜是含有类黄酮最多的食物之一，可以防止感染，阻止胆固醇氧化，防止血小板凝结成块，从而减少心脏病和脑卒中的危险。其含丰富的钙、磷、铁、维生素C、维生素A原、维生素B_1、维生素B_2以及蔗糖等。常吃花菜还可以增强肝脏的解毒能力。

◎选购保存

以花球周边未散开，无异味、无毛花的为佳。花菜最好即买即吃，即使温度适宜，也尽量避免存放三天以上。

◎搭配宜忌

搭配	宜/忌	功效
花菜+蚝油	✓	健脾开胃
花菜+辣椒	✓	防癌抗癌
花菜+香菇	✓	降低血脂
花菜+猪肝	✗	阻碍营养物质的吸收

应用指南

1.适用于痛风患者、有利于排尿：将花菜洗净，切成小朵；胡萝卜洗净，去皮，切成丝；炒锅置于火上，加上植物油烧热，放进花菜和胡萝卜炒熟，加盐即可。

2.适用于痛风症、高血压、免疫力低下者：将花菜洗净，切成小朵；木耳洗净，浸泡后除杂，撕成小朵；炒锅置于火上，加上植物油，烧热后，加上花菜和木耳，炒熟，加盐即可食用。

3.适用于痛风症、高血压、肥胖者：将适量花菜洗净，切成小朵；荸荠洗净，去皮，切成半；玉米粒洗净；炒锅置于火上，加上植物油，烧热后加上花菜和荸荠、玉米粒，炒熟，加盐和味精即可。

4.适用于心烦意乱、口干舌燥、痛风患者，有利于排尿：将花菜洗净，切成小朵；胡萝卜洗净，去皮，切成丝；锅置火上，加适量水，烧沸后，加上花菜和胡萝卜，焯熟后，捞起，放在盘上，加上热的油和盐，拌匀即可食用。

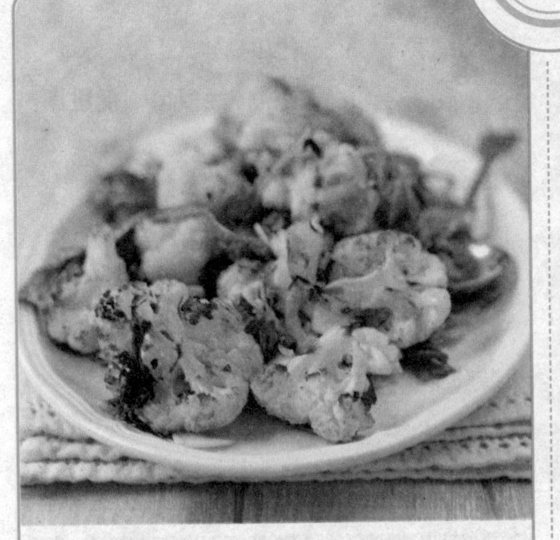

调理吃法1 花菜拌炒时蔬

◎材料 花菜1个，菠菜、盐各适量

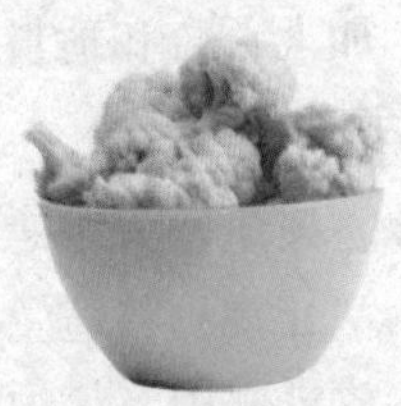

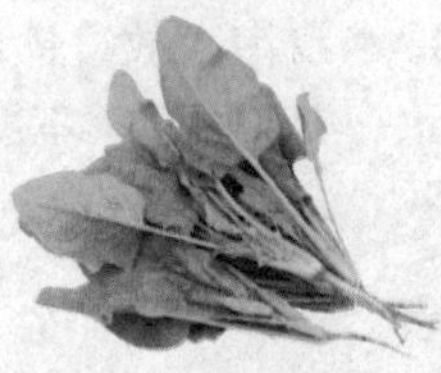

◎制作 ①将花菜洗净，切成小朵；菠菜洗净，切成段。②炒锅烧热，加油，加上花菜，炒至7分熟时加入菠菜一起炒至熟，加盐调味即可。

◎功效 本品具有降低胆固醇、宽肠通便、补血等功效，适用于便秘、高血压、高脂血症等患者。

◎温馨提示 花菜营养丰富，含有蛋白质、脂肪、磷、铁、胡萝卜素、维生素B_1、维生素B_2、维生素C、维生素A等，其中尤以维生素C最为丰富。

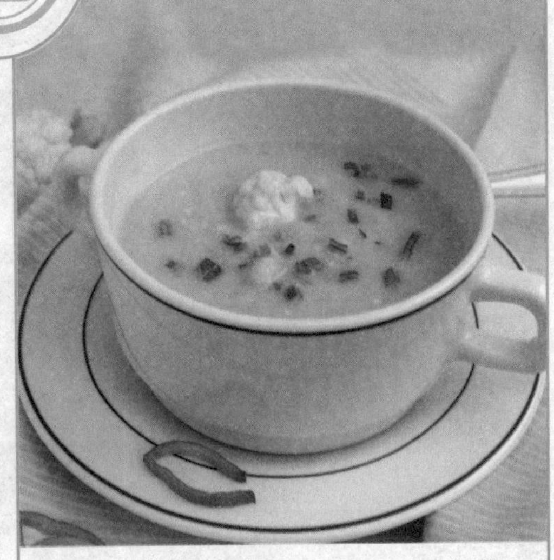

调理吃法2 花菜浓汤

◎材料 花菜、土豆各1个，高汤、盐、葱花各适量

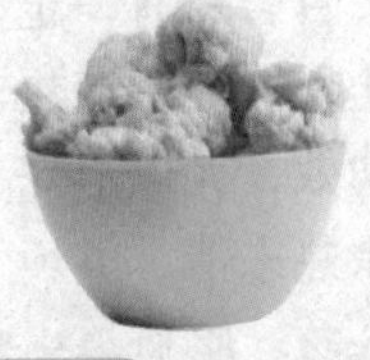

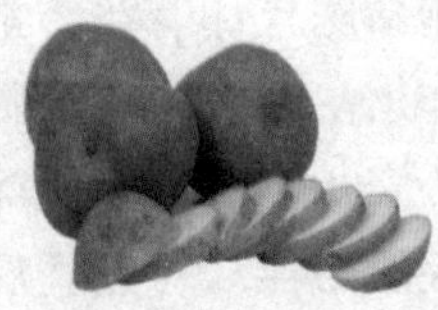

◎制作 ①将花菜洗净，切成小朵；土豆洗净，去皮，蒸熟，然后将土豆压成泥状。②将土豆泥放进锅中，加上高汤和花菜，大火煮沸，小火煮至成汤，加盐，撒上葱花即可。

◎功效 本品具有增进食欲、健脾和胃的功效，适用于高血压、食欲不振、高脂血症等患者。

◎温馨提示 花菜虽然营养丰富，但常有残留的农药，还容易生菜虫，所以在吃之前，可将花菜放在盐水里浸泡几分钟，菜虫就跑出来了，还可去除残留的农药。

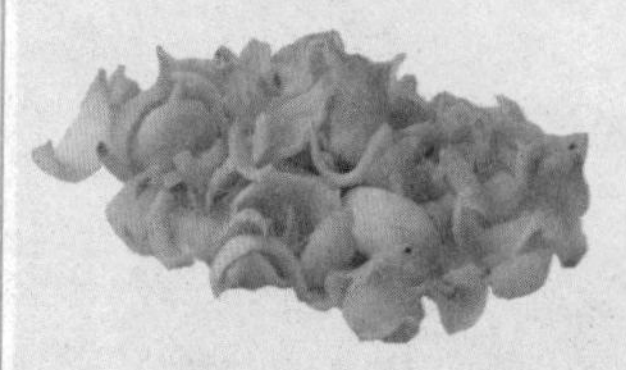

【嘌呤含量】<15毫克/100克

【性味归经】性平，味甘、微苦。入肺、脾、心经。

百合

Baihe

[别 名] 白百合、蒜脑薯

能量 678.1千焦/100克

【调理关键词】

增强机体免疫力，促进尿酸排泄

◎百合富含多种维生素和钾，还含有大量秋水仙碱，能够抑制白细胞异化，碱化尿液，有助于痛风性关节炎症的缓解。

◎食疗作用

百合能清心除烦，宁心安神，用于热病后余热未消、神思恍惚、失眠多梦、心情抑郁、喜悲伤欲哭等病症。百合洁白娇艳，鲜品富含黏液质及维生素，对皮肤细胞新陈代谢有益，常食百合，有一定美容作用。百合还有温肺止嗽、养阴清热、清心安神、利大小便等功效，尤以治疗心肺疾患为佳。对热病后余热未清、虚烦、惊悸、神志恍惚或肺痨久咳、咯血等患者，食用百合也都适宜。

◎选购保存

以瓣匀肉厚、色黄白、质坚、筋少者为佳。置通风干燥处，防虫蛀。

◎搭配宜忌

百合+桂圆 ✓ 滋阴补血

百合+银耳 ✓ 治疗失眠

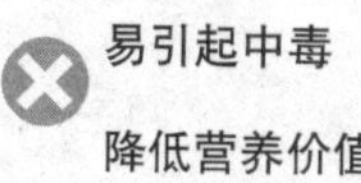

百合+猪肉 ✗ 易引起中毒

百合+虾皮 ✗ 降低营养价值

应用指南

1.适用于贫血、痛风患者，可以补益气血、养心安神：百合干品20克、大米100克。将百合洗净，大米洗净后用冷水浸泡，放进锅中，加上百合和适量水，大火煮沸，小火煮至成粥。

2.适用于口渴心烦、痛风、失眠患者，可以益气补血、生津止渴：将适量的百合和薏苡仁洗净，放进锅中，加适量水，大火煮沸，小火煮至熟透，即可食用。

3.适用于脾虚、皮肤干燥、痛风患者，可以健脾生津、清热安神：水发银耳100克，百合50克，冰糖适量。银耳充分泡发，去蒂撕成小块备用；银耳、百合放入锅中，添适量清水大火煮沸，转文火煮至银耳煮软，加入冰糖调味即可。

4.适用于痛风、心烦口渴、失眠者：将适量百合洗净，玉米粒洗净，大米洗净，放进锅中，加适量水，大火煮沸，小火煮至材料熟透即可。

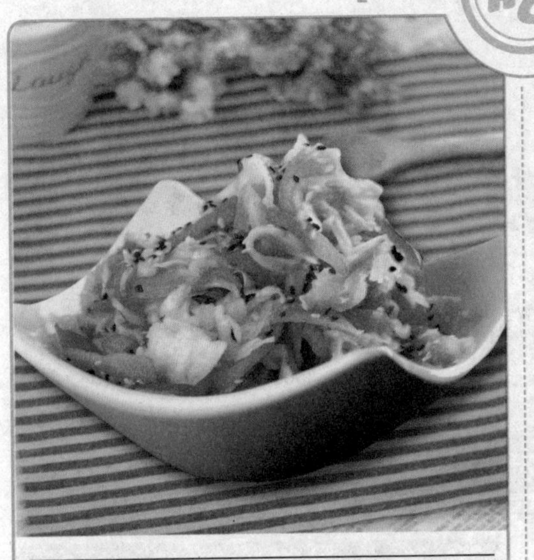

调理吃法1 芝麻拌百合椒丝

材料 洋葱1个，胡萝卜1根，百合适量，青椒1个，黑芝麻、白芝麻各少许

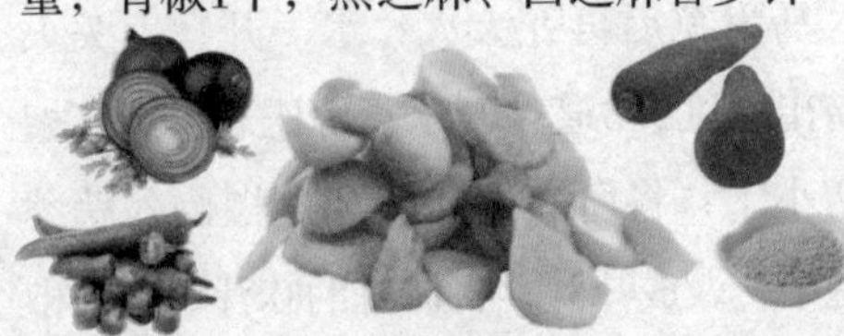

制作 ①将洋葱洗净，切成小圈；胡萝卜洗净，去皮，切成丝；百合洗净；青椒洗净，去子，切成条状。②将洋葱、胡萝卜、百合、青椒放进锅中，用沸水焯熟，捞起，装进盘中，撒上黑、白芝麻即可食用。

功效 本品具有宁心安神、清心明目、除烦等功效，适用于失眠多梦、心情忧郁、便秘等患者。

温馨提示 凡风寒咳嗽、脾虚便溏者，均不宜食用百合。

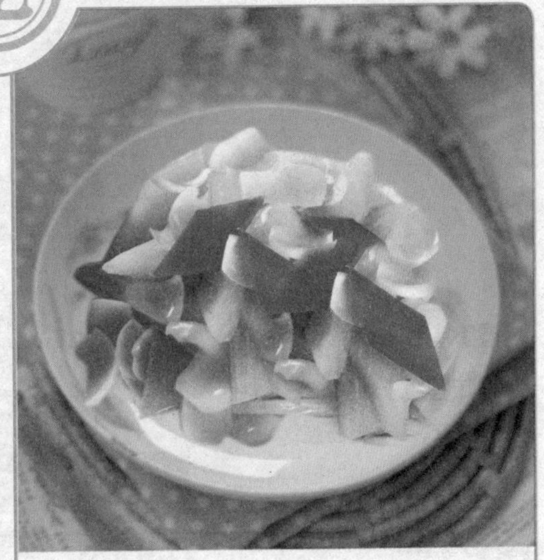

调理吃法2 蒜香百合

材料 西芹150克，百合250克，蒜、盐、糖、味精各适量

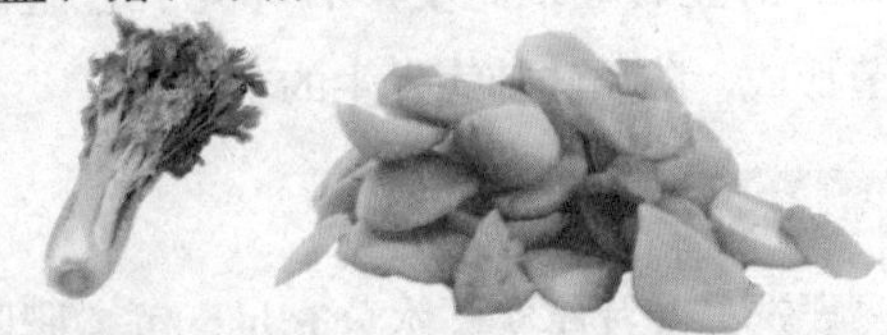

制作 ①西芹洗净，切菱形片，然后过沸水；蒜洗净后切片状；百合剥片洗净。②锅下少许油，入蒜片炒香。③再放入西芹、百合翻炒，加入盐、糖、味精即可。

功效 本品具有温肺止嗽、养阴清热、清心安神的功效，适用于失眠多梦、久咳、便秘等患者。

温馨提示 药用百合有家种与野生之分，家种的鳞片阔而薄，味不甚苦；野生的鳞片小而厚，味较苦。

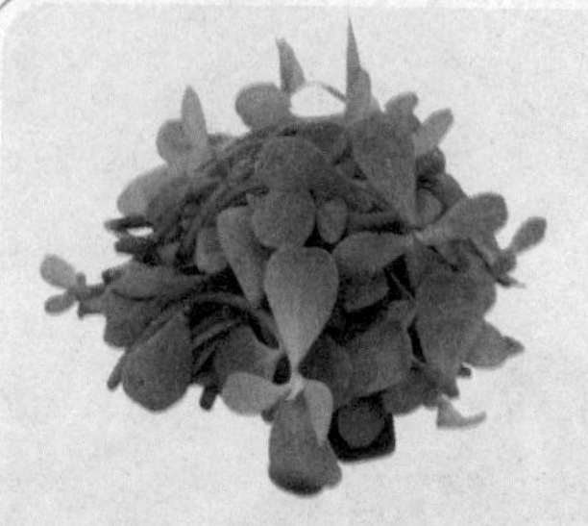

【嘌呤含量】<15毫克/100克

【性味归经】性寒，味甘、酸。归心、肝、脾、大肠经。

马齿苋

Machixian

[别名] 马齿草、马苋、长命菜

能量 113.0千焦/100克

【调理关键词】

清热排毒、降低胆固醇

◎马齿苋富含钾，能促进钠的排泄，降血压，还能促进尿酸的排泄，缓解痛风症状；其还富含维生素和膳食纤维，能有效促进肠胃蠕动，降低胆固醇，对痛风并发高血压、高脂血症的患者很有益处。

◎食疗作用

马齿苋具有清热解毒、消肿止痛的功效。马齿苋对肠道传染病，如肠炎、痢疾等，有独特的食疗作用。马齿苋还有消除尘毒、防止吞噬细胞变形和坏死、杜绝硅结节形成，防止硅肺病发生的功能。

◎选购保存

要选择叶片厚实、水分充足、鲜嫩肥厚多汁的马齿苋。贮存马齿苋可用保鲜袋封好，放在冰箱中，可以保存一周左右。

◎搭配宜忌

搭配	宜忌	功效
马齿苋+鸡蛋	✓	治疗妇女阴部瘙痒
马齿苋+绿豆	✓	清热解渴、止痢
马齿苋+胡椒	✗	易中毒
马齿苋+黄瓜	✗	破坏营养成分或阻碍营养成分的吸收

应用指南

1.清热解毒，除尘杀菌：马齿苋200克，调味料适量。马齿苋去掉老茎和根，洗净，烧开半锅水，加入少许油和盐，下入马齿苋后再开大火，水一开马上关火捞出；过2~3道冷开水；蒜压蓉，青红椒切小丁；将所有调味料和剁椒倒入蒜蓉碗中，做成味汁；将调好的味汁、青红椒丁加入马齿苋的碗中拌匀即可。

2.消肿止痛：马齿苋、小麦面粉各适量。马齿苋洗净切碎；打一个鸡蛋，切一些葱花放进装马齿苋的容器里混合均匀；倒入适量的面粉，加水，一边加一边看面糊的黏稠度，加适量盐；锅中刷薄薄一层油，烧热后，舀一勺面糊，转锅摊平，中小火烙到两面金黄即可。

3.祛湿止泻：取250克马齿苋，60克粳米。先将马齿苋切碎备用，在粳米中加适量的水煮成稀粥，然后放入切碎的马齿苋，煮熟即可。

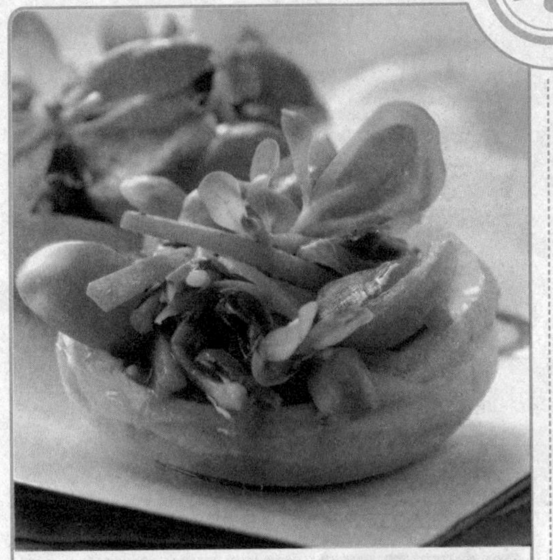

调理吃法1 马齿苋拌西红柿

◎材料 马齿苋50克，洋葱50克，西红柿1个，胡萝卜50克，橄榄油适量

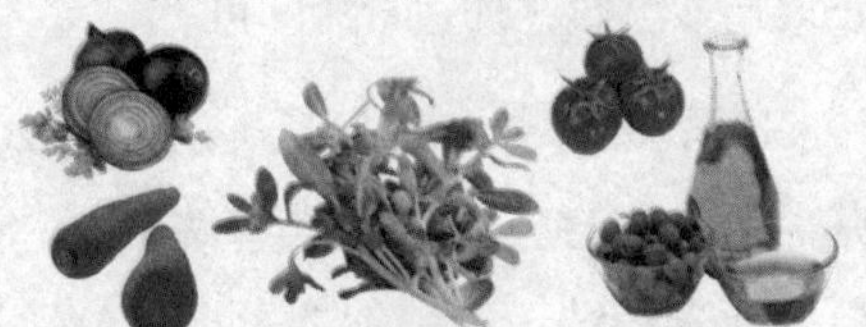

◎制作 ①马齿苋洗净切段，用沸水焯熟。②洋葱洗净切丝；胡萝卜洗净切丝；西红柿洗净切块。③热油锅，加入洋葱、胡萝卜翻炒，再加入马齿苋翻炒至熟。④把西红柿放进去拌均匀，淋上橄榄油即可。

◎功效 本品具有健胃、散寒、发汗、祛痰杀菌、降血脂、降血压、降血糖、抗癌之功效。

◎温馨提示 腹部受寒引起腹泻的人，如果是单纯受凉造成的一般性腹泻不宜食马齿苋；孕妇要禁吃马齿苋，马齿苋有滑利作用，会导致滑胎。

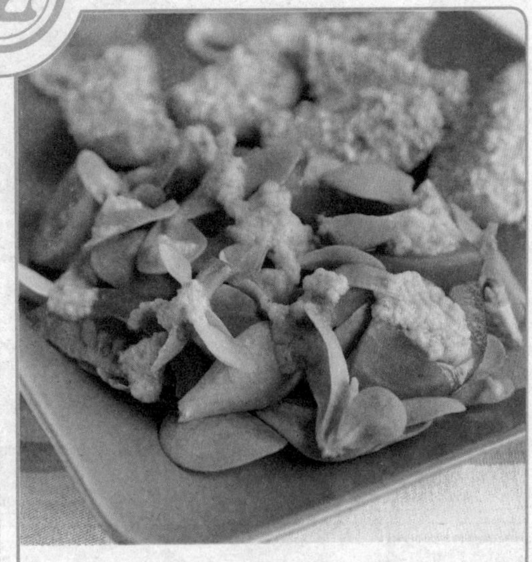

调理吃法2 鸡蛋西红柿拌马齿苋

◎材料 马齿苋50克，西红柿2个，鸡蛋1个，橄榄油适量

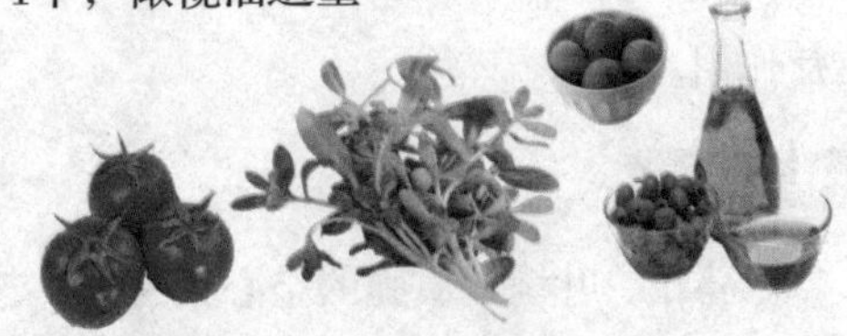

◎制作 ①马齿苋洗净切段焯熟。②西红柿洗净，去皮，切成块。③鸡蛋打散，热油锅，加入鸡蛋炒熟，用锅铲把鸡蛋弄小块。④把食材放锅内翻炒均匀，装盘，淋上橄榄油即可。

◎功效 本品有健胃消食、生津止渴、清热解毒、凉血平肝的功效，可治疗反复宫颈癌、膀胱癌、胰腺癌等。

◎温馨提示 脾胃虚寒、月经期间、菌痢者及溃疡活动期病人不宜食用。如果你在吃中药，药方里有鳖甲，要注意马齿苋与鳖甲相克，不要同服。

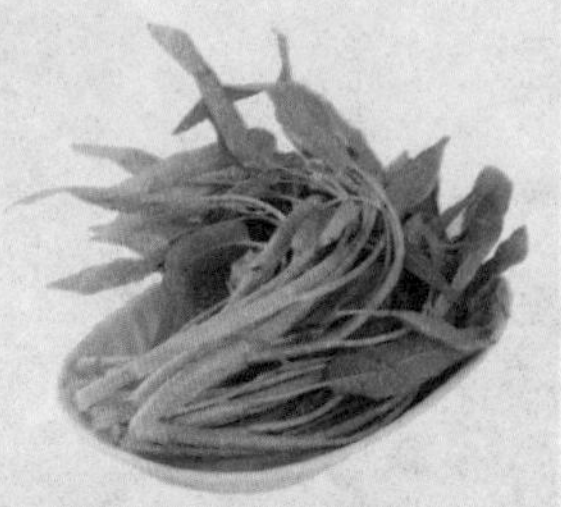

【嘌呤含量】17.5毫克/100克

【性味归经】性味甘、平，无毒。归肝、心、大肠、小肠经。

空心菜

Kongxincai

[别名] 蕹蕹菜、通心菜

能量 180.0千焦/100克

【调理关键词】

调节酸碱平衡

◎空心菜由纤维素、木质素和果胶等组成。空心菜是碱性食物，并含有钾、氯等调节水液平衡的元素，可降低血液和尿液的酸度，改善痛风患者酸性体质。

◎食疗作用

空心菜具有促进肠道蠕动、通便解毒、清热凉血、利尿的功效，可用于防热解暑，对食物中毒、吐血、尿血、小儿胎毒、痈疮、疔肿、丹毒等患者也有一定的食疗作用。

◎选购保存

以茎粗、叶绿、质脆的空心菜为佳。冬天可用无毒塑料袋保存，如果温度在0℃以上，可在空心菜叶上套上塑料袋，口不用扎，根朝下戳在地上即可。

◎搭配宜忌

搭配	宜忌	效果
空心菜+尖椒	✓	可解毒降压
空心菜+牛奶	✗	引起不良反应
空心菜+酸奶	✗	引起不良反应
空心菜+乳酪	✗	引起不良反应

应用指南

1.通便解毒、清热凉血：空心菜300克，蒜蓉适量，调味料适量。空心菜洗净沥干水分；热油锅爆香蒜蓉；放入空心菜翻炒至熟；加适量盐即可。

2.清热解毒、凉血利尿：空心菜200克，粳米100克。将空心菜择洗干净，切细；粳米淘洗干净；锅置火上，放适量清水、粳米，煮至粥将成时，加入空心菜、精盐，再续煮至粥成。

3.清热通便：空心菜100克，油盐适量。空心菜洗净去梗切段；在锅中加入适量水煮沸，沸后加入通心菜滚至熟，加盐、油适量即可。

4.食物中毒：空心菜捣汁一大碗。另乌韭、甘草各120克，银花30克，煎成浓汁，和空心菜汁一起灌服，解毒效果更佳。

5.白带：连根空心菜250克，鲜白槿花90克，炖猪肉或鸡蛋，吃肉喝汤。

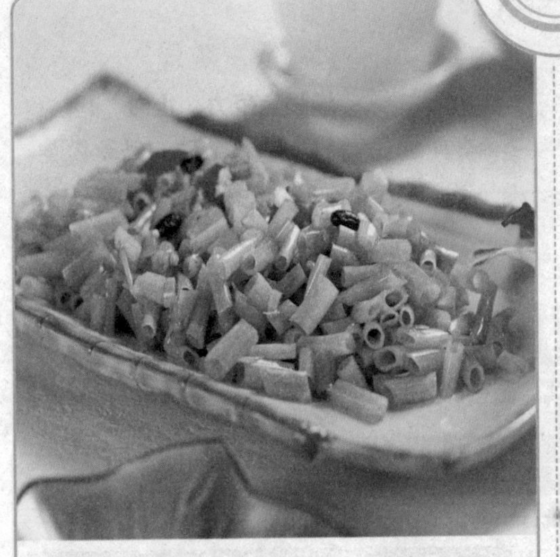

调理吃法1 香炒空心菜梗

◎材料 空心菜梗300克，豆豉30克，红椒20克，盐3克，橄榄油10毫升，香油适量

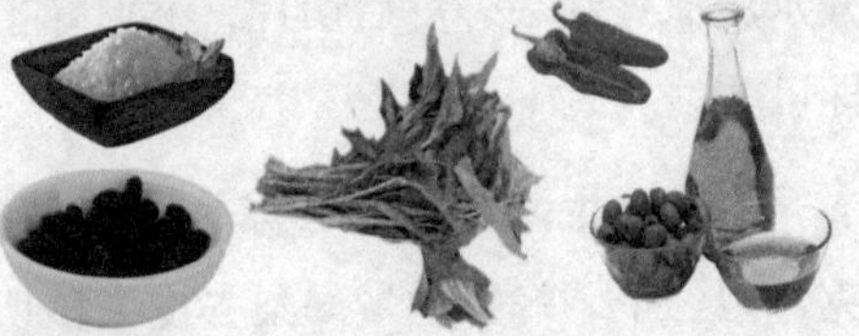

◎制作 ①将空心菜梗洗净，切小段；豆豉洗净，沥干待用；红椒洗净，切片。②锅加橄榄油烧至七成热，倒入豆豉炒香，再倒入空心菜梗滑炒，加入红椒一起翻炒片刻。③加盐和香油调味，装盘。

◎功效 本品具有通便解毒、清热凉血、和胃除烦、解腥毒、祛寒热的功效，可作为辅助治疗痛风的食疗方。

◎温馨提示 空心菜性寒滑利，故体质虚弱、脾胃虚寒、大便溏泄者不宜多食，血压偏低、胃寒者慎食。

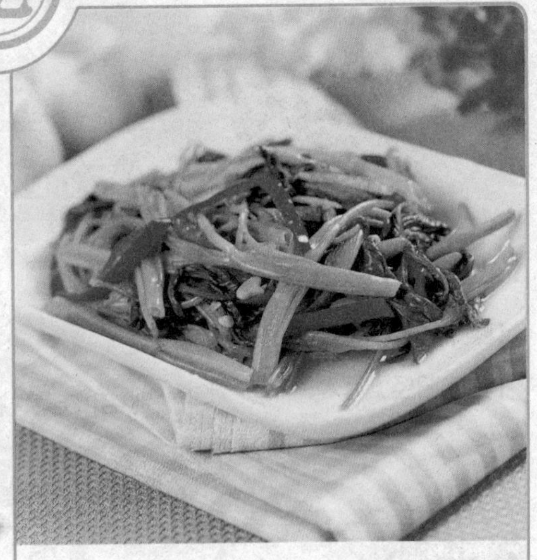

调理吃法2 椒丝空心菜

◎材料 空心菜400克，红椒1个，橄榄油、盐、蒜蓉各适量

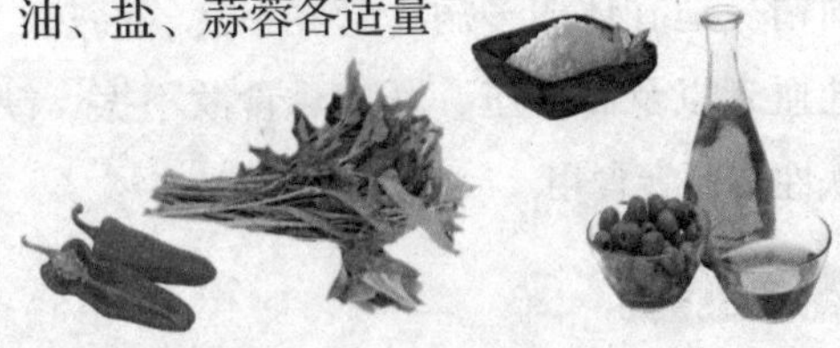

◎制作 ①将空心菜洗净，去头，切成段；红椒洗净，去蒂，切丝。②将橄榄油倒入锅内，大火烧热后，放入蒜蓉，爆香至金黄色。③再将空心菜倒入锅翻炒至九成熟，加入红椒。④翻炒均匀至熟，装盘即可。

◎功效 本品可预防心血管疾病、促进新陈代谢和抗衰老。

◎温馨提示 凡阴虚火旺、咳嗽、咯血、吐血、便血、目疾、疮疖和消化道溃疡的病人不宜服用。

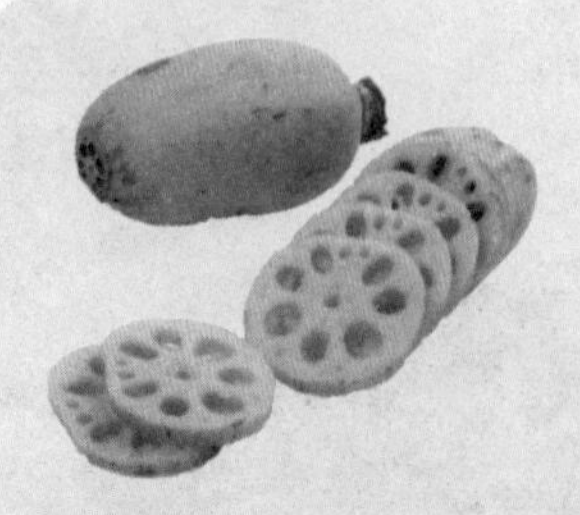

【嘌呤含量】<25毫克/100克

【性味归经】性寒，味甘。归心、脾、胃经。

莲藕

Lianou

[别 名] 连菜、藕、菡萏、芙蕖

能量 293.0千焦/100克

【调理关键词】

增强免疫力、止血

◎莲藕富含铁、钙等微量元素，有明显的补益气血，增强人体免疫力的作用；莲藕还含有大量的单宁酸，有收缩血管的作用，可用来止血。痛风急性期、间歇期与慢性期的患者都可食用。

◎食疗作用

莲藕具有滋阴养血的功效，可以补五脏之虚、强壮筋骨、补血养血；生食能清热润肺、凉血行瘀，熟食可健脾开胃、止泄固精。适宜体弱多病、营养不良、高热、吐血者以及高血压、肝病、食欲不振、缺铁性贫血者食用。

◎选购保存

茎较粗短、外形饱满、孔大、带有湿泥土的莲藕口味佳，但颜色切勿过白。把莲藕放入非铁质容器内，加满清水，每周换一次水，可存放1至2个月。

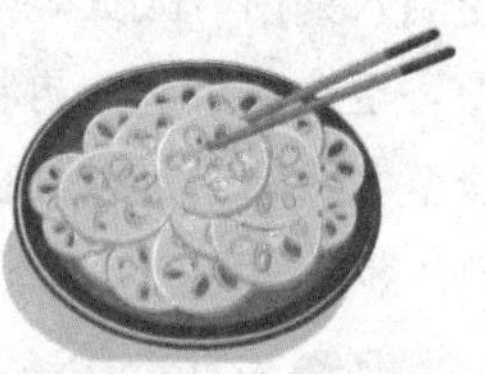

◎搭配宜忌

搭配	宜/忌	效果
莲藕+猪肉	✓	滋阴血、健脾胃
莲藕+羊肉	✓	润肺补血
莲藕+人参	✗	药性相反
莲藕+菊花	✗	腹泻

应用指南

1.益血生肌、养阴清热：莲藕250克、蜂蜜适量。莲藕洗净去蒂头，沥干水分，入笼用旺火蒸40分钟后取出用凉开水激凉；刮去外皮后切片，淋上蜂蜜即可。

2.养血生津、润肺去燥：莲藕150克、梨一个、蜂蜜适量。梨去皮去核切小块；藕去皮切小块，泡在滴了白醋的凉开水里；将梨、莲藕放入榨汁机并倒入100毫升凉开水，搅打细腻后用纱布或者筛网过滤，即可饮用。

3.清热生津，凉血止血：莲藕100克，粳米100克。粳米用温水发泡至软；莲藕洗净去皮切成薄片；把粳米、莲藕一同放入高压锅中加适量水熬1小时；出锅后加适量盐即可。

4.适用于血友病：鲜藕1000克，鲜梨1个，荸荠500克，甘蔗500克，鲜生地250克，同榨汁，每次服1小杯，每日3~4次。

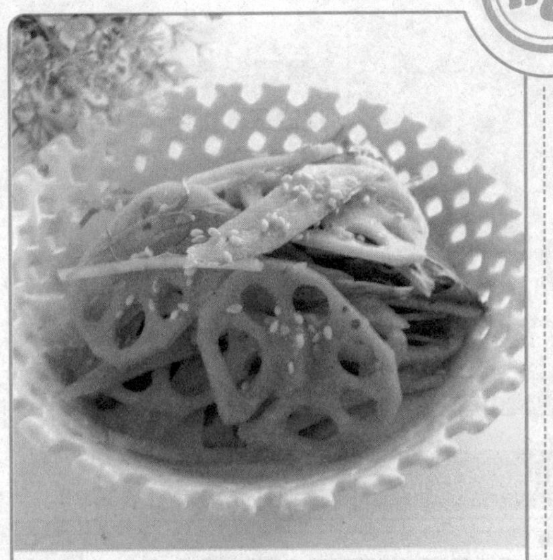

调理吃法1 芝麻拌藕片

材料 莲藕100克，时菜适量，白芝麻1茶匙，橄榄油适量

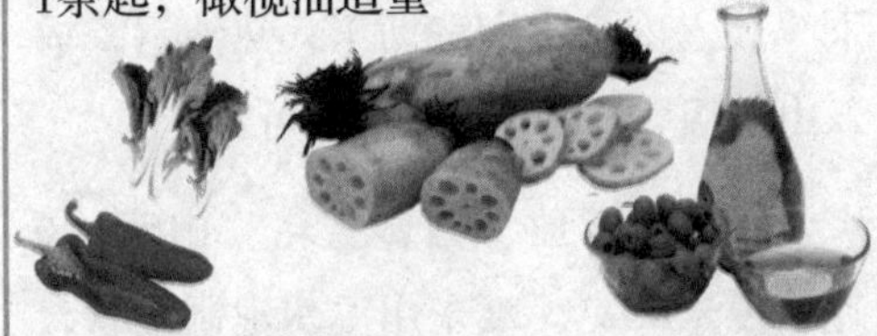

制作 ①莲藕洗净，去皮，切薄片，在沸水中焯熟。时菜洗净，切段，在沸水中焯熟。②热油锅，把白芝麻爆至金黄，捞起。③莲藕与时菜拌均匀后转盘，撒上白芝麻，浇上橄榄油即可。

功效 本品具有补血明目、祛风润肠、生津通乳、益肝养发、抗衰老的功效。对于肝病、便秘、糖尿病等一切有虚弱之症的人十分有益。

温馨提示 痛风发作期不可食，病情稳定时可适量食。脾胃消化功能低下、大便溏泄者及产妇忌用。

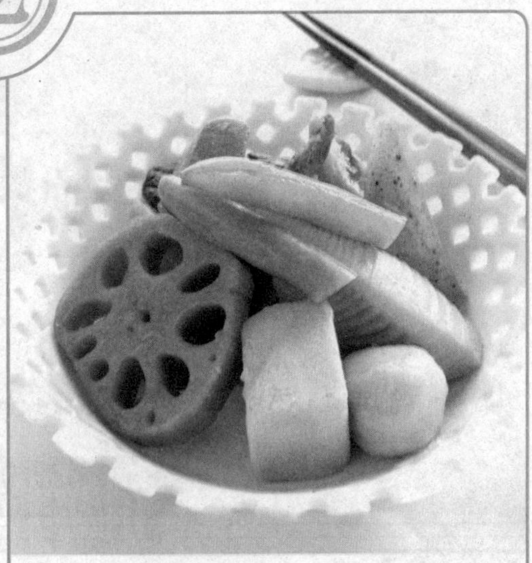

调理吃法2 莲藕山药炒竹笋

材料 莲藕100克，山药50克，竹笋50克，橄榄油、盐、酱油各适量

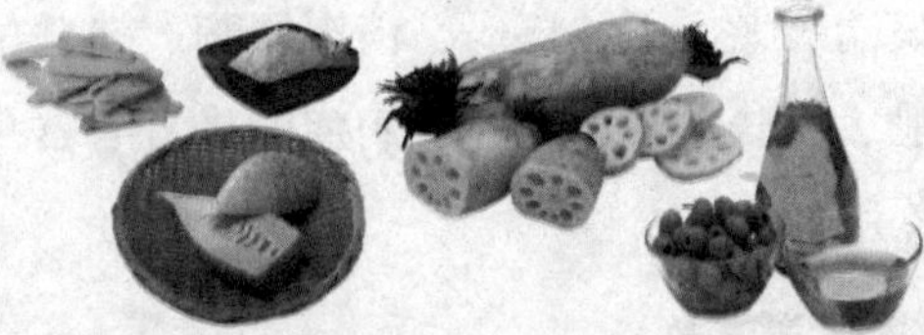

制作 ①莲藕洗净切片，用沸水焯熟。②山药洗净去皮，用沸水焯熟，切片。③竹笋洗净切片，用沸水焯熟。④把莲藕、山药、竹笋、盐、酱油混合均匀装盘，浇上橄榄油即可。

功效 本品具有清热化痰、益气和胃、治消渴、利水道、利膈爽胃、帮助消化、去食积、防便秘等功效。

温馨提示 本品适合肥胖者、习惯性便秘者、糖尿病患者、心血管疾病者、痛风患者食用。

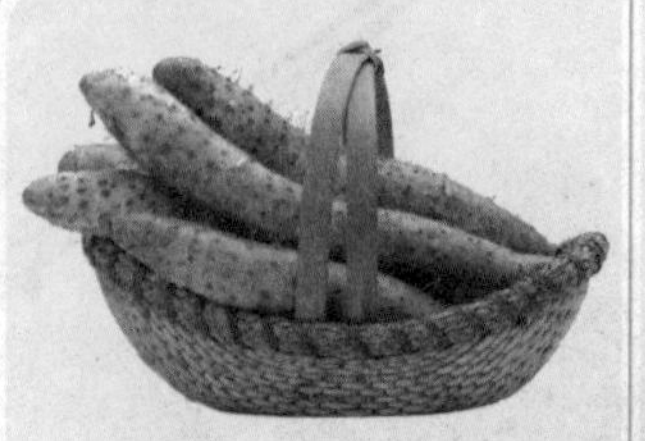

【嘌呤含量】<25毫克/100克

【性味归经】性平，味甘。归肺、脾、肾经。

山药

Shanyao

[别名] 怀山药、淮山药、山芋

能量 234.4千焦/100克

【调理关键词】

促进尿酸排泄，防治痛风并发糖尿病

◎山药可促进肠道内容物排空，抑制胃排空运动，还有增强小肠吸收的功能。山药能抑制血清淀粉酶的分泌，也能降血糖，促进血清溶血素的生成。痛风急性期、间歇期与慢性期的患者都可食用。

◎食疗作用

山药具有健脾补肺、益胃补肾、固肾益精、聪耳明目、助五脏、强筋骨、长智安神、延年益寿的功效；对脾胃虚弱、倦怠无力、食欲不振、久泻久痢、肺气虚燥、痰喘咳嗽、下肢痿弱、消渴尿频、遗精早泄、皮肤赤肿、肥胖等病症的患者有食疗作用。

◎选购保存

山药要挑选表皮光滑无伤痕、薯块完整肥厚、颜色均匀有光泽、不干枯、无根须的。尚未切开的山药，可存放在阴凉通风处。如果切开了，则可盖上湿布保湿，放入冰箱冷藏室保鲜。

◎相宜搭配

山药+大枣	补血养颜，可治疗失眠、贫血
山药+鲫鱼	健脾祛湿
山药+黄瓜	清热润燥
山药+菠菜	补铁补血

应用指南

1.滋阴补血、益肾填髓：山药200克、调味料适量。将山药洗干净，用开水烫1分钟再去皮，切片；入沸水焯一下，放入冷水中淘洗沥干；热油锅，放入山药翻炒至熟，调入盐即可。

2.滋阴补血、固肾益精：山药100克、粳米80克。粳米用温水泡制发软，入锅中熬成粥；山药洗净切成小块；当粥煮到六成熟的时候加入山药块；熬至熟；粥好后盛碗浇上蜂蜜即可。

3.补益心脾、养血安神、补肺益肾、健脾止泻：冬虫草15克，山药20克，鸭1只，枸杞15克，元贝4粒，桂圆15克。水鸭飞水，洗净备用，其余材料也洗净备用。煲内放适量的水，猛火煲至水沸，将全部材料放下，改用中火煲2~3小时。加入适量食盐调味，即可食用。

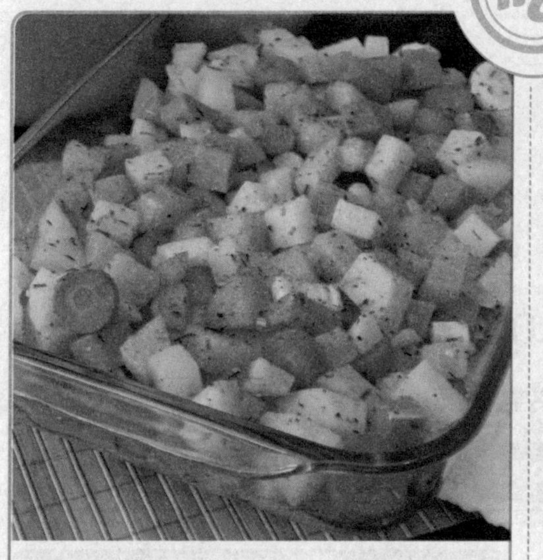

调理吃法1 山药萝卜丁

材料 山药100克，胡萝卜50克，土豆50克，酱油适量

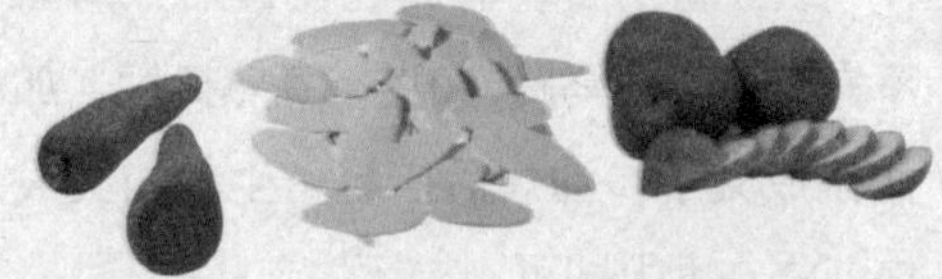

制作 ①山药洗净，去皮，切块，用水焯熟。②胡萝卜洗净，去皮，切块，用水焯熟。②土豆去皮，切块；起油锅翻炒，加少量酱油焖熟。④把山药、胡萝卜、土豆翻炒均匀，装盘即可。

功效 本品具有健脾和胃、益气调中、缓急止痛、通利大便的功效，可用于脾胃虚弱、消化不良、肠胃不和、脘腹作痛、大便不畅的患者。

温馨提示 将山药外皮的泥土洗净，削去外皮，略用水冲洗一下，切成片（削皮时如有氧化变色，切片后可放入加了白醋的水中浸泡，可防止变色）。

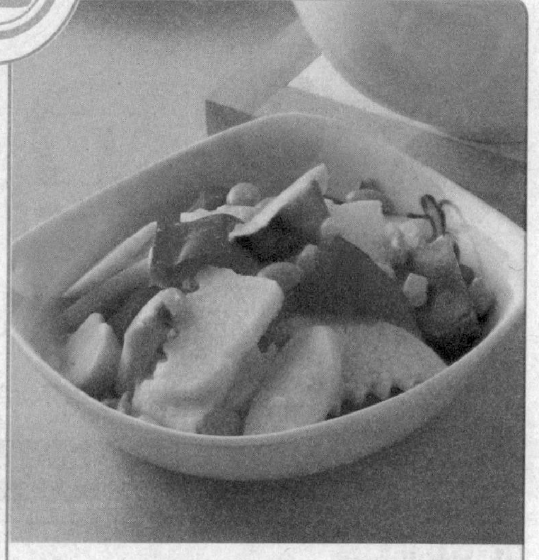

调理吃法2 山药甜椒玉米煲

材料 山药150克，红甜椒60克，玉米粒35克，鸡内金、天花粉、盐各适量

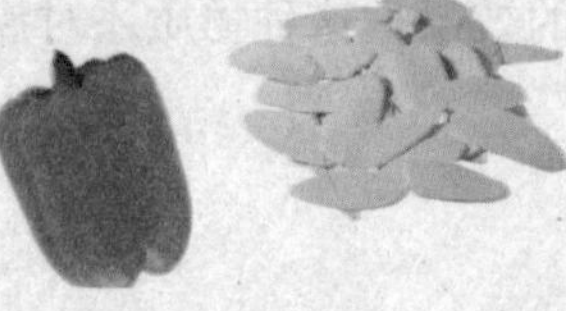

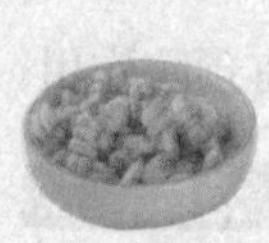

制作 ①鸡内金、天花粉放入棉布袋和200毫升清水置入锅中，煮沸，约3分钟后关火，滤取药汁备用。②新鲜山药去皮洗净，切薄片；红甜椒洗净，去蒂头和子，切片；炒锅倒入色拉油加热，放入所有材料翻炒2分钟。倒入药汁，以大火焖煮约2分钟，加盐调味即可。

功效 本品具有温中下气、散寒除湿、开胃消食、消积除胀的功能。

温馨提示 山药有很好的美容功效，因为它含有植物雌性激素的成分，能防止肌肤老化，让毛孔、皮肤细嫩。

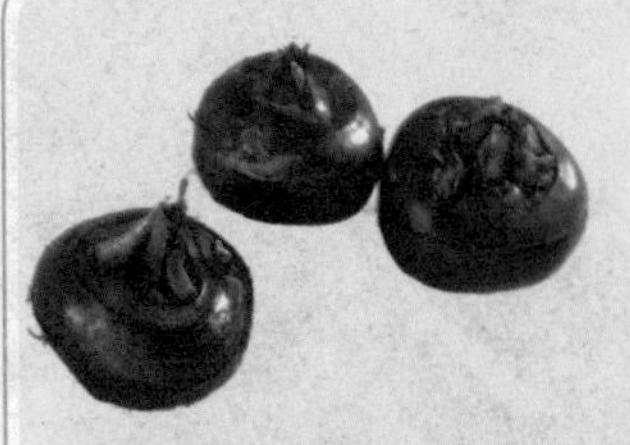

【嘌呤含量】2.6毫克/100克

【性味归经】性微凉，味甘。归肺、胃、大肠经。

马蹄

Mati

[别名] 荸荠、乌芋、地栗、地梨

能量 247.0千焦/100克

【调理关键词】

促进代谢、减少尿酸

◎马蹄中含的磷是根茎类蔬菜中最高的，能促进人体生长发育和维持生理功能的需要，对牙齿骨骼的发育有很大好处，同时可促进体内的糖、脂肪、蛋白质三大物质的代谢，调节酸碱平衡，促进尿酸排出。

◎食疗作用

马蹄具有清热解毒、凉血生津、利尿通便、化湿祛痰、消食除胀的功效，对黄疸、痢疾、小儿麻痹、便秘等患者有食疗作用。另外，其含有一种抗菌成分，对降低血压有一定的效果，这种物质还对癌症有预防作用。

◎选购保存

马蹄的生产季节在冬春两季，选购时，应选择个体大的，外皮呈深紫色而且芽短粗的。马蹄不宜置于塑料袋内，置于通风的竹箩筐中最佳。

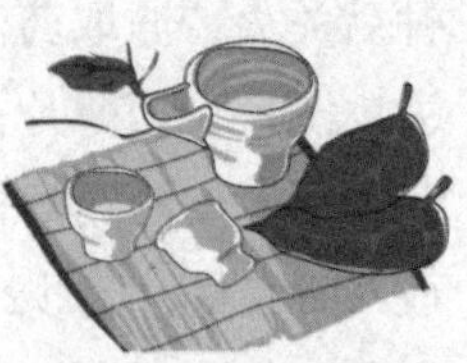

◎相宜搭配

马蹄+核桃	止咳
马蹄+核桃仁	有利于消化
马蹄+香菇	补气强身，益胃助食
马蹄+黑木耳	补气强身，益胃助食

应用指南

1.清热消炎，生津止渴，防治流感：鲜马蹄250克，甘蔗1根，切段，入锅煎煮，熟而食之。

2.开胃消食，利肠通便，治疗消化不良、便秘：马蹄500克，煮熟捣烂，加盐挤成丸子，油炸后捞起。生粉勾芡成卤，浇在丸上即可。

3.防治鼻出血：马蹄250克，生藕150克，白萝卜100克，洗净切片，煎水代茶饮服。

4.治疗痔疮出血：马蹄500克，洗净打碎，地榆30克，加红糖150克，水煎约1小时，每日分两次服。

5.治阴虚肺燥、痰热咳嗽：鲜马蹄150克，打碎绞汁，加入藕汁100毫升，梨汁60毫升，芦根汁60毫升，同服。每日1~2次。

6.治痰核、瘰疬：马蹄100克，海蜇100克，煮汤服，每日2~3次。

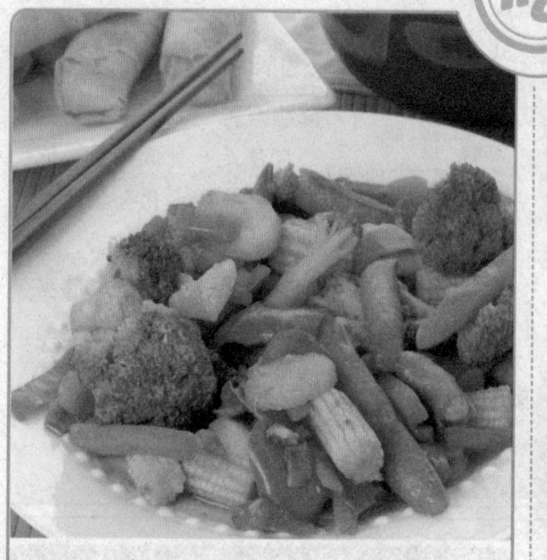

调理吃法1 马蹄炒玉米笋

◎材料 马蹄5颗，玉米笋3根，西蓝花50克，柿子椒1个，胡萝卜丝20克，盐适量

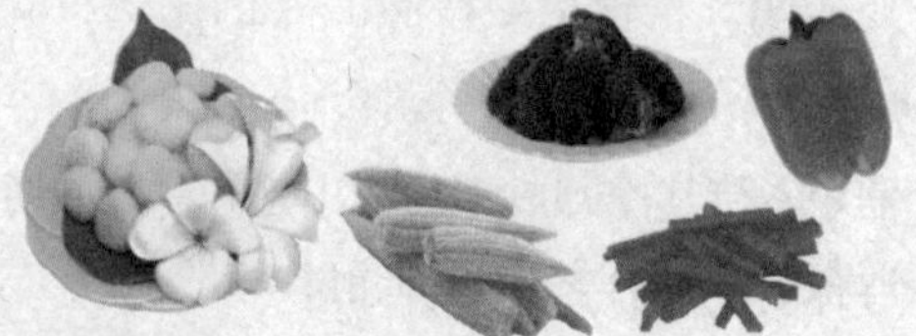

◎制作 ①马蹄洗净，去皮切片。②西蓝花洗净切小块，用沸水焯熟。③玉米笋洗净切块、柿子椒洗净切块。④起油锅，把马蹄、西蓝花、玉米笋、柿子椒、胡萝卜丝翻炒至熟，加盐，混合均匀装盘即可。

◎功效 本品有健脾和胃、补肝明目、清热解毒、壮阳补肾等功效。

◎温馨提示 咳嗽多痰、咽干喉痛、消化不良、大小便不利、癌症等患者也可多食马蹄；马蹄对于高血压、便秘、糖尿病尿多、尿路感染等患者均有一定疗效，

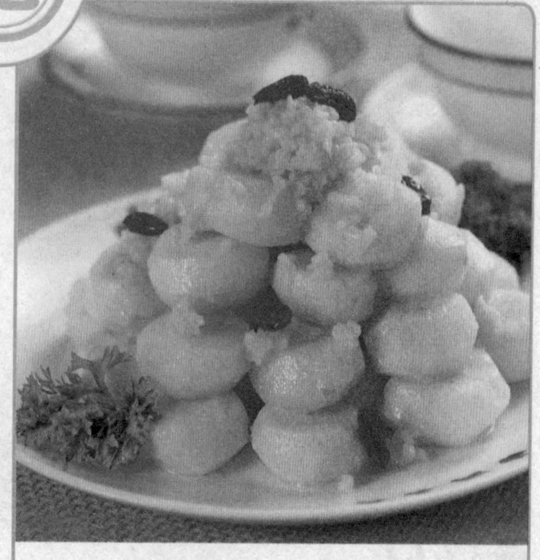

调理吃法2 酒酿马蹄

◎材料 马蹄400克，酒酿20毫升，枸杞20克

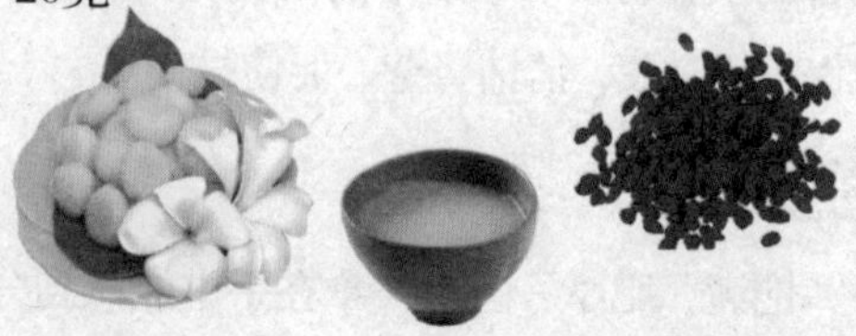

◎制作 ①将马蹄去皮洗净；枸杞洗净，沥干备用。②把马蹄整齐码入盘中，盖上酒酿，淋入酒酿汁水，撒上枸杞即成。

◎功效 本品具有养肝、滋肾、润肺的功能。荸荠能凉血而止血；酒酿可助药力，其性温，可使全方药性趋于平和。本品用于大便下血。

◎温馨提示 马蹄属于生冷食物，对脾肾虚寒和有血瘀的人来说不太适合。马蹄的表皮聚集有大量的有毒物质，所以马蹄不能带皮吃。

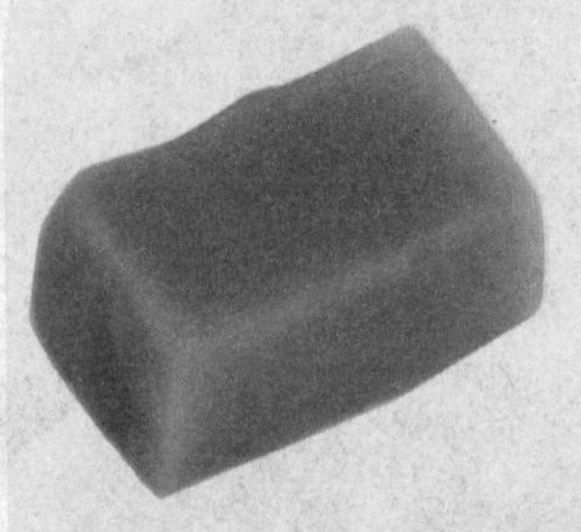

【嘌呤含量】0.1毫克/100克

【性味归经】性平，味微苦、甘。入脾、肺经。

魔芋

Moyu

[别 名] 蒻头、鬼芋、花梗莲

能量 75.3千焦/100克

【调理关键词】

降脂减肥

◎魔芋是一种低热量、低脂肪、高碳水化合物的食物，能促进肠胃蠕动，增加饱腹感，有利于肥胖型痛风患者降脂减肥；它的嘌呤含量极低，是痛风患者的良好食物。

◎食疗作用

魔芋具有水平降血糖、降血脂、降血压、散毒、养颜、通脉、开胃等多种功能。大量可溶性植物纤维促进胃肠蠕动，可减少有害物质在胃肠、胆囊中的滞留时间，有效地保护胃黏膜，清洁胃壁，促使排便。

◎选购保存

饱满、肥厚、圆粗，拿在手中能感到分量的，往往是比较优质的魔芋。吃剩的魔芋可以存放进密闭容器中，放入冰箱里冷藏保存。食用前用清水清洗2～3次即可。

◎相宜搭配

魔芋+鸭肉	滋补身体
魔芋+豆腐	润肠通便
魔芋+鲫鱼	健脾利湿
魔芋+粳米	健脾益胃

应用指南

1.防治便秘：魔芋粉适量，魔芋粉和水按照1：7的比例放入锅中，然后一边加热一边不停搅动，直到魔芋粉不断糊、变透明。将食用碱按照0.5%的比例，调成水溶液倒入锅中，搅拌均匀。再倒入容器中，待其冷却成型后倒出来。食用前切好你要的形状煮10分钟即可。

2.辅助防治高血压、高血脂：将2个魔芋切块，与茶叶（装布袋中）一道放在沸水里氽两次，让茶叶把可能留在魔芋中的杂味吸去，将1只嫩肥鸭洗净、取其净肉，切成同魔芋条相同的鸭条，入油锅炒至呈浅黄色时取出。

3.防治糖尿病：魔芋粉5克，加沸水搅拌均匀即可食用，饭前10分钟服。

4.体胖减肥者：清晨空腹，取魔芋粉3~5克，加温水约250毫升搅拌均匀，一日2~3次，饭前15分钟服用。

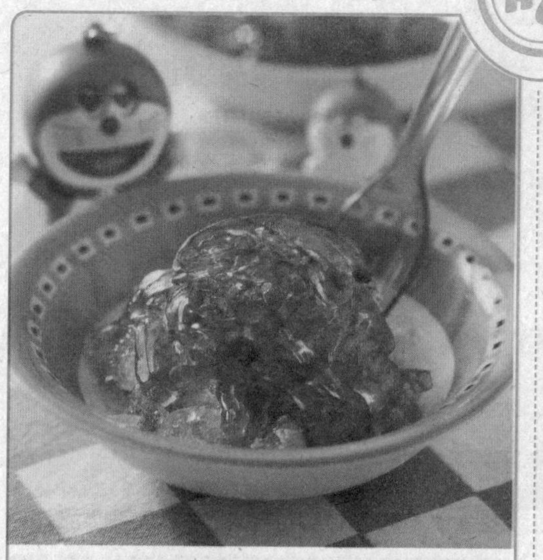

调理吃法1 糖蜜魔芋凉粉

◎材料 魔芋果冻粉30克，细砂糖、冰块、蜂蜜各适量

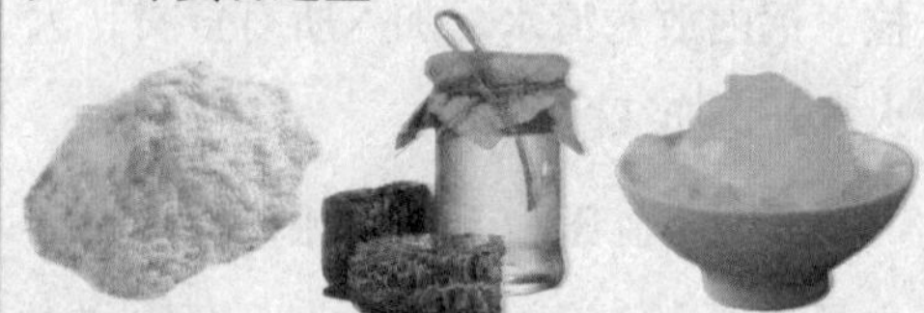

◎制作 ①锅中烧水沸，倒入魔芋果冻粉、细砂糖拌匀。②熄火后迅速起锅倒入浅盘中，待凉成型，切成细条状。③碗中放入冰块，再放上魔芋条，淋入蜂蜜即可。

◎功效 本品可补中润燥、清热生津，能预防和治疗结肠癌、乳腺癌，是一种上等的既饱口福、又治病健体的佳肴。

◎温馨提示 长期食用魔芋粉制品不只是有利于肥胖者，同样有利于便秘、高血脂和想要预防胃、肠癌的人群。

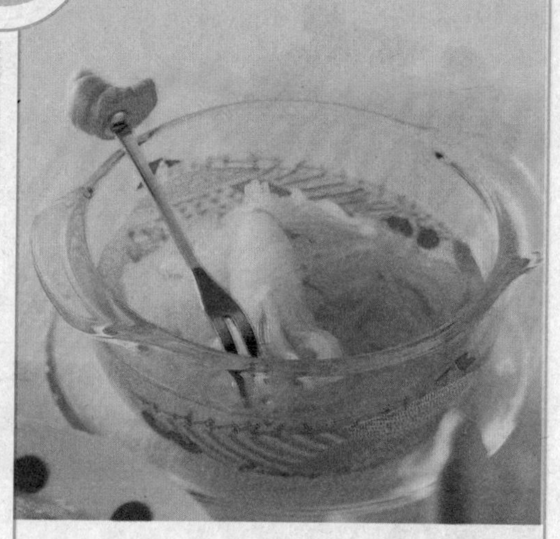

调理吃法2 蜂蜜魔芋面

◎材料 魔芋面1袋，蜂蜜适量

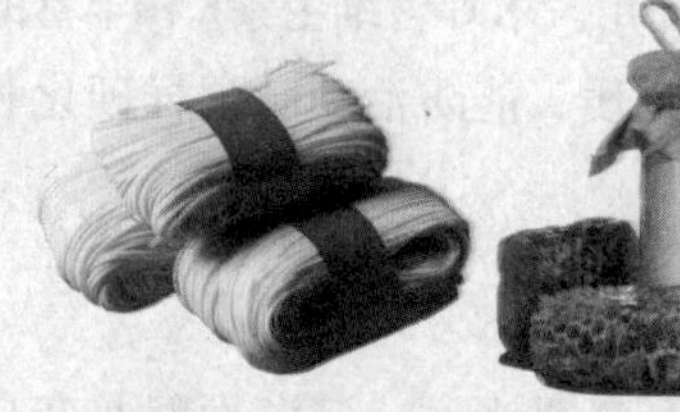

◎制作 ①魔芋面从袋中取出，浸水10分钟，捞出。②锅中水烧沸后，下入魔芋面煮熟，倒入碗中。③待凉后加蜂蜜拌匀，即可。

◎功效 本品具有活血化瘀，解毒消肿，宽肠通便，化痰软坚的功效，适用于高血压、糖尿病、损伤瘀肿、便秘腹痛、咽喉肿痛、牙龈肿痛等症的患者。

◎温馨提示 魔芋含有的葡苷聚糖，是一种高分子化合物，具有很强的吸水性，吸水后体积可膨胀80~100倍，食后不易被消化吸收。

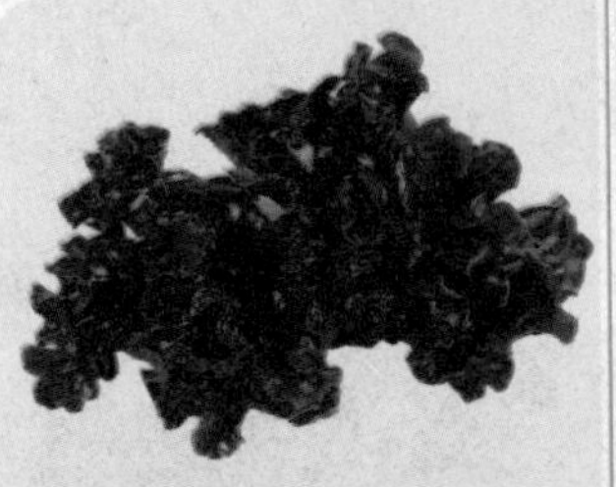

【嘌呤含量】8.8毫克/100克

【性味归经】性平，味甘。归肺、胃、肝经。

木耳

Muer

[别名] 树耳、木蛾、黑菜

能量 87.9千焦/100克

【调理关键词】

降低胆固醇、降血压

◎木耳富含的卵磷脂可使体内脂肪呈液质状态，有利于脂肪在体内完全消耗，可降低血脂和防止胆固醇在体内沉积，是痛风并发高血压病、高脂血症患者的食疗佳品。

◎食疗作用

木耳具有补气血、滋阴、补肾、活血、通便的功效。对便秘、痔疮、胆结石、肾结石、膀胱结石、贫血及心脑血管疾病等患者有食疗作用。木耳含维生素K和丰富的钙、镁等矿物质，能防治动脉粥样硬化和冠心病。

◎选购保存

优质木耳乌黑光润，其背面略呈灰白色，体质轻松，身干肉厚，朵形整齐，表面有光泽，耳瓣舒展，朵片有弹性，嗅之有清香之气。有霉味或其他异味的说明是劣质木耳。用塑料袋装好，封严，常温或冷藏保存均可。

◎搭配宜忌

搭配	宜忌	效果
木耳+绿豆	✓	可降压消暑
木耳+银耳	✓	可提高免疫力
木耳+田螺	✗	不利于消化
木耳+茶	✗	不利于铁的吸收

应用指南

1.治疗贫血：木耳30克，大枣10枚。先将木耳洗净泡发，然后将大枣提前用冷水浸泡约10分钟，洗净，剔除枣核。锅内放入清水，加入所有食材，大火煮开，加红糖调服。

2.治高血压：木耳、冰糖各适量。木耳用清水洗净浸泡一夜后，在饭锅上蒸1~2小时，加适量冰糖，睡前服用。

3.治疗吐血、便血，痔疮出血：木耳30克，先用温水浸泡，洗净，用小火煮烂后，加白糖适量服用。

4.清洁、美白：黑木耳粉25克、酸奶50毫升。将二者搅拌均匀，加一个蛋清即成面膜。每天坚持敷用，在阳光强烈、出油旺盛的季节尤其适合。

5.瘦身：黑木耳粉10~15克（两茶匙），加温开水1杯，1日3次，饭前半小时喝，有助于减肥。

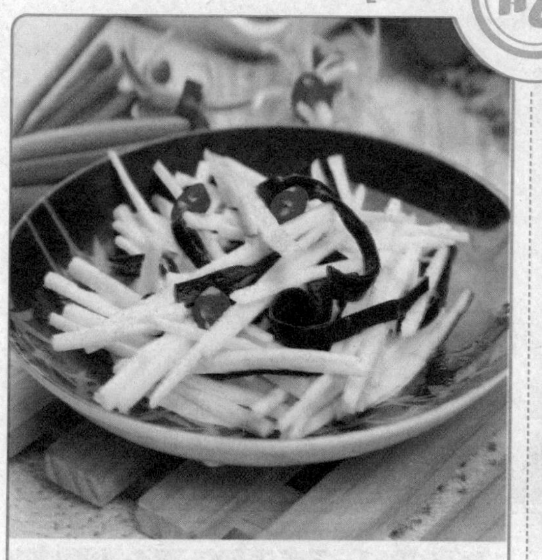

调理吃法1 山药拌木耳

◎材料 山药50克，木耳（水发）30克，葱、姜、精盐、香油、糖、橙汁各适量

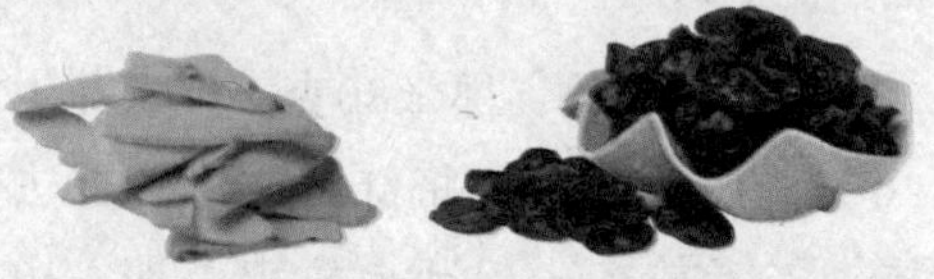

◎制作 ①准备好山药、水发木耳、姜丝、葱丝等。②将山药去皮洗净，切成细丝，用凉水洗5分钟，下沸水中焯一下，捞起放入冷开水中过凉，捞起沥干水分。③将木耳洗净，切成细丝；将葱、姜丝和精盐、木耳丝一起拌入山药丝中。④将香油、糖和橙汁调成汁，浇在山药丝上即可食用。

◎功效 本品有健脾补肺、益胃补肾、固肾益精的功效。

◎温馨提示 头发变白与精神紧张、过度忧虑有关，防治头发变白，除调节情绪外，在饮食上还要注意增加微量元素和有乌发作用的营养物质的摄入。

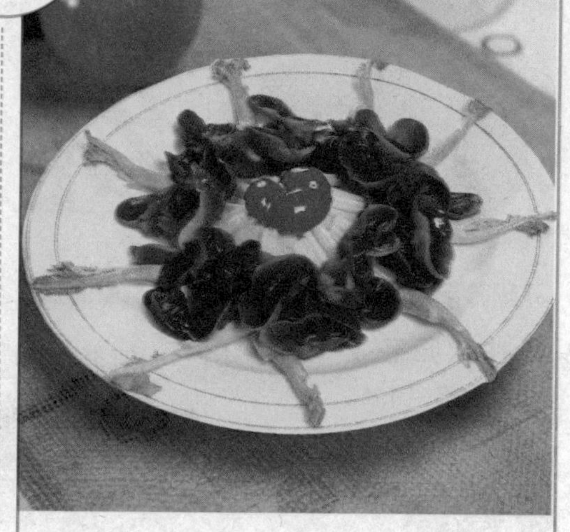

调理吃法2 芹香木耳

◎材料 木耳100克，芹菜200克，橄榄油、盐、味精各适量

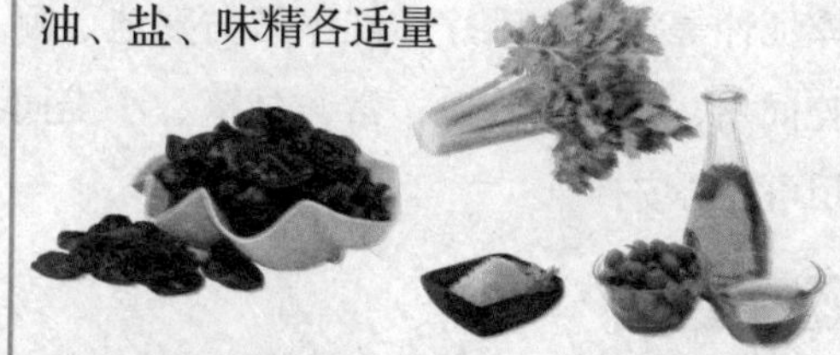

◎制作 ①芹菜洗净，去梗切成段；木耳用水泡发，去蒂洗净。②炒锅倒油烧至六成热，放入芹菜、木耳翻炒。③调入盐、味精调味，炒至熟即可。

◎功效 本品具有清热除烦、平肝、利水消肿、凉血止血的作用，适合心脑血管疾病、结石症患者食用，特别适合缺铁的人食用。

◎温馨提示 痛风急性期、间歇期与慢性期的患者都可食。木耳较难消化，并有一定的滑肠作用，故脾虚消化不良或大便稀烂者慎食。

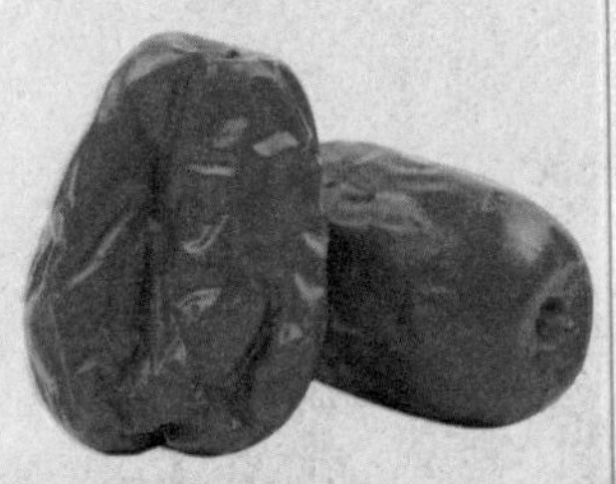

【嘌呤含量】6毫克/100克

【性味归经】性温、味甘。归脾、胃经。

红枣

Hongzao

[别名] 大枣、干枣、枣子

能量 1105.1千焦/100克

【调理关键词】

促进尿酸排泄、降低胆固醇

◎红枣富含维生素C，可促进尿酸溶解，从而使其排出体外，缓解痛风症状。红枣还富含蛋白质、有机酸、维生素A及微量矿物质，能降低血清胆固醇，对防治痛风并发高脂血症有较好的食疗作用。

◎食疗作用

红枣有补脾和胃、益气生津、调营卫、解药毒的功效，因而常用于治胃虚食少、脾弱便溏、气血津液不足、营卫不和、心悸怔忡等病症的治疗。红枣常与熟地、阿胶同用，可滋阴补血；常与甘草、小麦同用可养心安神。

◎选购保存

好的红枣有自然光泽，用手成把捏紧红枣，手感紧实，捏之不变形，不脱皮，不粘连。而且枣皮皱纹少而浅，剖开红枣肉色淡黄、细实无丝条相连，核细小，口感既不太干，又软，糯香甜可口。置于通风、干燥处保存。

◎搭配宜忌

搭配	宜/忌	说明
红枣+人参	✓	气血双补
红枣+猪蹄	✓	治疗经期鼻出血
红枣+葱	✗	引起食物消化不良
红枣+黄瓜	✗	破坏营养成分或引起不良反应

应用指南

1.养血安神，生津益气：木耳100克，红枣10枚。将适量木耳、红枣洗净，一起放入压力锅内，加入盐、香油，盖上锅盖，煮15分钟，即可食用。

2.大枣10枚，黑米80克，红衣花生20克，白糖适量。将红枣洗净切开去核，二者放在一起旺火煮沸，加入白糖，小火熬成粥。

3.健脾补肺、益胃补肾：山药100克，红枣20枚。山药洗净去皮切成块，红枣洗净，一起加入水中，煮滚后熬30分钟，调入盐，即可。

4.治低血压：红枣20枚，母鸡1只，将鸡切成块，大火翻炒，加佐料，煮八成熟时加入大枣焖熟，分次食之。

5.补充元气、增加能量：红枣(去核)150克，冰糖50克，加水350毫升煮熟，收干水分，捣成枣泥。再加入蜂蜜250毫升拌匀，盛在干净的玻璃瓶中，饮用时取1茶匙加入温开水即可。

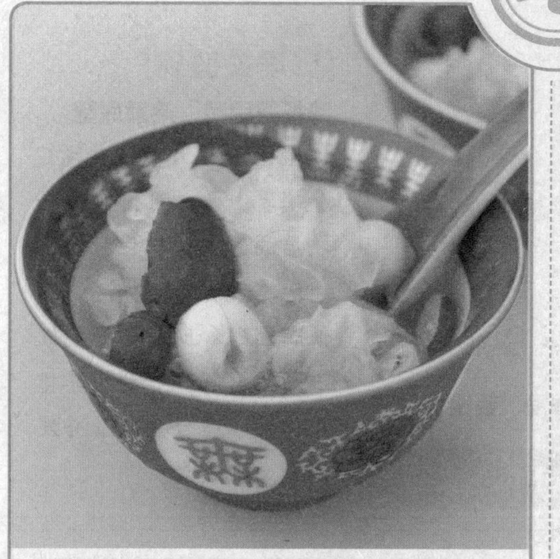

调理吃法1 红枣银耳莲子汤

◎材料 红枣10枚，银耳20克，莲子10克，蜂蜜适量

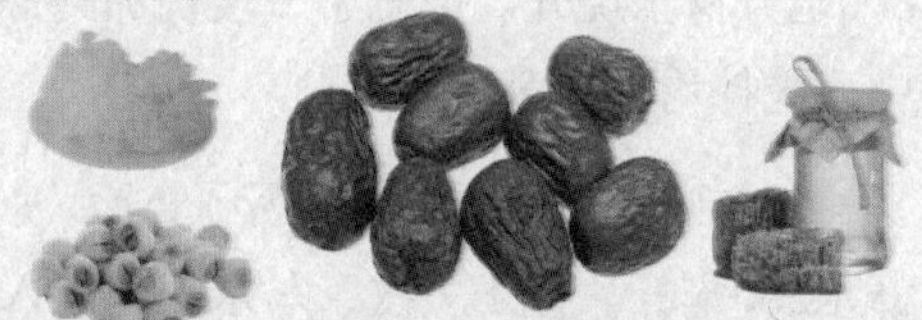

◎制作 ①银耳泡发，撕去黄梗部分，洗干净撕成小朵；莲子洗净。②银耳、莲子一起放入大碗里加满水。③入蒸锅隔水炖2小时，出锅前10分钟加红枣，吃时再调蜂蜜即可。

◎功效 本品具有强精补肾、补气和血、润肠益胃、提神补脑、美容嫩肤、延年益寿的功效。

◎温馨提示 痛风急性期、间歇期与慢性期患者都可食用。但请注意，痛风伴有龋齿、腹部胀满、便秘、糖尿病等症的患者不宜食。

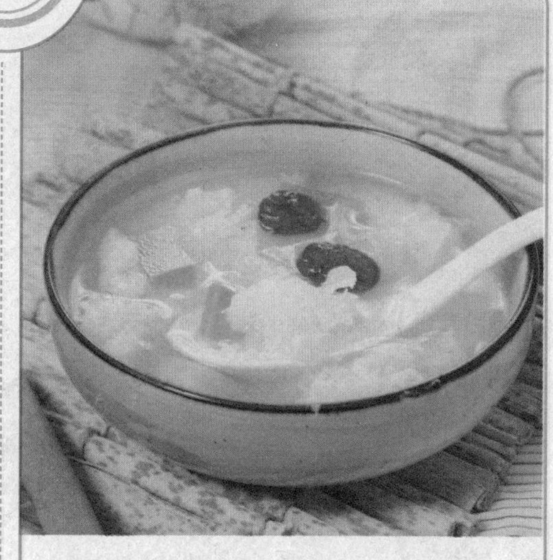

调理吃法2 红枣银耳木瓜羹

◎材料 红枣20枚，银耳50克，木瓜200克

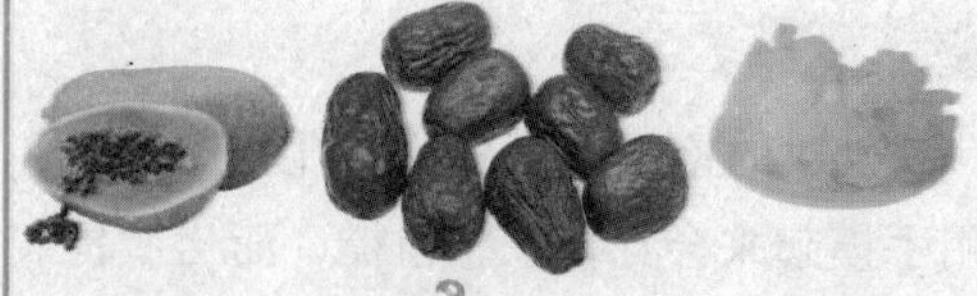

◎制作 ①西米泡发洗净；木瓜去皮去子切成块；银耳泡发，洗净，摘成小朵备用；红枣洗净，去核。②锅置火上，加水烧开，下入西米、银耳、木瓜、红枣，大火煮沸，转小火续煮30分钟；最后加入白糖调味即可。

◎功效 本品可健胃消食、滋补催乳、舒筋通络、补气和血、润肠益胃。

◎温馨提示 中等大小的红枣，一次食用最好别超过15枚，过量食用有损消化功能，会引起胃酸过多和腹胀。

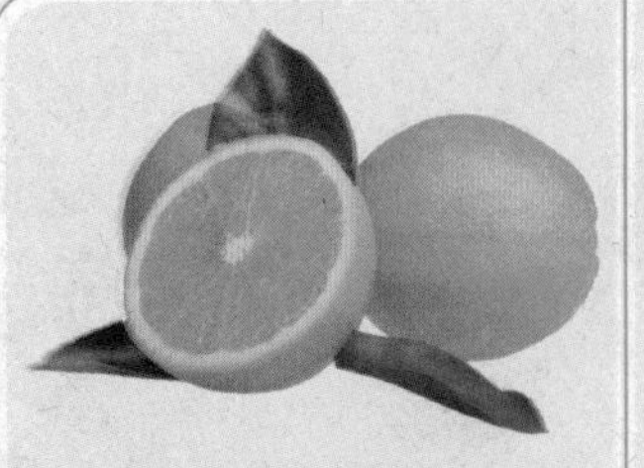

橙子

Chengzi

【嘌呤含量】<25毫克/100克

【性味归经】性凉，味甘、酸。归肺、脾、胃经。

[别名] 黄果、香橙、蟹橙、金球

能量 196.7千焦/100克

【调理关键词】

降低胆固醇、溶解尿酸

◎橙子含有大量维生素C和胡萝卜素，可抑制致癌物质的形成，软化和保护血管，促进血液循环，降低胆固醇和血脂；还能促进尿酸溶解，有利于其排出体外，适合痛风及并发高脂血症患者。

◎食疗作用

橙子有化痰、健脾、温胃、助消化、增食欲、增强毛细血管韧性、降低血脂等功效，对高血压患者有补益作用。糖尿病患者忌食。

◎选购保存

优质的橙子，表皮的皮孔相对较多，用手摸起来会觉得手感粗糙，而劣质橙表皮皮孔较少，摸起来相对光滑些。常温下，置于阴凉干燥处可保存一至两周，置于冰箱可保存更长时间。

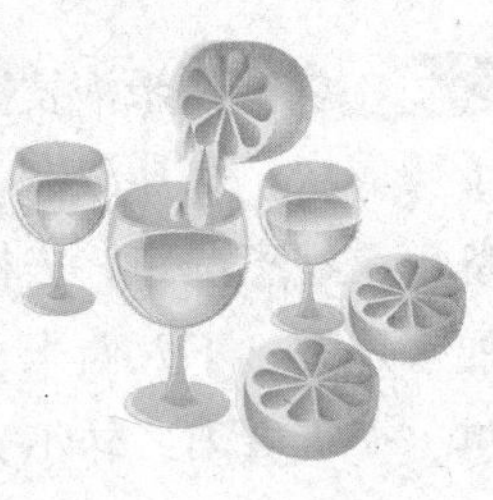

◎搭配宜忌

搭配	宜忌	功效
橙子+蜂蜜	✓	可改善打嗝少食
橙子+黄酒	✓	可辅助治疗乳腺炎
橙子+玉米	✓	可促进维生素的吸收
橙子+牛奶	✗	产生不良反应

应用指南

1.益脾养胃、养颜补血：橙子40克，樱桃20克。橙子洗净去皮，切成小块，樱桃去核，备用；在锅中加入约800毫升清水烧开。把橙子、樱桃加到锅中，搅拌均匀，煮至沸腾。

2.益脾养胃、助消化：橙子2个，凉开水200毫升。橙子去皮，与水一起放入榨汁机中压榨成汁即可。

3.治疗黄褐斑：取新鲜橙子1个，洗净去皮，切片，去子后贴敷面部，每天1次，每次20分钟。

4.健胃和中、生津夜：橙子2个，取瓤囊撕碎，加适量盐、蜂蜜煎熟食。

5.祛除面部色素：取新鲜橙子1个，榨汁，取适量的面粉，调和成迷糊状，敷脸，每天1次，每次15~20分钟。

6.促进血液循环，补充眼部水分：将橙子瓣切成薄片当眼膜使用，敷在眼睛下方后用手指轻轻按压以助吸收，敷10~15分钟。

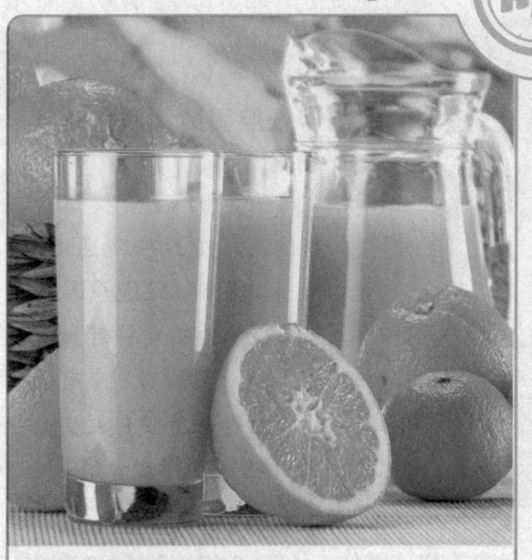

调理吃法1 橙子汁

◎材料 橙子2个，蜂蜜或白糖适量

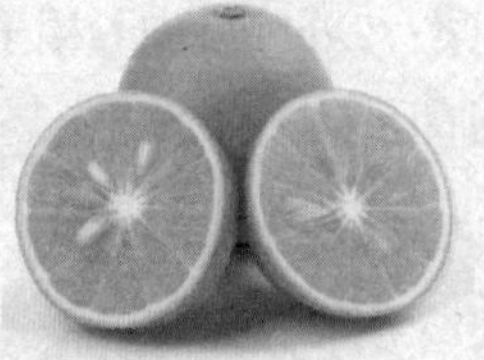

◎制作 ①橙子洗净剥皮。②放入榨汁机中，加100毫升凉白水，按“蔬果汁”键，把橙子压成汁。③饮用时可适当调入蜂蜜或白糖。

◎功效 本品可消食开胃、美容养颜。胸膈满闷、恶心欲吐者，饮酒过多、宿醉未醒者尤宜食用。每天一杯橙子汁可补充维生素C。

◎温馨提示 吃橙子前后1小时内不要喝牛奶，因为牛奶中的蛋白质遇到果酸会凝固，影响消化吸收。

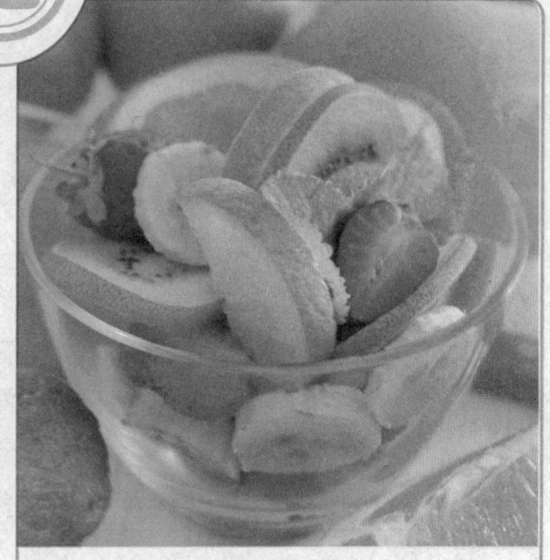

调理吃法2 橙子沙拉

◎材料 橙子1个，青柠半个，草莓2颗，香蕉半根，奇异果半个

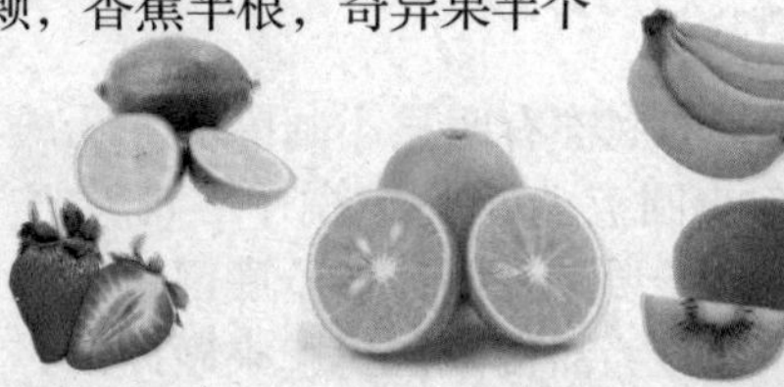

◎制作 ①橙子洗净切片。②青柠洗净切片。③草莓洗净；香蕉去皮切片。④奇异果洗净，切成片。⑤把水果混合均匀，装盘即可。

◎功效 本品有生津解热、和胃降逆、止渴利尿、滋补强身之功效。多种水果一起食用，营养丰富，老少皆宜。

◎温馨提示 本品对降低冠心病、高血压、心肌梗死、动脉硬化等心血管疾病的发病率有特别功效。

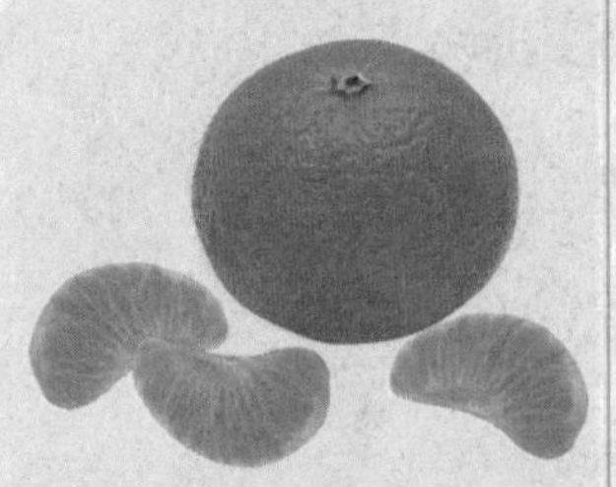

【嘌呤含量】<25毫克/100克

【性味归经】性凉，味酸、甘。归肺胃经。

橘子

Juzi

[别名] 橘柑、柑橘

能量 180.0千焦/100克

【调理关键词】

降低胆固醇，防止动脉硬化

◎橘子富含维生素C、膳食纤维及果胶，可促进通便、降低胆固醇，促进尿酸排泄；其含的橘皮苷可预防冠心病和动脉硬化，有助于使动脉粥样硬化发生逆转，适宜痛风患者食用。

◎食疗作用

橘子具有开胃理气，止渴润肺的功效；主治胸膈结气、呕逆少食、胃阴不足、口中干渴、肺热咳嗽及饮酒过度。一般人群均可食用，风寒咳嗽、痰饮咳嗽者不宜食用。

◎选购保存

橘子的底部有明显小圆圈的，为雌橘子，有小圆点的则为雄橘子；雌橘子多半比雄橘子要甜一些；橘子底部捏起来感觉软的，多为甜橘子，捏起来硬硬的，一般皮较厚，吃起来口感多半较酸；拿起橘子，侧面看，长柄的一端突出的比凹进去的酸。可通风保存，也可冷藏。

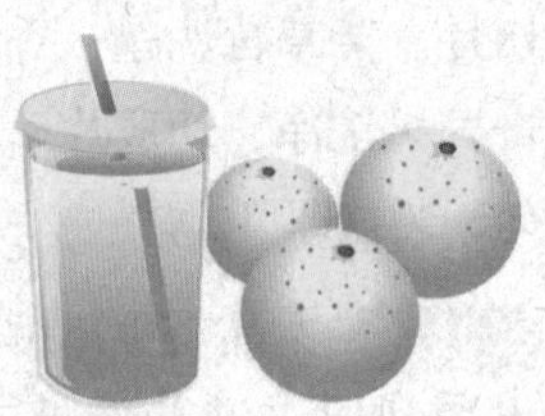

◎相忌搭配

橘子+螃蟹	易患软痈
橘子+龙须菜	影响消化
橘子+牛奶	不利于营养吸收
橘子+牛肉	不利于营养吸收

应用指南

1.清热去火、降压安神：马蹄9个、橘子1个、梨1个。全部去皮，马蹄、梨切小块，橘子掰成小瓣；在锅内用小火煮马蹄、梨；2分钟后加入橘子瓣和冰糖再煮2分钟即可。

2.美容养颜、缓解疲劳：火龙果、橘子、梨、胡萝卜、石榴、柠檬、香蕉、苹果各1份，千岛酱适量。所有原料洗净，切丁，取粒，掰开，用千岛酱和匀，装入火龙果壳里即可。

3.开胃理气、健脾消食：甘蔗80克，山楂30克，橘子1个，白糖适量。甘蔗去皮洗净，斩段；山楂倒入水中浸泡；橘子去皮掰成瓣。锅中加入约800毫升清水。将处理好的山楂、甘蔗依次倒入锅中，上盖烧开小火煮15分钟，放入橘子、白糖搅匀煮沸，使糖分完全溶于汤汁中即可。

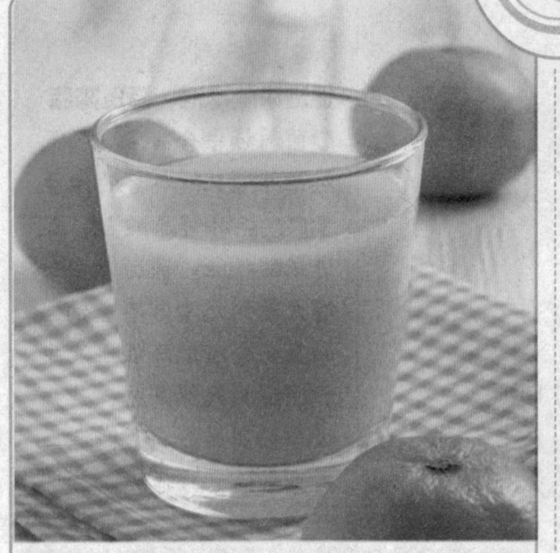

调理吃法1 橘子汁

◎材料 橘子3个

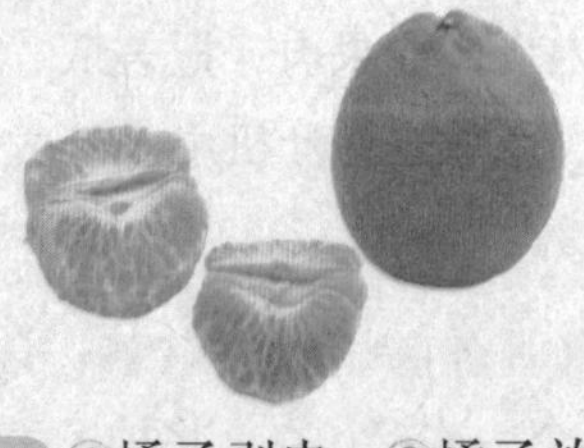

◎制作 ①橘子剥皮。②橘子放入榨汁机内，加100毫升凉白开水。③压榨成汁。

◎功效 本品有开胃理气、生津润肺、化痰止咳等功效，由于橘子的果汁能清胃热，故凡胸膈烦热、口中干渴或酒毒烦热、食少气逆、排尿不利者，可将橘子汁作为滋养食疗果品。

◎温馨提示 橘汁中含有一种名为“诺米林”的物质，具有抑制和杀死癌细胞的能力，对胃癌有预防作用。

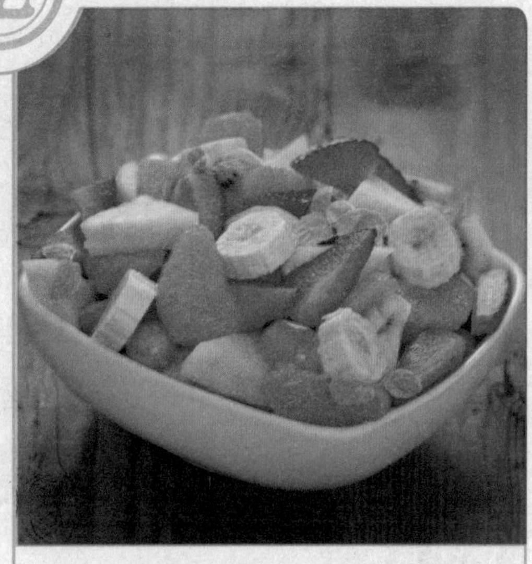

调理吃法2 橘子沙拉

◎材料 橘子1个，香蕉1根，草莓3颗，青提子30克，奇异果1颗，菠萝50克，橄榄油或蜂蜜适量

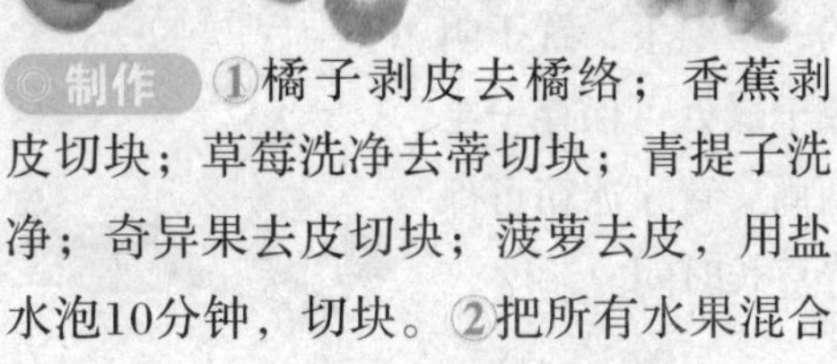

◎制作 ①橘子剥皮去橘络；香蕉剥皮切块；草莓洗净去蒂切块；青提子洗净；奇异果去皮切块；菠萝去皮，用盐水泡10分钟，切块。②把所有水果混合均匀即可。可浇少许橄榄油或蜂蜜。

◎功效 本品营养均衡，可美容养颜、生津止渴、润肠通便，可用于脾胃气滞、胸腹胀闷、呃逆少食、胃肠燥热、肺热咳嗽、便秘等症。

◎温馨提示 慢性肠炎、虚寒腹泻、大便溏薄、急慢性肾炎、风寒感冒咳嗽、糖尿病、胃酸过多、关节炎患者，及女子月经来潮期间痛经者应少食或忌食。

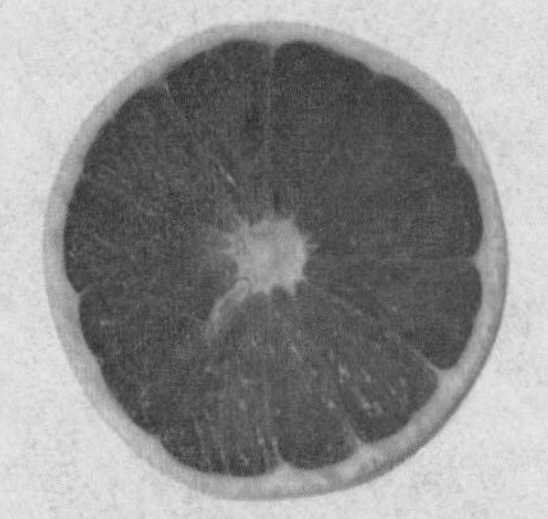

葡萄柚

Putaoyou

[别名] 西柚

【嘌呤含量】<25毫克/100克

【性味归经】性寒，味甘、酸。归肺、脾经。

能量 138.1千焦/100克

【调理关键词】

促进尿酸排泄、降压降脂

◎葡萄柚中含有宝贵的天然维生素P和丰富的维生素C，能溶解尿酸盐，促进尿酸排泄。葡萄柚中含有大量钾元素却不含钠，而且还含有能降低血液中胆固醇的天然果胶，是痛风合并高血压病、高脂血症患者的食疗佳品。

◎食疗作用

葡萄柚增进食欲、利尿、美白、强化肝功能、减肥、增强记忆力等功效；用于偏头痛、耳聋、胆结石、抗蜂窝组织炎、月经不调等症。但高血压患者、贫血、痰多者不宜食用。

◎选购保存

宜选表皮皮孔较多，摸起来比较粗糙的；常温下，置于阴凉干燥处可保存一至两周，置于冰箱可保存更长时间。

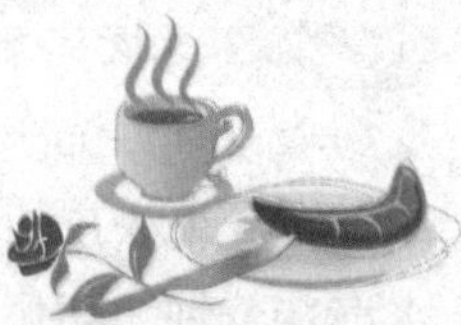

◎搭配宜忌

搭配	宜/忌	效果
葡萄柚+鸡	✓	温中补气、补肺、下气、消痰止咳
葡萄柚+螃蟹	✗	产生不良反应
葡萄柚+猪肝	✗	产生不良反应
葡萄柚+羊肉	✗	伤元气

应用指南

1.治疗痛风：白色苦瓜8条，苹果2个，葡萄柚1个。白色苦瓜洗净切条；苹果洗净去皮切成块；葡萄柚去皮掰成瓣，去内皮撕成果肉；把苦瓜、苹果、葡萄柚、水放进榨汁机中压榨成汁；以果汁代饮。

2.降糖养肺、利尿解暑：葡萄柚1个、梨1个、冰糖10克。将柚子去皮后撕成颗粒，梨去皮后切成丝状；梨丝连汁一块放入锅中，加入少许冷水，煮开；倒入柚子颗粒，大火煮开后再用小火熬煮20分钟；加入冰糖，煮至糖化即可。

3.助消化：葡萄柚1个，橙子1/2个，氨基酸饮料150毫升，碎冰块适量。将葡萄柚、橙子分别洗净，切成小瓣，再去皮及核，取出果肉备用。将葡萄柚、橙子放入果汁机中，加入氨基酸饮料、碎冰搅打均匀，倒入杯中即可。

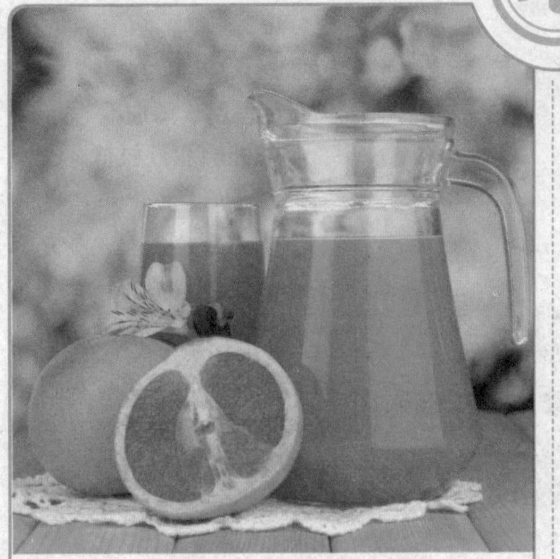

调理吃法1 葡萄柚果汁

材料 葡萄柚2个，橙子1个，柠檬半个

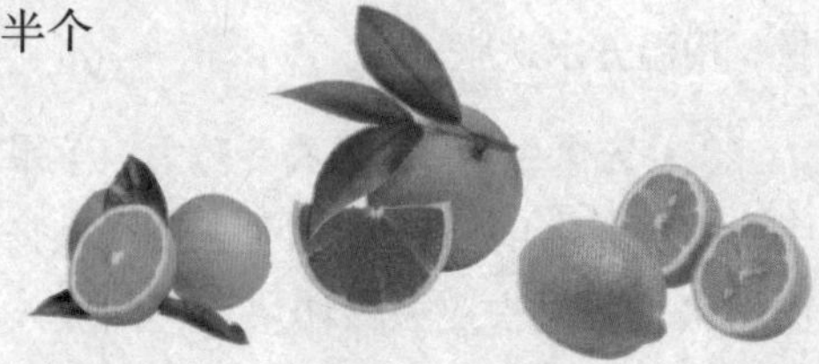

制作 ①将橙子、葡萄柚、柠檬洗净，擦干水分，分别切成两半，用挖勺挖出果肉。②将水果放入榨汁机中一同榨取汁液，即可饮用。

功效 本品开胃润肺、通便排毒，老少皆宜。研究发现，每天饮用葡萄柚汁的人，较少出现呼吸系统疾病，尤其是感冒、喉咙疼痛时，更能起到缓解作用。

温馨提示 高血压患者应慎食葡萄柚，因为一些常用的降血压药物可能与葡萄柚汁相互作用，引起不良反应。

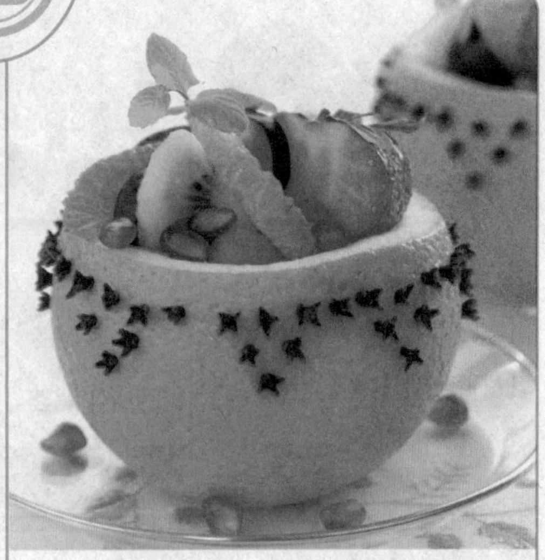

调理吃法2 柚子肉沙拉

材料 葡萄柚1个，奇异果1个，石榴1个，草莓5颗，黑布林2个，柠檬1个

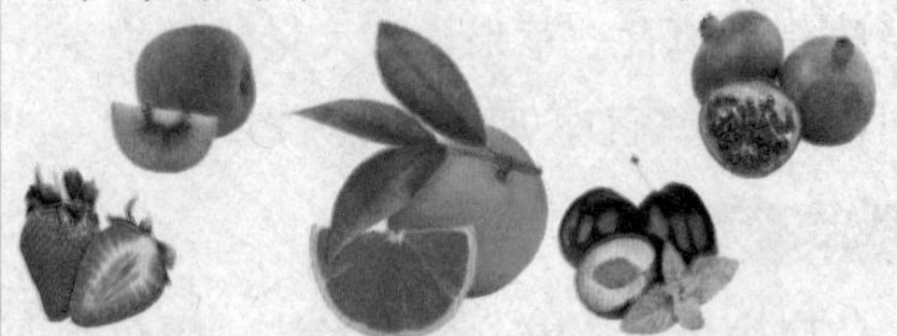

制作 ①葡萄柚洗净，割开顶部四分之一处，挖出果肉。②奇异果去皮切块，石榴去皮，捣散石榴肉；草莓洗净去蒂切块；黑布林洗净去核切片。③把所有水果混合均匀后装入葡萄柚盅内即可。④可浇上少许柠檬汁。

功效 本品营养均衡，能美容养颜，尤其适宜肥胖、消化不良、皮肤粗糙者食用。

温馨提示 葡萄柚富含维生素C，常用来舒缓感冒症状，减轻偏头痛，经前综合征及怀孕期间的不适。

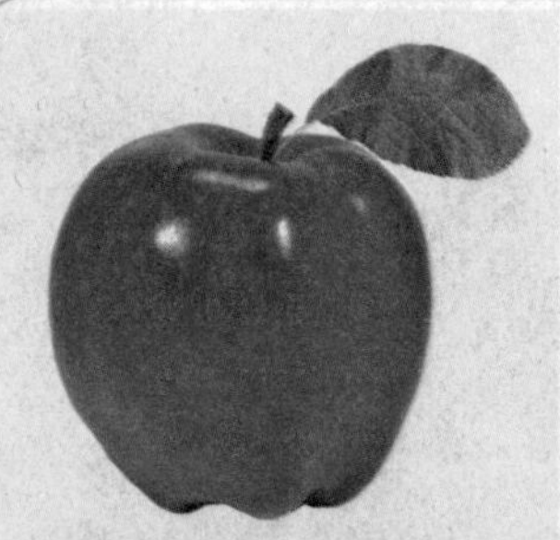

【嘌呤含量】0.9毫克/100克

【性味归经】性平，味甘、微酸。归脾、肺经。

苹果

Pingguo

[别名] 滔婆、柰、柰子、频婆

能量 217.7千焦/100克

【调理关键词】

降低胆固醇、降血糖

◎苹果升糖指数较低，含有丰富的维生素和矿物质，其中的胶质和微量元素铬能保持血糖的稳定，还能有效地降低血胆固醇，所以苹果很适合糖耐量异常的痛风并发糖尿病患者食用。

◎食疗作用

苹果具有生津止渴、润肺除烦、健脾益胃、养心益气、润肠、止泻、解暑、醒酒的功效。苹果还有安神助眠的作用，其中的挥发性物质可使人心情愉悦。冠心病、肾病患者慎食。苹果含有大量的纤维素，可促进胃肠蠕动，加快代谢废物的排出。

◎选购保存

应挑个头适中，果皮光洁、颜色艳丽的。苹果放在阴凉处可以保持7~10天，如果装入塑料袋放入冰箱可以保存更长时间。

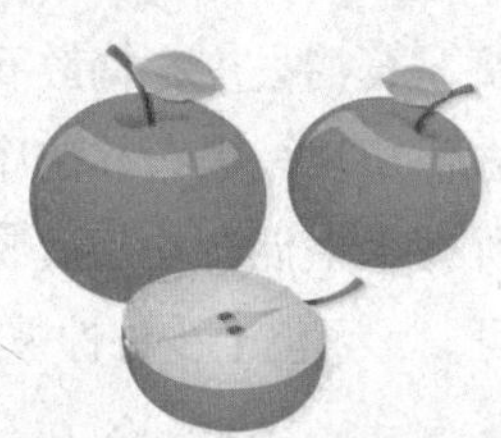

◎搭配宜忌

苹果+银耳　润肺止咳

苹果+洋葱　保护心脏

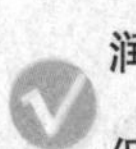

苹果+白萝卜　不利消化

苹果+海鲜　阻碍蛋白质消化吸收

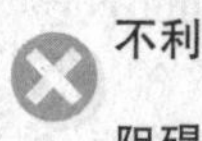

应用指南

1.治疗消化不良、少食腹泻，或久泻而脾阴不足者：苹果干50克，山药30克。共研为细末，每次15克，加白糖适量，用温开水送服。

2.补充维生素C，提高免疫力：苹果半个，猕猴桃1个，蜂蜜适量。猕猴桃去皮切块，苹果去皮去核切块，一同放入搅拌机中，加适量蜂蜜和纯净水，搅打均匀即可。

3.生津止渴，润肺除烦：苹果1个。苹果用水冲洗一下，浸湿表面；在苹果表皮上放少许食盐，双手握着苹果来回的搓，表面的脏东西很快就能搓干净，而且盐也可以起到杀菌的作用；然后再用水冲洗干净；将苹果对半切开，去核，切成块；切好的苹果放入小碗内；放入锅上蒸，锅开后，大火蒸5分钟；取出，稍冷却后，即可食用。

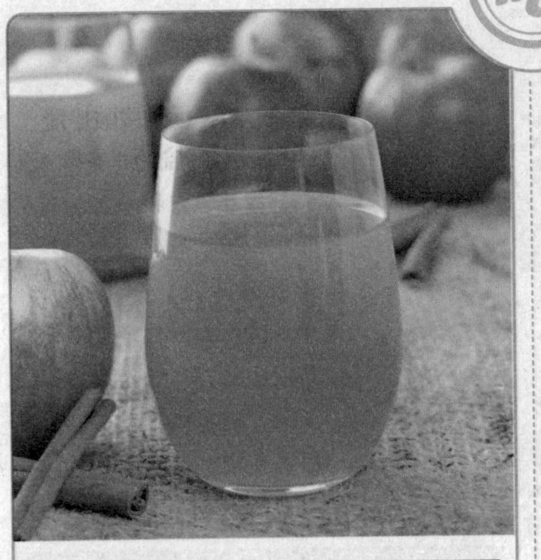

调理吃法1 苹果汁

◎材料 苹果2个，胡萝卜1根，冰糖少许

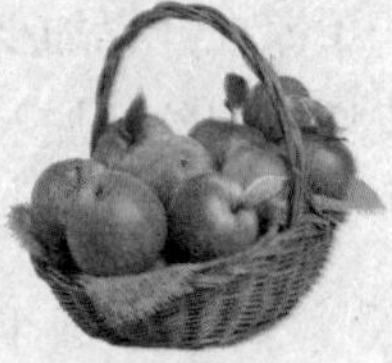

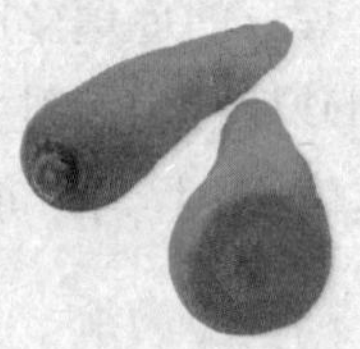

◎制作 ①苹果洗净，削皮，去蒂，去核，切块。②胡萝卜洗净，去皮，切块。③把苹果块和胡萝卜块一同放入榨汁机中，加100毫升凉白开水，压榨成汁，加入少许冰糖即可。

◎功效 本品可明目、降糖、润肠、助消化、减肥，适宜贫血、癌症、高血压、夜盲症、干眼症、营养不良、食欲不振、皮肤粗糙者食用。

◎温馨提示 苹果中的锌对儿童的记忆有益，能增强儿童的记忆力。但苹果中的酸能腐蚀牙齿，吃完苹果后最好漱漱口。

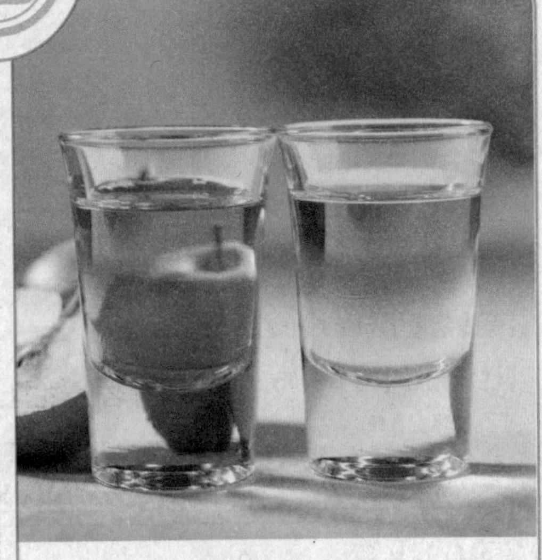

调理吃法2 苹果醋

◎材料 苹果4个，米醋、冰糖各适量

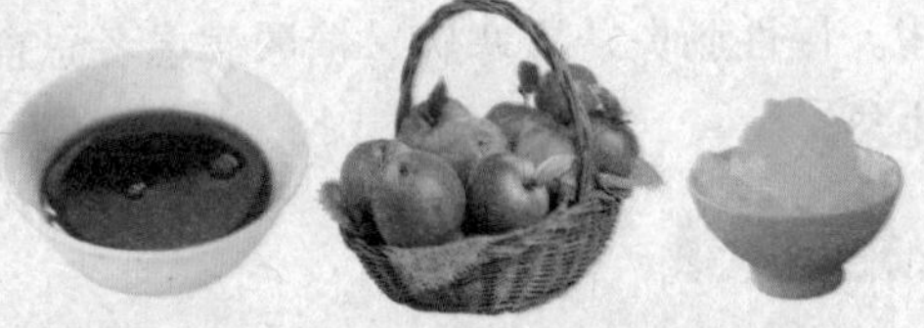

◎制作 ①苹果洗净，擦干表面水分，切成小片。②在干净无水的玻璃瓶子底部铺上一些冰糖，将苹果片一层层铺满，表面再撒上冰糖。③倒入米醋，醋要完全没过苹果片。在瓶口蒙上一层保鲜膜，再拧上盖子，置阴凉干燥处放置3个月以上。④当醋呈金黄色的时候，去渣取醋液即可。

◎功效 本品有杀菌、增加免疫力、美白皮肤、抗衰老等作用。

◎温馨提示 每天吃1个苹果（最好连皮吃）能防止脑卒中，“一日一苹果，医生远离我”。

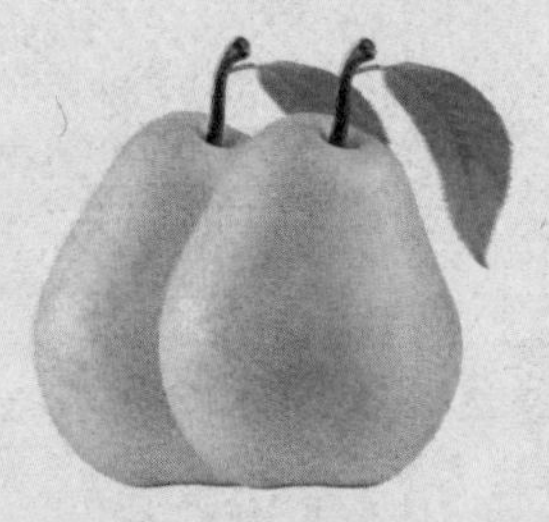

【嘌呤含量】1.1毫克/100克

【性味归经】味甘、微酸，性凉。归肺、胃经。

梨

Li

[别 名] 雪花梨、黄金梨、鸭梨

能量 184.2千焦/100克

【调理关键词】

保护心脏、促进尿酸排泄

◎梨含有丰富的B族维生素、维生素C和果胶，能保护心脏，减轻疲劳，增强心肌活力，保护心血管，降低血压；还能促进尿酸排泄，适合痛风患者食用，能有效预防心脑血管并发症。

◎食疗作用

梨具有止咳化痰、清热降火、养血生津、润肺去燥、润五脏、镇静安神等功效。对高血压、心脏病、口渴便秘、头昏目眩、失眠多梦患者，有良好的食疗作用。慢性肠炎、胃寒病、糖尿病患者忌食生梨。

◎选购保存

选购梨以果粒完整、无虫害、无压伤、坚实为佳。置于室内阴凉角落处即可，如需冷藏，可装在纸袋中放入冰箱保存2~3天。

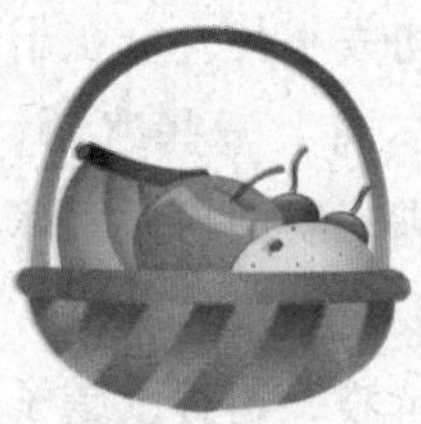

◎搭配宜忌

梨+银耳	✓	润肺止咳
梨+核桃仁	✓	治疗百日咳
梨+螃蟹	✗	引起腹泻，损伤肠胃
梨+白萝卜	✗	易诱发甲状腺肿大

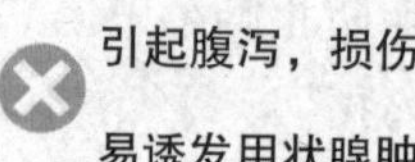

应用指南

1.清热润肺、凉血行瘀：梨1个，莲藕100克。莲藕去皮后切丝，用凉水冲去部分淀粉，入锅焯一下迅速捞出沥干水；焯好的莲藕丝过一下凉白开，加少许细砂糖拌匀；梨去皮切成细丝，加入到莲藕丝中拌匀即可

2.清心润肺、消暑解渴：木瓜半个，梨2个。将木瓜去皮去子，切小块备用；梨去皮去核，切细丝，用清水浸泡，避免变色；将切好的木瓜块用搅拌机打成泥，将木瓜泥、梨丝倒入锅中，加水熬煮至黏稠即可。

3.凉血生津、利尿通便：梨1个，荸荠6个，莲藕100克。荸荠和莲藕去皮切块用清水浸泡；加入2滴柠檬汁、蜂蜜；将所有材料用搅拌机搅打成汁，即可饮用。

4.润肺化痰、止咳：梨1个（个大的），挖去核，川贝母3克（研末），冰糖适量，一并纳入梨中，封好，煮熟或蒸熟。二次服食。

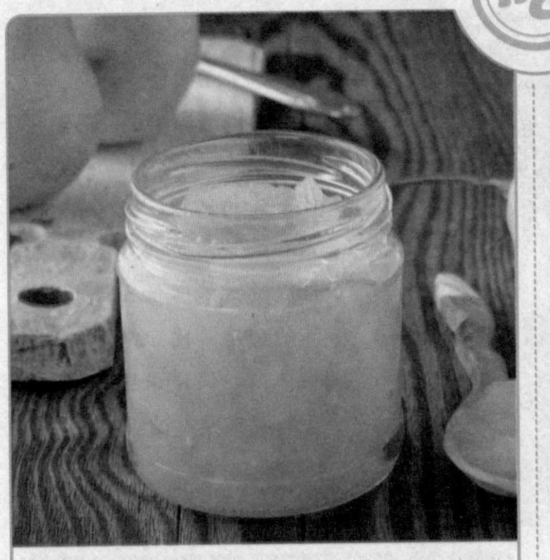

调理吃法1 梨汁

◎材料 梨4个，冰糖适量

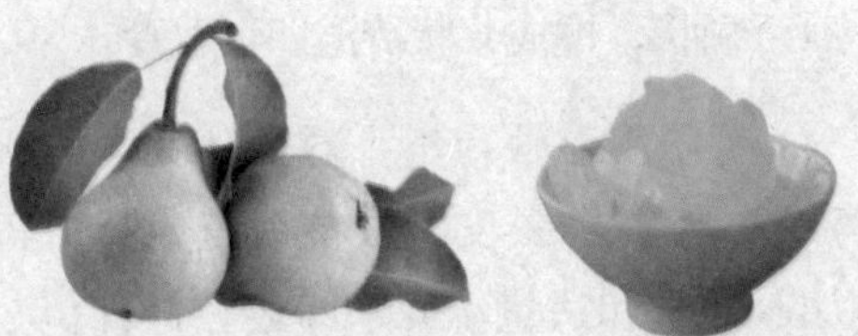

◎制作 ①梨洗净，去皮，去核，切成小粒状。②把梨、冰糖加入热锅内，炖沸后捞出。③冷却后用干净的玻璃广口罐装梨汁，封盖前加一层保鲜膜，封盖。④冷藏，3天内吃完。

◎功效 本品有止咳化痰、清热降火、养血生津、润肺去燥的功效。

◎温馨提示 每天在饭后吃一个梨可以有效地帮助我们机体净化肾脏、清洁肠道，对于长期有便秘现象的朋友来说，适当的吃梨可以有效地缓解便秘症状。

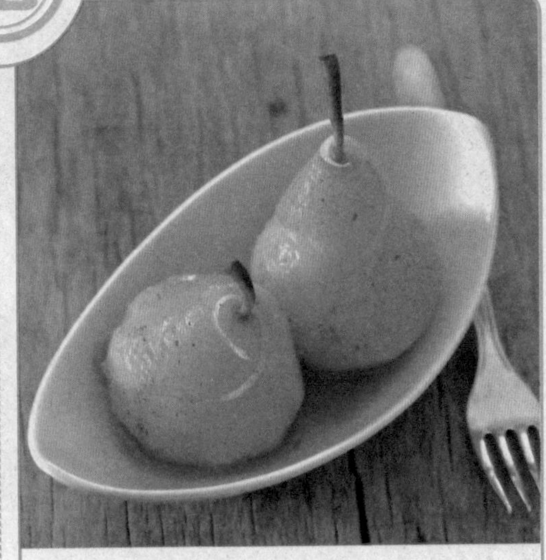

调理吃法2 冰糖蒸梨

◎材料 梨2个，枸杞5克，红枣10枚，冰糖适量

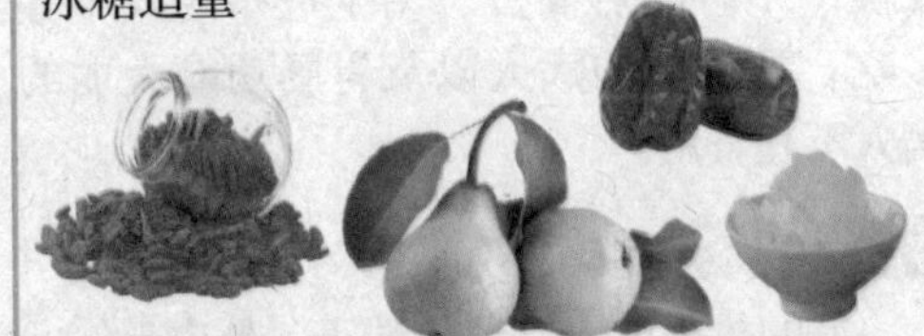

◎制作 ①将梨洗净，去皮。②枸杞洗净；红枣洗净，切成两半，去核。③把梨、枸杞、红枣和冰糖放入炖盅里，隔水加热，至水沸后关火。④拿出梨子，浇少许蜂蜜即可。

◎功效 本品可降低血压、养阴清热、补中益气、养血安神。

◎温馨提示 梨性偏寒助湿，多吃会伤脾胃，故脾胃虚寒、畏冷食者应少吃。梨有利尿作用，夜尿频者，睡前应少吃梨。

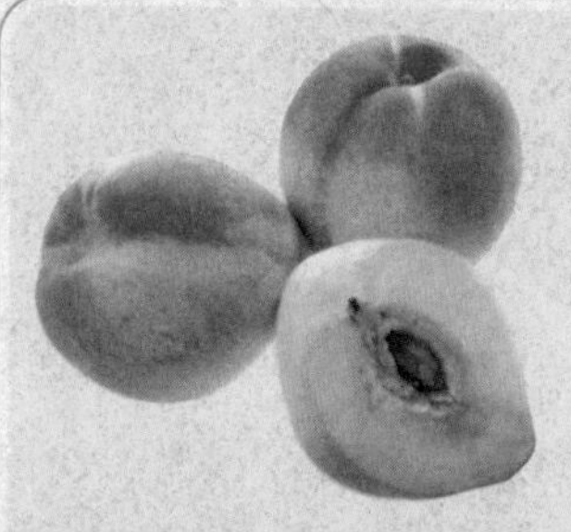

【嘌呤含量】1.4毫克/100克

【性味归经】性温，味甘、酸。归肝、大肠经。

桃

Tao

[别名] 佛桃、水蜜桃

能量 200.9千焦/100克

【调理关键词】

调节身体酸碱平衡

◎桃属于高钾低钠水果，还富含钙、镁、多种维生素和果胶，是典型的的碱性食物，能降低血液和尿液的酸度，防止尿酸沉积在体内，促进尿酸排泄，适合痛风患者食用。

◎食疗作用

桃具有补心、解渴、充饥、生津之功效，含较多的有机酸和纤维素，能促进消化液的分泌，增加胃肠蠕动，增进食欲，有助于消化。糖尿病患者血糖过高时应少食桃；平时内热偏盛、易生疮疖的人不宜多吃；病体虚的病人以及胃肠功能太弱的病人不宜食用。

◎选购保存

好的桃果体大、形状端正、外皮无伤、无虫蛀斑、手感不软不硬。桃宜放入冰箱冷藏。

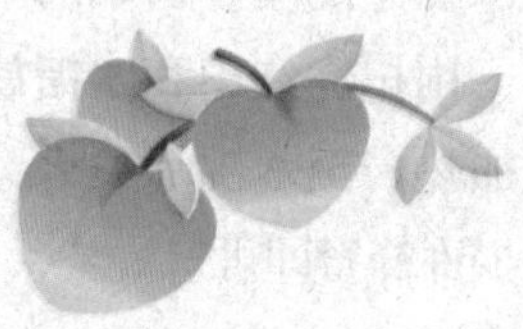

◎搭配宜忌

桃+牛奶 滋养皮肤

桃+莴笋 营养丰富

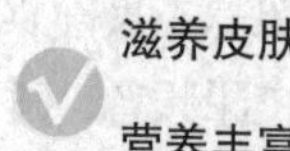

桃+白酒 导致头晕

桃+萝卜 破坏维生素C

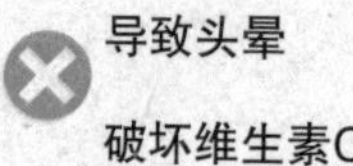

应用指南

1.生津解渴：将熟桃子4只去皮核，把肉刮入锅中，另加洗净的桑葚，加50克白糖及250毫升水，共煮沸，再用文火煎至糊状，搅成浆状待温即可取食。

2.防治慢性胃炎：蜂蜜10克，鲜桃1个。将鲜桃去皮、去核后压成汁，再加入蜂蜜和适量温开水即成。每日1～2次，每次100毫升。

3.防治气血不足：取鲜桃2000克，洗净、去核、切块，与白糖250克混合，晒去水分即成。每日食用。

4.治冠心病：鲜桃2个，黑芝麻20克，杏仁2个，大枣5枚。将上4味洗净，即可。1次食用，每日1~2次。

5.润肠补肺、安神补血：莲子150克，桃2个，番茄沙司50克。莲子(去芯)提前用清水泡一夜；桃去核切块备用；莲子、番茄沙司，放入清水中煮沸，再文火煲30分钟；加入桃煮沸后，转文火煲10分钟即可。

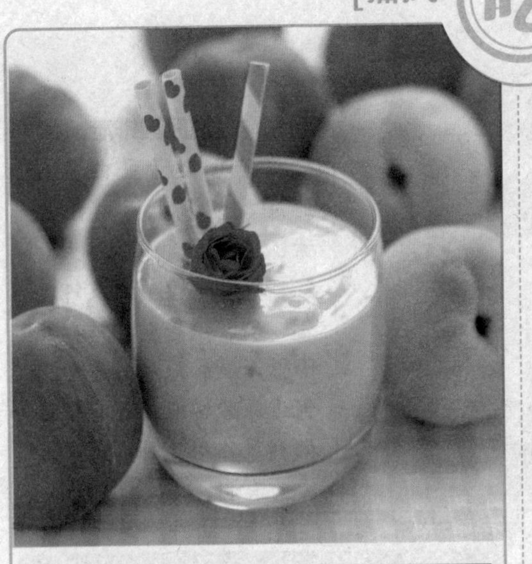

调理吃法1 桃汁

◎材料 桃2个，鲜牛奶200毫升，蜂蜜少许

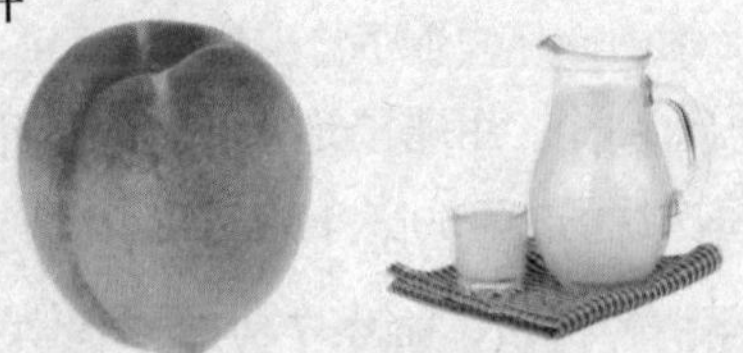

◎制作 ①桃洗净，去皮，去核，切成小块。②桃与牛奶一同倒入榨汁机中，压榨成汁。③把桃汁倒入杯中，加少许蜂蜜即可。

◎功效 本品有补心、解渴、充饥、生津之功效，且桃含较多的有机酸和纤维素，能促进消化液的分泌，增加胃肠蠕动，增进食欲，还有助于消化。

◎温馨提示 最好不要给婴幼儿喂食桃子，因为桃中含有大量的大分子物质，婴幼儿肠胃透析能力差，无法消化这些物质，很容易造成变态反应。

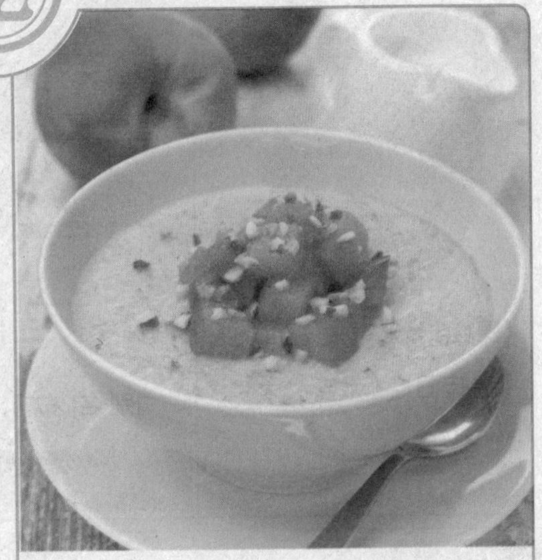

调理吃法2 桃燕麦牛奶羹

◎材料 桃1个，燕麦100克，牛奶300毫升，核桃2颗，蜂蜜适量

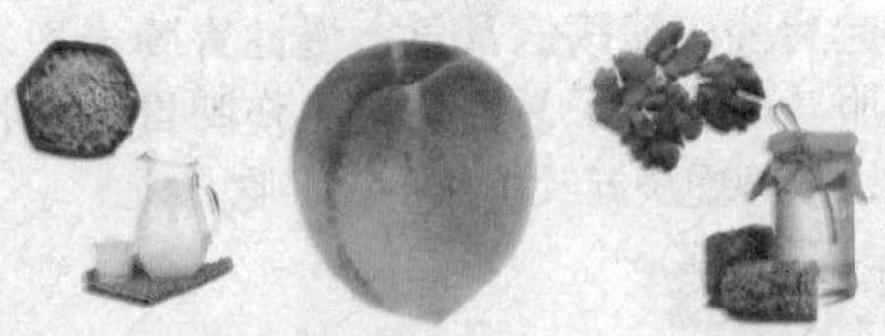

◎制作 ①桃子洗净，去皮，去核，切小块。②核桃仁敲碎备用。③燕麦洗净后，连同桃、牛奶一起放在炖盅里，隔水炖熟。④取出，浇上蜂蜜，撒上核桃仁即可。

◎功效 本品具有健脾、益气、补虚、止汗、养胃、润肠的功效，可作为早餐食用。

◎温馨提示 燕麦不仅能预防动脉硬化、脂肪肝、糖尿病、冠心病，而且对便秘以及水肿等都有很好的辅助治疗作用。

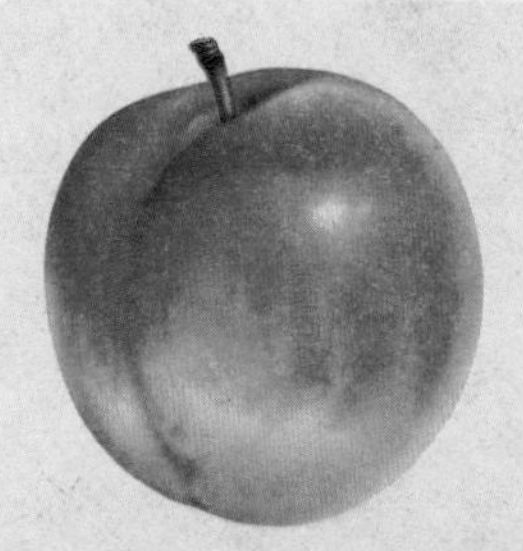

【嘌呤含量】<25毫克/100克

【性味归经】性平，味甘、酸。归肝、肾经。

李子

Lizi

[别名] 布朗、麦李、脆李

能量 150.7千焦/100克

【调理关键词】

利尿、促进尿酸排泄

◎李子含微量蛋白质、脂肪、胡萝卜素、维生素B_1、维生素B_2、维生素C、烟酸等营养素及钾、钙、磷、铁等矿物质，能降低血液和尿液的酸度，促进尿酸排泄；还有较强的利尿作用，对痛风患者更为有利。

◎食疗作用

李子具有清热生津、泻肝涤热、活血解毒、利水消肿、止消渴、醒酒的功效。对胃阴不足、口渴咽干、大腹水肿、排尿不利等症的患者有一定的食疗效果。李子含大量的果酸，多食伤脾胃，过量食用易引起胃痛，溃疡病及急、慢性胃肠炎患者忌服。多食李子易生痰湿、伤脾胃，又损齿，故脾虚痰湿及小儿不宜多吃。

◎选购保存

手捏，果子感觉略有弹性，尝李子脆甜适度者，则成熟适中。购买时要选择颜色均匀、果粒完整、无虫蛀的果实，不宜选购成熟度不足的李子，虽然果肉较爽脆，但酸度较高。李子最好放在阴凉处保存，不要洗，或用保鲜袋包装置于冰箱中冷藏，应尽快食用。

◎搭配宜忌

搭配	宜/忌	功效
李子+香蕉	✓	美容养颜
李子+绿茶	✓	清热利湿、活血利水
李子+鸭蛋	✗	伤脾胃
李子+鸡蛋	✗	引起中毒

应用指南

1.能养胃阴、生津液：李子100~120克，去核捣碎，绞取汁液，加蜂蜜少许，拌匀后服用。

2.辅助治疗慢性子宫出血、月经过多：鲜李子2~3个，用醋浸泡后，再入锅用水煎，每次饮汤20~50毫升，每日3~4次。

3.治疗体癣：鲜李子或醋浸李子4~8个，捣烂，水煎后洗患处。

4.润肠利尿、润肺止咳：李子500克，柠檬1个。将李子洗净，掰两瓣，除去核；李子放入锅中，放入白砂糖并挤出青柠檬汁煮开；煮开以后加入适量的麦芽糖继续煮，开后转小火慢慢熬，中间要搅拌，避免粘锅；取锅里李子煮出来的汁，放凉即可。

5.养颜润肤：鲜李子250克，绞取汁液，和米酒250毫升兑匀，夏初服用，每次1小杯。

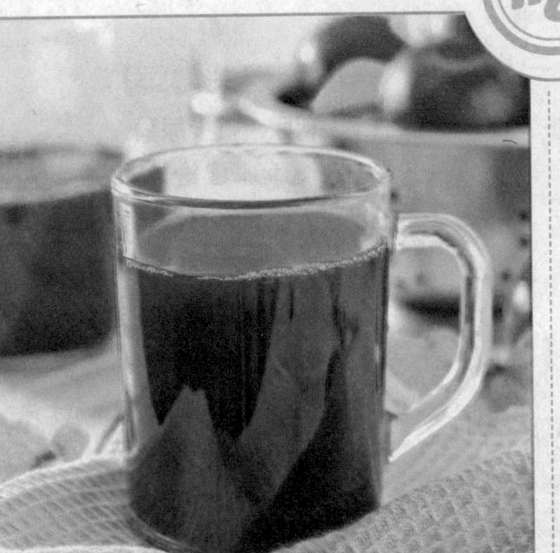

调理吃法 1 李子汁

材料 李子10个

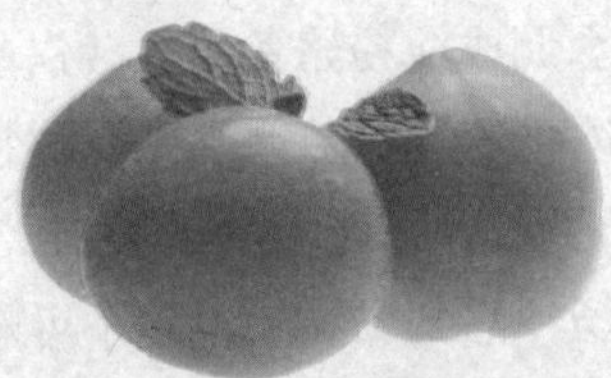

制作 ①李子洗净，在淡盐水中泡10分钟。②捞起李子，洗净，切块，去核。③把李子放进榨汁机中，加入100毫升凉白开水，压榨成汁，倒入杯中，加入少许冰糖即可。

功效 本品能清热生津、泻肝涤热、活血解毒，常饮有养颜美容、润滑肌肤的作用。

温馨提示 李子对肝病有较好的保养作用，每天食用3个李子，对慢性肝炎有很好的疗效，唐代名医孙思邈评价李子时曾说："肝病宜食之"。

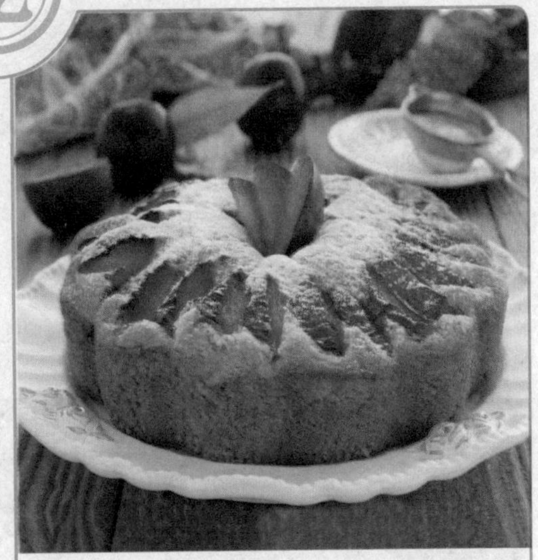

调理吃法 2 李子烘焙蛋糕

材料 李子10个，低筋面粉150克，鸡蛋2个，杏仁粉50克，黄油100克，柠檬汁、白糖各适量，酸奶少许

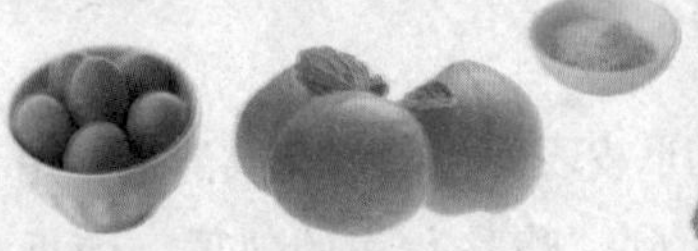

制作 ①黄油室温软化，加糖打至发白，分次加入提前打匀的蛋液，打至体积膨大。②筛入低粉，加入杏仁粉，用刮刀拌匀，倒入柠檬汁。③模子提前涂粉，把拌好的糊糊先装入裱花袋，然后挤入模中；上面放上李子片。④烤箱预热170℃，中层，上下火，30分钟。烤好后取出凉凉，加入少许李子片。

功效 清热生津、利水消肿。

温馨提示 李子营养丰富，但是不能过食，若过食可生疖疮，伤筋骨。胃肠功能不佳者少吃或不吃。

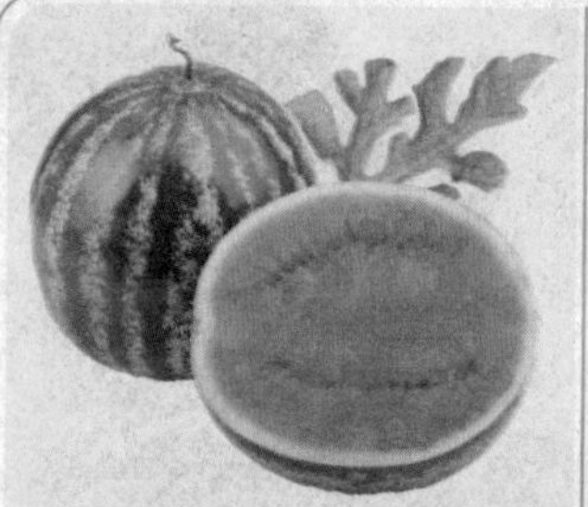

西瓜

Xigua

[别名] 寒瓜、夏瓜

能量 104.6千焦/100克

【嘌呤含量】<25毫克/100克

【性味归经】性寒，味甘。归心、胃、膀胱经。

【调理关键词】

利尿、减少尿酸

◎西瓜富含矿物质，是典型的碱性食物，能使尿液碱性化，从而增加尿酸在尿中的可溶性，促进尿酸排出；其具有极强的利尿作用，对痛风患者大有益处。

◎食疗作用

西瓜具有清热解暑、除烦止渴、降压美容、利水消肿等功效，还具有平衡血压、调节心脏功能、预防癌症的作用。糖尿病患者少食，建议两餐中食用；脾胃虚寒，湿盛便溏者不宜食用。

◎选购保存

宜选购瓜皮表面光滑、花纹清晰，用手指弹瓜可听到“咚咚”声的熟瓜。西瓜未切开时放入冰箱可保存5天左右，切开后用保鲜膜裹住，放入冰箱可保存3天左右。

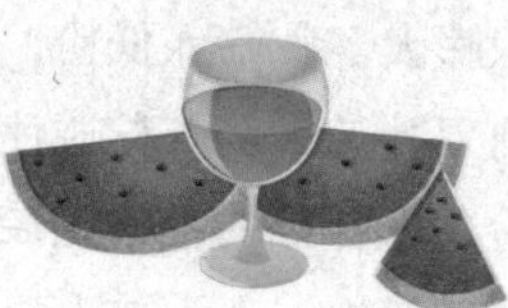

◎搭配宜忌

西瓜+冬瓜	✓	降暑消渴
西瓜+绿茶	✓	清热祛火
西瓜+虾	✗	会导致腹泻
西瓜+羊肉	✗	伤元气

应用指南

1.清热降火，生津解暑： 西瓜300克，莲子30克。莲子用温水浸泡半小时，西瓜去皮，将西瓜肉切成块状；淀粉加水调成淀粉浆备用；砂锅中加适量水，冰糖和莲子放入水中；淀粉浆倒入砂锅内；不停地用勺子搅拌，防止粘锅；汤汁熬到黏稠状，莲子可悬浮起来即可；盛入碗内，放西瓜肉即可使用，冷冻后风味更佳。

2.生津止渴，补虚开胃： 牛奶250毫升，西瓜150克，雪莲菌50克。清水洗净雪莲菌，放进玻璃器皿；将牛奶倒入玻璃器皿中，常温静止24小时以上，待牛奶凝固成酸奶；用过滤网滤出酸奶；西瓜去子切块；把酸奶和西瓜一同放入榨汁机中压榨成泥即可。

3.减肥、预防中暑： 西瓜200克、西红柿1个。用压榨器压出西瓜瓤汁，将西红柿用沸水冲烫后去皮，切碎，压出汁水。两汁和匀，随时饮用。

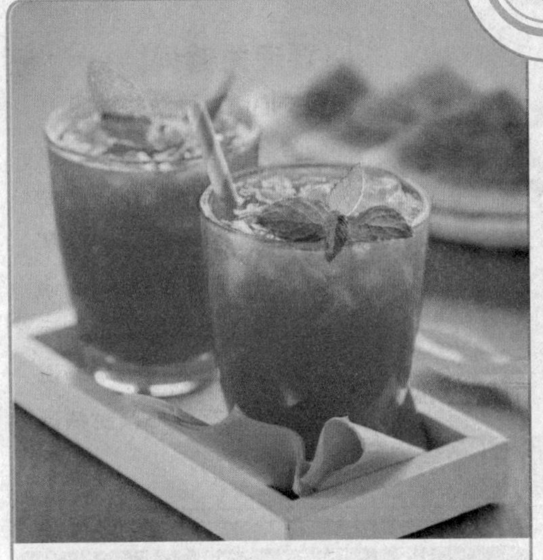

调理吃法1 西瓜汁

◎材料 西瓜1/4个，冰块10块，冰糖5克

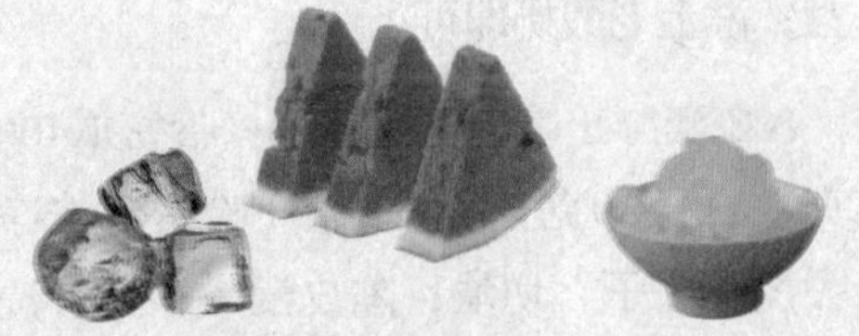

◎制作 ①西瓜去皮，切成小块。②把西瓜、冰块、冰糖一同放入榨汁机中压榨成汁即可。

◎功效 本品可清热除烦，生津解暑、降压美容、利水消肿。对治疗肾炎及膀胱炎等疾病有辅助疗效；对医治心血管病，如高血压等亦有疗效。

◎温馨提示 若酒精中毒或酒醉后头晕，可喝一杯西瓜汁，运用其排尿作用，帮助排走肝脏中的酒精成分。

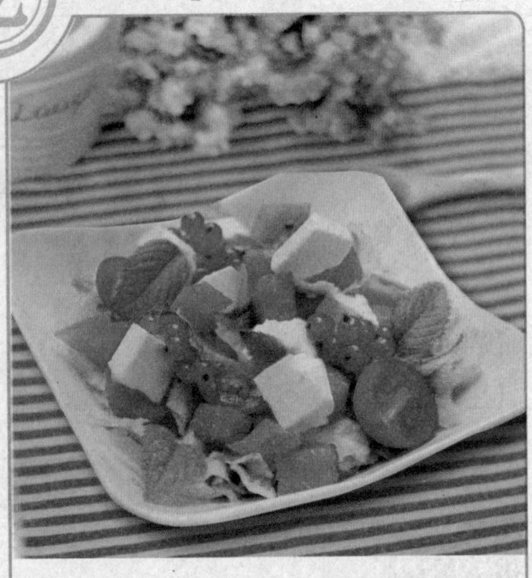

调理吃法2 西瓜沙拉

◎材料 西瓜、西红柿、奶酪、包菜各适量

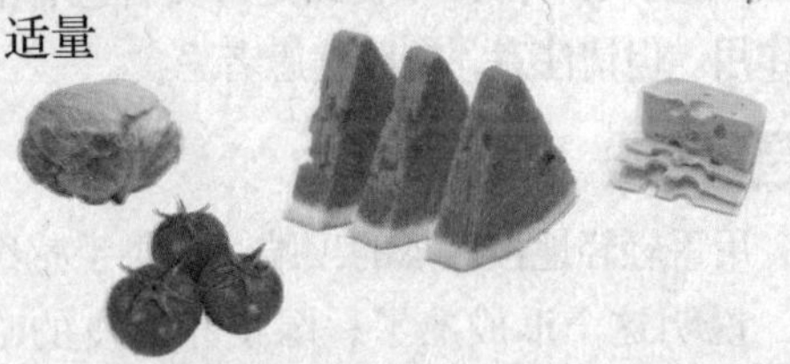

◎制作 ①包菜洗净，撕成小块放在盘底。②西瓜去皮切小块；西红柿洗净用开水烫去皮，切块；奶酪切块。③把西瓜、西红柿、奶酪混合均匀，装盘即可。

◎功效 本品可健胃消食、养阴生津、益气养颜。这款西瓜沙拉中含有大量的膳食纤维、维生素，夏天食用最佳，还可预防中暑。

◎温馨提示 西瓜中含有大量的水分，在急性热病发热、口渴汗多、烦躁时，吃上一块又甜又沙、水分十足的西瓜，症状会马上改善。

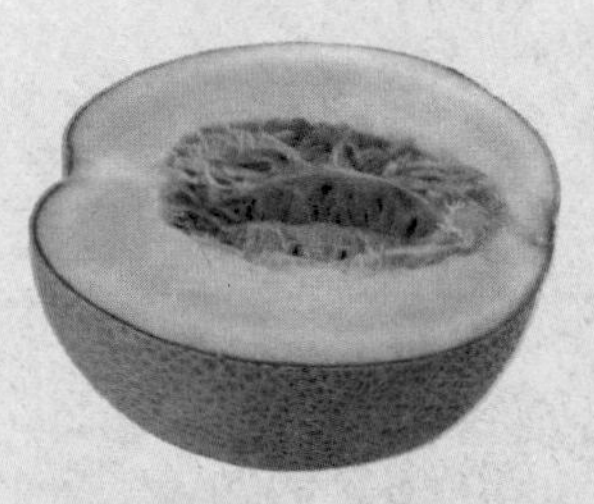

【嘌呤含量】<25毫克/100克

【性味归经】性寒，味甘。归肺、胃、膀胱经。

哈密瓜

Hamigua

[别名] 甜瓜、甘瓜、果瓜

能量 142.3千焦/100克

【调理关键词】

保护心脏、预防并发症

◎哈密瓜营养丰富，含有蛋白质、膳食纤维及矿物质等多种营养成分，在矿物质中钾的含量是最高的，能促进尿酸排出，还能够保持正常的心率和血压，可以有效地预防痛风并发冠心病。

◎食疗作用

哈密瓜具有利便、益气、清肺热、止咳的功效。对肾病、胃病、咳嗽痰喘、贫血和便秘等症的患者有一定的食疗效果。同时对身心疲倦、心神焦躁不安或是口臭者也有治疗作用。但请注意，糖尿病患者忌食。

◎选购保存

用手轻轻地按压瓜的顶端，如果手感绵软，说明这个瓜成熟了；绿皮和麻皮的哈密瓜成熟时头部顶端会变成白色；黄皮的哈密瓜成熟时顶部会变成鲜黄色。不同品种的哈密瓜，根据顶端颜色就可以断定成熟的程度。哈密瓜不宜变质，易于储存，若是已经切开的哈密瓜，则要尽快食用，或用保鲜膜包好，放入冰箱保存。

◎相宜搭配

哈密瓜+银耳	润肺止咳、滋润皮肤
哈密瓜+香蕉	润肠通便
哈密瓜+梨	清热润肺
哈密瓜+黄瓜	清热生津

应用指南

1.补肝益肾，通利肠胃：哈密瓜200克，香蕉2根，老酸奶1盒。把香蕉去皮切块、哈密瓜去皮去瓤切块，一同装盘；淋上老酸奶即可。

2.润肺止咳、防止便秘：哈密瓜400克，百合50克，陈皮2克。哈密瓜洗净去皮，去子，切块；陈皮浸软，百合洗净，备用；锅中放入适量的清水，加入哈密瓜、陈皮、百合，用大火煮半小时；转慢火煮2小时，加盐调味即可。

3.润肠通便、健脾补肺：哈密瓜100克，西米50克，酸奶100毫升。哈密瓜切小块，备用。锅中热水烧开，放入西米，煮8分钟，煮至三分之一透明；倒出热水，加入凉水，再煮8分钟，倒出热水，再次加入凉水，煮至透明。关火，倒出热水，加入冷水。哈密瓜加入料理杯中，加入酸奶，搅拌30秒。把西米放入碗中，然后倒入哈密瓜酸奶，混合均匀即可。

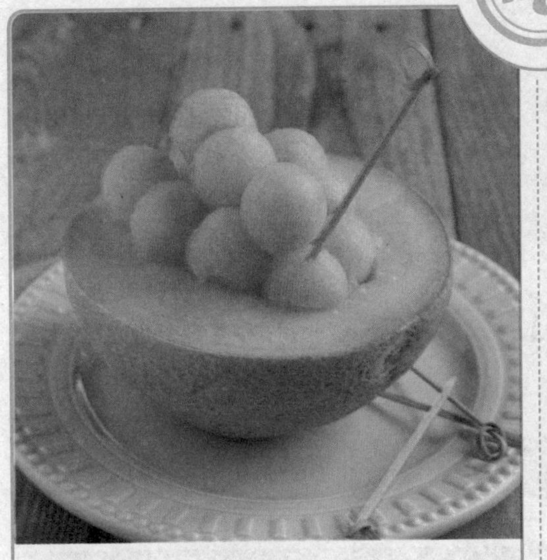

调理吃法1 哈密瓜球

◎材料 哈密瓜1个

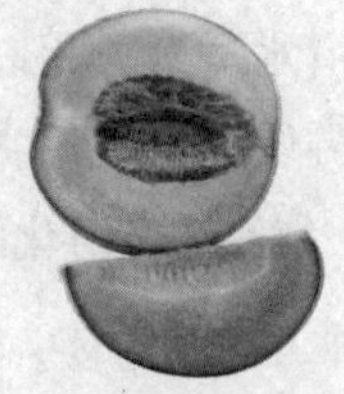

◎制作 ①把哈密瓜切成两半，并挖去瓜瓤。②其中一半备用。③用挖球勺把另一半哈密瓜挖成肉球。④把挖好的肉球放入哈密瓜盅内，放入冰箱，冷藏10分钟。

◎功效 本品具有利便、益气、清肺热、止咳的功效。哈密瓜还有清凉消暑、除烦热、生津止渴的作用，是夏季解暑的佳品。

◎温馨提示 同肉类相比，哈密瓜中的铁含量较之等量的鸡肉多2倍，鱼肉多3倍，牛奶多17倍。

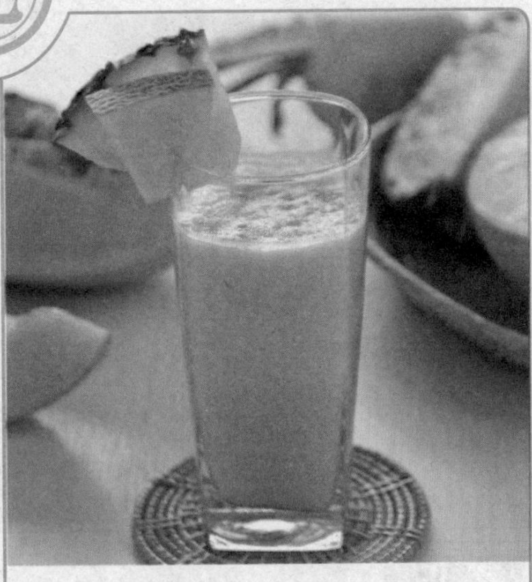

调理吃法2 哈密瓜汁

◎材料 哈密瓜1/4个，菠萝半个

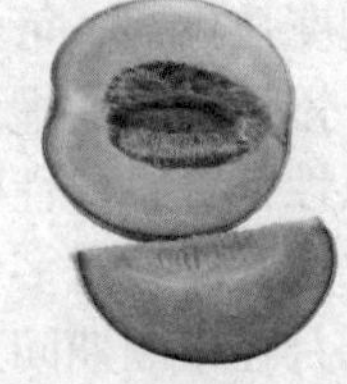
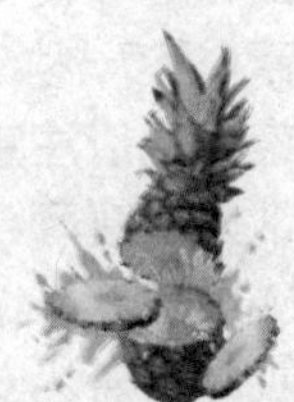

◎制作 ①哈密瓜去皮切成块状。②菠萝去皮，放入盐水中浸泡10分钟，取出，沥干水分，切块。③把哈密瓜、菠萝一同放入榨汁机中榨汁，即可。

◎功效 本品具有清暑解渴、消食止泻、补脾胃、固元气、益气血、消食、祛湿等功效。

◎温馨提示 患有溃疡病、肾脏病、凝血功能障碍的人应禁食菠萝，发热及患有湿疹疥疮的人也不宜多吃。

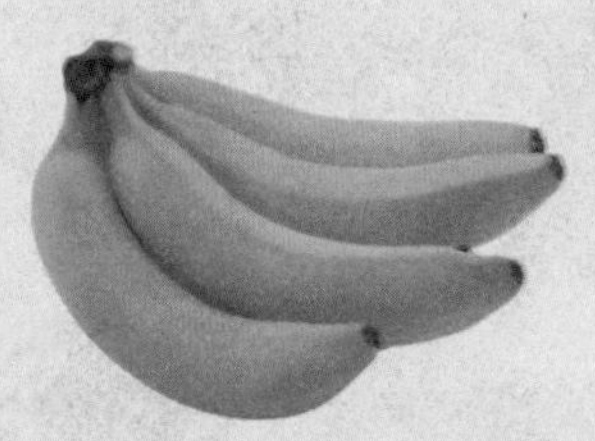

【嘌呤含量】<25毫克/100克

【性味归经】性平，味甘。入肝、肾、肺经。

香蕉

Xiangjiao

[别名] 蕉果

能量 380.9千焦/100克

【调理关键词】

降脂减肥、促进尿酸排出

◎香蕉是低热量、低脂肪、低胆固醇食物，有利于减肥降脂，非常适合痛风并发肥胖症、高脂血症患者食用；香蕉富含钾元素，能促进尿酸排出体外，减少尿酸沉积，不过痛风并发肾病患者不宜多食。

◎食疗作用

香蕉具有清热、通便、解酒、降血压、抗癌之功效。香蕉中的钾能降低机体对钠盐的吸收，故其有降血压的作用。纤维素可润肠通便，对于便秘、痔疮患者大有益处。维生素C是天然的免疫强化剂，可抵抗各类感染。但请注意，慢性肠炎、虚寒腹泻、经常大便溏薄、急性肾炎、慢性肾炎、风寒感冒咳嗽、糖尿病、胃酸过多、关节炎、肌肉疼痛、女子月经来潮期间及有痛经等症的患者忌食。

◎选购保存

果皮颜色黄黑泛红，稍带黑斑，表皮有皱纹的香蕉风味最佳。香蕉手捏后有软熟感的一定是甜的。买回来的香蕉最好悬挂起来，减少受压面积。

◎搭配宜忌

宜：
- 香蕉+燕麦：改善睡眠
- 香蕉+川贝母：清热生津、润肺滑肠
- 香蕉+酸奶：补充营养

忌：
- 香蕉+芋头：引起不良反应

应用指南

1.通便排毒、安神：香蕉8根、冰糖30克、陈皮5克。陈皮用温水浸泡后切丝备用；香蕉去皮后切成三段；将陈皮放入砂煲内，加清水适量，用旺火煲至水开，放入香蕉再煲沸，改用文火煲15分钟，加入冰糖，煲至冰糖溶化即成。

2.养血安神、润肠通便：香蕉1根、菠萝100克、酸奶250毫升。菠萝去皮，洗净，切块，用淡盐水泡10分钟，捞出；香蕉去皮，掰成小块；把菠萝块、香蕉块、酸奶放入搅拌机中搅拌成汁，加适量蜂蜜即可。

3.润肠通便、镇心安神：香蕉100克，鸡蛋1个，面粉、油各适量。面粉放入碗里，打入鸡蛋，加入少量清水，搅拌至没有面粉的小碎粒。香蕉剥皮，切成厚片。把香蕉厚片放入面糊里，裹上一层面糊。锅里放油烧热，转小火放入包裹好面糊的香蕉片。煎至两面金黄即可。吃时可根据口味蘸果酱。

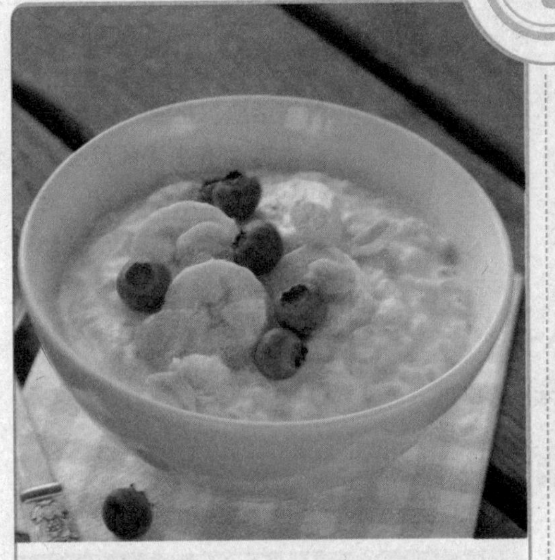

调理吃法1 蓝莓香蕉牛奶羹

材料 香蕉1根，蓝莓10克，生麦芽100克，牛奶300毫升，盐少许

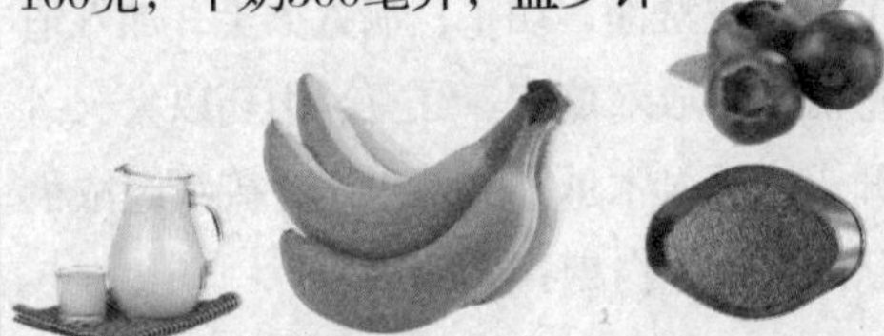

制作 ①麦芽洗净，与牛奶一起放入锅中，放少许盐，熬成稠状粥。②香蕉去皮，切块；蓝莓洗净。③把香蕉和蓝莓撒在牛奶羹上即可。

功效 本品有预防癌症和心脏病的功效，能防止脑神经衰老、增强脑力。由于香蕉的消化、吸收相当良好，因此从小孩到老年人，都能安心食用，并能补给均衡营养。

温馨提示 香蕉性寒，根据“热者寒之”的原理，最适合燥热人士享用。痔疮出血者、因燥热而致胎动不安者，都可生吃蕉肉。

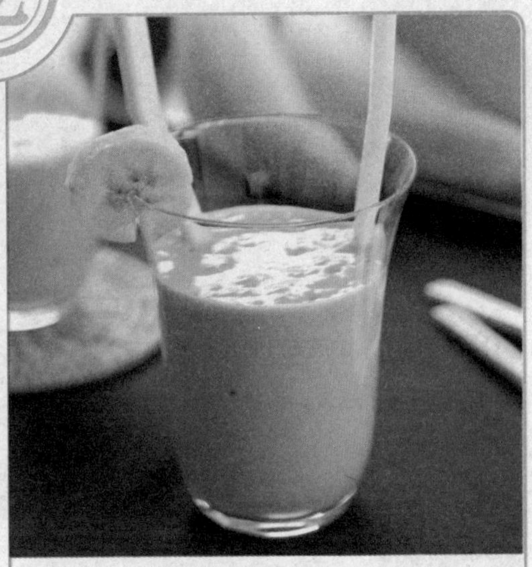

调理吃法2 香蕉牛奶

材料 香蕉2根，牛奶200毫升

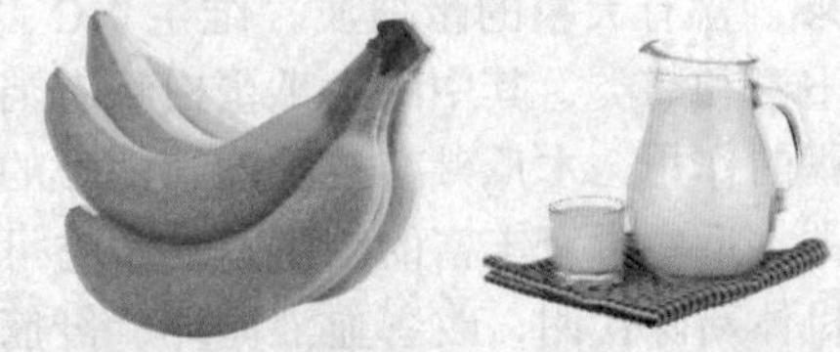

制作 ①香蕉去皮，切块。②把香蕉和牛奶一同加入榨汁机中，倒入适量蜂蜜，压榨成汁即可。

功效 本品有补虚损，益肺胃，生津润肠之功效；可用于治疗久病体虚、气血不足、营养不良、消渴、便秘等。

温馨提示 香蕉可治抑郁和情绪不安，上班一族常食能缓和紧张的情绪，提高工作效率，缓解疲劳。

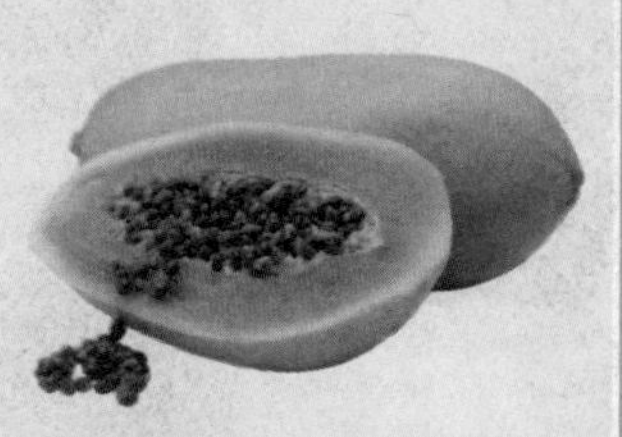

【嘌呤含量】<25毫克/100克

【性味归经】性温，味甘。归脾、胃经。

木瓜

Mugua

[别 名] 番木瓜、乳瓜

能量 167.4千焦/100克

【调理关键词】

舒筋活血、止痛

◎木瓜含有丰富的维生素C，能促进尿酸排出，对痛风患者有益；木瓜还能舒筋活络、净化血液，能有效缓解痛风引起的关节肿痛、肌肉麻木等症状。

◎食疗作用

木瓜可健胃消食，滋补催乳，舒筋通络。主治脾胃虚弱，食欲不振，乳汁缺少，风湿关节疼痛，肢体麻木，胃、十二指肠溃疡疼痛。成熟的木瓜是营养丰富的水果，含有大量的蛋白质、维生素C、胡萝卜素和酶类，其中的木瓜蛋白酶有消食化积的作用，木瓜碱有抗肿瘤和消炎的功效。木瓜中含有丰富的维生素，常吃可促进机体新陈代谢，改善血液循环、舒筋通络，提高免疫力。

◎选购保存

选熟木瓜以手感较轻、肉质紧实，颜色橙红、均匀无斑点，瓜蒂新鲜的为佳。青木瓜宜挑选瓜肚大，皮色青绿、光滑无斑点，无磕碰的。放于冰箱冷藏保存。

◎相宜搭配

木瓜+菠萝	健脾清暑，润肺止咳
木瓜+带鱼	补气、养血
木瓜+莲子	清心润肺、健胃益脾
木瓜+牛奶	消除疲劳、润肤

应用指南

1.健脾养胃，解毒：燕麦40克，红豆30克，山药、牛奶、木瓜各适量，白糖5克。燕麦、红豆均洗净，泡发；山药、木瓜均去皮洗净，切丁；锅置火上，加入适量清水，放入燕麦、红豆、山药以大火煮开；再下入木瓜，倒入牛奶，待煮至浓稠状时，调入白糖拌匀即可。

2.滋阴壮阳、益精补血：排骨500克、木瓜半个、姜2片、盐适量。木瓜洗净去子切块，将排骨放进凉水里，烧开后去除血沫，冲洗干净待用；煨罐倒入凉水，将排骨、木瓜、姜片一同入罐，大火烧开，转小火熬制2个小时；关火10分钟前加入盐即可。

3.增加乳汁：木瓜750克，花生150克，大枣5枚，片糖3/2块。木瓜去皮、去核、切块。将木瓜、花生、大枣和8碗水放入煲内，放入片糖，待水滚后改用文火煲2小时即可饮用。

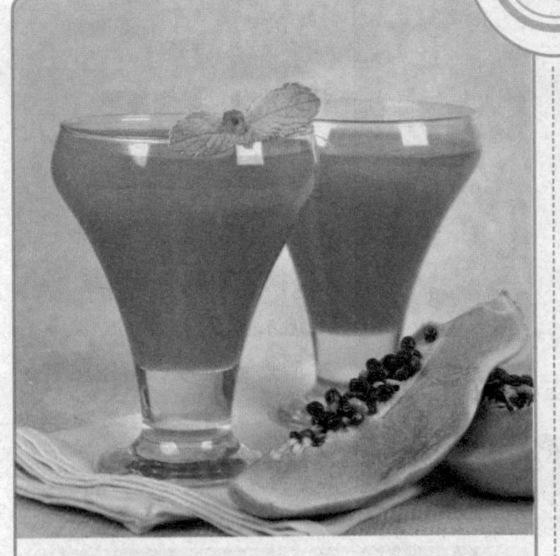

调理吃法 1 木瓜汁

◎材料 木瓜1个，橙子1个，蜂蜜适量

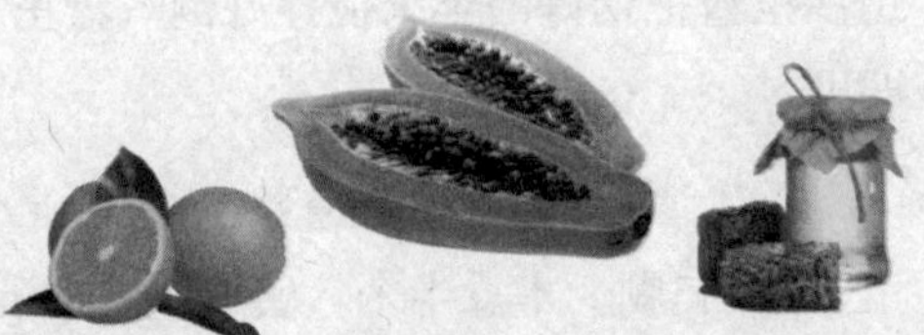

◎制作 ①木瓜洗净，削皮，去子。②橙子去皮，剥成瓣。③把木瓜和橙子一同放入榨汁机中，加入适量蜂蜜，压榨成汁，即可。

◎功效 本品有化痰、健脾、温胃、助消化、增食欲的作用，适宜消化不良、心脏病、高血压、糖尿病等患者食用。

◎温馨提示 橙子的果皮可作为健胃剂、调味剂。经常食用橙子，能保持皮肤湿润，强化免疫系统，有效防止流感等病毒的侵入。

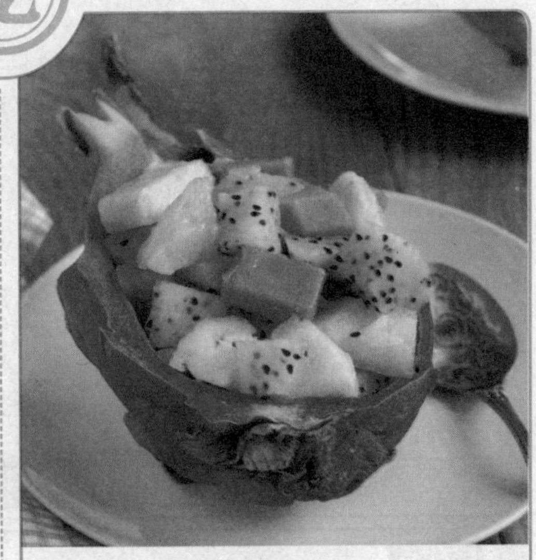

调理吃法 2 火龙果菠萝拌木瓜

◎材料 木瓜100克，火龙果1个，菠萝半个

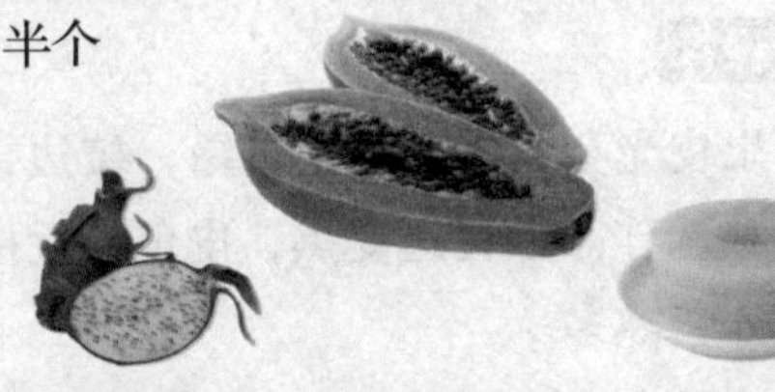

◎制作 ①木瓜去皮，切成块。②菠萝去皮，泡在盐水中10分钟，捞起，沥干水分。③火龙果对半切开，挖出肉切成块。④把水果混均匀，装入火龙果盅内即可。

◎功效 本品营养均衡，具有明目降火，预防便秘、养颜美颜、预防贫血等多种功能，老少皆宜。

◎温馨提示 患有溃疡病、肾脏病、凝血功能障碍的人应禁食菠萝，发热及患有湿疹疥疮的人也不宜多吃菠萝。

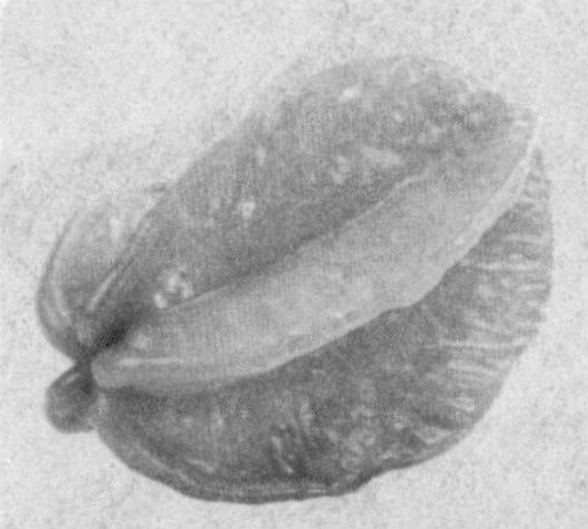

【嘌呤含量】<25毫克/100克

【性味归经】性寒，味甘、酸。归肺、胃、膀胱经。

杨桃

Yangtao

[别名] 三廉、酸五棱、阳桃、羊桃

能量 121.4千焦/100克

【调理关键词】

补充水分、降脂减肥

◎杨桃含碳水化合物、维生素C、果糖、维生素B_1、维生素B_2，以及钙、钾、镁、微量脂肪和蛋白质，能迅速补充人体水分，减少对脂肪的吸收，适合肥胖型痛风患者食用，可减肥降脂，缓解痛风症状。

◎食疗作用

杨桃具有清热、生津、止咳、利水、解酒、保护肝脏，降低血糖、血脂、胆固醇，减少机体对脂肪的吸收的功效。

◎选购保存

以果皮光亮，皮色黄中带绿，棱边青绿的杨桃为佳。如棱边变黑，皮色接近橙黄，表示已熟多时；反之皮色太青会过酸。用保鲜袋包好，放入冰箱冷藏即可。

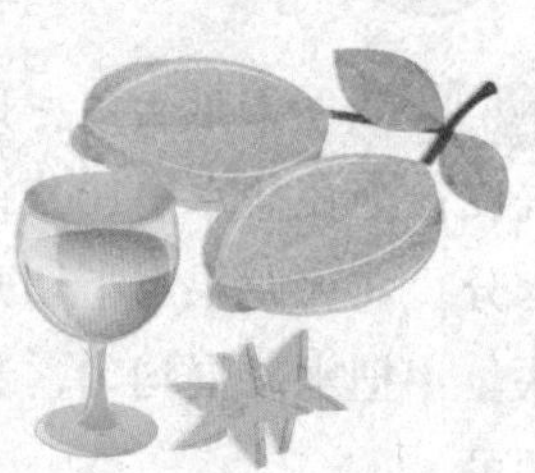

◎相宜搭配

杨桃+红醋	消食
杨桃+白糖	消暑利水
杨桃+芡实	健脾益胃
杨桃+菠萝	开胃消食

应用指南

1.生津止渴、润肺除烦：杨桃2个，苹果2个。杨桃洗净后用盐水泡10分钟；苹果去皮切块；杨桃切成块状并装盘；用沙拉酱把切好的苹果搅拌好倒入盘里即可。

2.生津除烦，舒筋通络：杨桃半个、桂圆5颗，木瓜半个，蜜枣2枚。杨桃、木瓜洗净去皮去子切块；把所有材料放进砂锅中滚煮至熟即可。

3.健脾益胃：杨桃、晚米各100克，芡米50克，白糖50克。杨桃洗净，切成果丁，晚米以清水淘洗干净；将杨桃丁、芡米、晚米同放入一大瓦罐中，加清水750毫升，以小火慢炖60分钟，再加入白糖即成。

4.消食和中：新鲜杨桃1个，红醋50毫升。将杨桃以清水洗净，用水果刀一分为二；将鲜果放入杯中，加红醋浸10分钟后取出，慢慢嚼服。

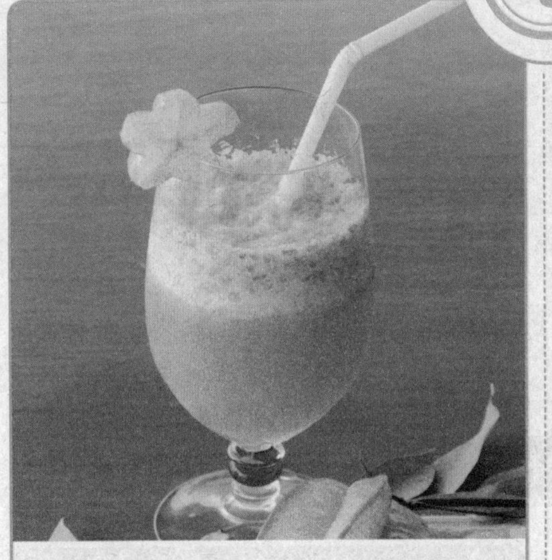

调理吃法1 杨桃汁

◎材料 杨桃2个，细盐适量

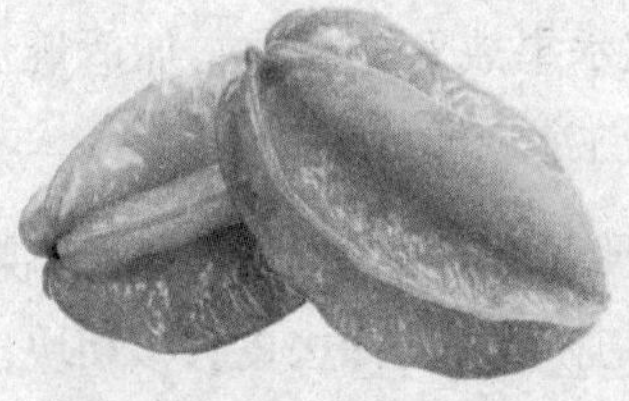

◎制作 ①杨桃洗净，用细盐在杨桃表面搓均匀后，用水冲洗杨桃，切片。②去掉杨桃角。③把杨桃放入榨汁机中，加入100毫升凉白开水；压榨成汁即可。

◎功效 本品具有清热、生津、止咳、利水、解酒、保护肝脏，降低血糖、血脂、胆固醇，减少机体对脂肪的吸收的功效。

◎温馨提示 杨桃又分为酸杨桃和甜杨桃两大类。酸杨桃果实大而酸，俗称“三稔”，较少生吃，多作烹调配料或加工蜜饯。

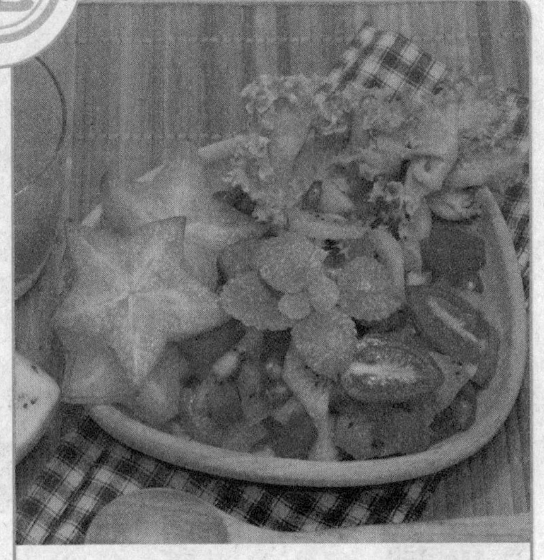

调理吃法2 杨桃水果沙拉

◎材料 杨桃1个，西瓜50克，奇异果1个，木瓜50克，圣女果3颗，石榴50克，生菜50克

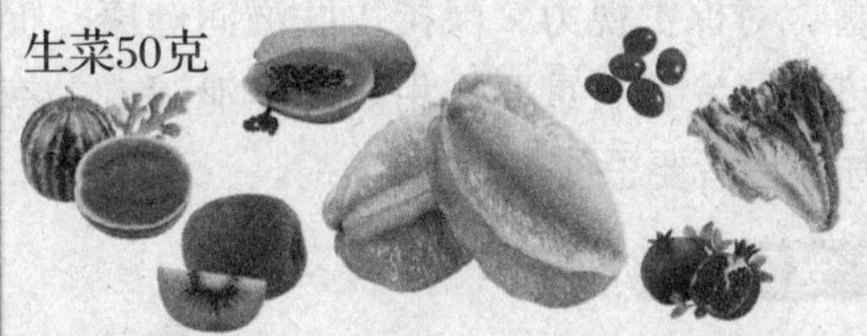

◎制作 ①杨桃洗净，用细盐在杨桃表面搓均匀后，用水冲洗杨桃，切片。②西瓜切块、木瓜切块、圣女果对切、奇异果去皮切块。③生菜洗净，装盘。④把杨桃、西瓜、奇异果、木瓜、圣女果、石榴装盘即可。

◎功效 本品美容养颜、润肺补虚、调和脾胃、提高记忆力，老少皆宜，尤其适宜女性、小儿、老年人食用。

◎温馨提示 甜杨桃可分为“大花”“中花”“白壳仔”三个品系，其中以广州郊区花地产的“花红”口味最佳，它清甜无渣，味道特别可口。

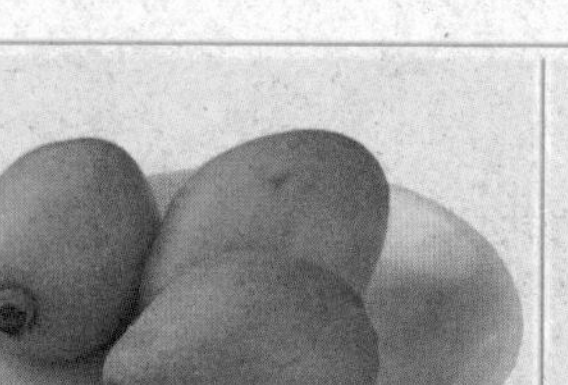

【嘌呤含量】1.3毫克/100克

【性味归经】性平，味甘、酸。归肺、胃经。

枇杷

Pipa

[别名] 芦橘、芦枝、金丸

能量 163.2千焦/100克

【调理关键词】

清热止痛

◎枇杷富含纤维素、果胶、胡萝卜素、苹果酸、柠檬酸、钾、磷、铁、钙及维生素A、B族维生素、维生素C等，能促进尿酸排泄，减少尿酸沉积，清热消炎，能够缓解痛风引起的关节肿痛。

◎食疗作用

枇杷具有生津止渴、清肺止咳、和胃除逆之功效，主要用于治疗肺热咳嗽、久咳不愈、咽干口渴、胃气不足等症，有一定的食疗作用。其B族维生素的含量也很丰富，对保护视力，保持皮肤滋润健康，促进胎儿发育有重要作用。脾虚泄泻者、糖尿病患者要忌食。

◎选购保存

要选择颜色金黄、质不软不硬、无黑点、外皮上面有茸毛和果粉的枇杷。在阴凉通风条件下可存放一周，若存放于冰箱内能保存更长时间。

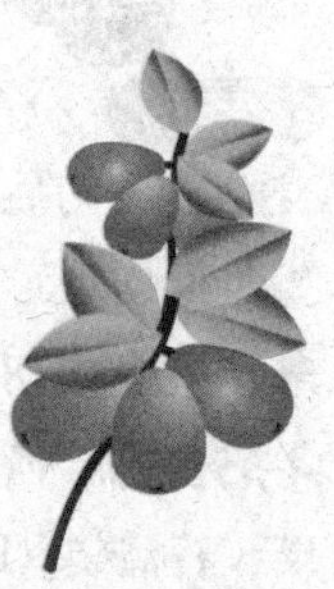

◎相忌搭配

枇杷+黄瓜	消化不良
枇杷+小麦 ✕	导致腹痛
枇杷+小米	产生不良反应

应用指南

1.润肺化痰，生津解渴： 枇杷3个，雪梨1个，金橘3颗。枇杷去皮去子切块，雪梨去皮去核切块，金橘洗净切成两半；把水果放入炖盅内，加适量水炖熟，加少许冰糖即可。

2.养阴生津、除烦止渴： 枇杷3颗，粳米100克。枇杷洗净去皮去核切块；粳米洗净发泡至软，在锅内把粳米熬成糊状；加入枇杷块熬10分钟，调入盐或糖即可。

3.润肺止渴、滋润皮肤： 粳米100克，枇杷40克，银耳(干)30克，冰糖10克。粳米淘洗干净，用冷水浸泡发好，捞起，沥干水分。枇杷冲洗干净，撕去外皮，切成两半，剔去果核。银耳用温水浸泡涨发，择洗干净，大者撕碎。取锅加入冷水、银耳、粳米，用旺火煮沸后，改用小火熬煮，至粥将成时，加入枇杷、冰糖，再煮两三沸即成。

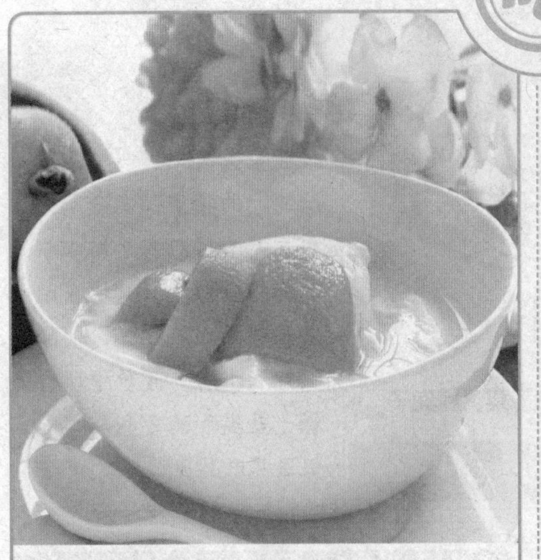

调理吃法1 枇杷糖水

◎材料 枇杷4个，冰糖适量，牛奶50毫升

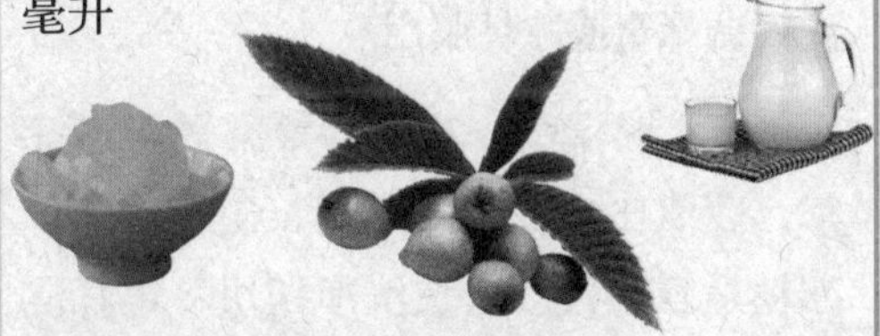

◎制作 ①把枇杷洗净去皮，去蒂，对半切开，去核。②把枇杷和冰糖放入炖盅里，隔水加热10分钟。③取出，待凉后淋上牛奶即可。

◎功效 本品具有补虚损，益肺胃，生津润肠之功效；用于久病体虚、气血不足、营养不良、噎膈反胃、胃及十二指肠溃疡、消渴、便秘。

◎温馨提示 虽然孕妇吃枇杷有好处，但也不能过量食用，因为枇杷性凉，吃多了反而不好。多食枇杷还会助湿生痰，继发痰热。

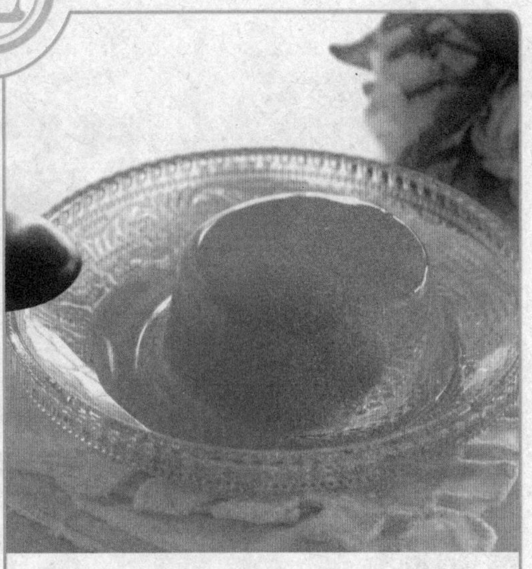

调理吃法2 枇杷果冻爽

◎材料 枇杷2个，鱼胶粉40克，纯净水400毫升，白砂糖50克

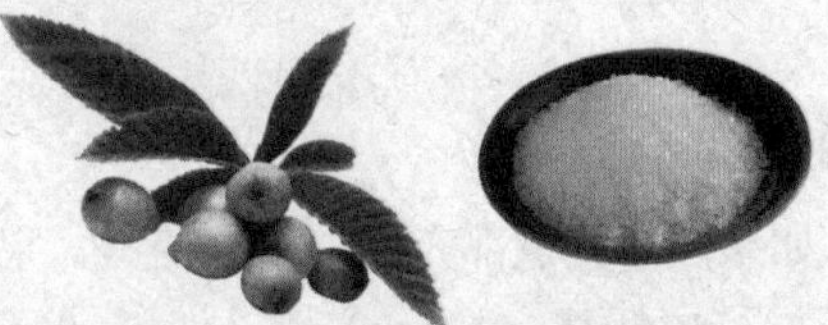

◎制作 ①鱼胶粉放入碗中，加入400毫升纯净水，使鱼胶粉充分吸入水分。②热开水20毫升中加入白砂糖，搅拌使砂糖溶化，放凉。③糖水加入鱼胶粉水中搅匀，倒入果冻模中8分满。④在每个模子中放入半颗枇杷，放入冰箱冷藏3~4小时凝固即可。

◎功效 本品能促进消化、润肺止咳、预防感冒、防止呕吐。

◎温馨提示 如果把枇杷浸于冷水、糖水或盐水中，可防止其变色。尚未成熟的枇杷切勿食用。

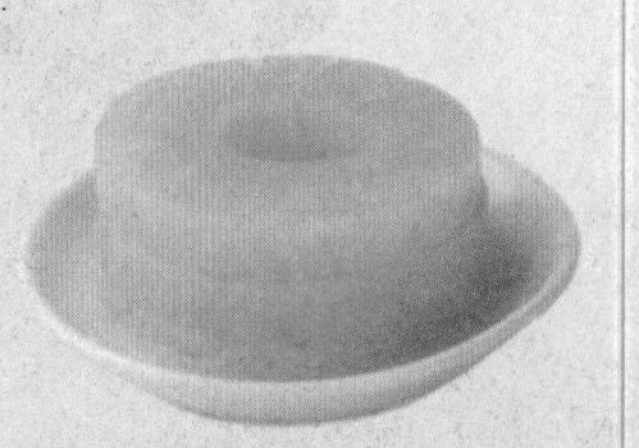

菠萝

Boluo

[别 名] 凤梨、番梨、露兜子

能量 171.6千焦/100克

【嘌呤含量】0.9毫克/100克

【性味归经】性平，味甘。归脾、胃经。

【调理关键词】

促进血液循环

◎菠萝含有一种叫“菠萝朊酶”的物质，能分解蛋白质，溶解阻塞于组织中的纤维蛋白和血凝块，改善局部的血液循环，消除炎症和水肿。菠萝中所含糖、盐类和酶可利尿，能促进尿酸排泄。

◎食疗作用

菠萝具有清暑解渴、消食止泻、补脾胃、固元气、益气血、祛湿等功效。患有溃疡病、肾脏病、凝血功能障碍的人应禁食菠萝，发热及患有湿疹疥疮的人也不宜多吃。

◎选购保存

如果菠萝突顶部充实，果皮变黄，果肉变软，呈橙黄色，说明它已达到九成熟，这样的菠萝果汁多，糖分高，香味浓，风味好。

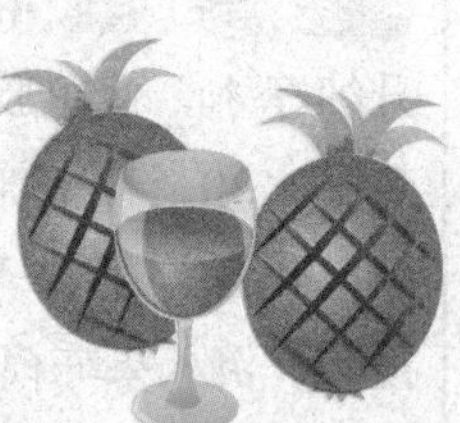

◎搭配宜忌

菠萝+木瓜	✓	滋肝养肾、养血明目
菠萝+牛奶	✓	健胃消食
菠萝+鸡蛋	✗	产生不良反应
菠萝+白萝卜	✗	产生不良反应

应用指南

1.治疗青春痘、雀斑、黑斑：苹果30克，柠檬40克，菠萝50克，芹菜30克，卷心菜20克。将以上原料绞汁，过滤后调蜂蜜或冰糖服用。

2.滋阴清热、补血、缓解更年期症状：菠萝150克，水发银耳50克，大枣、冰糖适量。菠萝去皮洗净切块，银耳洗净撕碎，大枣洗净去核。汤锅加适量清水、银耳、大枣，煮至银耳黏软，倒入菠萝块煮至熟，加冰糖溶化搅匀即可。

3.促进血液循环、活肤：芹菜100克、西红柿1个、柠檬3片、菠萝140克。西红柿、菠萝去皮，和芹菜一起放入搅拌机，加柠檬汁搅拌即成。

4.清热除烦、生津止渴：菠萝半个，胡萝卜1根，蜂蜜1匙，柠檬汁适量。将菠萝洗净、去皮、切块，胡萝卜洗净、切小块，一起放入果汁机中榨汁，再加入蜂蜜，滴几滴柠檬汁拌匀即可饮用。

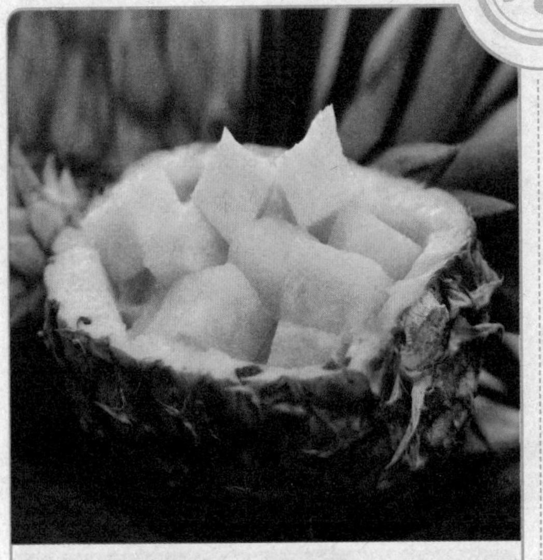

调理吃法1 盐水菠萝

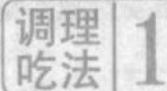 菠萝1个，盐适量

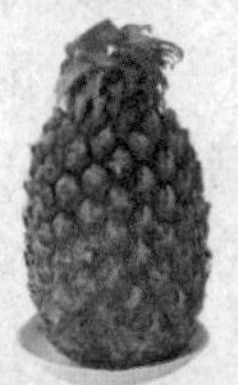

◎制作 ①将菠萝对半切开。②第一半去皮，把菠萝切成丁。③把第二半菠萝完成盅型。④把菠萝丁放在盐水中泡10分钟，捞起沥干水分。⑤把菠萝丁装在菠萝盅里即可。

◎功效 本品清暑解渴、消食止泻。菠萝果肉里的“菠萝朊酶”对我们的舌头和口腔表皮有特殊的刺激作用，而食盐却能控制住菠萝酶的活动。

◎温馨提示 如果我们吃了没有泡过盐水的菠萝果肉后，口腔、舌头以至嘴唇都会有一种轻微的麻木刺痛的感觉，这就是酶起的作用。

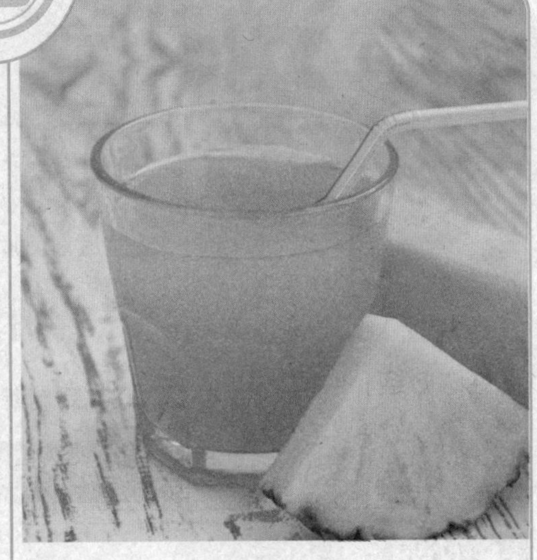

调理吃法2 菠萝甜汁

◎材料 菠萝1个，蜂蜜、盐各适量

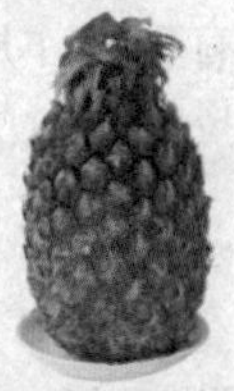

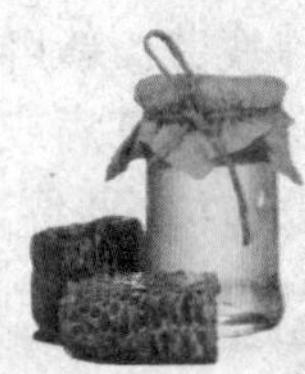

◎制作 ①将菠萝对半切开，去皮，去心，切成块。②把菠萝块放在淡盐水中浸泡10分钟，捞起，沥干水分。③把菠萝块放进榨汁机中，加200毫升水，榨成汁。④去渣，在菠萝汁中调入蜂蜜即可。

◎功效 本品可开胃顺气、清热生津、除烦止渴。菠萝加蜂蜜可以同时食用，而且菠萝加蜂蜜煎水服可治支气管炎。

◎温馨提示 在食肉类或油腻食物后，吃些菠萝对身体大有好处，“菠萝咕老肉”、“菠萝牛肉”都是可以放心吃的菜肴。

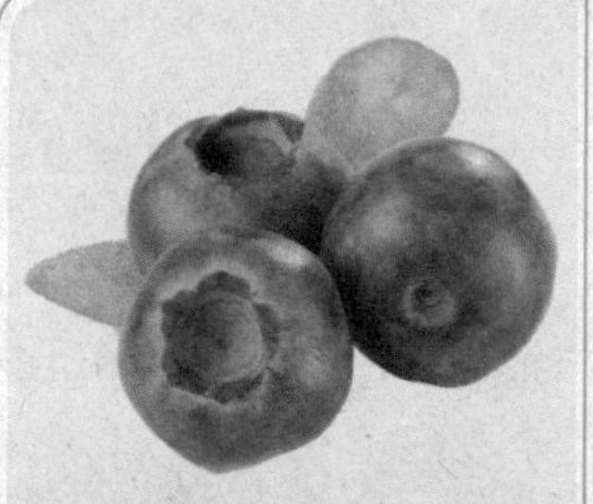

蓝莓

Lanmei

【嘌呤含量】<25毫克/100克

【性味归经】性平，味甘、酸。归心、肝经。

[别名] 笃斯、越橘、都柿

能量 238.6千焦/100克

【调理关键词】

碱性食物、促进尿酸排泄

◎每百克蓝莓鲜果中花青苷色素含量高达163毫克。其维生素含量高于其他水果，微量元素含量也很高，属高氨基酸、高铜、高锌、高铁的果品，能调节酸碱平衡，促进尿酸排泄。

◎食疗作用

蓝莓能有效降低胆固醇，防止动脉粥样硬化，促进心血管健康，有增强心脏功能、预防癌症和心脏病的功效，能防止脑神经衰老、增强脑力；可以强化视力，减轻眼球疲劳。新鲜蓝莓有轻泻作用，腹泻时勿食。肾脏病或胆囊炎未治愈的患者应避免摄入太多蓝莓。

◎选购保存

应选择颜色从淡蓝到紫黑而完整的，并有均匀果粉的蓝莓，其大都是装在透明塑胶盒里贩卖，容易因为挤压而破裂，也极易因为皮薄和含有一些水分而滋生细菌，一定要慎选。

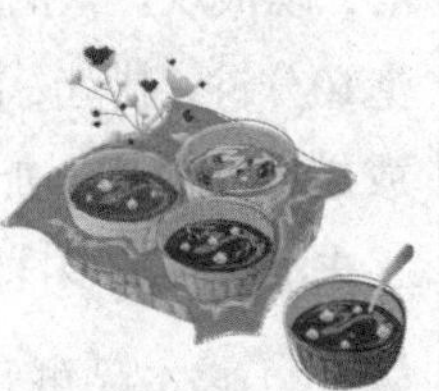

◎相宜搭配

蓝莓+牛奶	提高免疫力、壮骨
蓝莓+酸奶	开胃消食
蓝莓+草莓	生津止渴
蓝莓+蜂蜜	补虚损、益肺胃

应用指南

1.改善睡眠，预防癌症：蓝莓200克，柠檬1个，白糖适量。蓝莓洗干净后放入白糖，柠檬切开取其柠檬汁，和蓝莓拌匀后稍微腌上一会；用勺子把蓝莓碾碎；把蓝莓糊倒入锅中，小火不停搅拌直到黏稠，放凉装入密封罐即可。

2.健脾补肺、益胃补肾：山药300克，蓝莓酱50克。山药洗净去皮切成小段；锅中坐水，水开后下入山药，水再次沸腾后煮一分半钟；山药过凉水后装盘；淋上蓝莓酱。

3.开胃消食、降血脂：蓝莓200克，土豆1个，冰糖1块。蓝莓洗净压成酱状，制成蓝莓果酱；将冰糖和蓝莓果酱倒入锅内，倒入适量的水；然后放到火上开始熬制；熬到一定程度后冷却一下；土豆煮熟、剥皮，弄成土豆泥，摆盘；把冷却好的蓝莓酱倒在土豆上面即可。

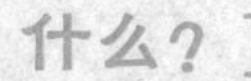

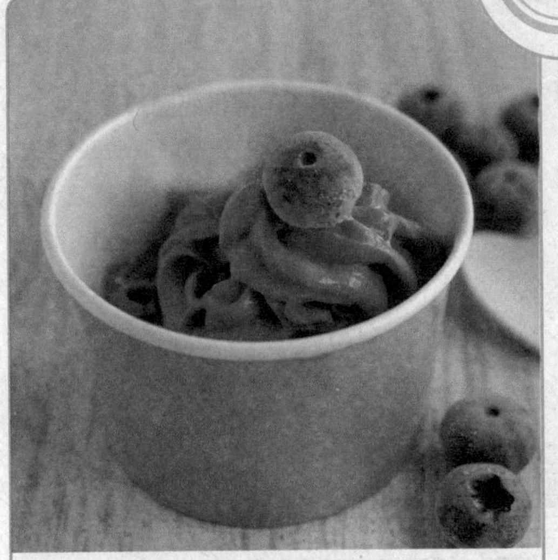

调理吃法1 蓝莓酸奶

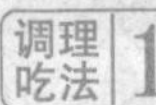

◎材料 蓝莓酱2大勺，蓝莓30克，酸奶200毫升

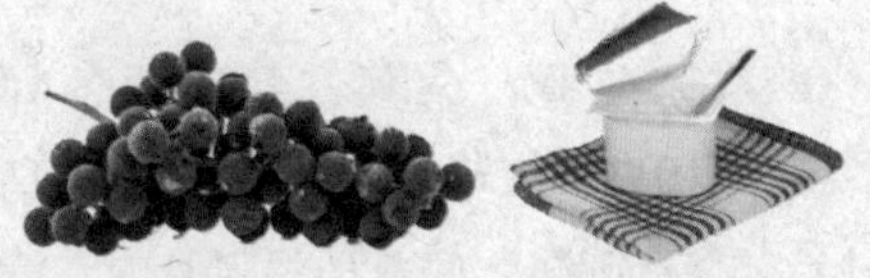

◎制作 ①将酸奶加入到搅拌杯中，再加入冰块。②将蓝莓酱、蓝莓也放入搅拌杯搅拌均匀即可。

◎功效 本品生津止渴、补虚开胃、润肠通便、降血脂、抗癌。经常食用可明显地增强视力，消除眼睛疲劳；营养皮肤；延缓脑神经衰老。

◎温馨提示 蓝莓拥有极高含量的抗氧化剂，能增进脑力和预防阿耳茨海默病等。

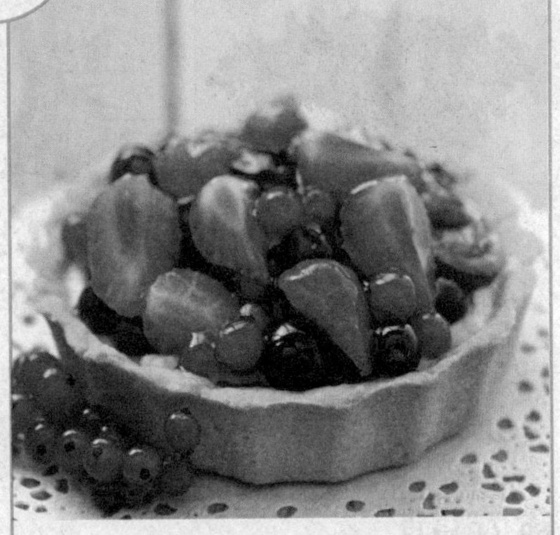

调理吃法2 蓝莓蜜炼草莓

◎材料 蓝莓50克，草莓5个，蜂蜜适量

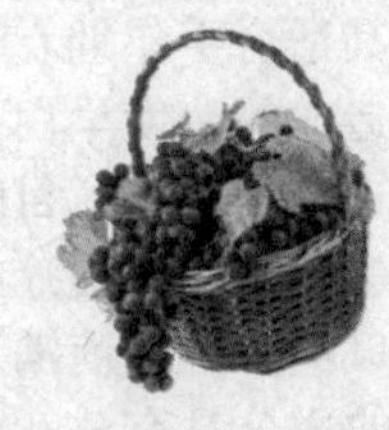

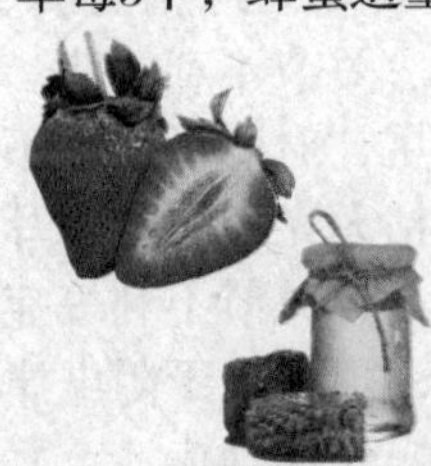

◎制作 ①蓝莓洗净。②草莓洗净，去蒂，切块。③把蜂蜜放入热锅中煮5分钟，加入蓝莓和草莓再煮10分钟，期间要放水防止烧焦。

◎功效 本品具有补虚损，益肺胃，生津润肠之功效。蜂蜜不适宜糖尿病患者，脾虚泻泄及湿阻中焦的脘腹胀满、苔厚腻者及婴儿食用。

◎温馨提示 蓝莓营养丰富，不仅富含常规营养成分，而且还含有极为丰富的黄酮类和多糖类化合物，因此又被称为“水果皇后”和“浆果之王”。

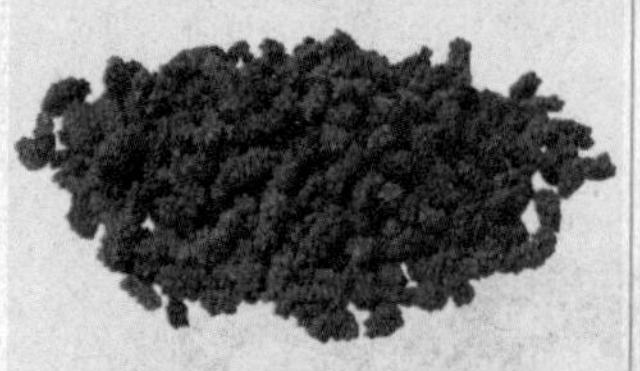

【嘌呤含量】<25毫克/100克

【性味归经】性寒，味甘。归心、肝、肾经。

桑葚

Sangshen

[别 名] 桑葚子、桑实、桑果

能量 205.1千焦/100克

【调理关键词】

降压、降低胆固醇

◎桑葚中含有的脂肪酸，主要由亚油酸、硬脂酸及油酸组成，具有分解脂肪、降低血脂、防止血管硬化等作用，可预防痛风并发高脂血症、心脏病等。

◎食疗作用

桑葚有补血滋阴、生津润燥、乌发明目、止渴解毒、生津润肠、养颜的功效。用于眩晕耳鸣、心悸失眠、须发早白、津伤口渴、内热消渴、血虚便秘、肝肾阴亏、关节不利等症。尤其适合更年期女性食用，对肝肾阴血不足造成的头发早白、干枯无光泽、眩晕耳鸣、心悸失眠、目暗昏花、关节不利等症的患者有一定食疗效果，也可用于阴虚津伤口渴、内热消渴、肠燥便秘等症。桑葚中的成分具有分解脂肪、降低血脂，防止血管硬化等作用。

◎选购保存

挑选桑葚应注意选择颗粒比较饱满、厚实、没有挤压出水的。新鲜桑葚不耐久放，应该尽快食用，或者做成果酱放入干净瓶中保存。

◎搭配宜忌

搭配	宜/忌	功效
桑葚+糯米	✓	滋肝养肾、养血明目
桑葚+枸杞子	✓	乌发明目、护肤
桑葚+鸭蛋	✗	对肠胃不利
桑葚+螃蟹	✗	降低营养价值

应用指南

1.补血益气：桑葚60克，桂圆肉30克。桑葚、桂圆肉洗净，锅置火上，加适量清水放入全部食材，中火炖至熟烂即可。每日食用两次。

2.滋阴益肾：桑葚、熟地黄各30克，紫菜10克，红花、牡丹皮各5克，乌鸡1只。食材洗净，放入乌鸡腹腔内，清水煮至鸡肉熟烂即可。

3.美容养颜、健脾开胃：桑葚50克，百合50克，大枣5枚。将百合、桑葚、大枣洗净，沥干水分，大枣掰开。所有材料同煮20分钟即可。

4.去皱润肤：桑葚、白糖各30克，葡萄干10克，薏苡仁20克，粳米50克。将桑葚、薏苡仁洗净，用冷水浸泡数小时。淘洗净粳米，置锅中，加桑葚、薏苡仁及浸泡水，加葡萄干，先用旺火煮开，再改用小火煨粥，粥成时加入白糖即可食用。

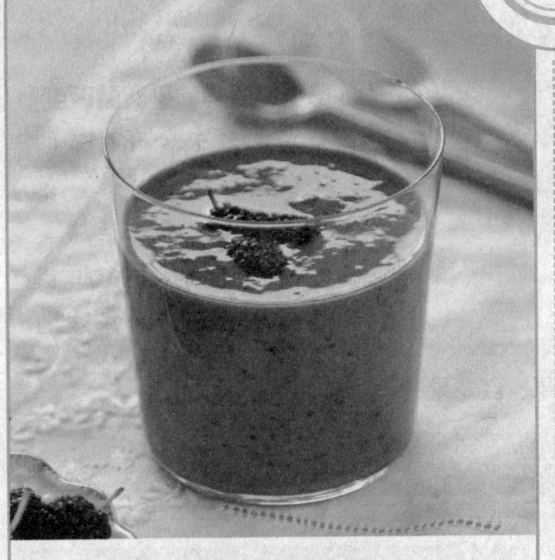

调理吃法1 桑葚奶汁

材料 桑葚50克，牛奶100毫升，老酸奶1盒，蜂蜜适量

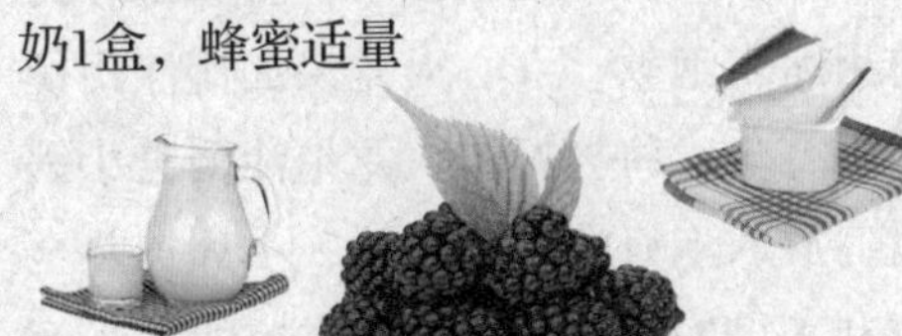

制作 ①桑葚洗干净，沥干水分。②把桑葚、酸奶、牛奶倒入榨汁机中，压榨成汁。③倒入杯中，浇上蜂蜜、桑葚即可。

功效 本品生津止渴，补虚开胃，润肠通便，降血脂，抗癌，尤其适合肝肾阴血不足者，少年发白者，病后体虚、体弱、习惯性便秘者食用。

温馨提示 少年儿童不宜多吃桑葚。因为桑葚内含有较多的胰蛋白酶（蛋白酶的一种）抑制物——鞣酸，会影响人体对铁、钙、锌等物质的吸收。

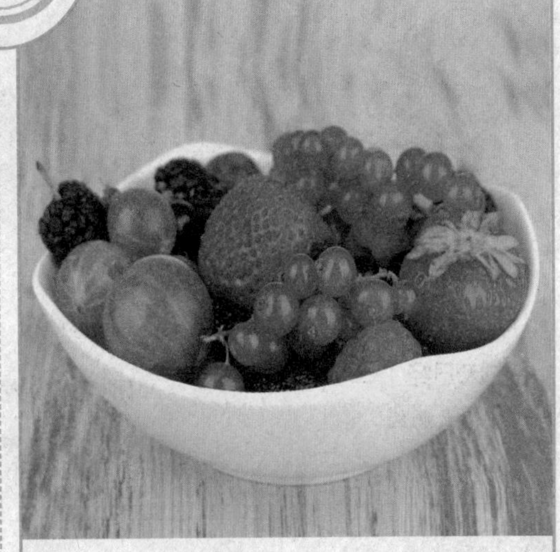

调理吃法2 桑葚草莓沙拉

材料 桑葚100克，草莓5颗

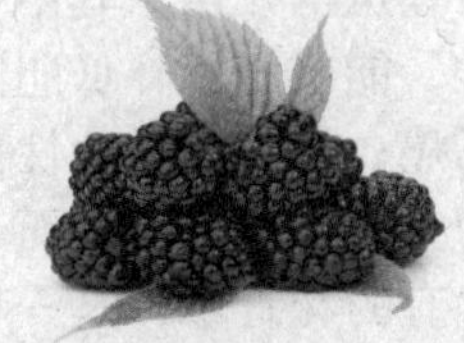

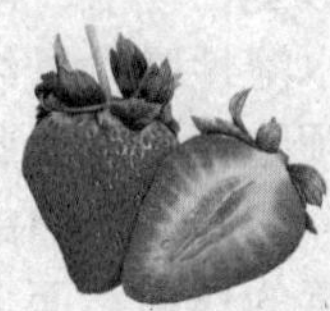

制作 ①把桑葚洗净，沥干水分。②把草莓洗净，沥干水分。③把桑葚和草莓混合均匀，放冰箱冰10分钟口味更佳。

功效 本品生津润肠、清肝明目、安神养颜、补血乌发。爱美女性、中老年人及用眼过度者更宜食用。

温馨提示 熬桑葚时忌用铁器，桑葚会分解出酸性物质，跟铁性容器会发生化学反应而导致中毒。

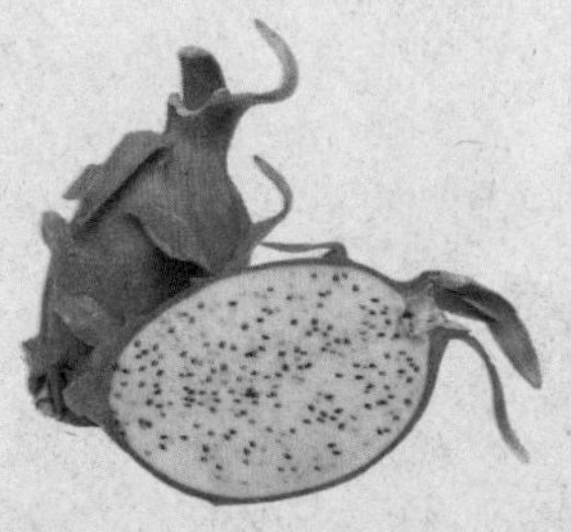

【嘌呤含量】<25毫克/100克

【性味归经】性凉，味甘。归胃、大肠经。

火龙果

Huolongguo

[别 名] 青龙果、红龙果

能量 21.3.5千焦/100克

【调理关键词】

降低胆固醇，平衡酸碱度

◎火龙果中含有丰富的蛋白质、膳食纤维、维生素、铁、水溶性膳食纤维等，能减低胆固醇，降低血液和尿液的酸度，促进尿酸排出，对痛风患者有利。

◎食疗作用

火龙果具有明目、降火的功效，且能预防高血压。还具有预防便秘，促进眼睛健康，增加骨质密度，助细胞膜生长，预防贫血，抗神经炎，预防口角炎，增加食欲，美白皮肤，防黑斑等作用。其中富含的水溶性膳食纤维，能减肥、降低胆固醇、预防便秘、大肠癌；含有的植物性白蛋白，能与人体内的重金属离子结合而起到解毒的作用；而含有的花青素，是一种强力的抗氧化剂，能够保护人体免受有害物质伤害。

◎选购保存

以外观光滑亮丽、果身饱满、颜色呈鲜紫红的火龙果为佳。热带水果不宜放入冰箱中保存，建议现买现食或放在阴凉通风处储存。

◎搭配宜忌

搭配	宜忌	说明
火龙果+虾	✔	消热祛燥、增进食欲
火龙果+鲜贝	✘	产生有毒物质
火龙果+巧克力	✘	影响钙的吸收
火龙果+山楂	✘	产生不良反应

应用指南

1.美容养颜、缓解疲劳：火龙果1个，西米50克，吉利丁适量。西米入开水锅煮好后捞出过凉备用；吉利丁片提前用冰水泡软；红心火龙果加椰汁用搅拌机打匀；将打好的火龙果汁倒进小锅里，放入泡好的吉利丁片，小火加热至吉利丁彻底溶化；把煮好过凉的西米倒进容器里；倒入做好的火龙果汁，入冰箱冷藏至凝固即可。

2.润肠，抗衰老：火龙果1个，冰淇淋80克，酸奶100毫升。将火龙果去皮，切成小块，倒入榨汁机中，再放入酸奶，一档榨30秒；将冰激凌倒入榨好汁的火龙果酸奶中搅拌均匀，至没有沫子即可。

3.降压降脂，防止中风：火龙果、鸡胸肉各适量。鸡肉切丁加入蒜末、姜末和鸡蛋清、盐、糖、色拉油、干淀粉拌匀；火龙果去皮切丁；将肉丁入锅，炒变色后喷入料酒，加火龙果稍炒即可。

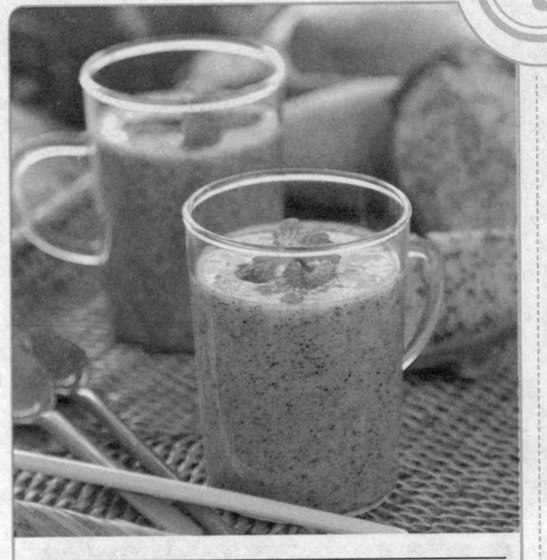

调理吃法1 火龙果汁

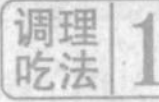

◎材料 火龙果1个，橄榄油5毫升

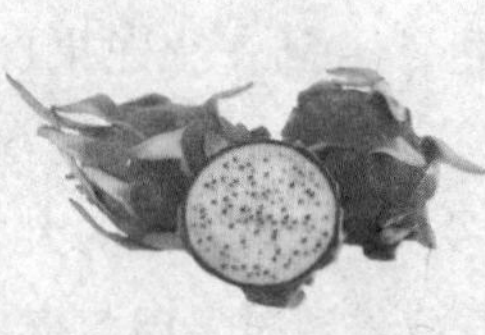

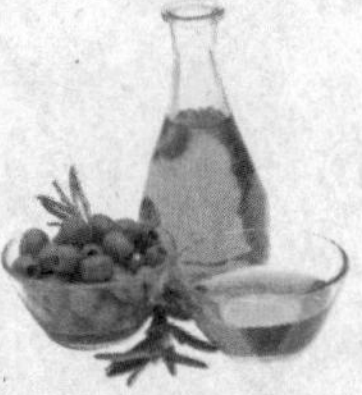

◎制作 ①火龙果去皮，切丁后洗净。②把火龙果放入榨汁机内，加入橄榄油，压榨成汁，搅打好后倒入杯中饮用即可。

◎功效 本品能明目降火、美容养颜、润肠通便、防止血管硬化、美白减肥、排毒护胃、预防贫血等。由于本品性属寒凉，故女性体质虚冷者应少量饮用或不宜饮用。

◎温馨提示 榄油能防止动脉硬化、高血压、心力衰竭等，长期食用可以有效缓解便秘；还能提高生物体的新陈代谢功能以及起到美容的作用。

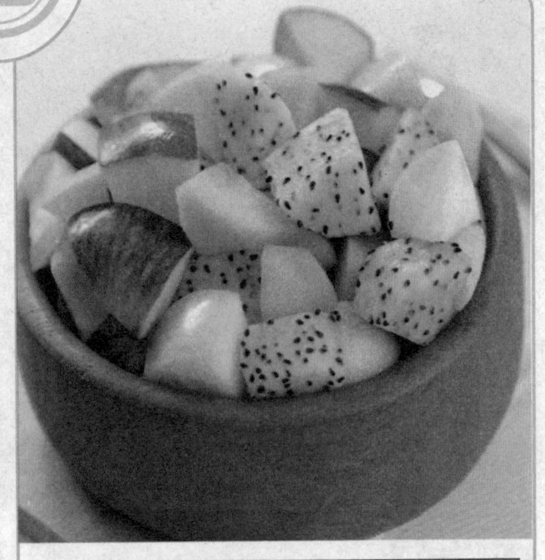

调理吃法2 火龙果水果沙拉

◎材料 火龙果1个，苹果2个，菠萝1/4个，盐适量

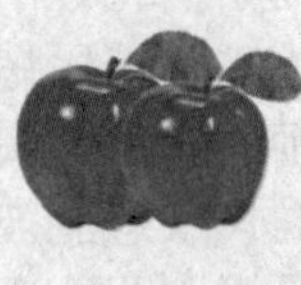

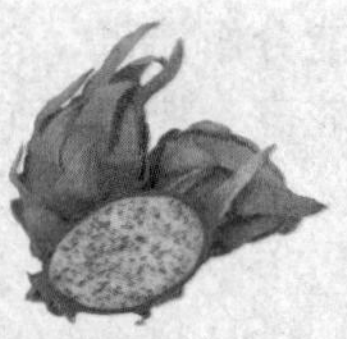

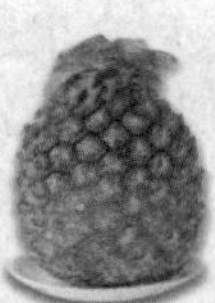

◎制作 ①火龙果去皮，切成丁。②菠萝去皮，用盐水泡10分钟，捞起沥干盐水，切成丁。③苹果泡一下水，拿起来加少许盐在苹果表面，轻轻搓均匀，把苹果冲洗干净，去蒂去核，切成块。④把水果混合均匀即可。

◎功效 本品具有生津止渴、润肺除烦、健脾益胃、养心益气、润肠、止泻、解暑、醒酒的功效。

◎温馨提示 患有溃疡病、肾脏病、凝血功能障碍、湿疹疥疮的人不宜多吃菠萝。

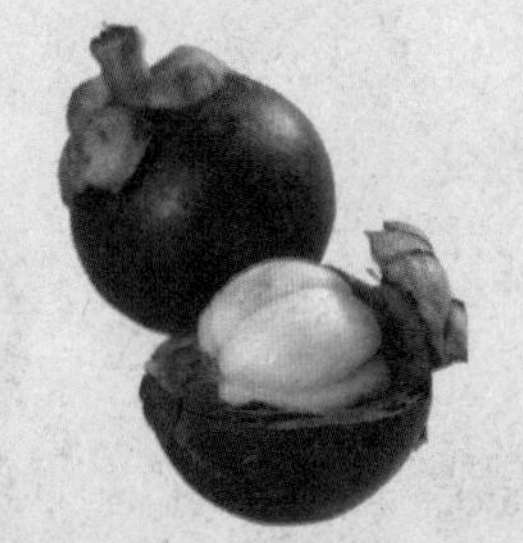

【嘌呤含量】<25毫克/100克

【性味归经】性平，味甘、微酸。归脾经。

山竹

Shanzhu

[别 名] 莽吉柿

能量 288.8千焦/100克

【调理关键词】

促进尿酸排出

◎山竹果肉含丰富的膳食纤维、糖类、维生素及镁、钙、磷、钾等矿物质元素，能降低血液和尿液的酸度，调节人体酸碱平衡，改善痛风患者酸性体质。

◎食疗作用

山竹具有降燥、清凉解热、生津的功效，对脾虚腹泻、口干、烧伤、烫伤、湿疹、口腔炎有治疗作用，体质偏寒者宜少吃。山竹富含蛋白质和脂肪，对于皮肤不好、营养不良的人群有很好的食疗效果，饭后食用还能分解脂肪，有助于消化。山竹因含糖分较高，肥胖者宜少吃，糖尿病者更应忌食。山竹也含较高钾质，故肾病及心脏病人应少吃。山竹中的氧杂蒽酮被指出可能有抗病效果，但过量摄入此物质会增加酸中毒的可能性。

◎选购保存

新鲜山竹果蒂呈绿色,果皮呈暗紫红色,捏起来外壳比较软,有弹性,若以拇指和食指轻捏能将果壳捏出浅指印,表示已成熟。保存时需放冰箱冷藏，最多只能贮藏10天。

◎搭配宜忌

搭配	宜忌	说明
山竹+榴莲	✓	可减轻榴莲的热性
山竹+豆浆	✗	会产生不良反应
山竹+冬瓜	✗	会产生不良反应
山竹+苦瓜	✗	会产生不良反应

应用指南

1.生津止渴，润肠通便：山竹6个，老酸奶2盒。山竹去壳剥成瓣状装在碗里，淋上酸奶即可。

2.清热解暑，生津益肺：火龙果1个，橘子1个，山竹3个，圣女果适量。在火龙果横向1/3处切开；取火龙果的大半部分，用小勺沿着边缘，将果肉与皮小心分开；用小勺将果肉挖出；火龙果果肉、橘子切块，山竹剥开外皮分瓣，圣女果切片；将所有切好的果肉装进火龙果船即可。

3.美容、抗衰老，养肝护胃：桃胶10克，山竹适量，银耳2朵。先将桃胶略微冲洗一下，去除杂质，然后放入炖盅内用清水浸泡一天一夜；将银耳泡发，剪去黄色的根蒂，撕成小块。准备好蔓越莓，剥开山竹；小汤锅中放入适量的水，将银耳，桃胶放入，煮开后开小火慢慢煲30分钟，加入冰糖至融化后，再入山竹稍煮即可。

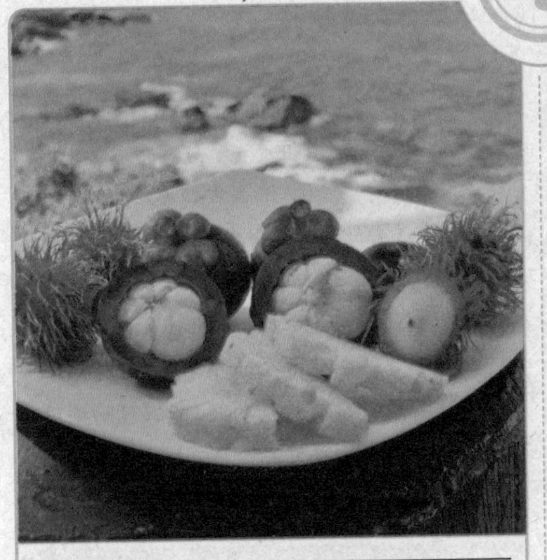

调理吃法1 山竹菠萝片

◎材料 山竹4个，菠萝1/8个，红毛丹4个

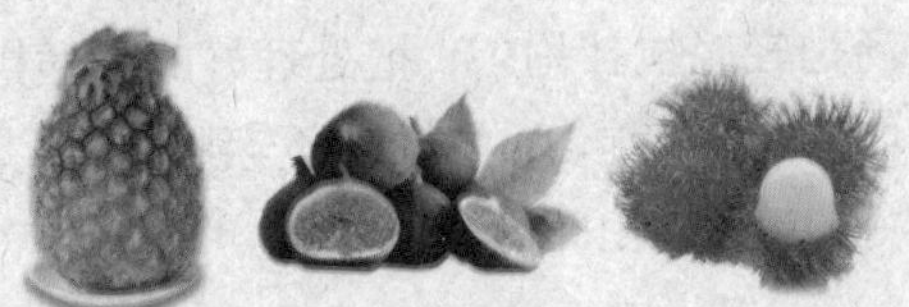

◎制作 ①将山竹去皮。②菠萝去皮，然后放入淡盐水中浸泡10分钟左右，捞起沥干盐水，切成片。③红毛丹去皮。④最后把准备好的水果装盘即可。

◎功效 本品有润肤养颜、清热解毒、增强人体免疫力、健脾止泻、生津止渴、滋养强壮、补血理气的作用。

◎温馨提示 红毛丹是热带水果，性温，不宜多吃。由于表面粗糙、皮薄，清洗较为困难，而清洗不净容易有病菌和农药存在，所以在食用前要认真洗净。

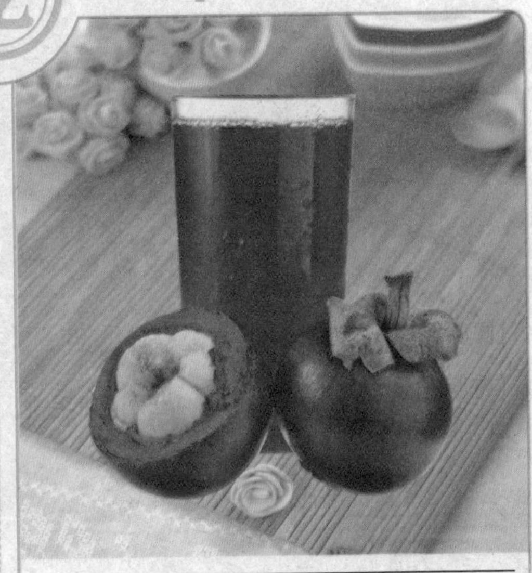

调理吃法2 山竹汁

◎材料 山竹10个，黑加仑浓缩汁20毫升，凉白开水100毫升

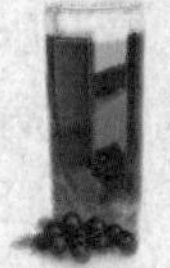

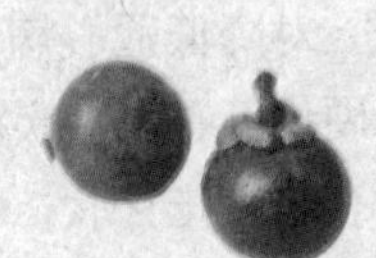

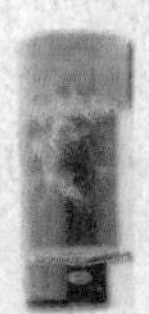

◎制作 ①山竹洗净，去皮，去核取果肉，待用。②把山竹、黑加仑浓缩汁、凉白开水同倒入搅拌机中，压榨成汁，搅打好后取汁，放入冰箱中冷藏半小时即可饮用。

◎功效 本品能生津止渴、美容养颜、健脾止泻。夏天饮用可以清热解暑，对热病患者较为适宜。

◎温馨提示 山竹为寒凉之品，脾胃虚寒者要少食，此外，肾病患者、心脏病患者及糖尿病患者不宜食用。

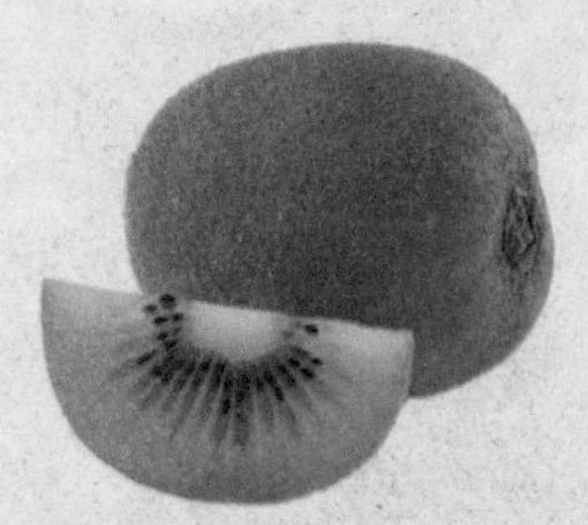

猕猴桃

Mihoutao

[别名] 毛桃、羊桃、奇异果

能量 234.4千焦/100克

【嘌呤含量】<25毫克/100克

【性味归经】性寒，味甘、酸。归胃、膀胱经。

【调理关键词】

促进血液循环、预防并发症

◎猴桃富含精氨酸，能有效地改善血液流动，阻止血栓的形成，对降低冠心病、高血压、心肌梗死、动脉硬化等心血管疾病的发病率有特别功效，能够预防痛风并发高血压、心脏病等。

◎食疗作用

猕猴桃有生津解热、和胃降逆、止渴利尿、滋补强身之功效。平素脾胃虚寒、腹泻便溏者，糖尿病患者忌食。猕猴桃有滑泻之性，先兆性流产和妊娠期的妇女应忌食。猕猴桃含精氨酸，能有效地改善血液流动，阻止血栓的形成，对降低冠心病、高血压、心肌梗死、动脉硬化等心血管疾病的发病率有特别功效；含有的谷胱甘肽，可抑制原癌基因的激活，对肝癌、肺癌、皮肤癌、前列腺癌等多种癌细胞病变有一定的抑制作用。

◎选购保存

优质猕猴桃果形规则，每颗80～140克，呈椭圆形，表面光滑无皱，果脐小而圆并向内收缩，果皮呈均匀的黄褐色，果毛细而不易脱落。

◎搭配宜忌

猕猴桃+蜂蜜	✓	清热生津、润燥止渴
猕猴桃+薏苡仁	✓	抑制癌细胞
猕猴桃+牛奶	✓	润肠通便
猕猴桃+动物内脏	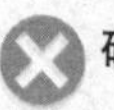	破坏维生素C

应用指南

1.健脾温胃、生津调气： 橙汁25毫升、猕猴桃1个、白糖适量。猕猴桃去皮切片；锅中加水烧热；将白糖加入锅中，煮至完全溶入水中；在锅中倒入橙汁，用汤勺轻轻搅拌均匀；把处理好的猕猴桃倒入锅中，拌匀；将材料煮至沸腾，将煮好的糖水盛出即可。

2.生津解热、止渴利尿： 金银花露100毫升、猕猴桃50克、白糖适量。猕猴桃去皮切成块；锅中加入约800毫升清水，将白糖加入锅中，煮至白糖完全溶于水中；把切好的猕猴桃倒入锅中，轻搅片刻，将糖水煮至沸腾；在锅中倒入准备好的金银花露，将锅中材料轻轻拌匀，煮至沸腾，将煮好的糖水盛出即可。

3.清热解毒，生津止渴： 猕猴桃200克，苹果1个，香蕉2根。将猕猴桃、苹果、香蕉分别洗净，切丁；将桃丁、苹果丁、香蕉丁放锅内，加适量水煮沸，再加白糖，用湿淀粉勾芡，出锅即成。

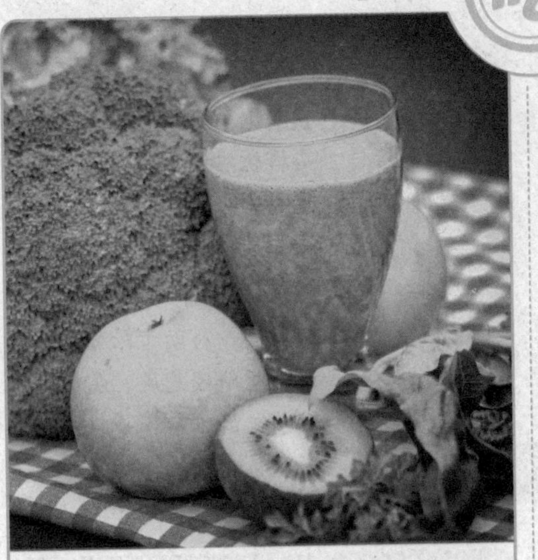

调理吃法1 西蓝花猕猴桃汁

材料 猕猴桃1个，青苹果1个，西蓝花100克，凉白开水200毫升，蜂蜜适量

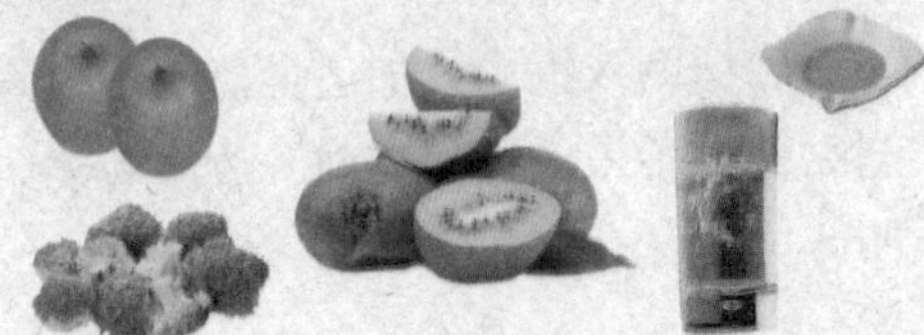

制作 ①西蓝花洗净沥干水分切块，在沸水中焯熟，捞起备用。②苹果洗净，去皮去核切块。③猕猴桃去皮，切成小块。④把全部食材一同放入榨汁机中，加水搅拌成汁。⑤滤去渣，取果蔬汁，调入蜂蜜即可饮用。

功效 本品生津、通便、养颜、抗癌、消食化积、爽喉开音、润肺止咳。

温馨提示 猕猴桃中富含叶酸和维生素等营养成分，由于叶酸和维生素遇高温易被分解破坏，故猕猴桃以生吃（或榨汁吃）为好。

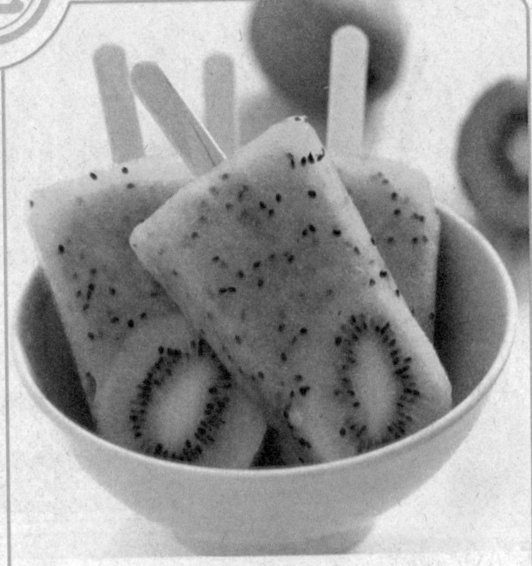

调理吃法2 猕猴桃雪糕

材料 猕猴桃4个，老酸奶200毫升，蜂蜜适量

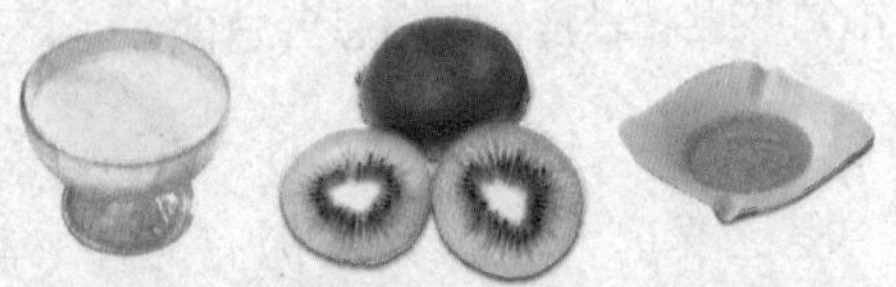

制作 ①猕猴桃去皮，洗净，其中一个切成片，其余三个切成块。②将猕猴桃块、蜂蜜和酸奶一同倒入榨汁机中，压榨成汁。③把猕猴桃片放入模具中，再把果汁倒入模具中，放冰箱冰冻2小时即可。

功效 本品生津解热、和胃降逆、止渴利尿、滋补强身。

温馨提示 糖尿病患者若想食用请勿加蜂蜜。本品性寒，也属于生冷食品，脾胃虚弱者不宜食用。

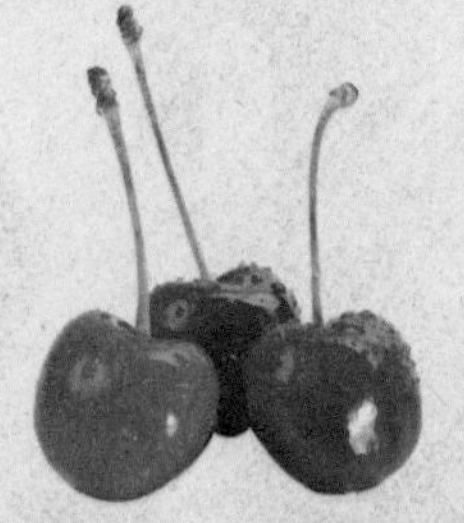

【嘌呤含量】17毫克/100克

【性味归经】性热，味甘。归脾、胃经

樱桃

Yingtao

[别名] 莺桃、荆桃、樱株

能量 192.5千焦/100克

【调理关键词】

抗氧化、促进尿酸排泄

◎樱桃对消除肌肉酸痛和发炎十分有效，它含有的丰富的花青素、花色素及维生素E等，可以促进血液循环，有助于尿酸的排泄，缓解因痛风、关节炎所引起的不适，是很有效的抗氧化剂。

◎食疗作用

樱桃具有益气、健脾、和胃、祛风湿的功效。主治病后体虚气弱，气短心悸，倦怠食少，咽干口渴，风湿腰腿疼痛，四肢不仁，关节屈伸不利，冻疮等病症。有溃疡症状者、上火者慎食；糖尿病者忌食；热性病及虚热咳嗽者忌食；肾病患者忌食。

◎选购保存

樱桃要选大颗、颜色深有光泽、饱满、外表干燥、樱桃梗保持青绿的。避免购买有碰伤、裂开和枯萎的樱桃。一般的加州樱桃品种颜色较鲜红，吃起来的口感比较酸，比较好吃的则是暗枣红色的樱桃。樱桃较易破损及变质，应轻拿轻放，放置于冰箱冷藏保存并尽快吃完。

◎搭配宜忌

搭配	宜忌	效果
樱桃+米酒	✓	祛风活血
樱桃+银耳	✓	除痹止痛、美容养颜
樱桃+牛肝	✗	破坏维生素C
樱桃+黄瓜	✗	破坏维生素C

应用指南

1.健脾和胃、调中益气：樱桃500克，柠檬半个，白砂糖30克。樱桃洗净，去蒂、切开去核，加入少许白砂糖，将其拌匀后腌渍1小时入味；将樱桃和白砂糖倒入锅中，加适量清水小火煮至黏稠，挤入柠檬汁拌匀，放凉后装瓶即可。

2.美容、补血活血：樱桃适量。将樱桃先用水冲干净，然后放入盆中倒入清水没过樱桃，再撒一点点盐将樱桃泡10分钟后捞出，用清水冲干净；将樱桃的核去掉，放入容器中，加入白糖拌匀，盖上盖子腌渍2小时；将腌渍好的樱桃捞出放入带盖的容器中，腌渍出的樱桃汁放入适量清水，搅匀倒入干净的小锅中，放入糖桂花或干桂花煮开；转小火，将少许玉米淀粉用少许水稀释倒入锅中搅拌均匀使糖水变得稍浓一些即可关火；将做好的糖水趁热倒入腌渍好的樱桃中盖上盖子，凉后放入冰箱中冷藏取用。

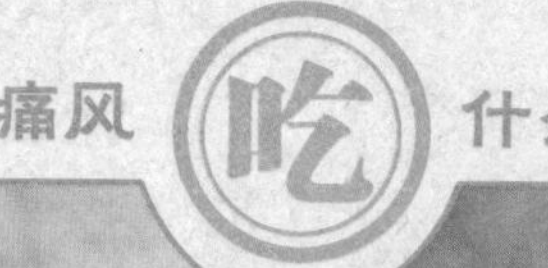

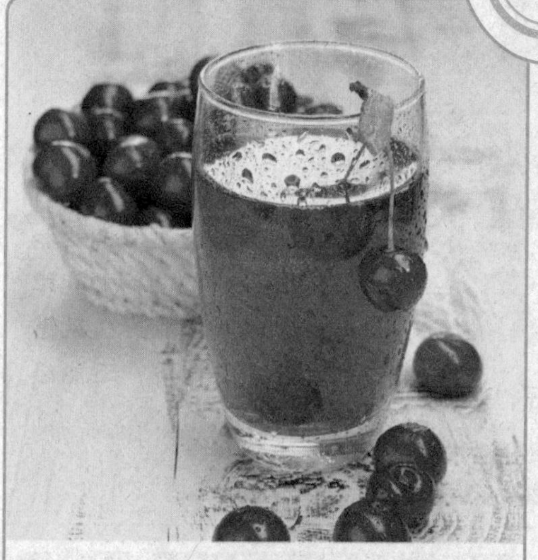

调理吃法1 樱桃汁

◎材料 樱桃100克，蜂蜜适量，凉白开水200毫升

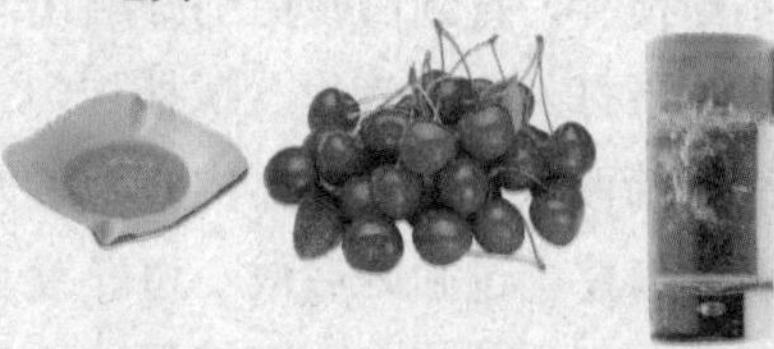

◎制作 ①将樱桃去蒂洗净，沥干水分。②然后将樱桃和凉白开水倒入榨汁机中搅打成汁，搅打好后取汁倒入杯中，加入蜂蜜拌匀即可饮用。

◎功效 本品具有抗贫血、防止麻疹、祛风渗湿、收涩止痛、养颜驻容、润肠通便的作用。尤为适宜消化不良、瘫痪、风湿腰腿痛、体质虚弱、面色无华者饮用。

◎温馨提示 樱桃是温热性水果，故不宜多食。樱桃含钾量是不可轻视的，资料显示每100克樱桃含钾258毫克，对于肾病患者是一个不小的数字，故肾病患者不宜。

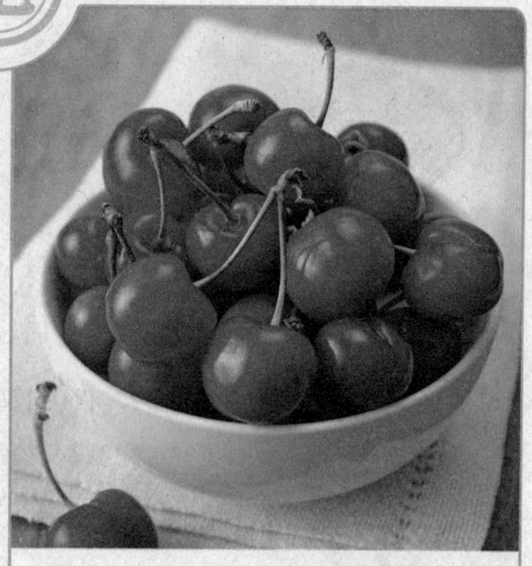

调理吃法2 糖水泡樱桃

◎材料 樱桃500克，冰糖适量，盐少许

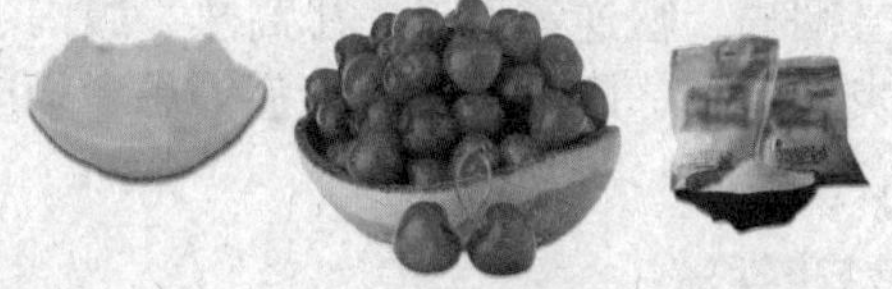

◎制作 ①将樱桃先用清水冲干净，去蒂，然后放入盆中倒入清水没过樱桃，再撒一点盐将樱桃浸泡10分钟后捞出，洗净。②将冰糖融在水里，泡入樱桃，使糖水没过樱桃，浸渍2小时，捞起，沥干水分。

◎功效 本品能美容、补血、活血。由于樱桃具有促进血液再生的功能，所以对缺铁性贫血患者尤为适宜。

◎温馨提示 每100克樱桃中含铁量多达59毫克；维生素A含量比葡萄、苹果、橘子多4~5倍；B族维生素、维生素C及钙、磷等矿物元素含量也很高。本品老少皆宜。

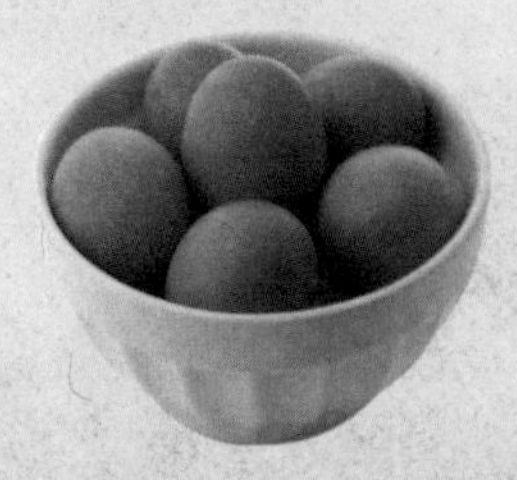

【嘌呤含量】0.4毫克/100克

【性味归经】性平，味甘。归脾，胃经。

鸡蛋

Jidan

[别名] 鸡子，鸡卵

能量 602.8千焦/100克

【调理关键词】

补充蛋白质

◎鸡蛋中富含大量水分、蛋白质、卵磷脂、钙、磷、铁、无机盐和维生素A、维生素D和维生素B_2等，能为痛风患者补充蛋白质，还能缓解痛风症。

◎食疗作用

鸡蛋可补肺养血、滋阴润燥，用于气血不足、热病烦渴、胎动不安等，是扶助正气的常用食品；适用于血虚所致的乳汁减少、眩晕、夜盲、病后体虚、营养不良、阴血不足、失眠烦躁、心悸、肺胃阴伤、失音咽痛、呕逆等患者。患高热、腹泻、肝炎、肾炎、胆囊炎、胆石症等患者均应忌食。

◎选购保存

将鸡蛋对着日光透射，新鲜的鸡蛋呈微红色，半透明状态，蛋黄轮廓清晰；昏暗不透明或有污斑的，说明鸡蛋已经变质。用手轻轻摇动，没有声音的是鲜蛋，有水声的是陈蛋。将鸡蛋放入冷水中，下沉的是鲜蛋，上浮的是坏蛋。

◎搭配之忌

鸡蛋+兔肉	导致腹泻
鸡蛋+鲤鱼	性味相克
鸡蛋+甲鱼	性味功能相悖

应用指南

1.益脾养胃、助消化： 鸡蛋3个，橙汁50毫升，牛奶200毫升，白糖适量。牛奶、橙汁和细砂糖倒入碗里，隔热水加热不断搅拌，直到白砂糖刚好融化即可；把鸡蛋打入牛奶液里，搅拌均匀；把蛋液过筛两次，倒入容器内，为了保证细腻的口感，过筛好后放一边静置半小时左右；锅内放清水，把盛蛋液的容器放入锅中，水开后转中小火10分钟，关火后再等两三分钟打开盖子即可。

2.清热解暑： 冬瓜100克，鸡蛋2个。冬瓜洗净去皮切块，然后将其放入沸水锅中滚至无白心，再加入鸡蛋搅拌均匀，煮熟浇上橄榄油，加盐即可。

3.美白祛斑、美容： 取新鲜鸡蛋一个，洗净揩干，加入500毫升优质醋中浸泡一个月。当蛋壳溶解于醋液中之后，取一小汤匙溶液掺入一杯开水中，搅拌均匀后服用，要趁热服，每天一杯。长期服用醋蛋液，能使皮肤光滑细腻。

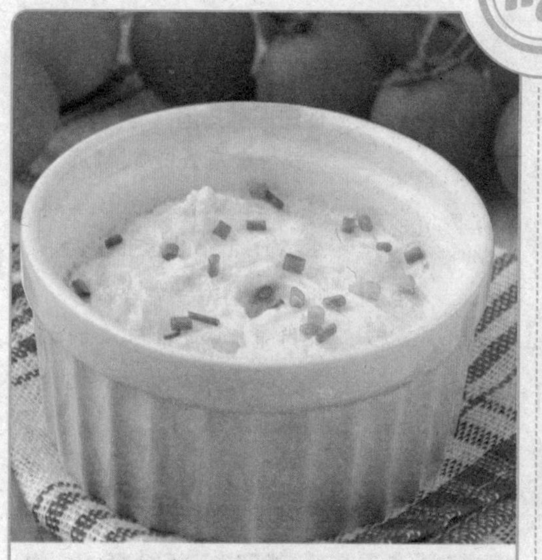

调理吃法1 葱花蒸鸡蛋

材料 鸡蛋3个，食盐5克，葱花少量，水适量

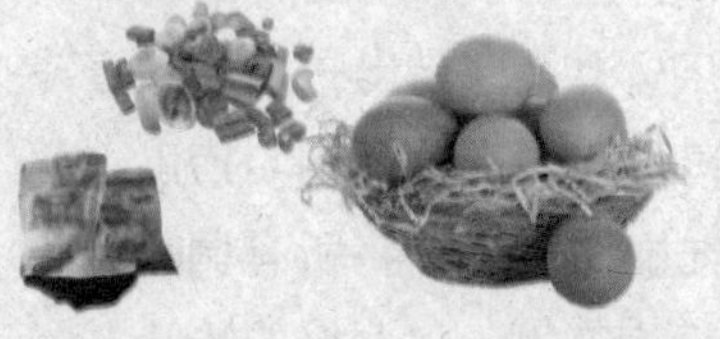
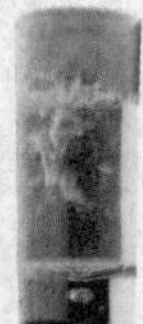

制作 ①蒸锅中倒上水烧开。②鸡蛋冲洗干净，准备和鸡蛋差不多等量的温开水。③鸡蛋磕入碗中，加少许盐，兑入温开水，打散后，用滤网过滤一遍，滤去浮沫。④蒙上保鲜膜，用牙签在保鲜膜上戳几个小洞，放入水已煮开的蒸锅中，蒸7～8分钟，打开保鲜膜撒上葱花即可。

功效 本品可保护肝脏、健脑益智、防治动脉硬化、预防癌症、美容护肤。

温馨提示 肾病、胆固醇过高者忌食。早餐食用鸡蛋时最好不要食用煎蛋，因为鸡蛋在煎炸过程中营养有损失，所以最好是煮着食用。

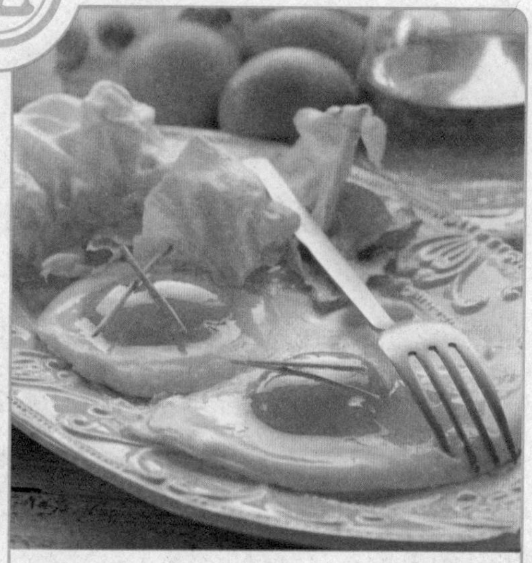

调理吃法2 煎鸡蛋

材料 鸡蛋两个，盐、橄榄油各适量

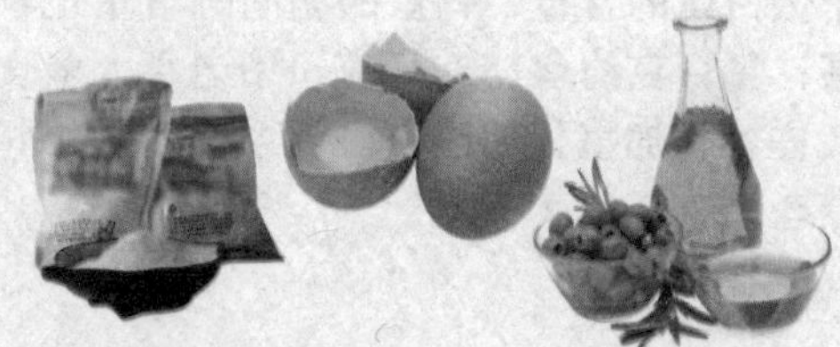

制作 ①热平底锅，锅发烫后放橄榄油、盐。②把鸡蛋打入锅内，马上关小火。③1分钟后看到蛋白有点凝固的时候，往鸡蛋上洒上两勺热水，马上盖上锅盖。④改小火继续煎1～2分钟，即可装盘。

功效 本品可保护肝脏、健脑益智、防治动脉硬化、预防癌症、延缓衰老、美容护肤。

温馨提示 对儿童来说，还是蒸蛋羹、蛋花汤最适合，因为这两种做法能使蛋白质松解，极易被儿童消化吸收。

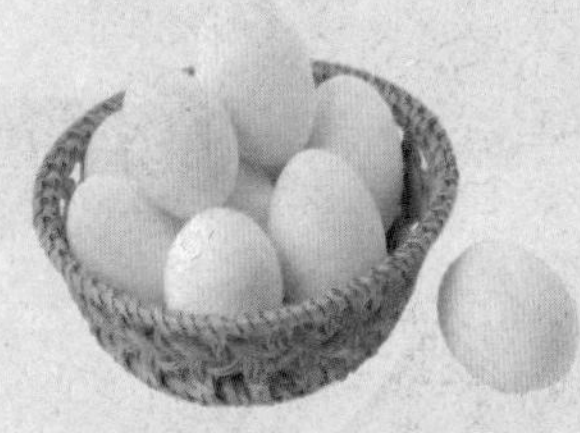

鸭蛋

Yadan

[别 名] 鸭卵

能量 556.7千焦/100克

【嘌呤含量】<25毫克/100克

【性味归经】性微寒，味甘、咸。入肺、脾经。

【调理关键词】

促进尿酸排泄

◎鸭蛋含有蛋白质、磷脂、维生素A、维生素B_2、维生素B_1、维生素D、钙、钾、铁、磷等营养物质，能降低血液和尿液的酸度，促进尿酸排泄，适合痛风患者食用。

◎食疗作用

鸭蛋具有滋阴清肺、止痢之功效，对喉痛、牙痛、热咳、胸闷、赤白痢等症有食疗作用，外用还可以缓解疮毒。但是中老年人不宜多食或久食。鸭蛋的脂肪含量高于蛋白质的含量，鸭蛋的胆固醇含量也较高，每百克约含1522毫克，中老年人多食久食容易加重和加速心血管系统的硬化和衰老。

◎选购保存

品质好的鸭蛋外壳干净，光滑圆润，蛋壳呈青色；轻摇蛋体，质量好的鸭蛋应该有轻微的颤动感觉。鸭蛋放入冰箱保存，要大头朝上，小头在下，这样可以使蛋黄上浮后贴在气室下面，既可以防止微生物侵入蛋黄，也有利于保证鸭蛋的质量。

◎搭配宜忌

鸭蛋+木耳	✓	治疗痛风
鸭蛋+桑葚	✗	对肠胃不利
鸭蛋+李子	✗	对肠胃不利
鸭蛋+甲鱼	✗	对肠胃不利

应用指南

1.清热解毒、凉血止血：鸭蛋2个，马齿苋200克。鸭蛋打散煎熟；马齿苋去掉老茎和根洗净；烧开半锅水，加入少油和少盐，下入马齿苋后再开大火，水一开马上关火捞出；过2～3道冷开水；把鸭蛋和马齿苋炒均匀捞出；蒜压茸，青红椒切小丁；将所有调味料和剁椒倒入蒜茸碗中；将调好的味汁、青红椒丁加入马齿苋的碗中拌匀即可。

2.大补虚劳、滋阴养血、润肺美肤：鸭蛋2个，木耳50克。木耳洗净泡发至软切成丝；鸭蛋打散备用；在锅内煮沸水，加入木耳丝滚熟；再加入鸭蛋，搅拌均匀至熟；浇上橄榄油，加入盐即可。

3.治肺阴亏虚，干咳少痰，口燥咽干：鸭蛋1～2个，银耳10克，冰糖适量。将银耳洗净，放入锅内，加水适量，先以武火煮沸，再用文火煨炖至银耳汤水变浓时，将鸭蛋打入碗中与冰糖一并放入银耳汤中，稍煮即可。

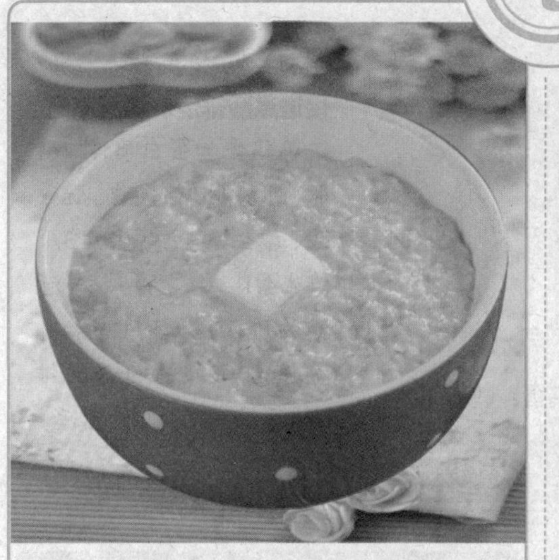

调理吃法1 鸭蛋燕麦牛奶羹

◎材料 鸭蛋1个，燕麦片100克，玉米面100克，牛奶300毫升，白糖30克

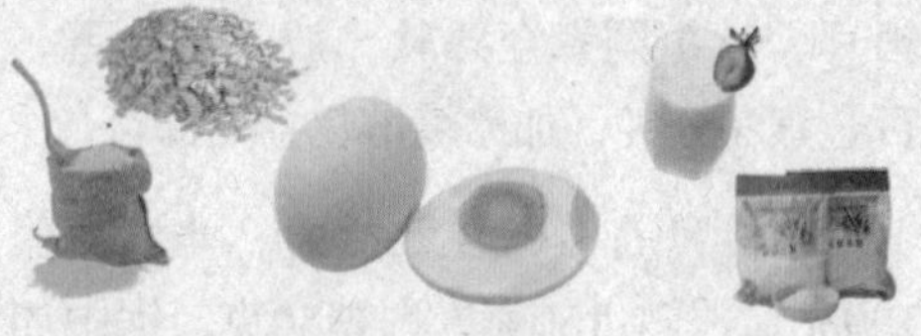

◎制作 ①燕麦片洗净，放入锅内，加4碗水煮至熟并呈开花状。②牛奶和玉米粉搅拌，调成玉米糊。③将玉米糊缓缓倒入煮熟的燕麦片锅里，加入鸭蛋，用勺不停搅拌，烧沸。④然后转用小火煮10分钟，熄火，加入糖调味即可。

◎功效 本品养胃润肠，通宿便，可用于调理慢性肠胃炎。

◎温馨提示 燕麦片富含蛋白质、脂肪、碳水化合物，还含较多的维生素B_6、维生素B_1及钙、磷、铁。对营养不良及不思饮食者较为适宜。

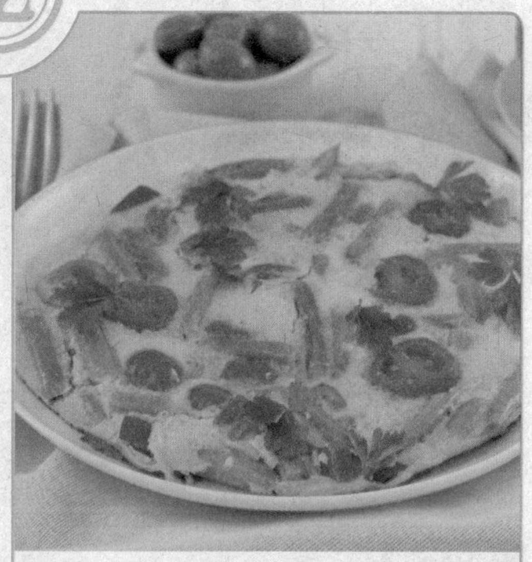

调理吃法2 芹菜煎鸭蛋

◎材料 鸭蛋2个，圣女果5颗，长豆50克，橄榄油适量，芹菜叶、盐少许

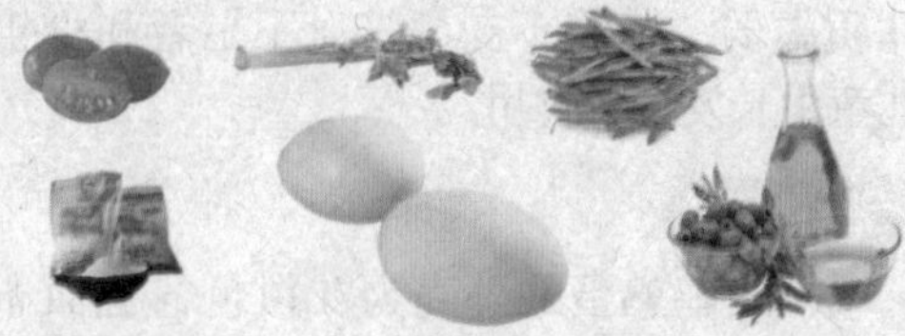

◎制作 ①小番茄洗净去蒂切成两半；长豆洗净切段。②鸭蛋在碟内打散，加少许盐，放入圣女果和长豆搅拌均匀，浇上橄榄油搅拌均匀。③隔水蒸熟后，取出撒上芹菜叶，即可。

◎功效 本品具有止血、降压、利尿、健胃消食、生津止渴、清热解毒、凉血平肝的功效。

◎温馨提示 脾胃虚寒、月经期间、急性肠炎、菌痢者及溃疡活动期的病人不宜食用圣女果。

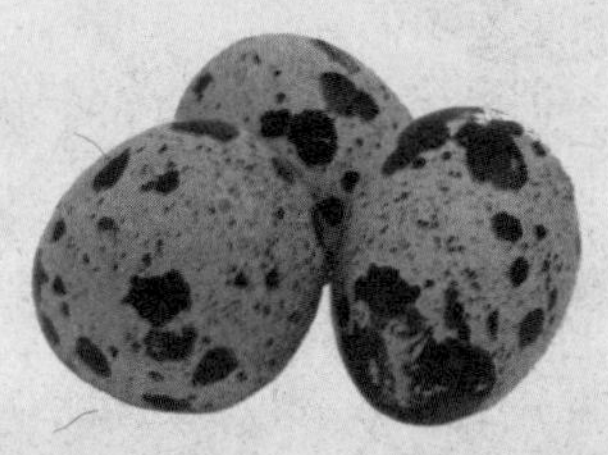

【嘌呤含量】<25毫克/100克

【性味归经】性平，味甘。归大肠、脾、肺、肾经。

鹌鹑蛋

Anchundan

[别 名] 鹑鸟蛋、鹌鹑卵

能量 669.7千焦/100克

【调理关键词】

促进尿酸排泄、缓解不适

◎鹌鹑蛋含蛋白质、脑磷脂、卵磷脂、赖氨酸、胱氨酸、维生素A、维生素B_2、维生素B_1、铁、磷、钙等营养物质，可为痛风患者补充营养，还能促进尿酸排泄，缓解痛风引起的不适。

◎食疗作用

鹌鹑蛋具有强筋壮骨、补气益气、去风湿的功效，为滋补食疗佳品。对胆怯健忘、头晕目眩、久病或老弱体衰、气血不足、心悸失眠等病症有食疗作用。鹌鹑蛋的营养价值很高，超过其他禽蛋，最适合体质虚弱、营养不良、气血不足者和少年儿童生长发育者食用。

◎选购保存

一般鹌鹑蛋的外壳为灰白色，上面布满了红褐色和紫褐色的斑纹。优质的鹌鹑蛋色泽鲜艳，壳比较硬，不易碎，放在耳边摇一摇，没有声音，打开来蛋黄呈深黄色，蛋白黏。鹌鹑蛋需放入冰箱保存，要大头朝上，小头在下。

◎搭配宜忌

鹌鹑蛋+银耳 健脑强身

鹌鹑蛋+牛奶 补气活血

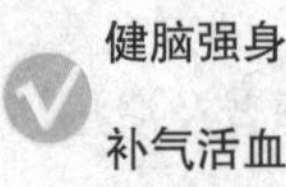

鹌鹑蛋+香菇 引起不良反应

鹌鹑蛋+猪肝 引起不良反应

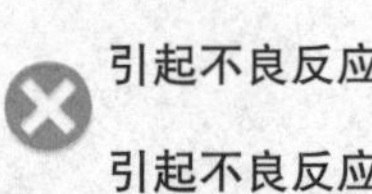

应用指南

1.补虚润燥，降血压：鹌鹑蛋10个，水发银耳、鲜百合各50克，大枣、冰糖各适量。鹌鹑蛋煮熟去壳，银耳去蒂撕成小朵，百合掰瓣，大枣去核。将银耳、大枣同煮至熟软，放入鹌鹑蛋、百合煮20分钟，加冰糖溶化拌匀即可。

2.补肾养心，补气益血：水发海藻100克，鹌鹑蛋50克，白糖30克。锅中加入约800毫升清水，烧热。打开盖，放入剥好壳的鹌鹑蛋，大火煮约3分钟；揭盖；将洗净的海藻放入锅中，用汤勺搅拌均匀，将白糖加入锅中，搅拌均匀，加热至白糖完全溶化；将煮好的鹌鹑蛋海藻糖水盛出即可。

3.治贫血、病后体虚：鹌鹑蛋4个、桂圆20克、薏苡仁30克、大枣10枚、红糖25克。先将鹌鹑蛋煮熟，剥皮待用，锅内加水适量，然后加入桂圆、薏苡仁、大枣煮粥。粥煮熟后，再加入鹌鹑蛋及红糖，即可食用。每日一次，连用60天。

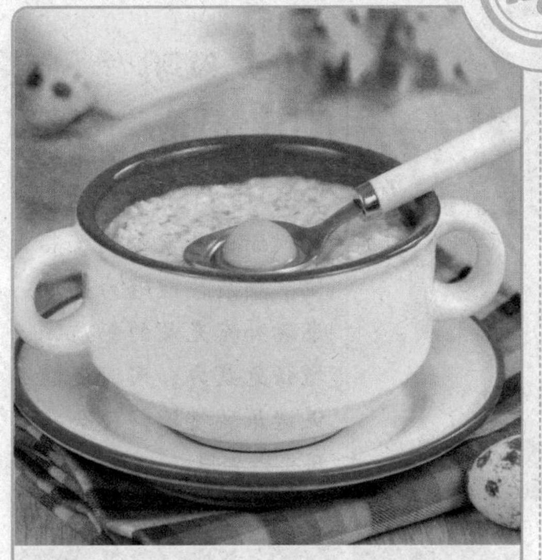

调理吃法1 鹌鹑蛋牛奶粥

◎材料 鹌鹑蛋5个，牛奶300毫升，燕麦50克，白糖少许

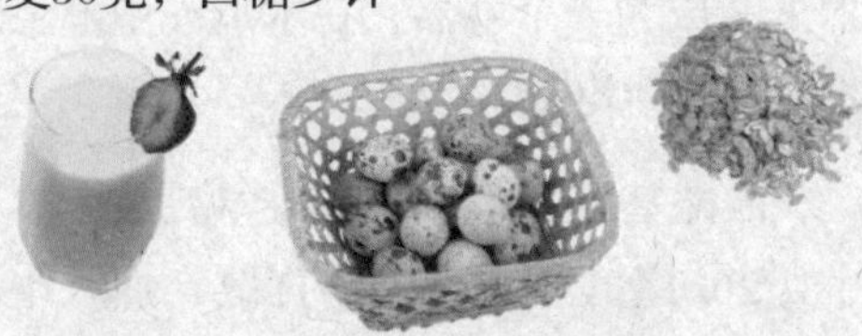

◎制作 ①燕麦洗净，去除杂质，放入锅内，加1碗水煮至燕麦熟并呈开花状。②加入牛奶，调成糊状。③加入鹌鹑蛋，用勺不停搅拌，烧沸。④然后转用小火煮10分钟，熄火，加入糖调味即可。

◎功效 本品具有补虚损，益肺胃，生津润肠之功效。

◎温馨提示 本品可作为久病体虚、气血不足、营养不良、噎膈反胃、胃及十二指肠溃疡、消渴、便秘患者的食疗方。

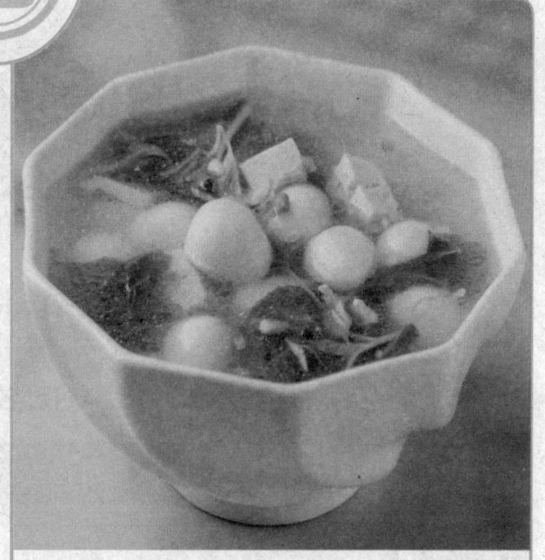

调理吃法2 鹌鹑蛋蔬菜汤

◎材料 熟鹌鹑蛋180克，豆腐150克，苋菜100克，姜片、葱花、盐、芝麻油、食用油各适量

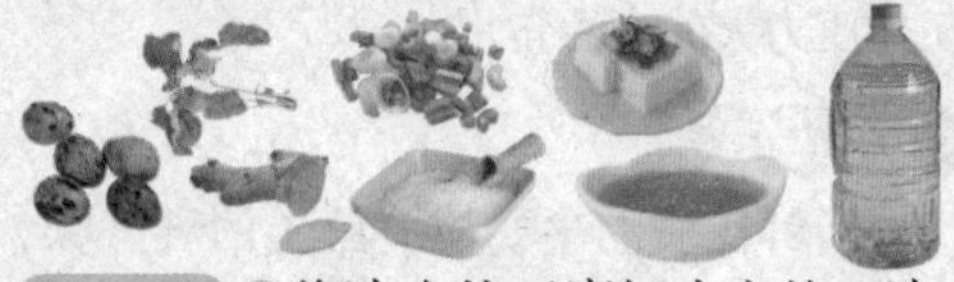

◎制作 ①将洗净的豆腐切小方块；洗好的苋菜切小段；熟鹌鹑蛋去壳。②锅中注入清水烧开，放入少许食用油、姜片、盐，倒入豆腐块稍煮，放入鹌鹑蛋、苋菜，淋入少许芝麻油，煮至食材熟软。③关火后盛出，撒上葱花即成。

◎功效 本品具有散寒、健胃、发汗、祛痰、杀菌、降血脂、降血压、降血糖、抗癌之功效。

◎温馨提示 鹌鹑蛋的营养丰富，少量食用对心血管有益，但是过多地食用反而有害，能促进脑溢血的发生。

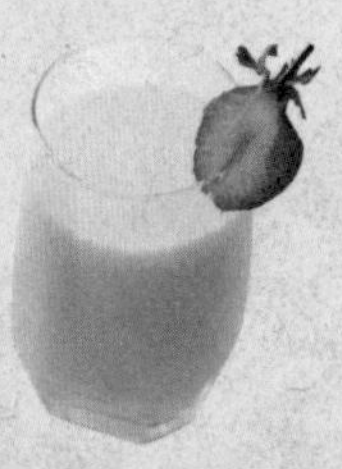

牛奶

Niunai

[别名] 牛乳

能量 226.0千焦/100克

【嘌呤含量】1.4毫克/100克

【性味归经】性平、微寒，味甘。归脾、胃、心经。

【调理关键词】

蛋白质、钙

◎牛奶含有大量的维生素B_2，可以促进皮肤的新陈代谢；其富含钙及其他矿物质，能够为痛风患者补充充足的钙质，增强免疫力；同时还能促进尿酸排泄，适合痛风患者食用。

◎食疗作用

牛奶具有补虚损，益肺胃，生津润肠之功效；用于久病体虚、气血不足、营养不良、噎膈反胃、胃及十二指肠溃疡、消渴、便秘。脱脂牛奶适合老年人、血压偏高的人群；高钙奶适合中等及严重缺钙的人、少儿、老年人、易怒者、失眠者以及工作压力大的女性食用。

◎选购保存

新鲜优质的牛奶应有鲜美的乳香味，不应该有酸味、鱼腥味、酸败臭味等异常气味；新鲜的牛奶滋味是由微微甜味、酸味、咸味和苦味4种滋味融合而成的，但不应该尝出酸味、咸味、苦味、涩味等异味；用搅拌棒将奶汁搅匀，若有红色、深黄色，及杂质、凝块现象，说明奶中掺入淀粉等物质。宜冷藏保存。

◎搭配宜忌

搭配		效果
牛奶+大枣	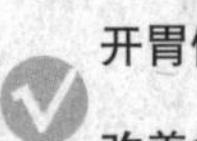	开胃健脾
牛奶+蜂蜜		改善贫血、缓解痛经
牛奶+醋	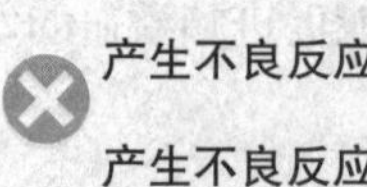	产生不良反应
牛奶+韭菜		产生不良反应

应用指南

1.益智安神、美容丰胸：木瓜1个、牛奶1盒。木瓜洗净去皮去子；用勺子在木瓜心处开始一层一层刮成泥，使木瓜能成为一个容器；在木瓜泥中淋上牛奶，搅拌均匀即可。

2.益智安神、降血脂：鸡蛋1个、牛奶200毫升。鸡蛋加糖打散；加入牛奶打匀，可以用漏网过一下筛，撇去泡泡，盖上保鲜膜，放入蒸笼；小火炖10～15分钟，炖蛋的中心凝结了即可。

3.滋阴生津：鲜牛奶150毫升，鸡蛋清200克，熟火腿末5克，盐5克，淀粉2克。将鲜牛奶倒入碗内，加入鸡蛋清、盐、淀粉，用筷子搅拌匀；净锅上火，用油滑锅，倒牛奶蛋清入锅拌炒，炒至断生，出锅装碟，撒火腿末围边即可。

4.止痛消炎，适用于胃痛、胃及十二指肠溃疡患者：牛奶、羊奶各125毫升。将牛奶、羊奶，混合煮沸，每天早晨空腹服用1次。

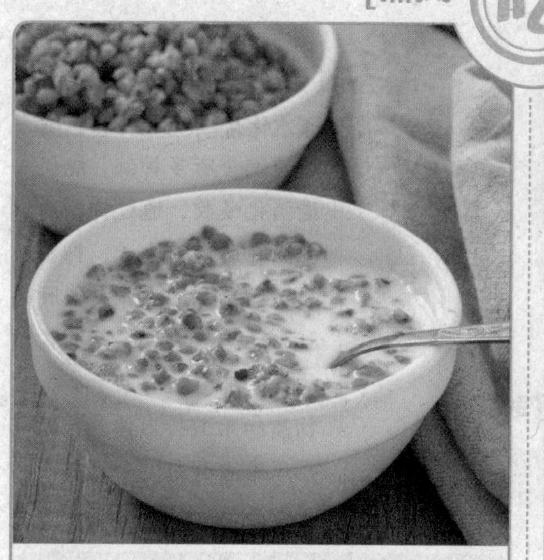

调理吃法1 牛奶糙米羹

◎材料 牛奶200毫升，糙米100克，盐3克

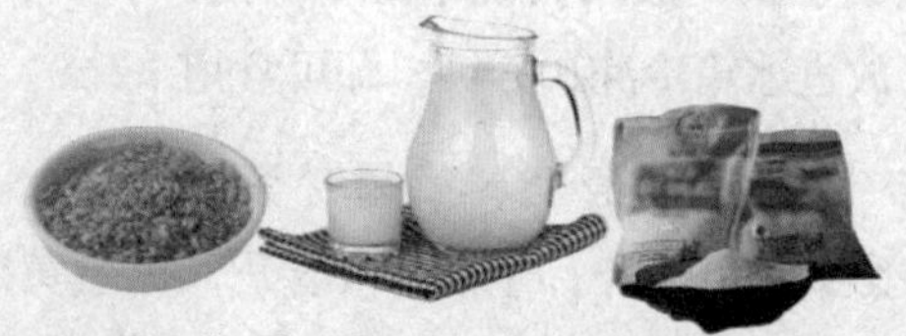

◎制作 ①糙米泡发去除杂质并洗净，用150毫升水煮熟后，关火。②把盐放入牛奶中，再把牛奶倒入糙米羹里，搅拌均匀后静置半小时。③食前搅拌均匀即可。

◎功效 具有提高人体免疫力、加速血液循环、消除烦躁、促进肠道有益菌繁殖、加速肠道蠕动、软化粪便等功效。

◎温馨提示 糖尿病、干燥综合征、更年期综合征患者，及属阴虚火旺和痈肿疔疮热毒炽盛者忌食糙米。

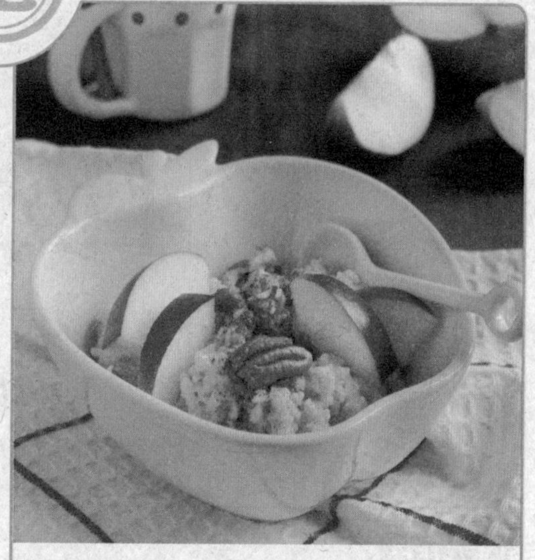

调理吃法2 核桃苹果拌牛奶

◎材料 牛奶100毫升，老酸奶1盒，核桃3颗，苹果半个

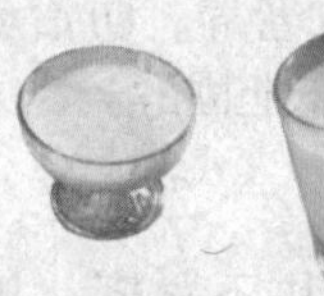
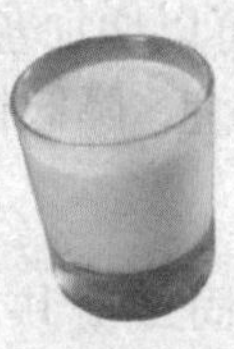
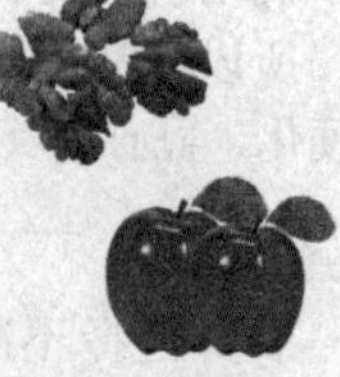

◎制作 ①把牛奶倒入盘子里和酸奶混合均匀。②苹果洗净，然后放入淡盐水中泡约10分钟，捞起擦干水分，切块；核桃去核。③把核桃、苹果放进盘子里，倒入牛奶和酸奶混合均匀即可。

◎功效 本品能生津止渴、补虚开胃、润肠通便、降血脂、抗癌。对虚老咳嗽、食积不运的患者有疗效。

◎温馨提示 核桃是补肾佳品，而腹泻、阴虚火旺、痰热咳嗽、便溏腹泻、素有内热盛重及痰湿重者均不宜食用核桃。

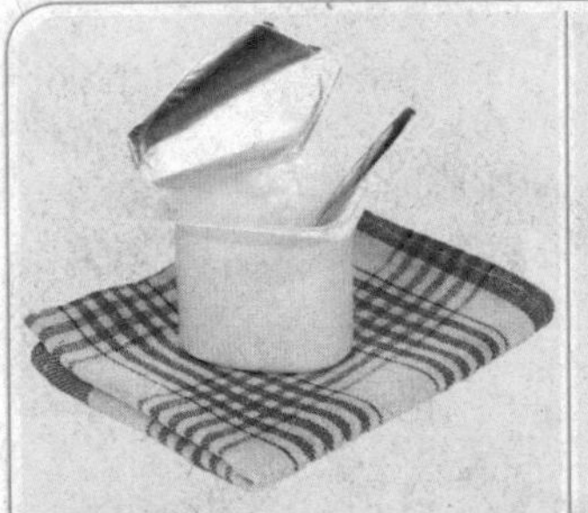

【嘌呤含量】<25毫克/100克

【性味归经】性平，味酸、甘。归脾、胃、心经。

酸奶

Suannai

[别名] 酸牛奶

能量 301.4千焦/100克

【调理关键词】

碳水化合物、脂肪、蛋白质

◎酸奶含有多种酶，能促进消化吸收，通过抑制腐生菌在肠道的生长，抑制腐败所产生的毒素，使肝脏和大脑免受这些毒素的危害，同时有助于有毒物质和尿酸排出体外，对痛风患者有益。

◎食疗作用

酸奶可以生津止渴，补虚开胃，润肠通便，降血脂，抗癌。酸奶能抑制肠道腐败菌的生长，还含有可抑制体内合成胆固醇还原酶的活性物质，又能刺激机体免疫系统，调动机体的积极因素，有效地抗御癌症，所以经常饮用可以增加营养，防治动脉硬化、冠心病及癌症，降低胆固醇。

◎选购保存

不要选择不凝固或凝块不紧密、脆弱、乳清分离、稀汤状的酸奶。买低糖酸奶或低脂酸奶（脂肪含量1.0%~1.5%）；蛋白质含量>2.3%的普通酸奶也可以；注意不要买蛋白质含量>1.0%的，那不是真正的酸奶。保存牛奶的容器最好选市场上卖的那种冰箱和微波炉兼用保鲜盒，这种容器密封效果好，酸奶不易变质。

◎搭配宜忌

酸奶+荔枝 ✔ 养颜美容，促进消化

酸奶+黄豆 ✘ 影响钙的吸收

酸奶+火腿 ✘ 产生致癌物质

应用指南

1.润肠通便，利尿消炎：酸奶200毫升，火龙果1个、奇异果1个、哈密瓜120克、柚子2瓣。将所有水果去皮后切成丁状，放入大碗中淋上酸奶，拌匀；放进冰箱冷冻10分钟，即可食用。

2.润肠通便，解暑：紫薯200克，酸奶200毫升，牛奶200毫升，鸡蛋黄2个，白糖40克。将蛋黄、糖、牛奶放在一个碗里并搅拌成蛋奶糊；起锅前加入10克熟糯米粉，混合蛋奶糊；紫薯去皮蒸熟，用果汁机压碎；加酸奶，加蛋奶糊和淡奶油的混合物，混合均匀；放冰箱冷冻至硬即可。

3.减肥，润肠通便：香蕉1根，酸奶250毫升。将香蕉去皮切成段，然后与酸奶一同倒入搅拌机中，搅打好后，取汁入锅烧至温热服用。也可将香蕉直接食用，配以酸奶饮用，不影响效果。

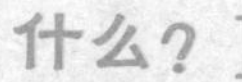

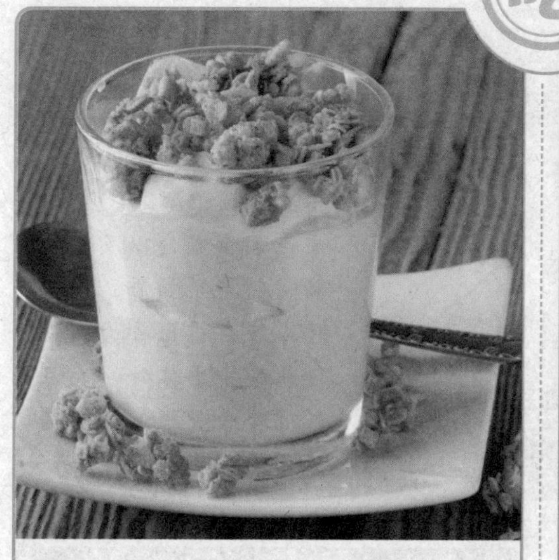

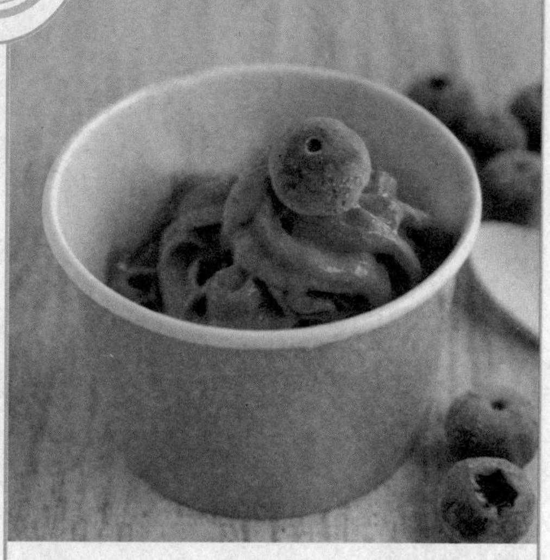

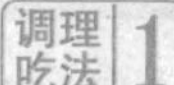 调理吃法1 酸奶核桃仁

◎材料 老酸奶2盒，牛奶100毫升，核桃10颗

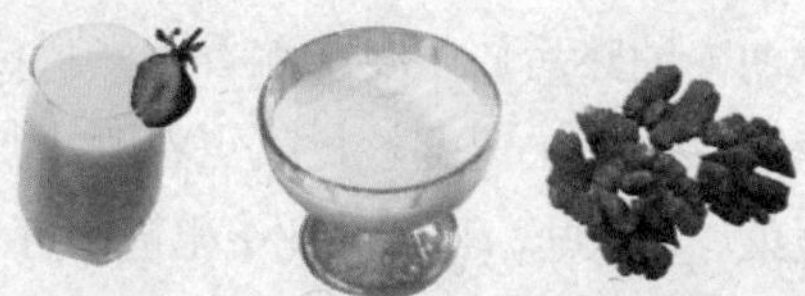

◎制作 ①核桃去壳，敲碎，放进烤箱内，选择150℃的温度，烘烤10分钟；亦可用油锅炸熟。②把酸奶和牛奶放入搅拌机中搅拌均匀，倒入杯中，撒上核桃即可。

◎功效 本品具有滋补肝肾、强健筋骨、补肺、定喘、润肠、促进食欲、防癌抗癌之功效。

◎温馨提示 本品营养丰富，由于牛奶中含有乳酸菌，能合成维生素C，可以使维生素C含量增加，长期饮用能抗衰老。

调理吃法2 蓝莓酸奶糊

◎材料 老酸奶3盒，牛奶50毫升，蓝莓30克

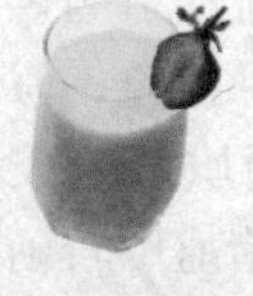
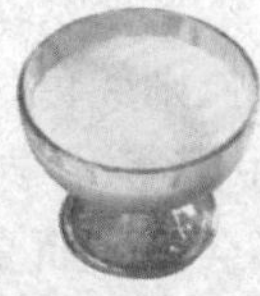
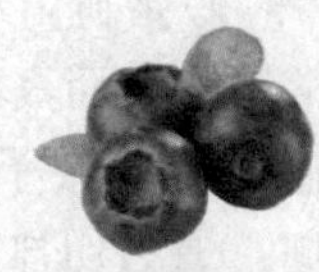

◎制作 ①蓝莓洗净，沥干水分待用。②将酸奶、牛奶和蓝莓同放入榨汁机中搅拌均匀榨汁，搅打好后，取汁倒入杯中即可。

◎功效 本品能有效降低胆固醇、防止动脉粥样硬化、促进心血管健康，有增强心脏功能、预防癌症和心脏病的功效，能防止脑神经衰老、增强脑力。

◎温馨提示 生蓝莓具有轻泻作用，故不能多食。肾脏或胆囊未治愈的患者应避免摄入太多蓝莓。

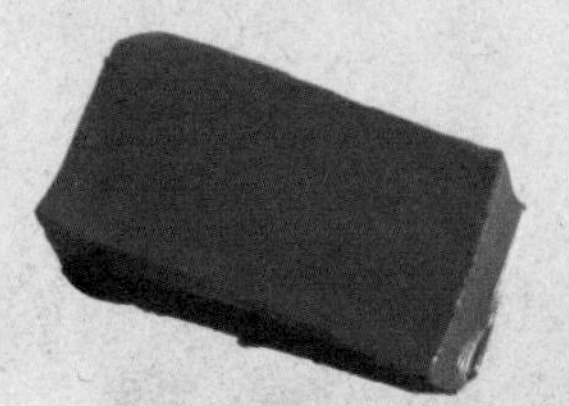

【嘌呤含量】11.8毫克/100克

【性味归经】性平，味咸。归肝、脾经。

猪血

Zhuxue

[别名] 液体肉、血豆腐、血花、血红

能量 230.2千焦/100克

【调理关键词】

维生素B_2、维生素C

◎猪血富含维生素B_2、维生素C、烟酸、蛋白质等营养成分以及铁、磷、钙等矿物质，能净化血液，排出毒素，促进尿酸排出体外，而且其嘌呤含量很低，对痛风患者很有益处。

◎食疗作用

猪血具清血化瘀、止血、利大肠的功效。对贫血、中腹胀满、肠胃嘈杂、宫颈糜烂等症的患者有一定的食疗作用。

◎选购保存

假猪血由于掺了色素或血红，颜色非常鲜艳，而真猪血则颜色呈深红色；假猪血由于掺杂了甲醛等化学物质，比较柔韧，怎么切都不会碎，而真猪血则较硬，用手碰时，容易破碎；猪血切开后，如果切面光滑平整，看不到有气孔，说明有假，如果切面粗糙，有不规则小孔说明是真猪血；真猪血，有股淡淡的腥味，如果闻不到一点腥味，可能是假的，不宜选购。鲜猪血可以用盐水浸泡后放入冰箱保存，但时间不宜过长。

◎搭配宜忌

猪血+菠菜 润肠通便

猪血+韭菜 清肺健胃

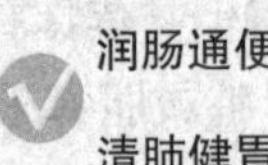

猪血+大豆 引起消化不良

猪血+海带 导致便秘

应用指南

1. 润肠补血、养肝养血：猪血300克，韭菜一小把。猪血用开水汆烫一下，凉后用刀小心切成块；韭菜择好，洗净切段，葱姜切末；起锅，锅中放适量油，油热后放入姜末煸香，然后倒入猪血，大火快速翻炒，喷点料酒，加入韭菜，调入盐，再翻炒几下出锅即可。

2. 补血益肝，治疗贫血：猪血300克，猪肝50克，花生米50克，大茴香2个，细盐4克，白胡椒粉少许，葱白一段，陈醋10毫升。将猪血、猪肝洗净。猪血切成1厘米见方的小块，猪肝切成3厘米宽、4厘米长的薄片；将花生米洗净，用温开水浸泡1小时，捞出盛碗内备用。炒锅内放入10毫升清油加热后，将大茴香、葱白（切碎）放入，炸黄，透出香味；将猪血块、猪肝片放锅内炒熟；加入开水1000毫升，煮10分钟；将花生米放入，再煮10分钟；加入细盐、白胡椒粉、陈醋，化开后起锅即可。

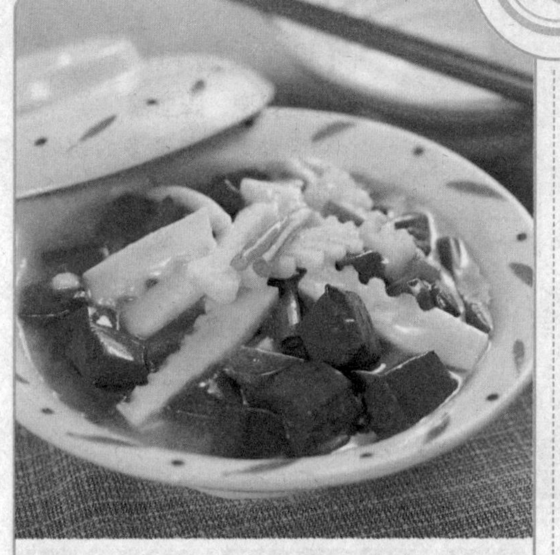

调理吃法1 猪血炒春笋

◎材料 猪血200克，春笋100克，橄榄油、盐、葱、酱油各适量

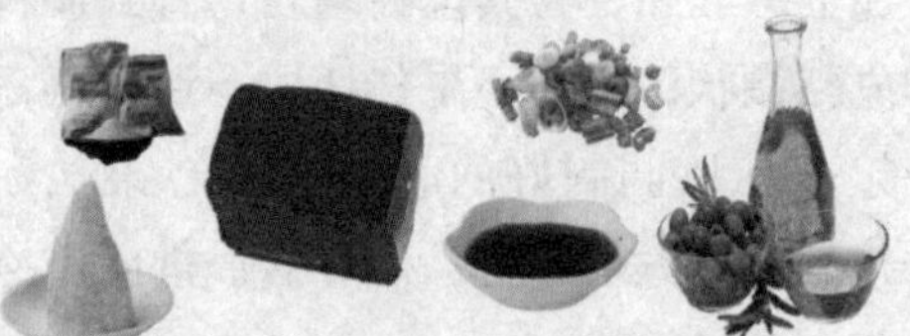

◎制作 ①猪血切成小块；春笋去皮洗净，切成片。②猪血、春笋一起入锅中焯水待用。③炒锅上火，注入橄榄油烧热，下葱花炝锅，加入春笋、猪血、酱油、盐炒熟即可。

◎功效 本品可化痰止咳、消食、补血益气、明目、健脾、通便。对头风眩晕、贫血、便秘等患者有食疗效果。

◎温馨提示 高胆固醇、高血压患者不宜多吃；肾病患者忌食。

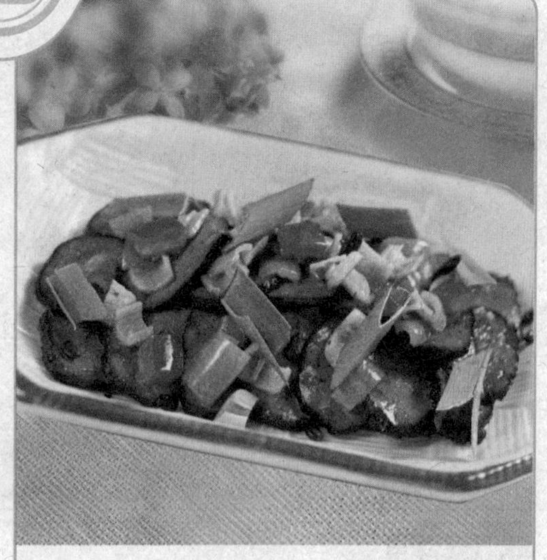

调理吃法2 大蒜辣椒炒猪血丸子

◎材料 湖南猪血丸子2个，青椒1个，红椒2个，橄榄油、盐、蒜叶各适量

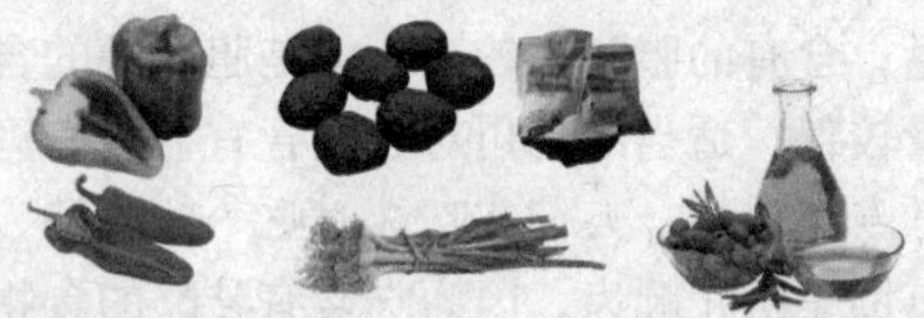

◎制作 ①将青、红椒去蒂和子，切成片；蒜叶摘洗净，切小段；猪血丸子切片备用。②将猪血丸子放入沸水中氽烫后，沥干水分，再入油锅炸熟。③锅内留少许底油，放入椒片炒香，再放入猪血丸子，调入盐、蒜叶，炒香入味即可。

◎功效 本品可增强抵抗力、防癌抗癌、清肠排毒、预防感冒。

◎温馨提示 上消化道出血者忌食大蒜；阴虚火旺之人，经常出现面红、午后低热、口干便秘、烦热等症状者忌食大蒜。

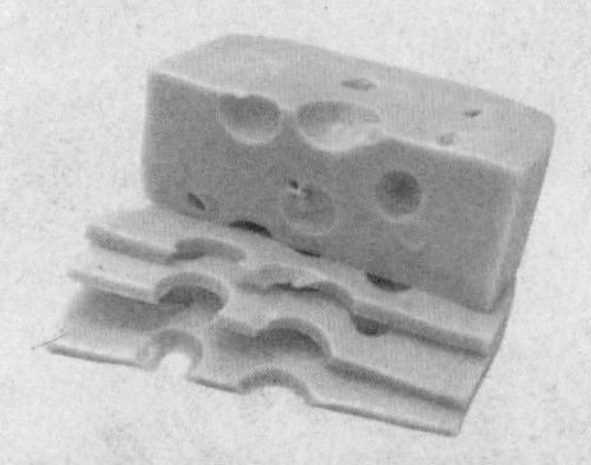

【嘌呤含量】7毫克/100克

【性味归经】性平，味甘、酸。归脾、胃、心经。

乳酪

Rulao

[别 名] 干酪、奶酪、芝士

能量 1046.5千焦/100克

【调理关键词】

促进代谢、降血糖

◎乳酪是含钙最多的奶制品，奶酪能增进人体低抗疾病的能力，促进代谢，增强活力，能有效降低血糖，对痛风并发糖尿病患者有积极作用。

◎食疗作用

乳酪具有明目、润肺、养颜护肤、养阴补虚、壮骨的功效。对虚热烦渴、肠燥便艰、肌肤枯涩、瘾疹瘙痒等症有一定辅助疗效。乳酪中含有的碳水化合物和糖类，易被人体吸收，可以直接为人体补充能量；含有的脂肪也较高，但是胆固醇的含量较低，适当的食用对心血管有益。有医学专家认为，人们在吃饭时吃一些乳酪，有助于防止龋齿，因为吃含有乳酪的食物能大大增加牙齿表层的含钙量，从而起到抑制龋齿发生的作用。

◎选购保存

白霉乳酪以表面的白霉分布均匀细密者为最佳；蓝纹乳酪可选择蓝霉纹路匀称、质地滑腻如乳霜状者。宜冷藏储存。

◎搭配之忌

乳酪+鲈鱼	引起不良反应
乳酪+羊肉	引起不良反应
乳酪+空心菜	引起不良反应
乳酪+莴笋	引起消化不良

应用指南

1.养阴补虚，温肾暖脾：羊乳酪100克、鲜乳酪200克、开心果仁120克。将羊乳酪放进碗中，用汤匙碾碎，然后加上鲜乳酪，将其搅拌均匀，直到调料成黏稠状；将开心果仁切成小块，再舀起一小块调制好的乳酪和开心果仁一起做成正方块即可；做好后放进冰箱冷藏，方便食用。

2.润肠通便，抗衰老：乳酪2片，鸡蛋2个，红薯2条，调味料适量。红薯洗净外皮，对半剖开成两瓣；入蒸锅蒸熟，用勺子挖出红薯瓤，挨着红薯皮的地方留点厚度；红薯瓤搅碎后，加入软化好的乳酪，拌入蛋黄液，再加入白砂糖、牛奶彻底搅拌均匀；将拌好的红薯泥回填到红薯壳里，表面再撒一层乳酪；烤箱预热180℃，上下火烤15分钟左右，烤到表面的乳酪呈现金黄色即可。

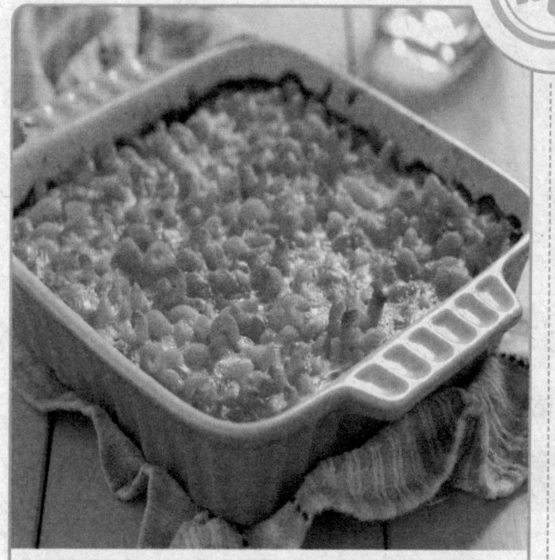

调理吃法1 玉米焗乳酪

◎材料 乳酪150克，玉米粒100克，土豆1个，黄油适量

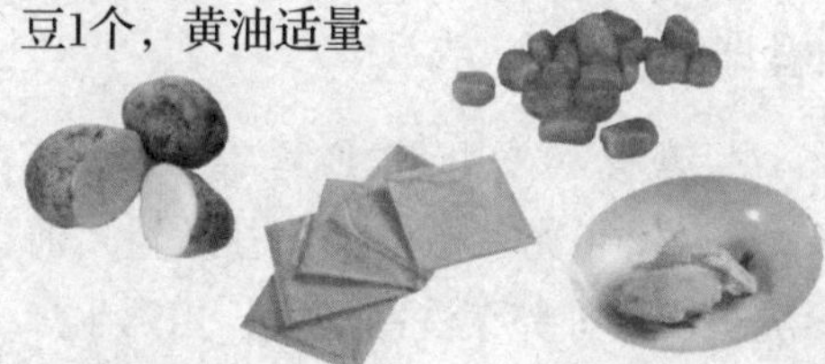

◎制作 ①黄油放锅里加热融化。②土豆去皮蒸熟，放入碗中压成泥。③把黄油、土豆、玉米搅拌均匀，表面铺上一层乳酪。④入烤箱，烤箱预热200℃，上层10分钟左右即可。

◎功效 本品具有开胃、利胆、通便、利尿、软化血管、延缓细胞朽迈、防癌抗癌的功效。

◎温馨提示 玉米含有丰富的纤维素，可以刺激肠蠕动、促进胆固醇的代谢。

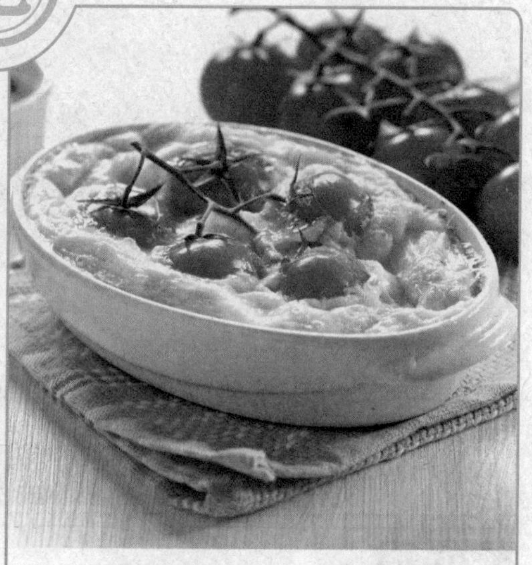

调理吃法2 圣女果焗乳酪

◎材料 乳酪150克，圣女果4颗，土豆1个，黄油适量

◎制作 ①黄油放锅里加热融化。②圣女果烫去皮；土豆蒸熟去皮，放入碗中压成泥。③把黄油、土豆、圣女果搅拌均匀，表面铺上一层乳酪。④入烤箱，烤箱预热200℃，上层10分钟左右即可。

◎功效 本品具有止血、降压、利尿、健胃消食、生津止渴、清热解毒、凉血平肝的功效。

◎温馨提示 西红柿可以补血养血和增进食欲，但是不宜生吃和空腹食用，尤其是脾胃虚寒及月经期间的女性。

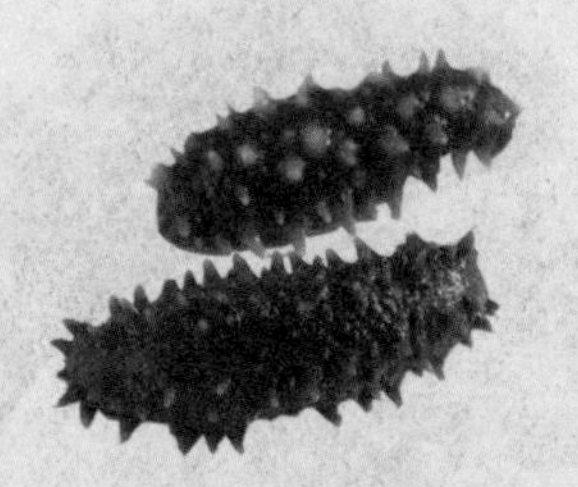

海参

Haishen

[别名] 刺参、海鼠

【嘌呤含量】<25毫克/100克

【性味归经】性平，味甘、咸，无毒，归肺、肾、大肠经。

能量 326.5千焦/100克

【调理关键词】

增强免疫力、抗衰老

◎海参中含有的活性物质酸性多糖、多肽等能大大提高人体免疫力，人体只要免疫力强，就能抵抗各种疾病的侵袭。海参中的牛磺酸、烟酸等，能促进代谢，有助于尿酸排出。

◎食疗作用

海参具有补肾益精、滋阴健阳、补血润燥、调经祛劳、养胎利产等阴阳双补功效。长期服用可以增强身体抵抗力，少感冒，加强记忆力，改善睡眠情况。海参还可以通肠润燥，对于便秘患者有一定的食疗作用。海参因含胆固醇极低，为一种典型的高蛋白、低脂肪、低胆固醇的食物。又因肉质细嫩，易于消化，所以非常适合老年人与儿童，以及体质虚弱者食用。但患有急性肠炎、菌痢、感冒、咳痰、气喘及大便溏薄、出血兼有瘀滞及湿邪阻滞的患者忌食。

◎选购保存

购买海参的时候，要看海参的肉质和含盐量。海参以参刺排列均匀为好，肉质肥厚，含盐量低的为上品。

◎搭配宜忌

海参+鸭肉 滋补五脏
海参+菠菜 生津润燥

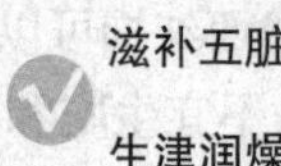

海参+西红柿 引起腹痛
海参+醋 影响口感

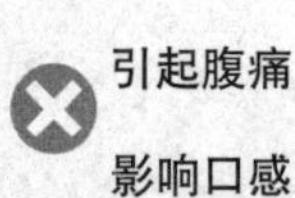

应用指南

1.补肾益精、滋阴健阳：海参适量，除杂，洗净，切块，放进锅中，加冰糖适量，大火煮沸，小火煮至成汤，加盐即可。

2.健脾利水、止血解毒：海参5条，芥菜200克，橄榄油、盐适量。海参洗净切块；芥菜洗净切段，用沸水焯熟；用油热锅加入海参炒至半熟，加入芥菜翻炒均匀至熟后加盐即可。

3.养血润燥、健脾利水：海参10条，菠菜300克，橄榄油、盐各适量。海参洗净切块；菠菜洗净切段，用沸水焯熟；用油热锅加入海参炒至半熟，加入菠菜翻炒均匀至熟后加盐即可。

4.补血益肾：海参50克，羊肉250克，生姜2片。海参泡发处理干净；羊肉洗净，去血水，切成小块，加水适量，小火炖煮，煮至将熟，将海参切成小块放入同煮，再煮沸15分钟左右，加入生姜末、葱段、胡椒末及精盐，即可。

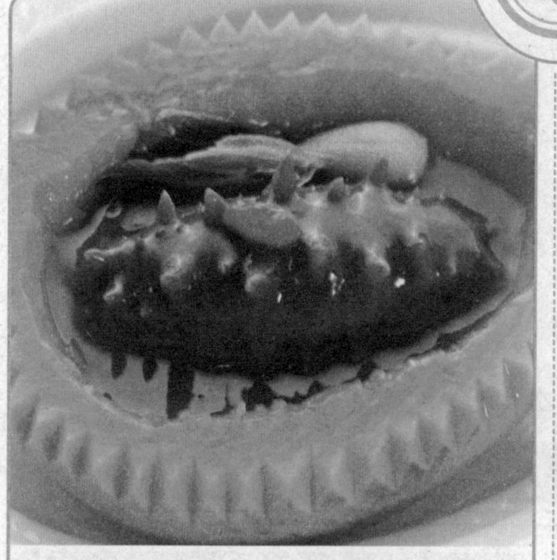

调理吃法1 木瓜海参盅

材料 海参4条，木瓜1只，上海青2棵，酱汁适量

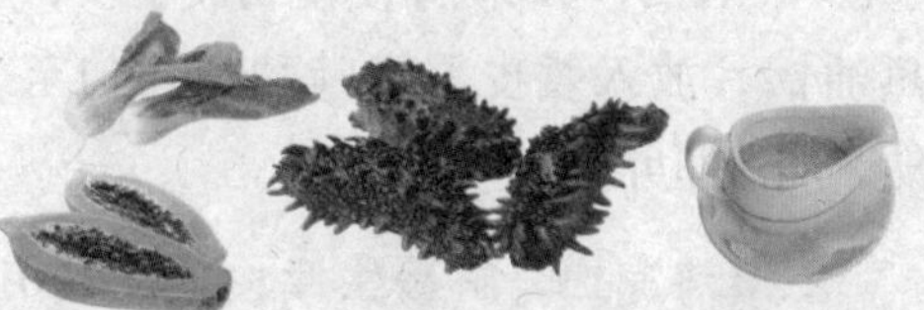

制作 ①海参彻底洗净，在无油的沸水里焯熟，放凉后用剪子把海参腹部划开，把腹腔内的杂物取出，冲洗干净，浸泡在水里。②木瓜洗净去皮挖去瓤；上海青洗净。③把海参捞出沥干水分，连同上海青一起放入木瓜盅里，淋上酱汁，隔火蒸30分钟即可。

功效 本品可健胃消食，滋补催乳，舒筋通络。

温馨提示 可辅助治疗脾胃虚弱，食欲不振，乳汁缺少，风湿关节疼痛，肢体麻木，胃、十二指肠溃疡疼痛。

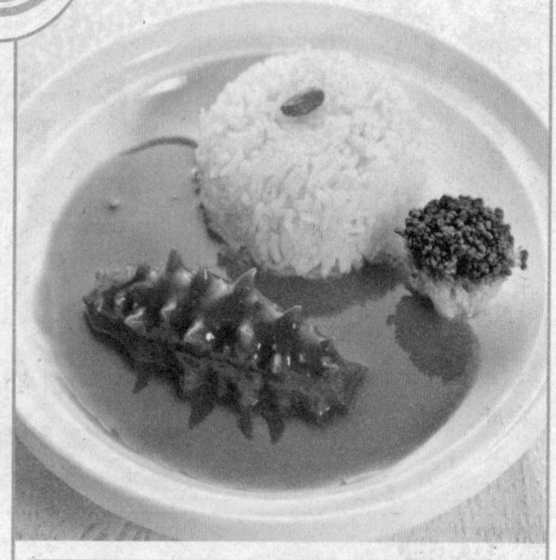

调理吃法2 海参西蓝花饭

材料 海参1条，西蓝花适量，食盐、黄酒、姜、葱、老抽各适量

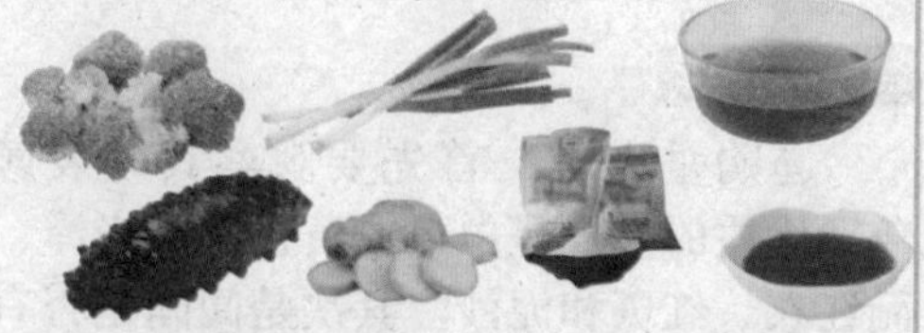

制作 ①海参彻底洗净，在无油的沸水里焯熟，放凉后用剪子把海参腹部划开，把腹腔内的杂物取出，冲洗干净，浸泡在水里。②将姜切片、西蓝花削成小朵焯熟、葱切段；热油锅，爆香姜葱油。③海参、西蓝花下油锅，加少量食盐和黄酒，微炖10分钟，淋上老抽。④将做好的菜装盘并加上米饭即可。

功效 本品有爽喉、开音、润肺、止咳的功效。

温馨提示 长期食用可以减少乳腺癌、直肠癌及胃癌等癌症的发病概率。

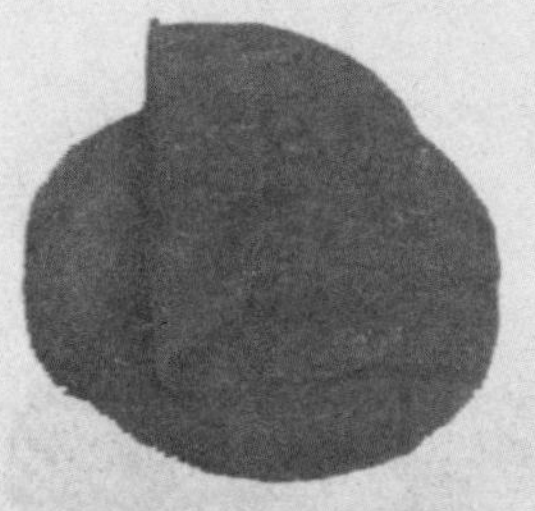

【嘌呤含量】9.3毫克/100克

【性味归经】性平，味咸。归肝、肾经。

蜇皮

Zhepi

[别名] 水母皮

能量 138.1千焦/100克

【调理关键词】

蛋白质、脂肪、无机盐

◎蜇皮中含有蛋白质、脂肪、无机盐、维生素A、B族维生素等10多种营养物质，还含有硫胺素、核黄素及碘等，具有扩张血管和降压的作用，还能促进尿酸排出，适宜痛风并发高血压者食用。

◎食疗作用

蜇皮能软坚散结、行瘀化积、清热化痰，对气管炎、哮喘、胃溃疡、风湿性关节炎等疾病的患者有益，并有防治肿瘤的作用。肝性脑病、急性肝炎、肾衰竭、甲状腺功能亢进、慢性肠炎患者忌食。

◎选购保存

选购蜇皮时，首先要观察其外表颜色。优质的蜇皮呈白色或黄色，有光泽，无红衣、红斑和泥沙。其次是闻闻是否有腥臭味，凡用盐和矾加工成的海蜇皮无奇臭气味。再次，将蜇皮揉开来，质地坚韧的为佳。市售的蜇皮，通常放了很多盐以防止其变质，因此在家也可以用盐将其裹住，像腌咸菜一样密封保存，注意不能沾到水。这样的蜇皮可以较为长期地保存。或者晾干之后放入冰箱冷冻保存。

◎搭配宜忌

搭配	宜忌	效果
海蜇+马蹄	✓	治痰核、瘰疬
海蜇+木耳	✓	润肠、美白
海蜇+葡萄	✗	引起不良反应
海蜇+大枣	✗	引起食物消化不良

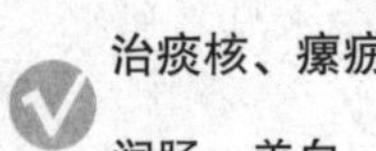

应用指南

1.清热解毒、凉血生津：蜇皮200克，马蹄10颗，橄榄油适量，盐适量。蜇皮洗净切小块，放进沸水中焯熟，捞起沥干水分；马蹄洗净削皮切成小块；热油锅，放入蜇皮、马蹄翻炒均匀至熟，加盐即可。

2.清热凉血，解暑生津：蜇皮200克，冬瓜200克，橄榄油适量，盐适量。蜇皮洗净切小块，放进沸水中焯熟，捞起沥干水分；冬瓜削皮切块；热油锅，放入蜇皮、冬瓜翻炒均匀至熟，盖上锅盖焖10分钟后开盖加盐，翻炒均匀即可。

3.治疗胃溃疡：蜇皮500克，大枣500克，红糖250克，浓煎成膏，每次1汤匙，每日2次。

4.治疗哮喘：蜇皮50克，鲜猪肉100克，炖熟服，每日1次。

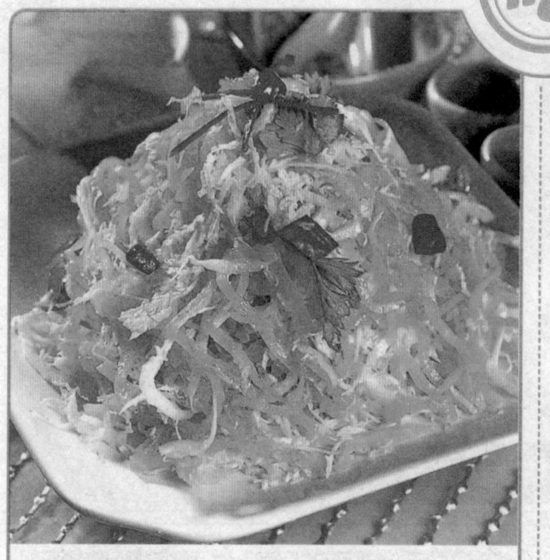

调理吃法1 菜心蜇皮

材料 蜇皮300克，白菜100克，盐3克，醋8毫升，生抽10毫升，干辣椒适量，红椒、香菜少许

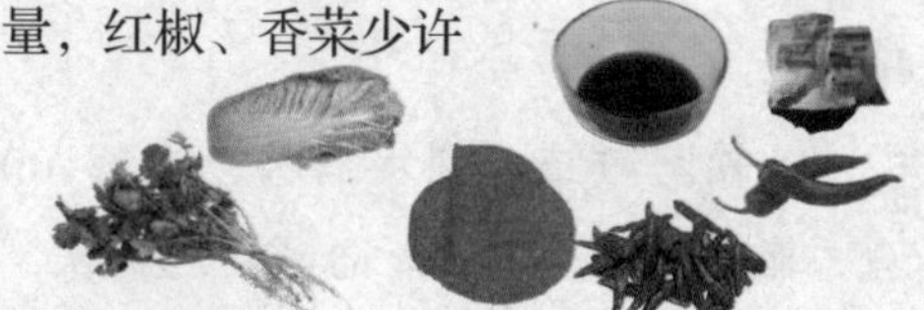

制作 ①蜇皮洗净；白菜取心部洗净，切丝；干辣椒洗净，切段，用油炸香后待用；香菜洗净；红椒洗净，切丝。②锅内注水烧沸，分别放入蜇皮、白菜心焯熟后，捞出装盘。③加入盐、味精、醋、生抽拌匀，撒上干辣椒段、红椒丝、香菜即可。

功效 本品可解热除烦，通利肠胃。

温馨提示 有异味的蜇皮是腐烂变质之品，不可食用。

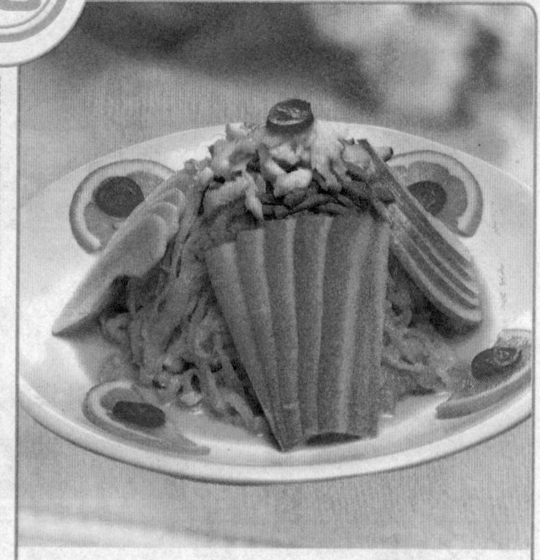

调理吃法2 凉拌蔬菜蜇皮

材料 蜇皮200克，苹果、香橙、胡萝卜、黄瓜各适量，盐2克，醋8毫升，生抽10毫升

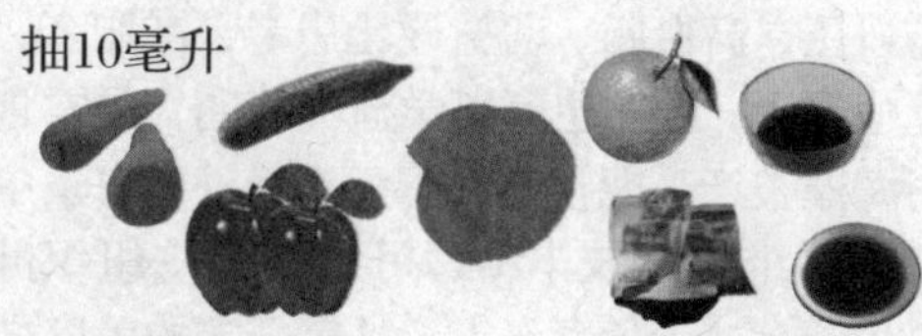

制作 ①蜇皮洗净，切条；苹果、香橙、胡萝卜、黄瓜分别洗净，切成薄片。②锅内注水烧开，下胡萝卜烫熟，捞起沥水；将盐、醋、生抽拌匀调成味汁。③蜇皮装盘后淋上味汁，加入苹果、香橙、胡萝卜、黄瓜伴碟即可。

功效 能软坚散结、行瘀化积、清热化痰、生津除烦。

温馨提示 蜇皮凉拌食用时香脆可口，但是不宜多吃，因为蜇皮是海产品，生吃时含有一定的毒素。

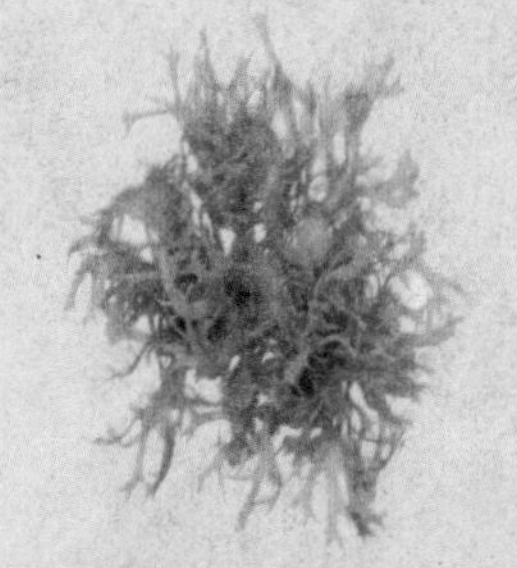

【嘌呤含量】<25毫克/100克

【性味归经】性寒，味苦、咸。归肝、胃、肾经。

海藻

Haizao

[别名] 海藻、海萝、海苔

能量 389.3千焦/100克

【调理关键词】

降低胆固醇

◎海藻中含有大量的能明显降低血液中胆固醇含量的碘，对痛风并发高脂血症患者有益；另外，海藻中的蛋氨酸、胱氨酸含量也较为丰富，能防止皮肤干燥，可缓解痛风带来的不适。

◎食疗作用

海藻能软坚、消痰、利水、退肿；常用于瘿瘤、瘰疬、睾丸肿痛、痰饮水肿等病症。早年报道，海藻提取物有止血作用，可治疗甲状腺肿大，并可降血脂、血压。海藻适用于缺碘患者，淋巴结、甲状腺肿大者，高血压、高血脂、动脉硬化患者，减肥者，癌症患者。近期也有科学研究表明，经常食用海藻类产品能预防乳腺癌，另外，海藻中富含的维生素较丰富，可维护上皮组织健康生长，减少色素斑点，具有一定的美容效果。但脾胃虚寒蕴湿者忌食。

◎选购保存

以色黑、条长、干燥、味淡、无杂质者为佳。干燥保存。

◎搭配宜忌

搭配	宜/忌	效果
海藻+昆布	✓	消痰软坚，可治疗瘿瘤
海藻+玄参	✓	消痰软坚，可治疗瘿瘤
海藻+橘核	✓	消痰软坚，可治疗睾丸肿痛
海藻+甘草	✗	产生不良反应

应用指南

1.补肺养血、滋阴润燥：海藻50克，鸡蛋2个。海藻发泡至软，洗净；锅内加水煮开，下海藻，待水再开后加鸡蛋，搅拌均匀，加适量盐、橄榄油调味即可。

2.软坚散结，利水消肿：海藻100克，橄榄油、盐适量。海藻发泡至软，洗净；锅内加水煮开，下海藻，炒熟后再煮10分钟，加盐，捞起装盘，淋上橄榄油即可。

3.软坚散结，消瘰：海藻30克，白僵蚕15克，微炒，研成细末，以白梅15克，沸水浸泡取汁，合药作小丸。每次服6克，米汤送下。

4.可宣肺化痰，健脾利水，辅助治疗痤疮，咳嗽痰多，痰病等病症：海藻、海带、甜杏仁各10克，薏苡仁30克。将海藻、甜杏仁、海带加适量水煎煮，取汁再与薏苡仁煮粥食用。

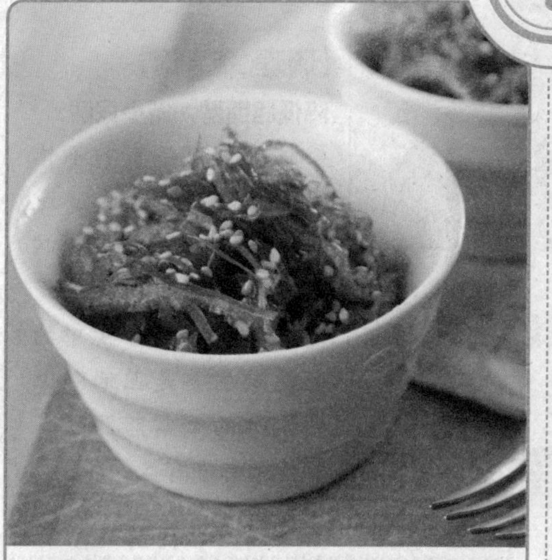

调理吃法1 芝麻拌海藻

◎材料 海藻100克，芝麻1茶匙，橄榄油、盐各适量

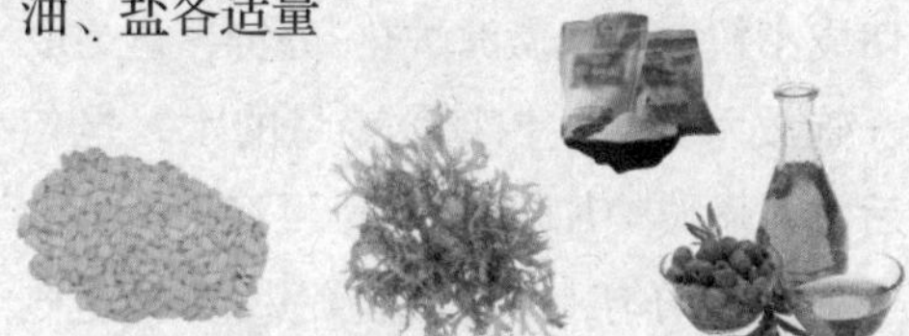

◎制作 ①海藻洗干净，切成丝，用沸水焯熟。②热油锅，加入芝麻爆成金黄色，关火，捞起芝麻。③把海藻放入油锅中，加入盐与橄榄油搅拌均匀，装盘，撒上芝麻即可。

◎功效 本品有益肝、补肾、养血、润燥、乌发、美容、软坚散结、消肿、利水的作用。

◎温馨提示 痛风发作期患者不可食用。慢性肠炎、脾虚便溏者忌用；男子阳痿、遗精者也应忌食。

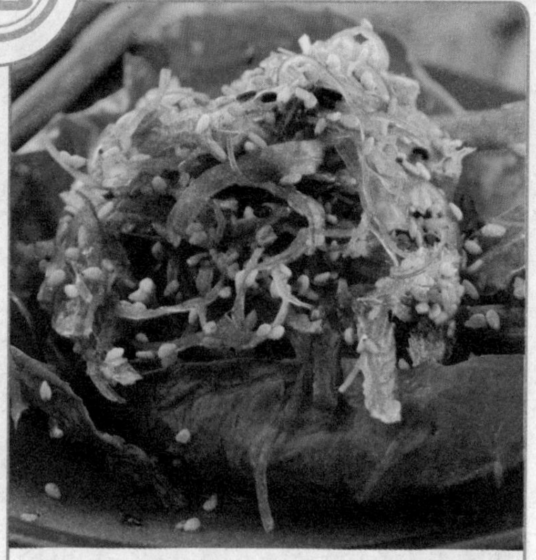

调理吃法2 芝麻紫包菜拌海藻

◎材料 海藻100克，芝麻1茶匙，紫包菜2瓣，橄榄油、盐各适量

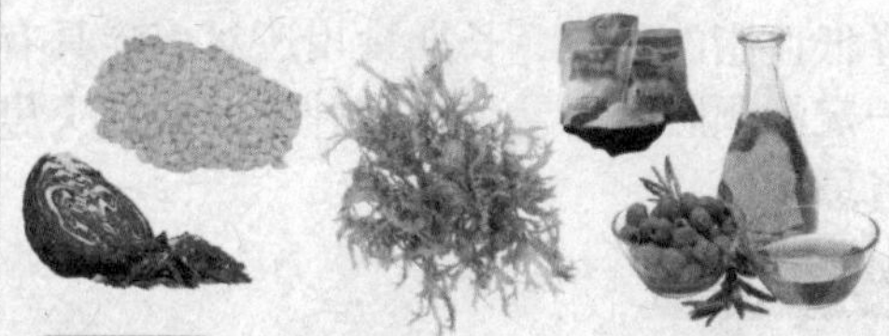

◎制作 ①海藻洗干净，切成丝，用沸水焯熟；紫包菜洗净沥干水分装盘。②热油锅，加入芝麻爆成金黄色，关火，捞起芝麻。③把海藻放入油锅中，加入盐与橄榄油搅拌均匀，装盘，撒上芝麻即可。

◎功效 本品有益肝补肾、养血、润燥、乌发、清热解毒、软坚散结、退肿、利排尿的作用。

◎温馨提示 痛风发作期患者不可食用。慢性肠炎、脾虚便溏者忌用；男子阳痿、遗精者也应忌食。

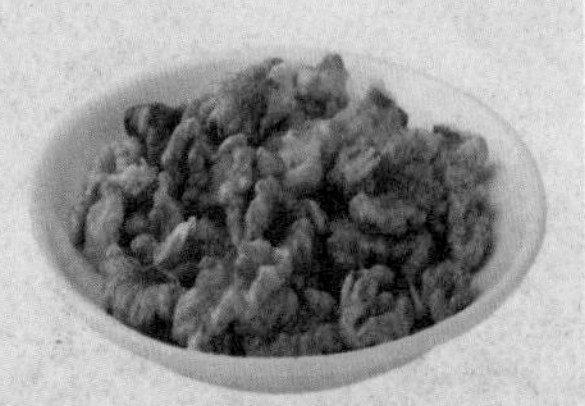

【嘌呤含量】8.4毫克/100克

【性味归经】性温，味甘。归肺、肾经。

核桃仁

Hetaoren

[别名] 山核桃、胡桃仁、羌桃

能量 2624.5千焦/100克

【调理关键词】

降低胆固醇，减少尿酸

◎核桃含有丰富的不饱和脂肪酸，能减少肠道对胆固醇的吸收，能润肠，可降低胆固醇，促进尿酸排泄。核桃中的脂肪酸主要是亚油酸，是人体的必需脂肪酸，对痛风患者有益。

◎食疗作用

核桃仁具有滋补肝肾、强健筋骨之功效。核桃油中油酸、亚油酸等不饱和脂肪酸高于橄榄油，饱和脂肪酸含量极微，是预防动脉硬化、冠心病的优质食用油。核桃能润泽肌肤、乌须发，并有润肺强肾、降低血脂的功效，长期食用还对癌症具有一定的预防效果。但肺脓肿、慢性肠炎患者忌食。

◎选购保存

应选个大、外形圆整、干燥、壳薄、色泽白净、表面光洁、壳纹浅而少的核桃。带壳核桃风干后较易保存，核桃仁要用有盖的容器密封装好，放在阴凉、干燥处存放，避免潮湿。

◎搭配之忌

核桃仁+茯苓	削弱茯苓的药效
核桃仁+野鸭	不利于营养的吸收
核桃仁+鳖肉	导致中毒或身体不适
核桃仁+白酒	导致血热

应用指南

1.健脾补肺、固肾益精： 核桃仁50克，山药100克，木耳50克，芹菜1棵，橄榄油、蜂蜜、白糖、盐适量。核桃仁切成小粒，放入微波炉热3分钟，再另取一碗放入蜂蜜、白糖，少量的水，搅匀后放入微波炉加热2分钟；再将核桃仁放进去搅拌均匀，放入微波炉热2分钟至核桃表面的糖成漂亮的焦糖色取出备用；芹菜去叶，切小段，木耳提前泡发2小时后取出洗净摘小朵后备用，山药去皮切薄片，放入沸水里焯2分钟，取出洗净表面的黏液后备用，锅内放入适量的植物油，油热后放入木耳翻炒片刻至木耳变熟；再加入芹菜和山药，翻炒片刻；加入适量的盐和少许的生抽，翻炒均匀后出锅，将做好的焦糖核桃撒在菜的表面即可。

2.治疗胆结石： 核桃肉、冰糖各500克，麻油500毫升，同蒸熟，在7~10天内食完。

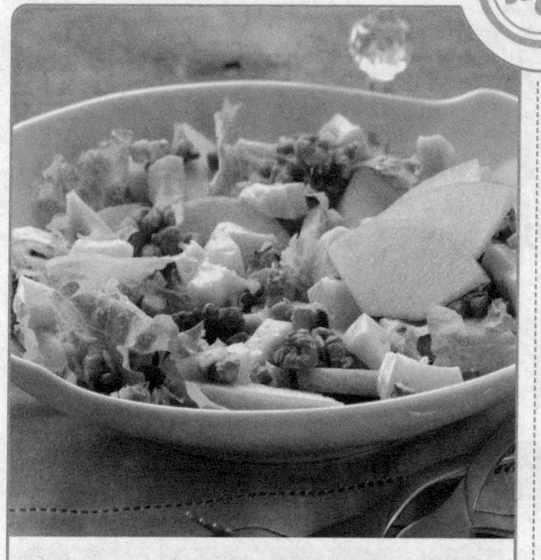

调理吃法1 生菜青瓜拌核桃仁

◎材料 核桃30克，生菜50克，青瓜半根，乳酪适量

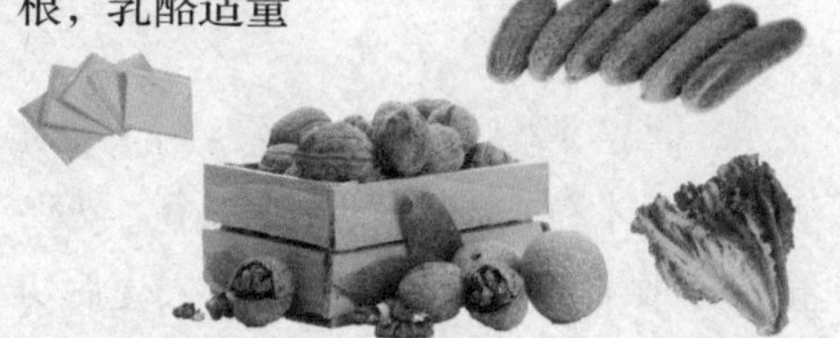

◎制作 ①将生菜洗净，沥干水分，切段。②青瓜洗净，去瓤，切片。③核桃去壳，将其切碎。④把生菜、青瓜、核桃仁、乳酪装盘，搅拌均匀后食用即可。

◎功效 本品可消脂减肥、镇痛催眠、驱寒利尿、抑制病毒、清热解毒、美容抗衰老。

◎温馨提示 尿频、胃寒的人应少食生菜。核桃仁中油脂较为丰富，消化功能不强者不宜多食，每天3～5个即可。

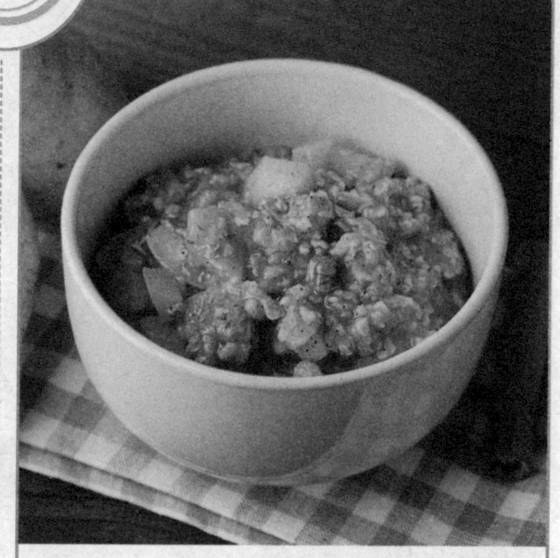

调理吃法2 核桃梨子燕麦粥

◎材料 核桃10颗，燕麦100克，梨子1个，橄榄油适量

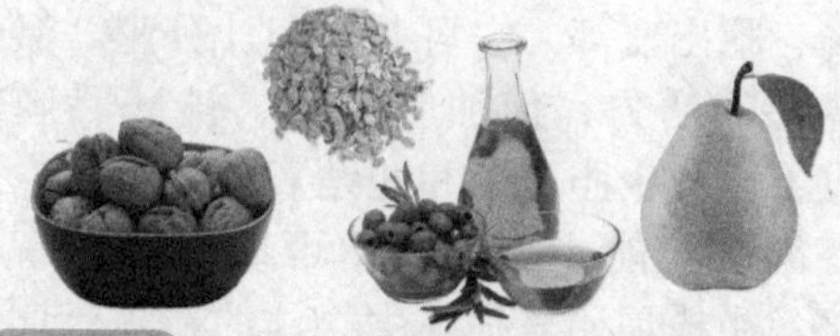

◎制作 ①燕麦用清水泡发一段时间，去除杂质并洗净，然后放入锅中加入适量的清水煮粥，煮至半熟。②核桃去壳，洗净；梨子去皮，切块洗净，然后将核桃仁和梨子块同入锅共煮至熟。③加入少许橄榄油，拌匀即可。

◎功效 本品能健脾益气、润肠通便、清热润肺、止咳。

◎温馨提示 一般人均可食用本品，尤其适合健忘、疲倦、便秘、腰膝酸软、神经衰弱、心脑血管疾病者。

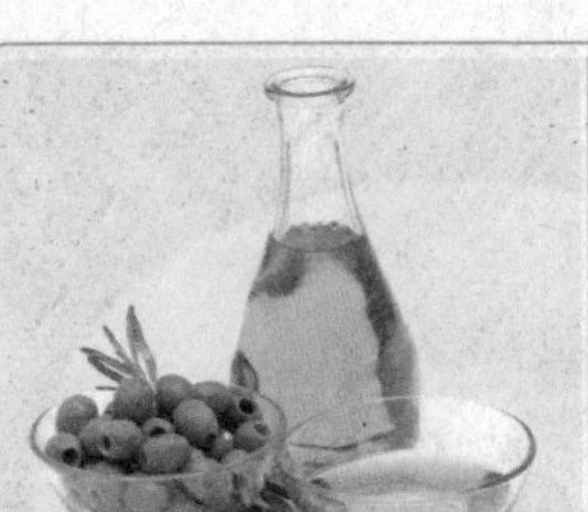

【嘌呤含量】<25毫克/100克

【性味归经】性平，味辛、甘。归心、胃、大肠经。

橄榄油

Ganlanyou

[别名] 无

能量 899千卡/100克

【调理关键词】

脂肪

◎橄榄油中含有较高的不饱和脂肪酸、丰富的维生素A、维生素D、维生素E、胡萝卜素等脂溶性维生素及抗氧化物等多种成分，并且不含胆固醇，非常适合痛风患者食用。

◎食疗作用

橄榄油可以降血脂、降血糖，治疗肠胃疾病，减少动脉血栓的形成。特别是对老年人、高血压及心脏病患者尤为有益。橄榄油能防止动脉硬化以及动脉硬化并发症、高血压、心脏病、心力衰竭、肾衰竭、脑出血等。它可刺激胆汁分泌，激化胰酶的活力，使油脂降解，被肠黏膜吸收，以减少胆囊炎和胆结石的发生。它还有润肠功能，长期食用可以有效缓解便秘。橄榄油还有提高生物体的新陈代谢功能以及美容的作用，尤为对孕妇有益。

◎选购保存

选择油体透亮，浓，呈浅黄、黄绿、蓝绿、蓝，直至蓝黑色的，有果香味的橄榄油。保存时要避免强光照射、避免高温，勿放入一般的金属器皿中保存。

◎相宜搭配

橄榄油+芹菜	清热利湿，平肝健胃
橄榄油+菠菜	润燥滑肠，清热除烦
橄榄油+燕麦	益肝和胃、养颜护肤
橄榄油+绿豆芽	防止便秘

应用指南

1.降血脂、血糖，治疗肠胃疾病，减少动脉血栓的形成：每天清晨起床或晚上临睡前，直接饮用一汤匙橄榄油（约8毫升）。

2.健胃消食，生津止渴，润肠通便：熟玉米粒150克，西红柿2个，熟鸡蛋2个，橄榄油适量。将熟鸡蛋去壳后切丁；将西红柿洗净煮烂后，捞起去皮；用橄榄油热锅，加入玉米、西红柿、鸡蛋，煮5分钟即可。

3.清热解毒，降血压：木耳菜500克，橄榄油适量，蒜末少许，盐适量。木耳菜只要顶部和完好的叶子，洗净，入加了一勺盐的沸水焯烫一下，捞出过冷水，充分冷却，沥干水分，轻轻挤一下，挤去多余水分；在热锅内加入橄榄油、蒜末，爆炒1分钟后关火；加入木耳菜拌均匀即可。

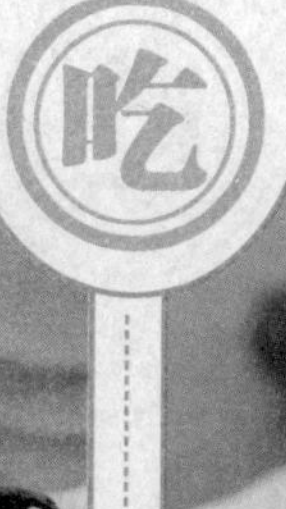

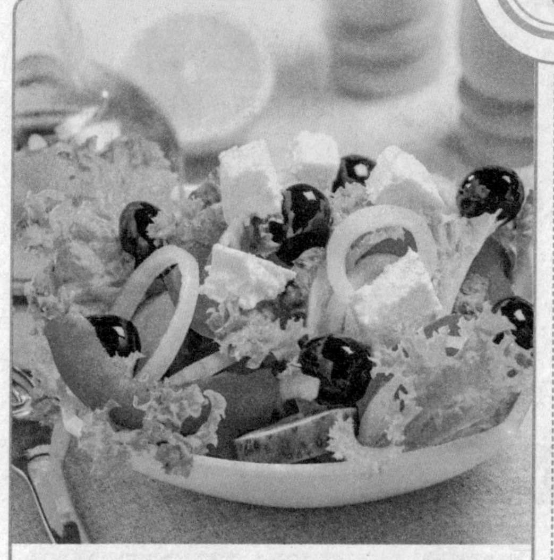

调理吃法1 橄榄油拌蔬菜沙拉

◎材料 生菜100克，柿子椒1个，青瓜半根，葡萄10颗，乳酪、橄榄油各适量

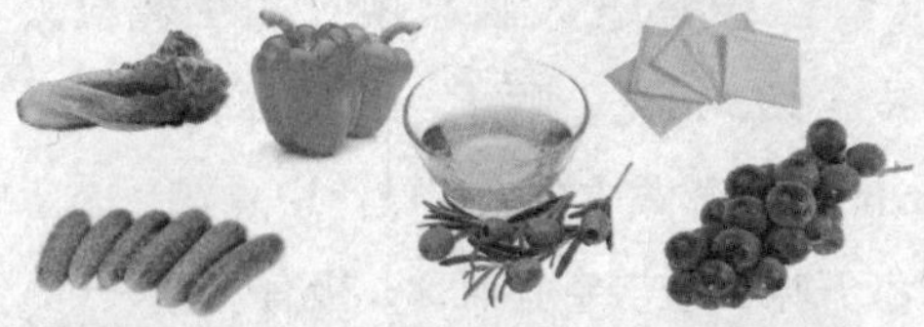

◎制作 ①生菜择洗干净，沥干水分，切块。②柿子椒洗净，切块，用沸水焯熟。③青瓜洗净，切块；葡萄洗净。④把食材混合均匀后浇上橄榄油、乳酪即可。

◎功效 黄瓜具有除湿、利尿、降脂、镇痛、促消化的功效，和生菜同用能加强清热利尿的作用。

◎温馨提示 黄瓜中所含的纤维素能促进肠内腐败食物排泄，有助于润肠通便，防止便秘。

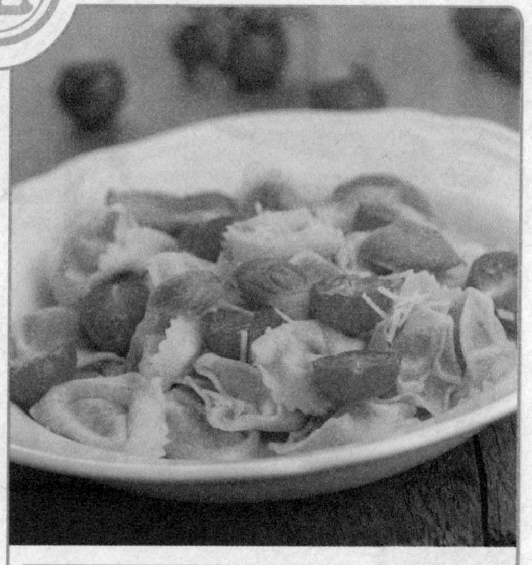

调理吃法2 橄榄油拌蝴蝶面

◎材料 蝴蝶面100克，圣女果10颗，椰丝、盐各少许，橄榄油适量

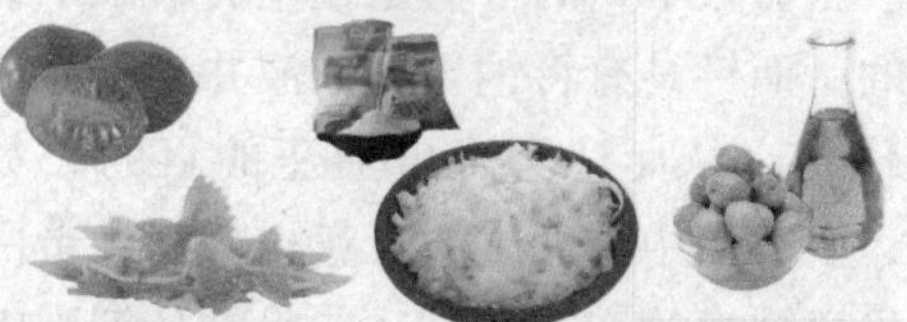

◎制作 ①圣女果洗净，在沸水中焯3分钟，捞起，切成两半。②蝴蝶面洗净，在沸水中焯熟，放少许盐，与圣女果一起装盘，混合均匀。③浇上橄榄油，撒上椰丝即可。

◎功效 本品具有止血、降压、利尿、健胃消食、生津止渴、清热解毒、凉血平肝的功效。

◎温馨提示 脾胃虚寒、月经期间、急性肠炎、菌痢者及溃疡活动期病人不宜食用。

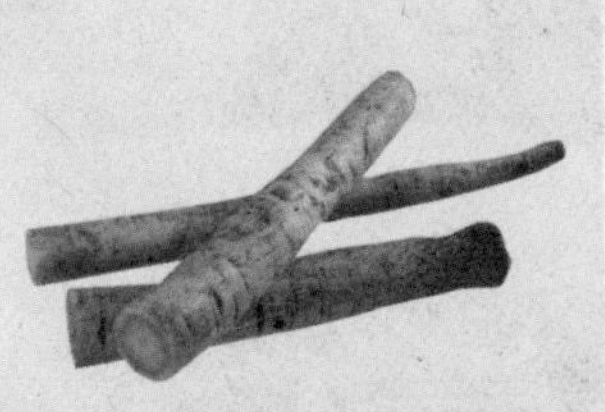

【嘌呤含量】<25毫克/100克

【性味归经】性寒，味苦。归脾经。

牛蒡

Niubang

[别名] 牛菜、大力子、牛子

能量 301.4千焦/100克

【调理关键词】

降低血压、促进尿酸排泄

◎牛蒡根中含有丰富的膳食纤维，能促进钠排出，从而达到降血压的目的；还能促进血压循环、清除肠胃垃圾、利于通便、降低胆固醇，帮助尿酸排泄，是痛风患者的良好食品。

◎食疗作用

牛蒡能疏散风热、宣肺透疹、消肿解毒。治风热咳嗽、咽喉肿痛、斑疹不透、风疹作痒、痈肿疮毒。大便溏泻者不宜使用，另外痘症、虚寒、气血虚弱者也要忌服。牛蒡根中钙的含量是根茎类蔬菜中最高的，而钙具有将钠导入尿液并排出体外的作用，从而达到降低血压的目的，另外，牛蒡根中蛋白质的含量也极高，蛋白质可以使血管变的柔韧，能将钠从细胞中分离出来，并排出体外，也具有预防慢性高血压的作用。

◎选购保存

手握牛蒡较粗一段，如牛蒡自然弯曲下垂，表示此牛蒡十分新鲜细嫩口感上佳。置于通风干燥处，防蛀。

◎搭配宜忌

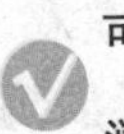

宜	
牛蒡+莲藕	可生津、排毒
牛蒡+猪肠	润肠燥 消肿毒

忌	
牛蒡+鸭肉	可改善便秘
牛蒡+杜仲	能补肝益肾

应用指南

1.降脂、通便：牛蒡干片15克。取干片，用开水冲泡3~5分钟即可饮用，可不拘时饮。

2.治疗老人脑卒中：用牛蒡根去皮，切500克，晒干，打成面，加大米200克，合做成饼，在豉汁中煮熟，添葱椒五味；经常空心取食，极有效。

3.治风疾，年久不愈：用牛蒡根200克，生地黄、枸杞子、牛膝各100克，装在袋子里，泡在1000毫升酒内；每天取饮适量。

4.提高人体免疫力，清楚体内毒素，净化人体环境：牛蒡300克，白萝卜、胡萝卜各100克，萝卜叶适量，香菇1枚。将牛蒡洗净，切成2毫米厚的薄片，其他蔬菜洗净后连皮切成大块加水1500克，大火煮沸后慢火熬10~15分钟即可。

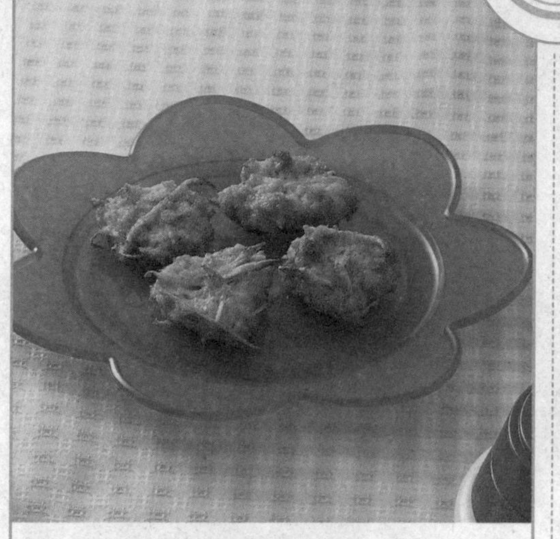

调理吃法1 牛蒡甜不辣

◎材料 牛蒡50克，芝士50克，低精面粉50克

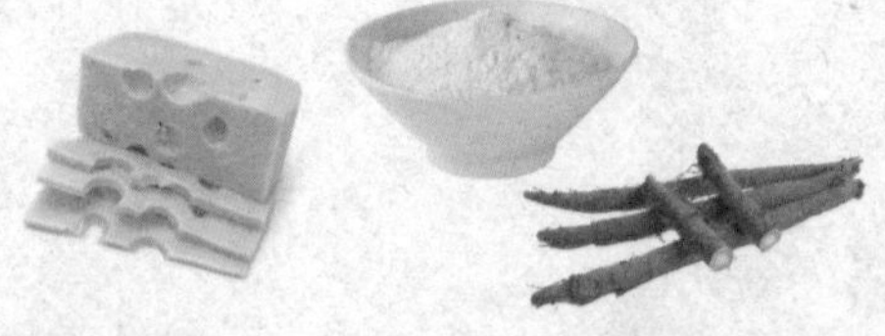

◎制作 ①牛蒡洗净，切丝；蒜去皮，洗净，切末。②低精面粉、乳酪、糖、蒜泥充分搅拌均匀，加入牛蒡丝混合均匀，分别捏成手掌大小。③油烧热，放入乳酪片，炸至金黄色即可。

◎功效 本品能疏散风热、润肠通便、养颜美肌、降低血压、清热解毒、消肿。对风热感冒、咳嗽、头晕目眩等有一定疗效。

◎温馨提示 牛蒡性寒，能滑肠通便，故脾虚腹泻者忌用；痈疽已溃、脓水清稀者也不宜食用。

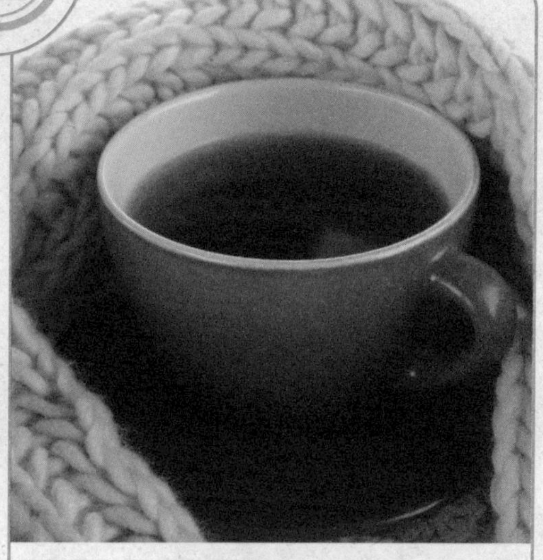

调理吃法2 牛蒡茶

◎材料 牛蒡20克

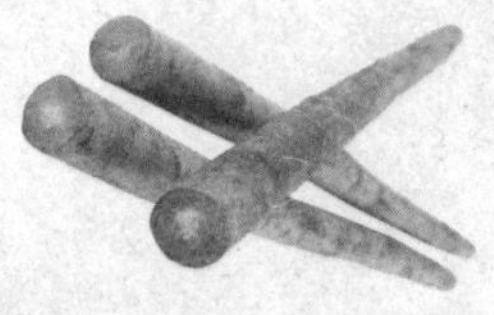

◎制作 取牛蒡片用开水冲泡3～5分钟即可饮用。

◎功效 牛蒡茶可降脂、通便，纯天然的牛蒡茶可清热解毒祛湿、健脾开胃通便、平衡血压、调节血脂、补血补钙、滋阴壮阳、润泽肌肤、美容祛癍、延年益寿。长期的饮用牛蒡茶还可有效地抑制癌细胞的滋生与扩散。

◎温馨提示 将牛蒡丝刨在水里当水变成铁锈色时，必须再换清水，否则不能保持牛蒡的原色。

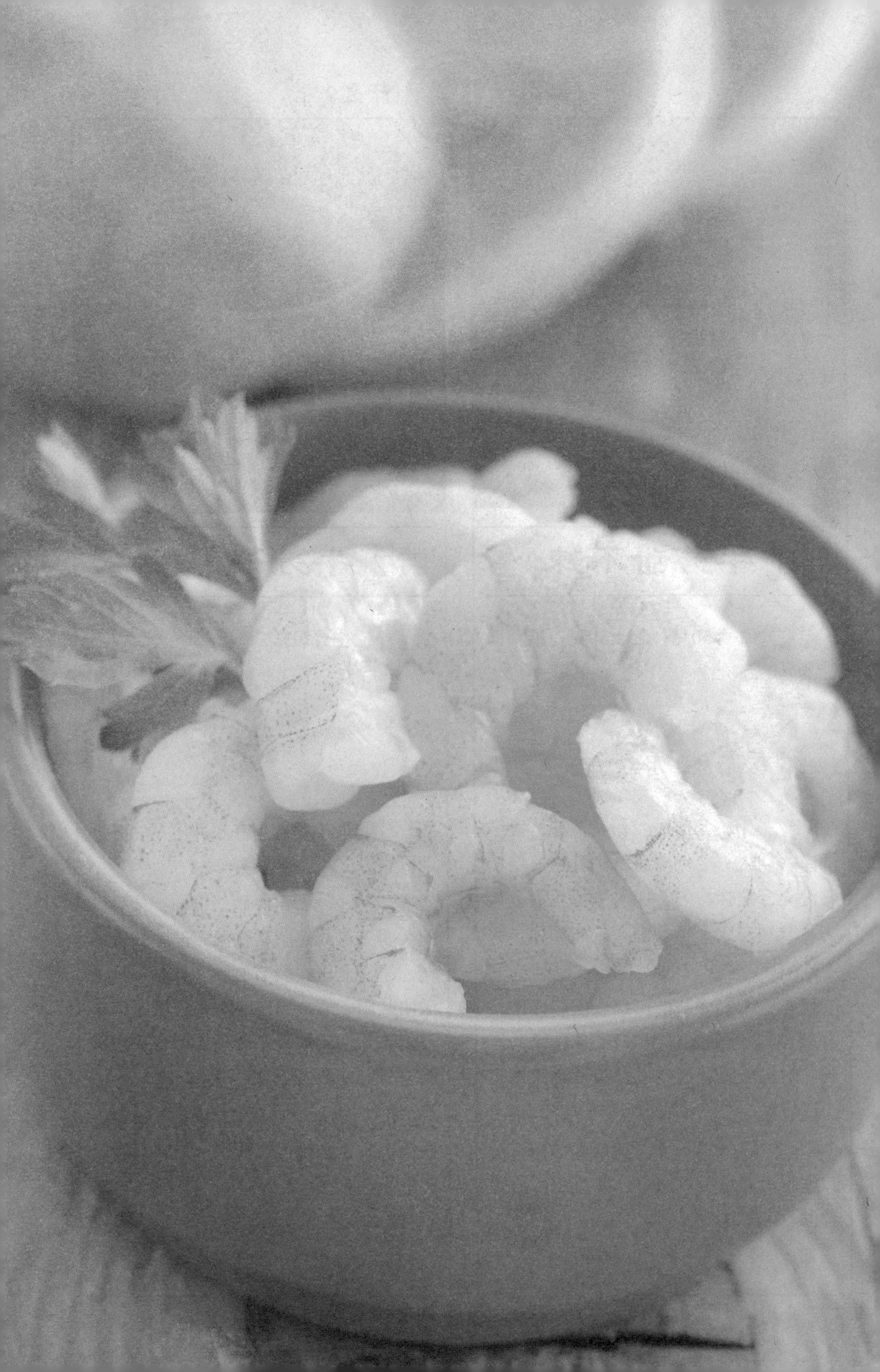

第三章

72种中、高嘌呤食物，你吃错了吗？

有些人容易将痛风和风湿混淆，因为两者都有关节肿大和疼痛的症状，区别在于风湿多数呈对称性，而痛风则不是。痛风是一种吃出来的疾病。生活水平的提高，改变了不少人的生活习惯和饮食习惯，喜欢吃海鲜、喝啤酒和熬夜的生活方式是导致痛风发生的最主要原因。痛风患者是很痛苦的，一旦痛起来，剧痛难忍。因此，缓解痛风患者的疼痛是当务之急，缓解疼痛就要尽量避免引发痛风的发作。痛风患者很多食物都不能吃，能吃的食物也应适量食用。

那么你知道痛风患者不宜吃什么吗？根据痛风的致病原理和中医的辨证论型，我们就不难发现其慎吃的食物。只有了解了这些慎吃的食物，才能避免误食，也就避免了痛风发作导致的疼痛。

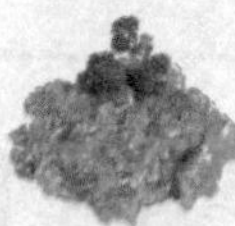
肉馅

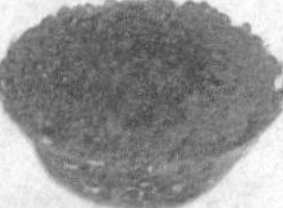
鱼子

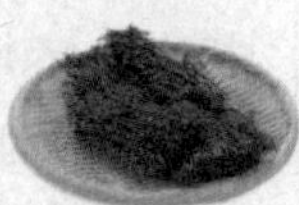
紫菜

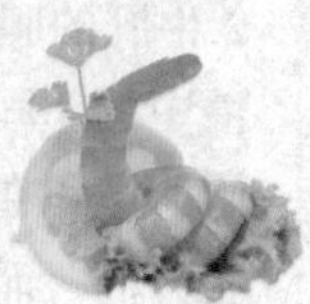
虾

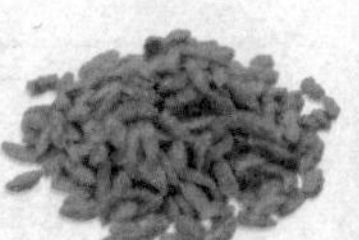
枸杞

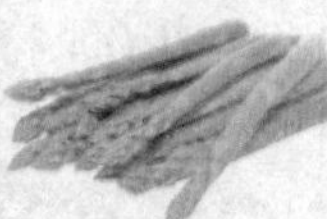
芦笋

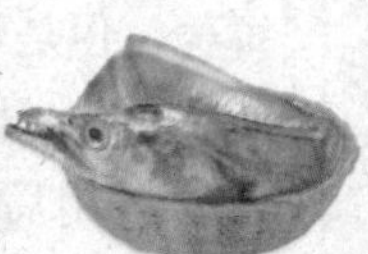
白带鱼

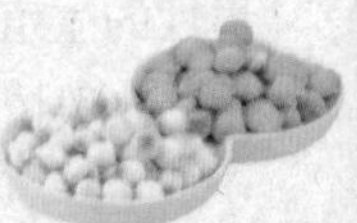
莲子

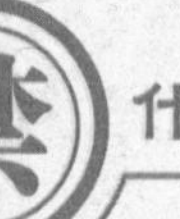

牛肝

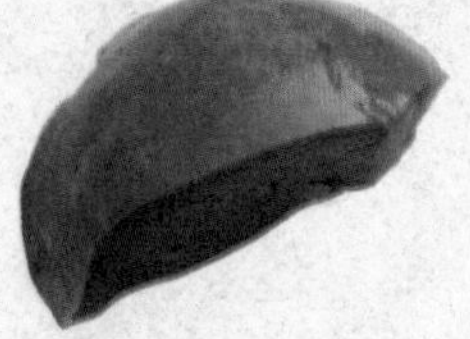

【Niugan】

不宜吃牛肝的原因

1.牛肝及各种动物肝脏中所含嘌呤物质极高（460～554毫克/100克），而痛风患者，从西医角度来说，主要是机体嘌呤代谢障碍所致的，食用此类食物无疑会引发痛风。

2.牛肝的胆固醇含量很高，多食可使血液中的胆固醇和三酰甘油水平升高，胆固醇堆积在血管壁致使管腔狭窄，使血压升高。而高血压是导致痛风的高发因素，食用后对其不利。

猪肾

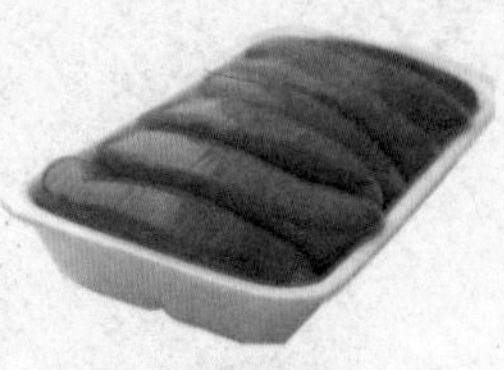

【Zhushen】

不宜吃猪肾的原因

1.猪肾是人们常食用的动物内脏中的一种，其嘌呤含量极高（334毫克/100克）。对于嘌呤代谢障碍的痛风患者来说，食用此类食物后会使嘌呤物质堆积最终转化为尿酸，引发痛风。

2.猪肾是动物的排泄器官，或多或少地有一些有毒成分和重金属物质存在，食用后会导致有毒物质在体内存留，对健康不利。

猪胰

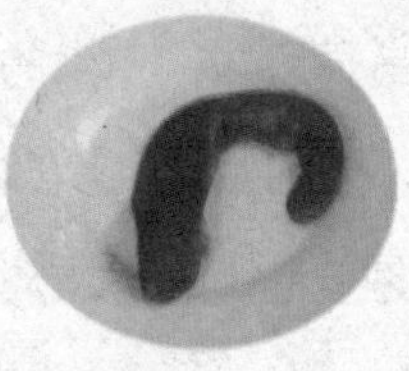

【Zhuyi】

不宜吃猪胰的原因

1.猪胰脏一般以爆炒或煲汤食用，味道鲜美，但是对痛风患者来说，是绝对不能食用的，因为猪胰中嘌呤物质含量较高，食用后会使此类物质在其体内堆积，从而引发痛风，加剧病情。

2.中医观点认为，猪胰易损人阳道，对男性的生殖系统不利，故在婚期不宜食用。一般情况下也要少食。

马肉

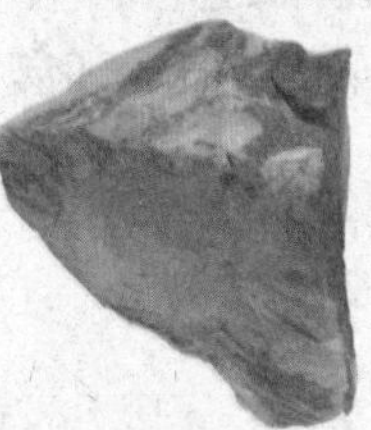

【Marou】

不宜吃马肉的原因

1.马肉所含嘌呤类物质极高（200毫克/100克），对痛风患者而言，其本身代谢紊乱，嘌呤代谢紊乱，食用含嘌呤高的物质后会使之在体内积累，从而引发痛风，对其不利。

2.马肉是一种不易煮烂的肉类，食用后不易消化。从中医的角度来看，湿热浊毒是导致痛风的一个原因，而其根在于脾，说明痛风者脾脏功能较弱，食用后对其不利。

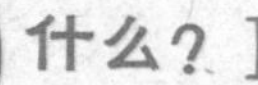

肉馅

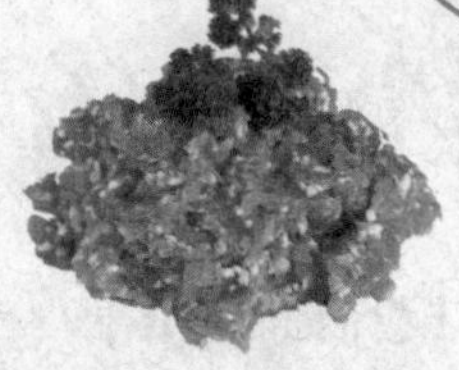

【Rouxian】

不宜吃肉馅的原因

1.肉馅是痛风患者绝对不能吃的，包括各种肉禽做的馅，因为肉禽类嘌呤成分含量极高，食用后，无疑会使其在体内堆积，从而加剧病情，对其不利。

2.肉禽类蛋白质和脂肪含量丰富，对一般人来说，过多地食用不利于消化，而对于痛风患者而言，食用后更为不利。

白鲳鱼

【Baichangyu】

不宜吃白鲳鱼的原因

1.白鲳鱼统称为鲳鱼，是海产鱼，海产品中多数都含有嘌呤类物质，而白鲳鱼所含嘌呤类物质含量较高（238毫克/100克），对痛风患者来说，其嘌呤代谢障碍，食用后会使嘌呤物质堆积，经过复杂的代谢反应后最终转化成尿酸成分，而痛风者最直接的病因就是血尿酸高。

2.白鲳鱼的鱼子有毒，不宜食用。从中医角度来说，白鲳鱼属于“发物”，食用后易动风，痛风患者不宜食用。

鲢鱼

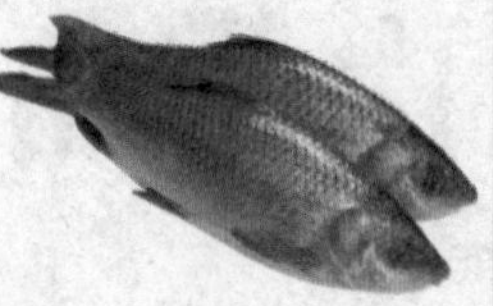

【Lianyu】

不宜吃鲢鱼的原因

1.鲢鱼和一般的鱼肉一样都含有较高的嘌呤类物质（202毫克/100克），食用后会诱发痛风，引起剧痛。

2.鲢鱼的肝有毒，所以在宰杀或食用时要注意。另外，鲢鱼是“发物”，食用后能增强炎症反应，容易使口发干，患有感冒、发热、痈疽疔疮、无名肿毒等症的患者不宜食，痛风患者也不宜食用。

凤尾鱼

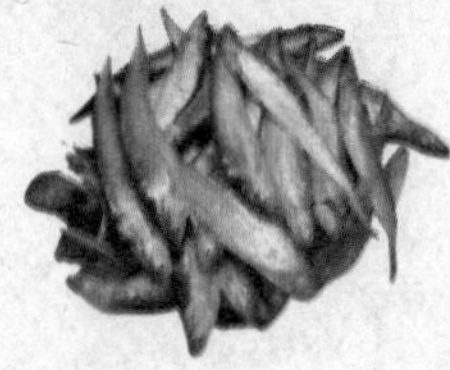

【Fengweiyu】

不宜吃凤尾鱼的原因

1.凤尾鱼中嘌呤物质含量极高（363毫克/100克），可以和动物肝脏中的嘌呤物质“媲美”，痛风患者食用含如此高的嘌呤的食物后，显然会引发痛风导致剧痛难忍，对其不利。

2.凤尾鱼是海产鱼，海产鱼不宜过多食用。另外，湿热内盛或患有疥疮、炎症者不宜食用。痛风从中医角度来说，湿热浊毒是导致其患病的一个重要原因，食用后显然对其不利。

鳗鱼

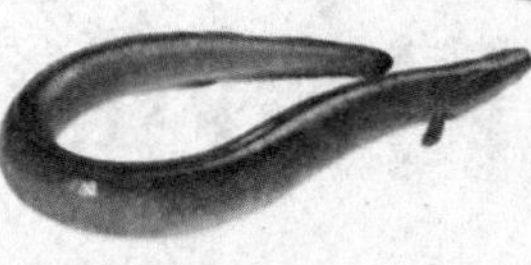

【Manyu】

不宜吃鳗鱼的原因

1.痛风患者应尽量少食用鱼肉类物质，因为多数鱼肉都含有极高的嘌呤类物质。鳗鱼（含嘌呤159毫克/100克）虽不如其他鱼类嘌呤物质含量高，但是痛风患者也要少食或不食。

2.鳗鱼属于深海鱼类，而过多地食用深海鱼容易引起血汞含量升高，导致汞中毒，出现记忆力衰退、无端忧虑、失去方向感、易怒暴躁、头痛、身体不自主地颤抖等，不宜多食。

沙丁鱼

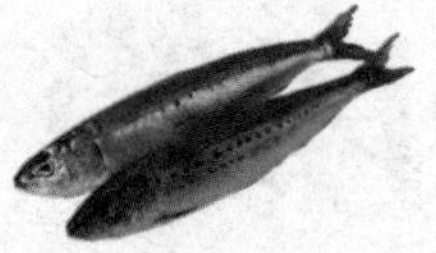

【Shadingyu】

不宜吃沙丁鱼的原因

1.沙丁鱼属于海产鱼，海产鱼体内一般都含有重金属，不宜多食。此外，沙丁鱼含嘌呤物质极高（345～399毫克/100克），痛风患者本身嘌呤代谢障碍，食用后会诱发痛风，引起剧痛。

2.从中医角度来说，特禀体质和阴虚体质者不宜食用沙丁鱼，因为沙丁鱼是寒凉之物。痛风患者除了与自身体质有关外，还与外邪侵袭相关，食用后易气机凝滞，血流不畅，不利于疼痛的缓解。

乌鱼

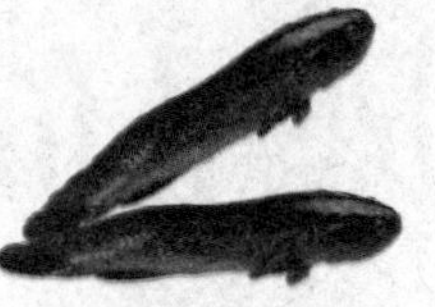

【Wuyu】

不宜吃乌鱼的原因

1.乌鱼也称为黑鱼，属于淡水鱼类，乌鱼营养较为丰富，在民间也被人称之为“贵鱼”，即吉祥之意，具有催乳补血的作用。但是对于痛风患者来说，食用后却能带来痛苦，因为乌鱼中嘌呤类物质含量较高（183毫克/100克），而痛风者本身嘌呤代谢障碍，食用后会引发痛风，加剧疼痛。

2.乌鱼一般人均可吃，但是过敏体质者及有疮者不宜，过多食用易使人瘢白。

白带鱼

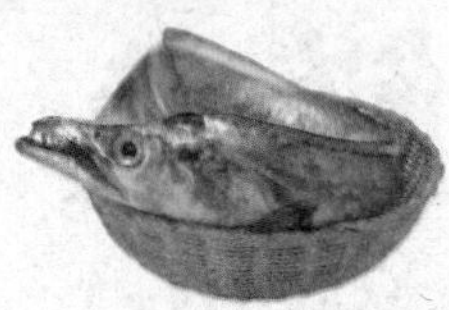

【Baidaiyu】

不宜吃白带鱼的原因

1.白带鱼即为带鱼，属于海产鱼，不宜多食。从中医角度来说，带鱼性属温热，是“发物”，故有炎症或疮疡痈毒者不宜食用。另外，白带鱼还宜动风。故痛风患者不宜食用。

2.带鱼所含嘌呤物质极高（391毫克/100克），对痛风患者来说，其本身嘌呤代谢紊乱，食用含嘌呤类物质易导致其在体内堆积，最终转化为血尿酸，容易引发痛风，导致剧痛难忍，对其不利。

秋刀鱼

【Qiudaoyu】

不宜吃秋刀鱼的原因

1.秋刀鱼生活于海洋的中上层，含有极高的嘌呤类物质（355毫克/100克），而痛风患者嘌呤代谢障碍，食用高含量的嘌呤类物质后，会使之在体内堆积，最终转化为血尿酸，易引发痛风，剧痛难忍。对痛风患者不利。

2.秋刀鱼在食用时，多数是烤着食用。有中医观点认为，痛风患者与体质阳盛有关，即内热较重，食用烤鱼后显然对其不利。

鲭鱼

【Qingyu】

不宜吃鲭鱼的原因

1.鲭鱼也属于海产鱼，海产鱼不宜过多食用。对痛风患者而言，不宜食用含嘌呤高的食物，而鲭鱼肉中所含嘌呤物质极高，食用后不利于病情恢复或缓解。

2.鲭鱼不宜过多食用，否则易引起过敏性中毒反应。因为红肉中含有组胺成分，特别是死鱼或变质的鱼类，食用后易引起心悸、头痛和荨麻疹，对健康不利。对痛风患者来说尤其不利。

鱼子

【Yuzi】

不宜吃鱼子的原因

1.鱼子的胆固醇含量较高，过多的胆固醇不但可使血清胆固醇水平升高，而且低密度胆固醇在血管内皮的堆积能使管腔变窄，会加重心脏和血管的负担，容易出现高血脂、冠心病等症。

2.鱼子虽小，但不易煮烂，不利于消化吸收，脾胃虚弱者不宜多食。中医观点认为，痛风与脾虚有关，以脾虚为本，湿浊为标，故不宜多食。另外，鱼子所含嘌呤物质较高，食用后易引发痛风。

小鱼干

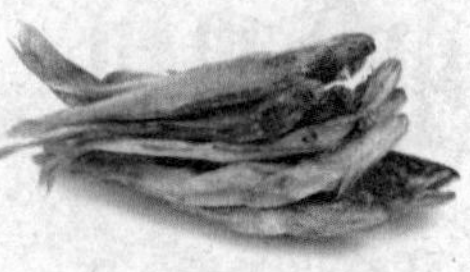

【Xiaoyugan】

不宜吃小鱼的原因

1.小鱼干指晒干的小鱼，据测定，小鱼干几乎是所有鱼肉中含嘌呤类物质最高的（1538毫克/100克）。对痛风患者来说，嘌呤代谢障碍是主要病因，食用高嘌呤食物后，会使之在体内堆积，转化成血尿酸，对痛风患者不利。

2.小鱼干多数是油炸食用。中医观点认为，痛风的形成与体质阳亢及湿热有关。如此，痛风患者内热较重、阴虚阳盛，食用油炸类食物对其不利。

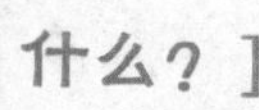

干贝

【Ganbei】

不宜吃干贝的原因

1.过量食用干贝会影响肠胃的运动消化功能，导致食物积滞，难以消化。干贝含有谷氨酸钠成分，在肠道细菌的作用下，可转化为有毒、有害物质，会干扰大脑神经细胞正常代谢，故不可多食。

2.干贝含有较高的嘌呤类物质（390毫克/100克），对痛风患者来说，嘌呤代谢障碍导致血尿酸增加是主要原因，食用此类食物后，会使嘌呤物质在体内堆积，易引发痛风，导致剧痛难忍。

淡菜

【Dancai】

不宜吃淡菜的原因

1.淡菜是海产品，可以作为重金属铬及铅等的提取物，说明淡菜中重金属含量较高，对一般人来说，过多食用此类食物后，易导致重金属中毒。

2.淡菜中含有较高的嘌呤类物质，对痛风患者而言，由于其本身嘌呤物质代谢障碍，食用过多的含嘌呤较高的食物后，易使之在体内堆积，转化为血尿酸，引发痛风，不宜食用。

蛤蜊

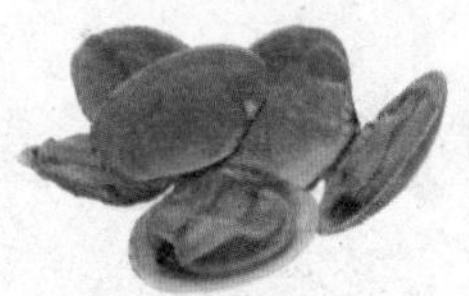

【Geli】

不宜吃蛤蜊的原因

1.蛤蜊所含嘌呤类物质较高（316毫克/100克），对痛风患者而言，食用过高的嘌呤食物，容易导致嘌呤在体内堆积，易引发痛风，对其不利。

2.蛤蜊性属寒凉，故脾胃虚寒泄泻者不宜食用。从中医角度来说，痛风者多与脾虚有关，食用后会加重病情。另外，蛤蜊不宜与啤酒同食，易导致痛风。

牡蛎

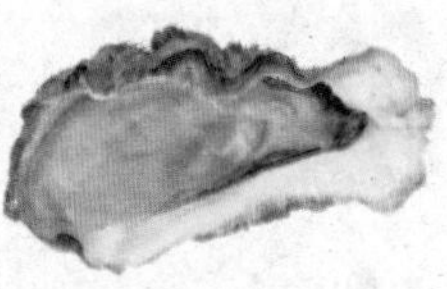

【Muli】

不宜吃牡蛎的原因

1.牡蛎和蛤蜊差不多，性属寒凉，过多食用宜导致便秘和消化不良，脾虚者不宜食用，易出血者也不宜食用。痛风患者从中医角度来说，多与脾虚有关，故不宜多食。

2.牡蛎虽不如蛤蜊所含嘌呤类物质高（239毫克/100克），但是对痛风患者而言，其嘌呤含量也不容忽视，食用后易导致嘌呤物质在体内堆积，导致血尿酸增多，引发痛风和剧痛。

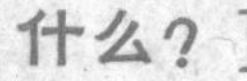

虾

【Xia】

不宜吃虾的原因

1.虾中胆固醇含量较高，适量地食用能预防动脉硬化的发生，但是过多地食用，容易使体内的胆固醇含量升高，反而会诱发动脉硬化等心血管疾病。

2.虾中嘌呤含量（137.7～162.0毫克/100克）不如其他海鲜类产品高，但是痛风患者也要引起重视，不宜多食。另外，虾能补肾壮阳，是温补食物，而痛风者与素体阳亢型体质有关，食用后对其不利。

黄豆芽

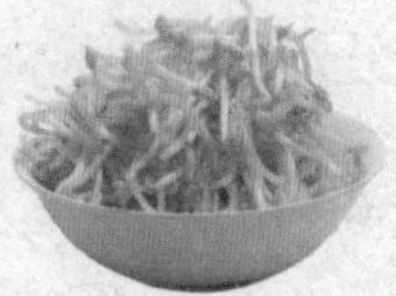

【Huangdouya】

不宜吃黄豆芽的原因

1.黄豆芽性属寒凉，脾胃虚寒者不宜食用。痛风患者，中医观点认为与脾虚、湿浊有关，食用此类寒凉之物后会加重病情。另外，在购买豆芽时不要选择没有根的豆芽，因为无根豆芽有毒。

2.黄豆芽中嘌呤物质含量较高（＜500毫克/100克），对痛风患者而言，含嘌呤类物质在食用时要慎重，不宜多食，含嘌呤较高的要绝对禁食。故痛风患者不宜食用豆芽。

芦笋

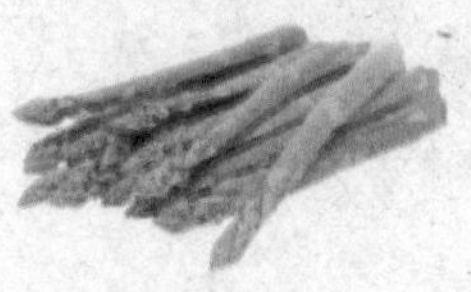

【Lusun】

不宜吃芦笋的原因

1.芦笋含纤维素成分较多，对一般人而言，过多地食用此类食物，容易引起消化不良。故脾虚及肠胃虚弱者不宜。而中医观点认为，痛风者多与脾虚有关，食用此类食物后显然对其不利。

2.芦笋含有一定量的嘌呤类物质（＜500毫克/100克），含量不如鱼肉或海鲜类高，但是也不易忽视，痛风患者要慎重食用，尽量少食或不食。

紫菜

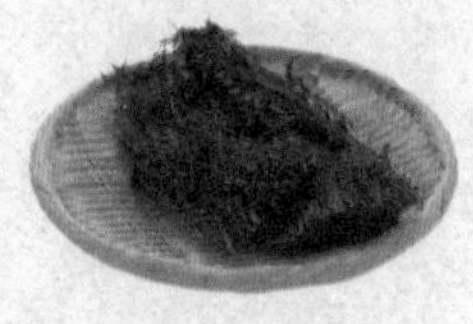

【Zicai】

不宜吃紫菜的原因

1.紫菜，医书记载：多食令人腹痛，发气，吐白沫，饮热醋少许即消。故紫菜不易多食。另外，紫菜性寒，脾胃虚寒、腹痛便溏、消化不良者不宜食用。

2.紫菜含嘌呤物质较高（274毫克/100克），嘌呤代谢障碍者不宜食用，否则易导致过多的嘌呤在体内堆积。对痛风患者而言，过多的嘌呤类物质最终会转化为尿酸成分，会引发痛风，导致剧痛。故痛风患者不宜食用。

香菇

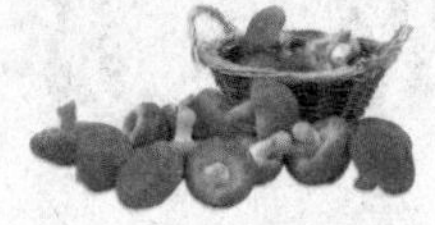

【Xianggu】

不宜吃香菇的原因

1.香菇是“发物”，食用后易动风，有顽固性皮肤瘙痒症的患者不宜食用。另外，脾胃寒湿气滞者不宜。中医认为，痛风患者与脾虚有关，食用此类食物显然会加重病情。

2.香菇含有一定量的嘌呤类物质（214毫克/100克）。而痛风患者不宜食用含嘌呤的物质或应少食，因为食用后会导致嘌呤物质积累，最终体内尿酸增加，从而引发痛风，导致剧痛难忍。

肉汤

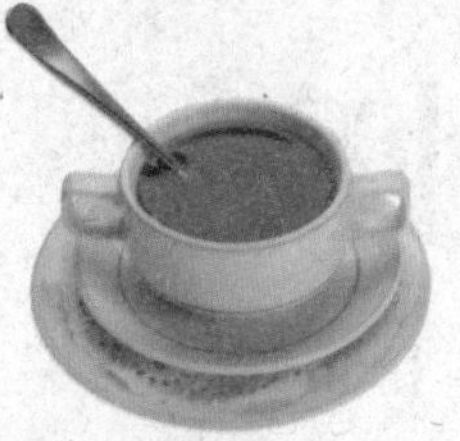

【Routang】

不宜吃肉汤的原因

1.肉禽类营养丰富，对一般人而言，肉汤（含嘌呤160～400毫克/100克）是滋补的佳品，但是对痛风患者而言，极为不利，因为肉禽类食物几乎都含有较高的嘌呤类物质，而其本身嘌呤代谢障碍，食用过多含嘌呤类的食物后，会导致其在体内堆积，最终形成尿酸，引发痛风，不利于病情的缓解。

2.肉汤营养丰富，身体虚弱者可以适当地滋补。不宜过多饮用。

火锅汤

【Huoguotang】

不宜吃火锅汤的原因

1.火锅汤少量食用能开胃消食，但是火锅汤是火锅底料和食物残渣经过高温煮沸而成的，任何东西经过高温烹煮后食用对健康都是不利的，容易致癌，不宜食用。

2.火锅汤多为辛辣之品，适当食用能祛寒。中医认为，痛风患者与阳盛体质有关，即痛风者多数内热较重，饮用火锅汤后，显然会加重内热，不利于痛风患者病情的缓解。

酵母粉

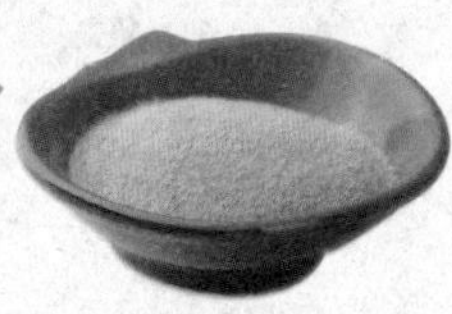

【Jiaomufen】

不宜吃酵母粉的原因

1.酵母粉营养较为丰富，但是很多人容易将酵母粉和酵母浸粉弄混淆，酵母浸粉是酵母的抽取物。酵母粉虽然营养价值高，但是多作为调味剂，调味剂类食物不宜过多食用。

2.据测定酵母粉含有的嘌呤类物质极高（589毫克/100克），比有些海产品所含嘌呤都高。对痛风患者而言，不宜食用含过高嘌呤类的食物，否则易导致嘌呤堆积，形成尿酸，从而引发痛风。

啤酒

【Pijiu】

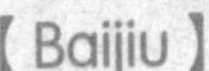

不宜喝啤酒的原因

1.啤酒是酒精类饮品，对一般人而言，不宜过多饮用，因为过多地饮用，对肝脏的伤害也是不容忽视的，严重的能导致酒精肝，故不宜过多饮用。

2.啤酒经过代谢后的产物主要是乳酸，而乳酸能阻止血尿酸经过肾小球排出，从而导致尿酸在体内堆积，对痛风患者而言，饮用后显然会加重病情。

白酒

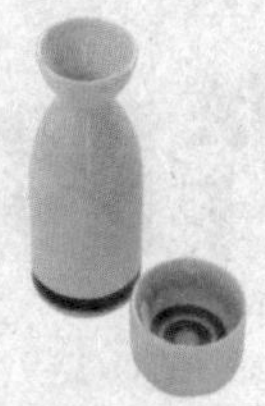

【Baijiu】

不宜喝白酒的原因

1.和啤酒相比，白酒的危害性更大，过多地饮用对肝脏的伤害极大，最终会导致肝硬化。酒精类产品过多地饮用，也会影响大脑中枢神经，易导致脑萎缩和痴呆。

2.对痛风患者而言，酒精类饮品是绝对不能饮用的，因为酒精类饮品经过代谢后的产物为乳酸，而乳酸易阻碍尿酸的排出，容易导致尿酸堆积，会加重痛风患者的病情。

醪糟

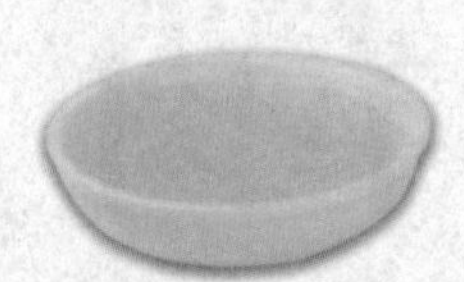

【Laozao】

不宜吃醪糟的原因

1.醪糟富含碳水化合物及糖类等成分，容易产生饱腹感，过多地食用容易引起腹胀、腹痛等症状。另外，醪糟是糯米制品，过多地食用容易导致上火。中医观点认为痛风者与阳亢有关，食用后会加重此类现象。

2.醪糟含有一定的酒精成分，对痛风患者而言，含酒精类的食物或饮品是绝对禁止食用的，否则会加重病情。

黄豆

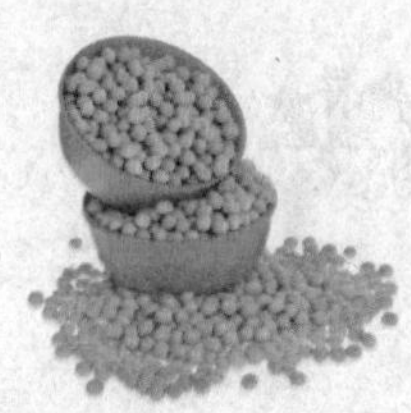

【Huangdou】

不宜吃黄豆的原因

1.黄豆中含有胰蛋白酶抑制剂、尿酶、血细胞凝集素等，均为耐热的有毒物质。没有熟透的黄豆，毒素不能被彻底破坏，如进食过多则对胃肠道有刺激作用，在体内可抑制蛋白酶的活性，引起各种临床症状，如头痛、恶心、呕吐等。

2.黄豆含有一定的嘌呤类物质（166毫克/100克），虽不如肉禽类食物高，但要高于一般的蔬菜，对痛风患者而言，宜少食或禁食，绝对不能多食。

猪肉

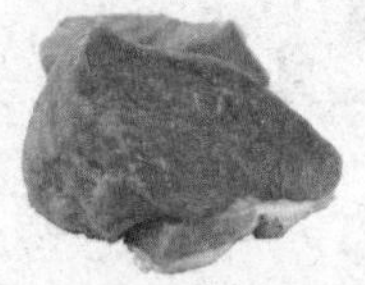

【Zhurou】

不宜吃猪肉的原因

1.猪肉营养丰富，能滋阴补虚，但是不宜食用半生半熟的猪肉，因为猪肉易寄宿寄生虫，若食用没熟透的猪肉，就容易致使寄生虫寄宿人体而致病，对其不利。另外，猪肉过食易伤食。

2.猪肉含有微高的嘌呤类成分(132.6~160.0毫克/100克），对痛风患者而言，宜少食。因为任何含嘌呤类的物质，痛风者食用时都要慎重。

猪心

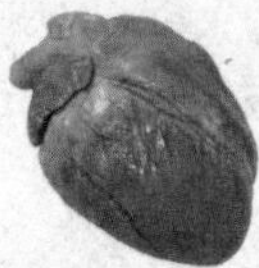

【Zhuxin】

不宜吃猪心的原因

1.猪心含有较高的胆固醇，故胆固醇高者不宜食用。另外，猪心有一股异味，处理不好易影响食欲。动物内脏应尽量少食，可能有重金属元素存在。

2.猪心中嘌呤含量（127毫克/100克）不如其他动物内脏高，但是对痛风患者而言，即使含有少量的嘌呤类物质也要慎重食用。

猪肚

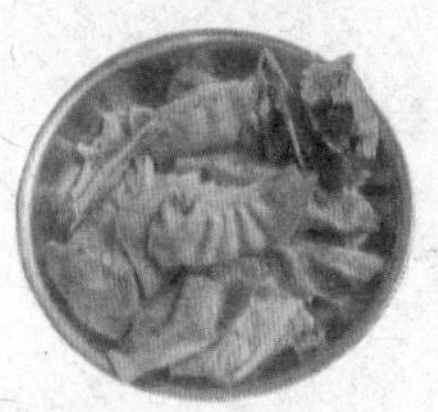

【Zhudu】

不宜吃猪肚的原因

1.猪肚营养丰富，作用较大，具有暖胃健脾等作用，在食用时不宜与莲子同食，否则易引起中毒。另外，在食用猪肚时要搓洗干净，不然会有异味，易影响食欲。

2.猪肚不如其他内脏所含嘌呤类物质高（132.4毫克/100克），但对痛风患者而言，也应该重视，可以少量食用，绝对不能过多食用，否则会引发痛风，导致剧痛难忍。

羊肉

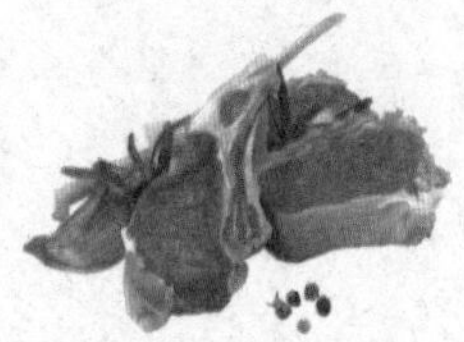

【Yangrou】

不宜吃羊肉的原因

1.羊肉是温补的佳品，多在冬天食用，能补虚祛寒。过多食用易导致上火，中医观点认为痛风患者与体质有关，阳盛阴虚者易出现痛风，食用此类温补食物后显然会加重病情。

2.羊肉含有一定量的嘌呤类物质（111毫克/100克），但是不如海产品和其他肉禽类含量高，可以说其嘌呤含量对痛风患者而言在可控范围，但是也不能肆无忌惮地食用，过多地食用同样会引发痛风。

鸡肉

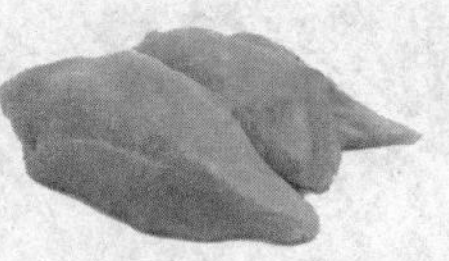

【Jirou】

不宜吃鸡肉的原因

1.鸡肉营养丰富，蛋白质和脂肪含量高，过多食用易导致消化不良，还易伤食，故不宜多食。另外，鸡肉性属温热，从中医角度来看，痛风者与体质阳盛有关，故不宜食用温热属性的食物。

2.鸡肉含有稍高的嘌呤类成分（137.4毫克/100克），属于可控范围，痛风患者可以少量食用，但绝对不能过多食用，否则会加重病情，引起剧痛。

鸭肉

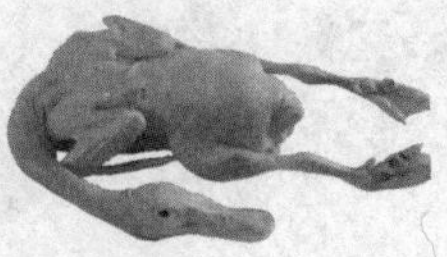

【Yarou】

不宜吃鸭肉的原因

1.鸭肉性属寒凉，故脾胃虚寒、胃部冷痛、腹泻者不宜食用。中医认为，痛风多数与脾虚有关，以脾虚为本，湿浊为标，即脾湿，食用寒凉之品显然会加重病情。

2.鸭肉所含嘌呤类物质（138毫克/100克）和鸡肉差不多，对痛风患者而言属于可控范围，可以少量食用。另外，鸭肉中油脂和蛋白质含量丰富，过多食用易导致消化不良。

鸭肠

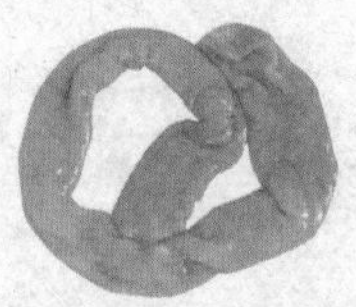

【Yachang】

不宜吃鸭肠的原因

1.鸭肠含有一定的嘌呤类物质（121毫克/100克），和其他动物内脏相比，嘌呤含量不高，对痛风患者属于可控范围内，可以少量食用，但是不宜过多食用。

2.鸭肠多数是吃火锅时食用的。中医观点认为，痛风与阳盛阴虚有关，食用辛热的食物后会加重病情，故不宜多吃。

鹅肉

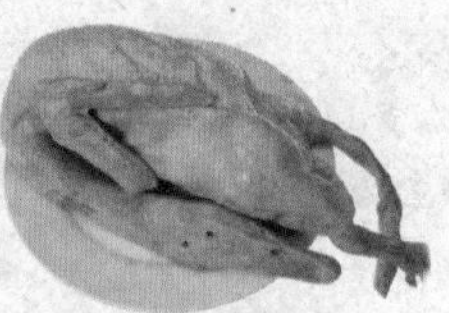

【Erou】

不宜吃鹅肉的原因

1.鹅肉是高能量食物，营养丰富，含有较高的蛋白质和油脂成分，过多地食用容易导致肥胖，易引起心血管疾病，对健康不利。

2.鹅肉从中医角度来说是“发物”，易动风，痛风患者不宜食用。另外，鹅肉含有较高的嘌呤类物质，而痛风者不宜食用含嘌呤高的物质，否则会加剧病情，引起剧痛。

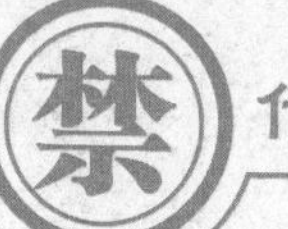

墨鱼

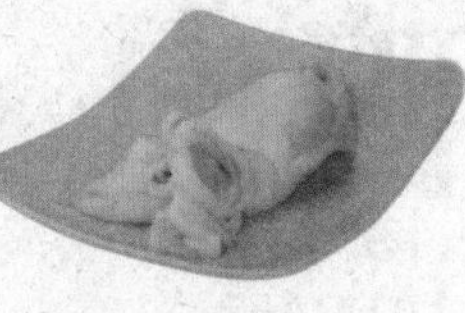

【Moyu】

不宜吃墨鱼的原因

1.墨鱼中胆固醇、蛋白质的含量极高，高血压、高血脂、高胆固醇血症、动脉硬化等心血管病及肝病患者应忌食。另外，墨鱼中钠元素含量较高，过多食用易导致水钠潴留而血压升高，对健康不利。

2.墨鱼中嘌呤含量（89.9毫克/100克）相比其他高嘌呤的食物，属于中下层含量。痛风患者可以少量食用，若过多食用，也易引起痛风和剧痛。

螃蟹

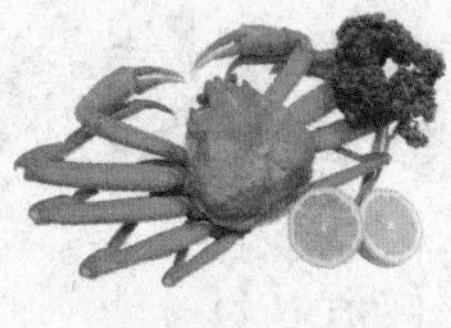

【Pangxie】

不宜吃螃蟹的原因

1.螃蟹是寒凉之品，过多食用对肠胃刺激较大，易引起腹痛等症状。中医认为，痛风多数与脾虚有关，脾虚导致湿浊盛重，食用寒凉之品会加重病情。

2.螃蟹含有一定的嘌呤类物质（81.6毫克/100克），对痛风患者而言，应尽量少食含嘌呤类物质，以免引起疼痛。此外，螃蟹中的蟹黄胆固醇含量极高，长期食用易导致高脂血症。

黑豆

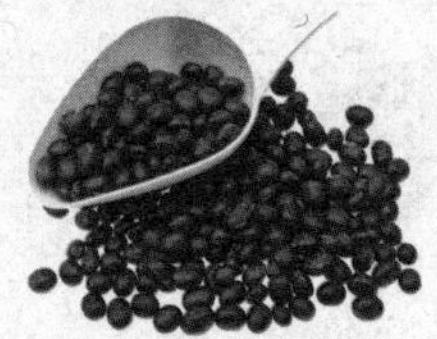

【Heidou】

不宜吃黑豆的原因

1.黑豆，特别是炒熟后的黑豆，其热性较大，过多食用易导致上火。中医观点认为，部分痛风患者与体质出现阳盛阴虚有关，即阳亢。食用热性食物后，会使该类现象加重，从而加重病情。

2.黑豆中嘌呤含量较高（137毫克/100克），可以和肉禽类相“媲美”，对痛风患者来说，不宜食用含嘌呤较高的食物，否则易引发痛风和剧痛。

绿豆

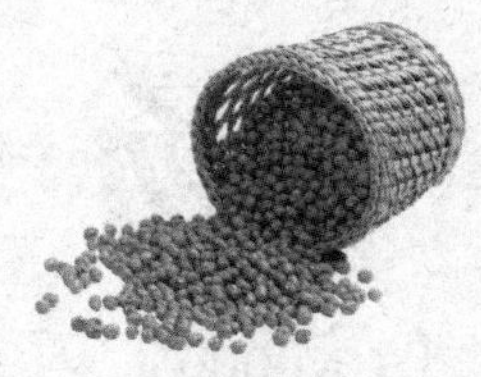

【Lü dou】

不宜吃绿豆的原因

1.绿豆是寒凉之品，故脾胃虚寒、阳虚、泄泻者不宜食用。中医认为，痛风者多数为脾虚，因为脾虚而出现湿浊凝重。食用寒凉食物后会加重病情。

2.绿豆含有一定量的嘌呤类成分。对痛风患者来说，由于嘌呤代谢障碍，食用含高嘌呤类食物后易导致其在体内堆积，形成血尿酸，引发痛风。

赤小豆

【Chixiaodou】

不宜吃赤小豆的原因

1.赤小豆俗称红豆，具有利水除湿的功效，但是不宜过多食用，医书记载，过多食用令人黑瘦结燥。此外，排尿清长者不宜食用。

2.赤小豆含有扁豆中的毒性碱成分，过多食用易中毒，特别是生吃咀嚼食用。赤小豆中含有一定的嘌呤类成分，对痛风患者来说，不宜过多食用，否则易引发痛风和剧痛。

豆腐

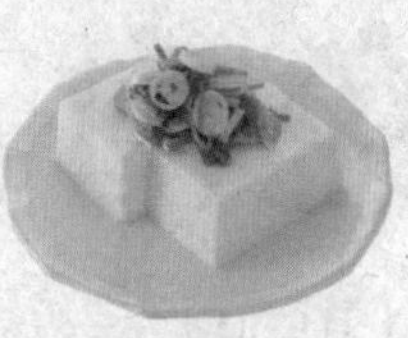

【Doufu】

不宜吃豆腐的原因

1.豆腐中含有极为丰富的蛋氨酸，蛋氨酸进入人体后在酶的作用下可转化为半胱氨酸。而半胱氨酸会损伤人的动脉管壁的内皮细胞，使胆固醇和三酰甘油沉积于动脉壁上，引起动脉硬化。

2.过多地食用豆腐会加重肾脏负担，不宜多食。另外，豆腐中含有些许嘌呤类物质（55.5毫克/100克），对痛风患者而言，属于一个可控范围，可以少量食用，但不宜多食。

豆浆

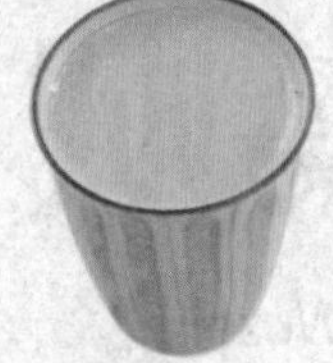

【Doujiang】

不宜喝豆浆的原因

1.没有熟的豆浆对人体是有害的。黄豆中含有皂角素，能引起恶心，呕吐，消化不良；还有一些酶和其他物质，如胰蛋白酶抑制物，能降低人体对蛋白质的消化能力；细胞凝聚素能引起凝血等。另外豆浆不宜多喝，否则易引起蛋白质消化不良、腹胀等。

2.豆浆中含有少许的嘌呤类成分（27.75毫克/100克），痛风患者可以少量地饮用，但不宜过多饮用。

牛肉

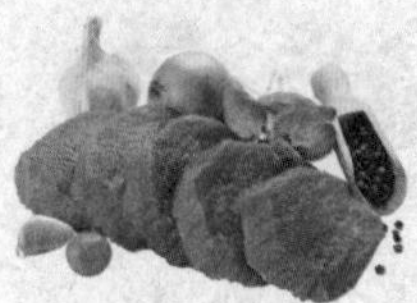

【Niurou】

不宜吃牛肉的原因

1.牛肉营养丰富，适当地食用能强筋壮骨。牛肉性属温热，过多食用易引发内火，中医观点认为，痛风与阳盛体质有关，即多数痛风者内热较重，食用温热之品后无疑会加重病情。

2.牛肉中含有一定的嘌呤类成分（87毫克/100克），但是和其他肉禽类比较起来相差甚远，对痛风患者而言，该范围属于可控，但也不宜过多食用，否则也会引起剧痛。

兔肉

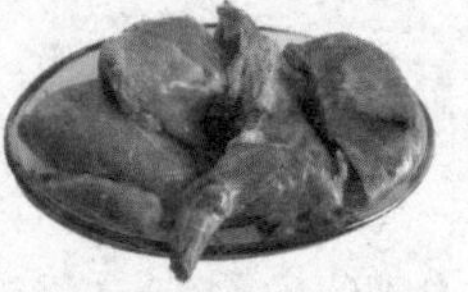

【Turou】

不宜吃兔肉的原因

1.兔肉适宜在深秋季节食用，也不宜常食，否则易伤肾气，伤人元阳，对身体不利。另外，兔肉性偏寒，中医认为，痛风者多与脾虚有关，脾虚导致湿热不化，从而引发痛风。食用寒凉之物后会加重此类症状，对痛风患者不利。

2.兔肉含有一定的嘌呤类物质（107毫克/100克），而痛风者本身嘌呤代谢障碍，食用含嘌呤类食物后会导致嘌呤堆积，形成血尿酸，会加重病情。

鸽肉

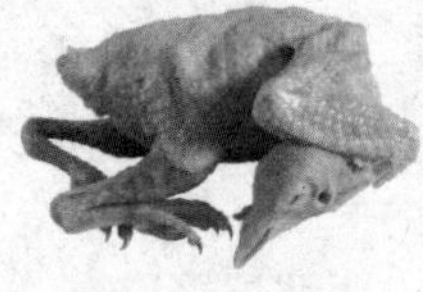

【Gerou】

不宜吃鸽肉的原因

1.鸽肉是滋补的佳品，能补益气血、补肝益肾等，特别是血虚的患者可以用鸽子肉炖汤适量地食用。有伤口、瘢迹的人群不宜食用鸽子肉。

2.鸽肉中含有稍高的嘌呤类物质（80毫克/100克），对痛风患者而言，可以少量地食用，但绝对不能过多食用，以免引发痛风和剧痛难忍，对其不利。

鳝鱼

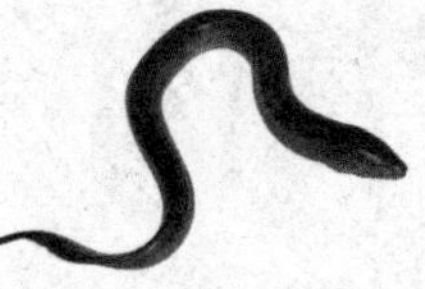

【Shanyu】

不宜吃鳝鱼的原因

1.不宜食用死后的鳝鱼，因为鳝鱼体内含有较多的组氨酸和氧化三甲胺，鳝鱼死后，组胺酸便会在脱羧酶和细菌的作用下分解，生成有毒物质，食用后对身体不利。

2.鳝鱼是“发物”。故有顽固性皮肤炎症及慢性病者不宜食用，发物食用后易动风，痛风者不宜食用。另外，鳝鱼含有些许嘌呤类物质（92.8毫克/100克），痛风患者应少食和禁食含嘌呤的食物。

乌贼

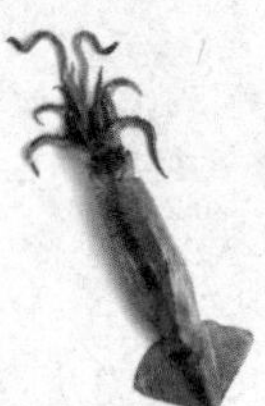

【Wuzei】

不宜吃乌贼的原因

1.乌贼在中药中为海螵蛸，具有益气通经的功效，闭经的女性可以适当的食用。另外，乌贼不宜过多食用，否则宜动风气。痛风患者不宜食用。

2.乌贼含有些许嘌呤类物质（90毫克/100克），对痛风患者而言，其本身嘌呤代谢有障碍，若食用含嘌呤类的食物后，易导致嘌呤在体内堆积，最终转化为尿酸，而痛风的直接原因是尿酸沉积，食用后显然对患者不利。

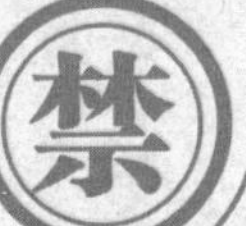

鳕鱼

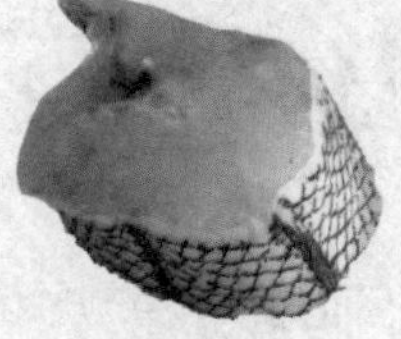

【Xueyu】

不宜吃鳕鱼的原因

1.鳕鱼营养丰富，被人称之为餐桌上的“营养师”，其食疗作用有活血化瘀、补血止血等，但是对痛风患者而言，鳕鱼要少食，血尿酸高者要慎食。

2.鳕鱼中含有一定量的嘌呤类物质（109毫克/100克），而痛风患者本身嘌呤代谢有障碍，食用含嘌呤类食物后，会导致嘌呤在体内滞留，经过复杂的代谢反应后最终转化为尿酸，对痛风患者不利。

海带

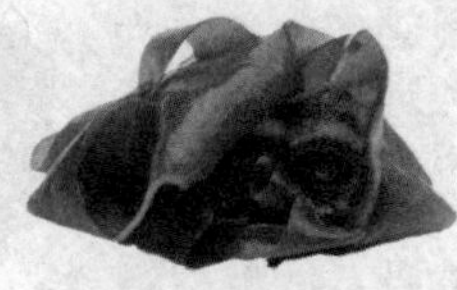

【Haidai】

不宜吃海带的原因

1.海带具有清热利水的作用，在食用海带时不宜喝茶，因为海带中有铁元素，而茶中的鞣酸能阻止铁的吸收。另外，在食用海带时不宜与酒同用，易导致消化不良。

2.海带含有一定量的嘌呤类成分（96.6毫克/100克），对痛风患者而言，海带中的嘌呤含量属于可控范围，可少量食用，不宜过多食用，否则易引发痛风和剧痛难忍。

油菜

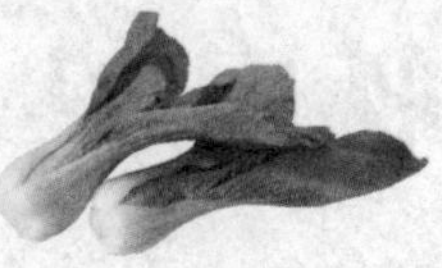

【Youcai】

不宜吃油菜的原因

1.油菜为发物，食用后易动风，过多地食用易引发口疮和齿痛，故不宜多食。另外，有腰膝酸痛的患者不宜食用，否则会加重病情。

2.油菜含有少量的嘌呤类成分（30.2毫克/100克），痛风患者可以少量食用，但是绝对不能过食，否则会加重病情，引发痛风，导致剧痛难耐。

茼蒿

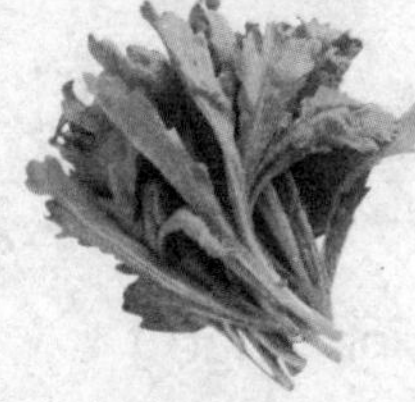

【Tonghao】

不宜吃茼蒿的原因

1.茼蒿辛香滑利，故脾胃虚寒者及大便稀溏或腹泻者不宜食用。中医观点认为，痛风多数与脾虚有关，因为脾虚导致体内湿热不化，湿热浊毒引起痛风。如此，食用此类食物后不利于病情。

2.茼蒿含有少量的嘌呤类物质（33.4毫克/100克），对痛风患者而言，可以少量食用，但是不宜食用过多，否则会引发痛风。

蘑菇

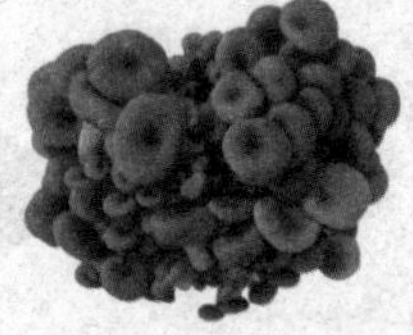

【Mogu】

不宜吃蘑菇的原因

1.蘑菇性滑，故便泄者不宜食用。蘑菇最好在超市购买，不要在野外随便采摘，以免误食毒蘑菇而导致中毒。

2.蘑菇中含有少量的嘌呤类成分（28.4毫克/100克），对痛风患者而言，嘌呤数值属于可控范围，可以少量食用，但是过多地食用，同样会引发痛风，导致剧痛，对其不利。

四季豆

【Sijidou】

不宜吃四季豆的原因

1.四季豆未煮熟，豆中的皂素会强烈刺激消化道，而且四季豆中含有凝血素，具有凝血作用。此外四季豆中还含有亚硝酸盐和胰蛋白酶，可刺激人体的肠胃，使人食物中毒，出现胃肠炎症状。所以四季豆食用时要煮熟煮透。

2.四季豆含有些许嘌呤类物质（29.7毫克/100克），痛风患者在食用时应注意，可适当食用，以免引起痛风。

金针菇

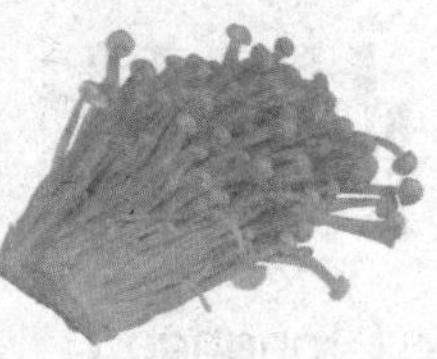

【Jinzhengu】

不宜吃金针菇的原因

1.金针菇性微寒，脾胃虚寒者不宜过多食用。中医观点认为痛风与脾虚有关，因为脾虚会导致湿热不化，从而导致湿热浊毒侵蚀引起痛风，食用寒凉性质的食物后会加重脾虚症状，对患者不利。

2.金针菇可以说是菌菇类食物中所含嘌呤类物质最高的（60.9毫克/100克）。对于痛风患者来说，不宜食用含嘌呤类较高的食物，因此，不宜过食。

鲍鱼菇

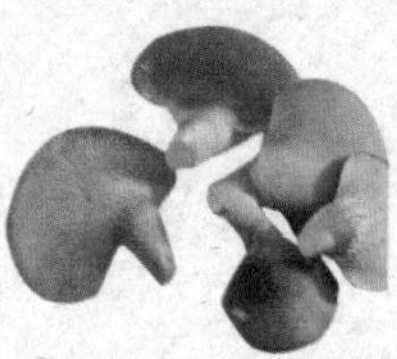

【Baoyugu】

不宜吃鲍鱼菇的原因

1.鲍鱼菇性属温热，适当地食用能散寒活血、通络。中医观点认为痛风与阳盛体质有关，即有部分人因为素体阳亢而引起痛风，其内热一般较重，食用温性的食材后会加剧病情。

2.鲍鱼菇中含有少量的嘌呤类物质（26.7毫克/100克），对痛风患者来说属于可控范围，可少量食用，但不宜过多食用，否则易引发痛风，导致剧痛，对其不利。

枸杞

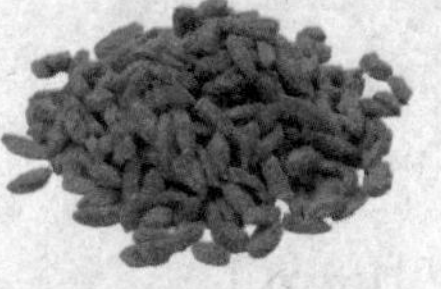

【Gouqi】

不宜吃枸杞的原因

1.枸杞能补肝益肾，润肺，好处众多。但是枸杞的温热作用极强，故性格急躁及内火较重者不宜食用。中医认为，痛风与素体阳亢有关，而阳亢者内热一般较重，食用枸杞后会加重病情。

2.枸杞含的嘌呤类物质（31.7毫克/100克）和一般蔬菜差不多，痛风患者可少量食用，但是过多地食用同样会导致嘌呤物质的堆积，导致血尿酸升高，不利于病情。

葡萄干

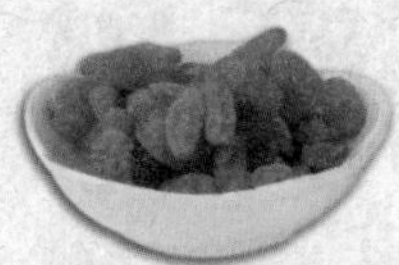

【Putaogan】

不宜吃葡萄干的原因

1.葡萄干的糖分含量极高，故糖尿病者及肥胖症者不宜食用。一般来说，含糖量高的食物不宜常食，否则会引起内分泌代谢紊乱，对健康不利。

2.葡萄干含有一定量的嘌呤类成分，对痛风患者来说，不宜食用含高嘌呤类的食物，因为食用后会导致嘌呤物质在体内停滞，转化为尿酸，而引发痛风，加剧疼痛。

黑芝麻

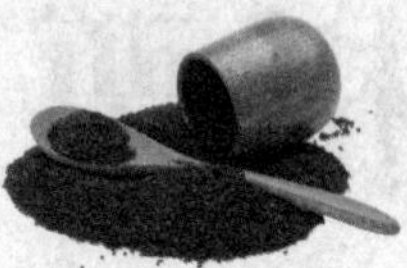

【Heizhima】

不宜吃黑芝麻的原因

1.黑芝麻，《本草纲目》记载：服黑芝麻百日能除一切痼疾。一年身面光泽不饥，二年白发返黑，三年齿落更出。说明黑芝麻的作用巨大，但是也不宜过多食用，否则会物极必反，而导致脱发。

2.黑芝麻和一般的蔬菜比较起来，其所含的嘌呤类物质（57毫克/100克）要稍高些，对痛风患者而言，可以少量地食用黑芝麻，但不宜过多食用，否则易引发痛风。

白芝麻

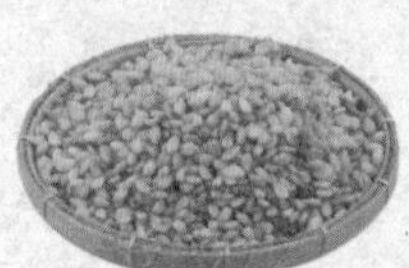

【Baizhima】

不宜吃白芝麻的原因

1.白芝麻有补血、润肠、通乳的功效，一般来说适当地食用白芝麻对身体益处较大。但是便溏腹泻者及阳痿遗精者不宜食用。

2.白芝麻和黑芝麻相比，功能几乎差不多，但是白芝麻所含嘌呤类物质（89.5毫克/100克）要比黑芝麻高很多，对痛风患者而言，不宜食用白芝麻，否则会引发痛风，导致剧痛难忍。

腰果

【Yaoguo】

不宜吃腰果的原因

1.腰果含有较高的油脂和能量，过多地食用易导致肥胖。另外，肝脏功能不好的人群不宜食用，因为过多的油脂要经过肝脏代谢才能排出，如此会加重肝脏负担。

2.腰果含有较高的嘌呤类物质（80.5毫克/100克），属于中等水平，对痛风患者而言，可以少量地食用，但是不能过食，因为过食同样会导致嘌呤物质在体内堆积，对其不利。

莲子

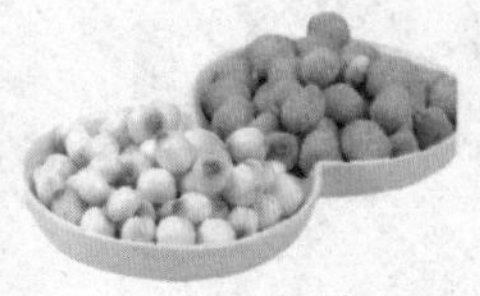

【Lianzi】

不宜吃莲子的原因

1.莲子味涩性温，过多食用令人饱腹，有腹胀感。此外，大便燥结者及内热较重者不宜食用。中医观点认为，痛风者与阳盛体质有关，而阳盛者内热较重，食用温性的食材后会加重病情。

2.莲子中嘌呤类成分一般，可以说含量较低（40.9毫克/100克），但是对痛风患者而言也不容忽视，应少量食用。过食也会引发痛风，导致剧痛。

杏仁

【Xingren】

不宜吃杏仁的原因

1.杏仁含有有毒物质氢氰酸，不宜过多食用，否则会导致中毒。杏仁性属温热，故阴虚、大便燥结等内热较重者不宜食用。中医认为，痛风者与阳盛体质有关，食用温性食材后会加重内热，从而加重病情。

2.杏仁含有一定的嘌呤类物质，痛风患者在食用时要谨慎，应少量食用，防止过食。另外，脾虚者不宜食用杏仁。

板栗

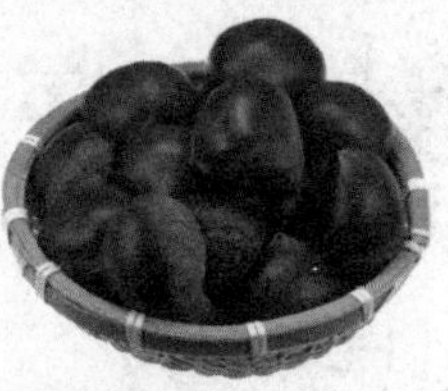

【Banli】

不宜吃板栗的原因

1.板栗中淀粉的含量较高，过多地食用后容易引起腹胀、腹痛，生吃太多易消化不良，熟吃太多则易气滞。另外，板栗性属温热，过多食用容易上火，内热较重者不宜食用。中医观点认为，痛风与阳盛体质有关，即痛风者多数内热较重，食用后会加重内热，不利于病情。

2.板栗含有少量的嘌呤类成分，痛风患者可以少量地食用，过多地食用同样会引发痛风，引起剧痛。

肥猪肉

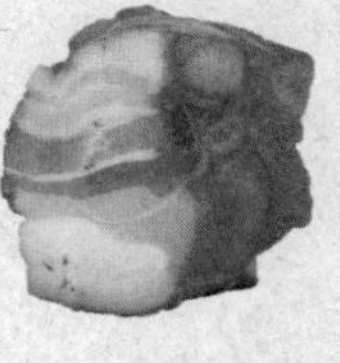

【Feizhurou】

不宜吃肥肉的原因

1.与其他肉类相比，肥猪肉的脂肪比例最高。长期大量进食肥猪肉，将不可避免地导致脂肪摄入过多，使人体蓄积过多脂肪，易导致肥胖。

2.肥猪肉中油脂的含量多为饱和脂肪酸，长期食用会导致其与体内的胆固醇结合堆积于血管壁，导致管腔变窄，从而诱发出现动脉硬化及心脑血管疾病。痛风患者应清淡饮食，不宜食用肥甘厚腻之物。

奶油

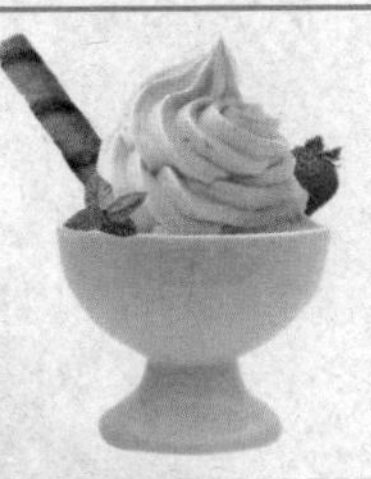

【Naiyou】

不宜吃奶油的原因

1.奶油的能量和脂肪含量都很高，长期食用易引起肥胖。另外，市售奶油多为植物奶油，植物奶油不如动物奶油含有较高的胆固醇和高能量，但是含有大量的反式脂肪酸，能增加血液的黏稠度，可以提高低密度脂类的数量，减少高密度脂类的数量，促进动脉硬化的发生。

2.奶油中的钠含量很高，多食可能引起水肿、血压升高。

油炸食品

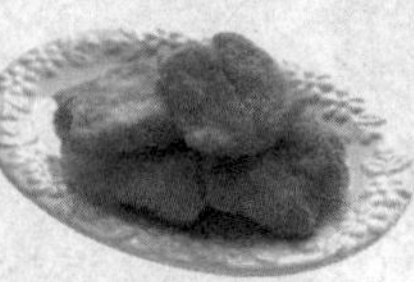

【Youzhashipin】

不宜吃油炸食品的原因

1.食物经过高温油炸后，食物中的维生素A等营养均遭到破坏，降低了食品的营养价值。过多地食用对健康不利。

2.油炸类食物含脂肪量较多，吃后不容易消化吸收，容易引起腹胀、腹痛和腹泻。另外，长期食用油炸类食物，易增加患癌的风险。

3.油炸类食物易耗损阴液，能增加内火。中医观点认为，痛风与阳盛体质有关，食用此类食物会加重病情。

浓茶

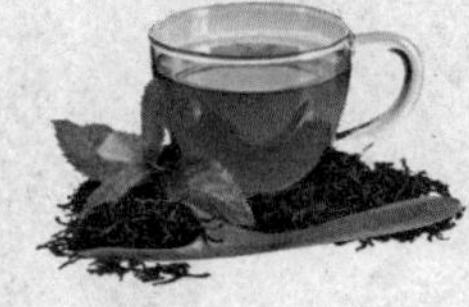

【Nongcha】

不宜喝浓茶的原因

1.浓茶中含有的大量的鞣酸，而鞣酸和食物中的蛋白质结合则生成不容易被消化吸收的鞣酸蛋白，易导致便秘的发生。不利于毒素的排出，痛风患者循环较差，饮用浓茶会使病情加重。

2.浓茶易阻碍铁的吸收。大量饮用浓茶，鞣酸与铁质的结合就会更加活跃，给人体对铁的吸收带来障碍和影响，易出现缺铁性贫血症状。

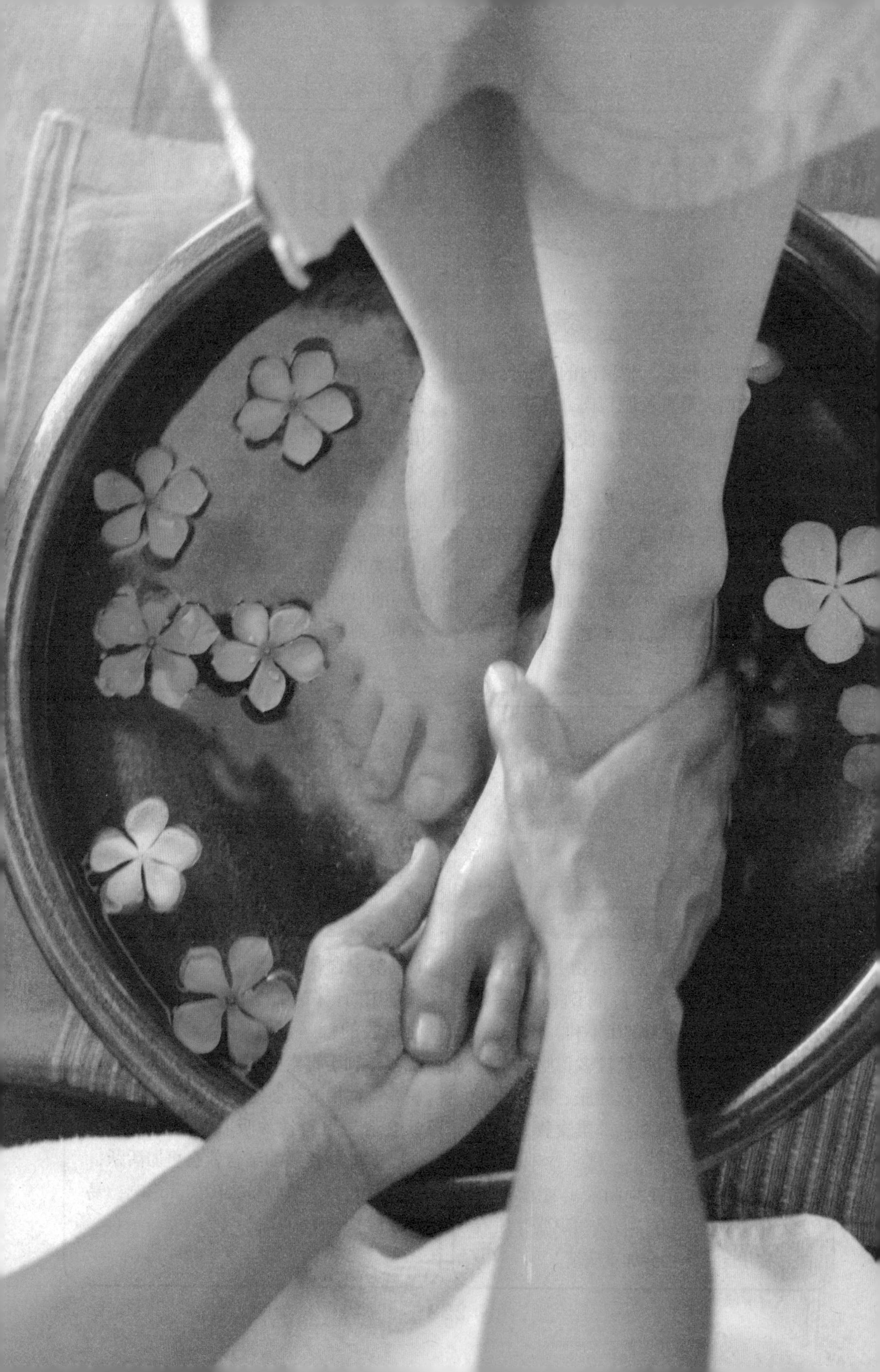

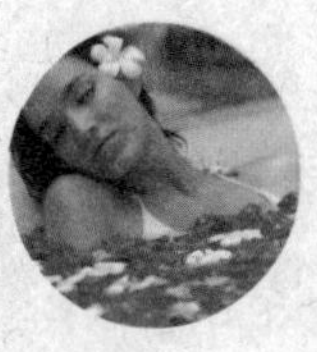

第四章

痛风的中医分型与常用治疗方法集锦

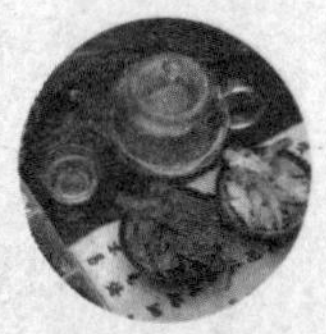

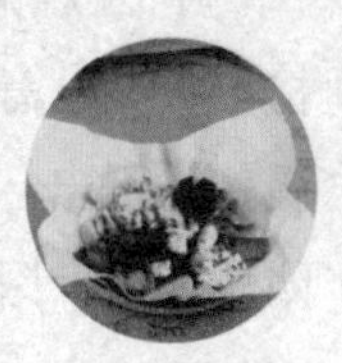

中医对痛风的认识最早见于《灵枢·贼风》篇，痛风的病位初期表现在肌肤、关节之经脉，继而侵蚀筋骨，内损脏腑。病的性质为本虚标实，以脾肾亏虚，脾运失调，脏腑蕴热为本，在出现症状之前即有先天脾肾功能失调。以湿浊、毒邪、痰瘀为标，病久不愈，损伤脾肾，致脾肾阳虚，浊阴毒邪内蕴，发为“关格”之变。历代中医所论及的“痛风”不同于西医风湿病学中的痛风，仅与痛风性关节炎有相似之处。根据疾病发展不同时期的临床表现，西医学所称的痛风可归属于中医的不同病名，如“痛痹”“历节”“脚气”等。从中医角度来讲，想要治愈痛风就要达到“除痛，排酸，通经，修复，活血”等全方位的综合治疗，才能从根本上解决痛风症状，控制病情。

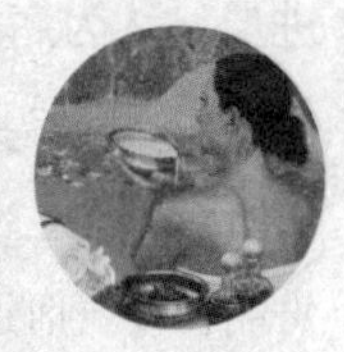

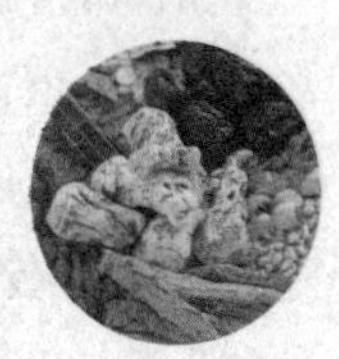

本章首先介绍了中医对痛风的认识与分型论治的一些理论知识，同时还对一些中医治疗痛风的方法，如针灸、药浴、热疗、沙疗、磁疗等内容进行了介绍，让读者真正弄懂痛风的中医保健要点。

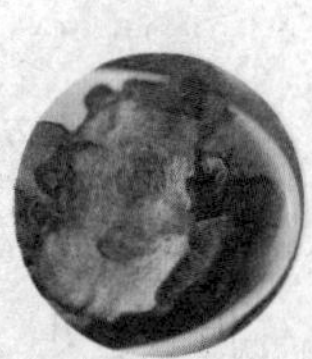

中医对痛风的认识与分型论治

◎历代中医所论及的痛风，不同于西医风湿病学中的痛风，仅与痛风性关节炎有相似之处。中医根据临床常见症状将痛风分为湿热蕴结、瘀热内阻、痰浊凝滞和肝肾阴虚四种类型。

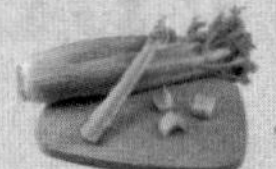
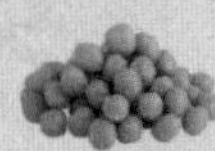
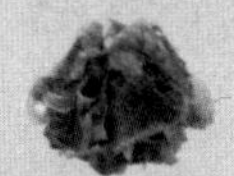

1 中医对痛风发病机制的认识

中医对痛风的认识最早见于《灵枢·贼风》篇，而“痛风”一词则由朱丹溪首先提出。《灵枢》对痛风的病因、诱因作了初步探讨，认识到痛风患者可以不因外感风寒之邪或其他邪气而突然发病。《金匮要略》则对痛风的认识有了更大的进展，认为痛风的形成，主要在于先天禀赋不足，脾肾功能失调，复因饮食劳倦、七情所伤等酿生湿浊，痰浊流注关节、肌肉、骨骼，致气血运行不畅；气血失畅，瘀血凝滞，痰瘀交结而致关节肿大畸形。

痛风的病位初期表现在肌肤、关节之经脉，继而侵蚀筋骨，内损脏腑。病的性质为本虚标实，以脾肾亏虚，脾运失调，脏腑蕴热为本，在出现症状之前即有先天脾肾功能失调。以湿浊、毒邪、痰瘀为标，病久不愈，损伤脾肾，致脾肾阳虚，浊阴毒邪内蕴，发为“关格”之变。

历代中医所论及的“痛风”不同于西医风湿病学中的痛风，仅与痛风性关节炎有相似之处。根据疾病发展不同时期的临床表现，西医学所称的痛风可归属于中医的不同病名，如“痛痹”“历节”“脚气”等。摘录原文如下：汉·张仲景《金匮要略》记载：“寸口脉沉而弱，沉即主骨，弱即主筋；沉即为肾，弱即为肝。汗出入水中，如水伤心，历节黄汗出，故名历节。”“盛人脉涩小，短气，自汗出，历节痛，不可屈伸，此皆饮酒汗出当风所致。”唐·王焘《外台秘要》中记载：“大多是风寒暑湿之毒，因虚所致，将摄失理……昼静而夜发，发时彻骨绞痛。”元·朱丹溪《格致余论》就曾列痛风专篇，云：“痛风者，大率因血受热已自沸腾，其后或涉水或立湿地……寒凉外搏，热血得寒，汗浊凝滞，所以作痛，夜则痛甚，行于阳也。”明·张景岳《景岳全书·脚气》中认为，外是阴寒水湿，令湿邪袭人皮肉筋脉；内由平素肥甘过度，湿壅下焦；寒与湿邪相结郁而化热，停留肌肤……病变部位红肿潮热，久则骨蚀。清·林佩琴《类症治裁》：“痛风，痛痹之一症也……初因风寒湿郁痹阴分，久则化热致痛，至夜更剧。”

中医对痛风病因与发病机制的认识有以下几方面：

（1）素体阳盛，脏腑蕴毒：脏腑积热

是形成毒邪攻入骨节的先决条件。积热日久，热郁为毒是发生本病的根本原因。

（2）湿热浊毒，留注关节：湿热浊毒，根于脾胃，留滞经脉，壅闭经络，流注关节，若正虚邪恋，湿毒不去，循经窜络，附于骨节，形成痰核，坚硬如石。所以，湿热浊毒是形成痛风石的主要原因。

（3）脾虚为本，湿浊为标：素体脾虚加之饮食不节，损伤脾胃，运化失调，酿生湿浊，外注皮肉关节，内留脏腑，发为本病。

（4）外邪侵袭：外邪留滞肌肉关节致气血不畅，经络不通，不通则痛，久则可致气血亏损，血热致瘀，络道阻塞，引起关节肿大、畸形及僵硬。

痛风的临床表现比较复杂，很难用一个中医病名统括起来，应根据疾病不同发展阶段的主要矛盾来灵活掌握。多以急、慢性关节炎为主要临床表现。关节肿痛以足部为甚，常以足部第一跖趾关节突发肿痛为首发症状，即所谓“独足肿大”“脚肿如脱”。此乃痛风与痰湿相关，而痰湿为阴邪，有流注下趋之性。

另外，痛风尚有昼静夜发，发作时关节疼痛剧烈的特点，正所谓“其疾昼静而夜发，发则彻髓，酸痛乍竭”。急性期主要表现为急性痛风性关节炎，症见关节红肿热痛，应辨为湿热痹证；慢性期多属于寒湿痹证，若反复发作，可引起关节畸形。尿酸盐沉积于肾间质及肾小管，引起肾小管－间质病变，这是痛风肾病的特征，因此，在痹证基础上，又可根据主要表现归属于水肿、虚劳等范畴，严重的可发展为“关格”。

2 中医对痛风的分型论治

中医根据临床常见症状，将痛风分为湿热蕴结、瘀热内阻、痰浊凝滞和肝肾阴虚四种类型，然后分别辨证论治。

1.湿热蕴结型

【病因病机】多因嗜食肥甘厚味，湿热蕴结，痹阻经络。

【临床表现】发热口渴、头重脚轻、心悸心烦、关节红肿、疼痛剧烈、局部灼热、便秘尿黄、舌质红、苔黄腻、脉滑数。

【治则】清热利湿、活络散结。

【方药】薏苡仁汤加减。薏苡仁30克、泽泻12克、滑石20克、白术20克、丹皮15克、栀子10克、黄柏10克、金银花12克、连翘12克、生地黄15克、防风12克、威灵仙20克、延胡索15克、忍冬藤15克、土茯苓30克、车前子15克。水煎服，每日1剂。

加减：病及上肢加桂枝12克、海风藤15克；病及下肢加独活12克、牛膝15克；恶寒发热加麻黄10克、桂枝6克；便秘加桃仁12克、大黄10克。

2.瘀热内阻型

【病因病机】多因病邪缠绕，瘀热互结，阻滞经络。

【临床表现】关节痛如针刺刀割，固定不移，局部肿胀变形，屈伸不利，皮色暗紫，出现结节聚块，舌质紫暗或有瘀斑，苔薄黄，脉弦涩或沉涩。

【治则】化瘀散结、泻浊通络。

【方药】桃红四物汤加减。桃仁12克、

红花12克、当归24克、川芎12克、丹皮10克、栀子10克、车前子12克、金银花15克、败酱草15克、乳香10克、没药10克、土茯苓30克、鸡血藤15克、透骨草15克、穿山甲10克、乌梢蛇20克。水煎服，每日1剂。

加减：气虚者加黄芪30克、白术15克；老年肾亏者加山萸肉25克、枸杞子25克、杜仲15克。

3.痰浊凝滞型

【病因病机】多因久病伤气，脾虚失运，痰浊内阻。

【临床表现】关节肿胀、畸形、僵硬，活动受限，局部出现较大结节聚块，甚者溃烂，流出膏脂状物；颜面虚浮、头晕目眩、舌淡胖苔白腻、脉沉缓而滑。

【治则】健脾益气，祛痰化浊。

【方药】六君子汤加减。党参15克、黄芪30克、白术20克、青皮12克、半夏10克、薏苡仁30克、白芥子10克、菝葜15克、土茯苓30克、车前子15克、泽泻10克、山药20克。水煎服，每日1剂。

加减：局部结节破溃加败酱草30克、白芷15克、白及20克；腹鸣泄泻加五味子10克、吴茱萸12克、扁豆15克。

4.肝肾阴虚型

【病因病机】多因病程迁延，肝肾阴亏，虚火内扰。

【临床表现】关节肿胀，隐隐作痛，昼轻夜重，病久屡发，局部关节畸形、筋脉拘急、屈伸不利、步履不便、肌肤干涩、面色晦暗、颧红口干、头晕耳鸣、腰膝酸软、盗汗遗精、舌边发红少苔、脉细数。

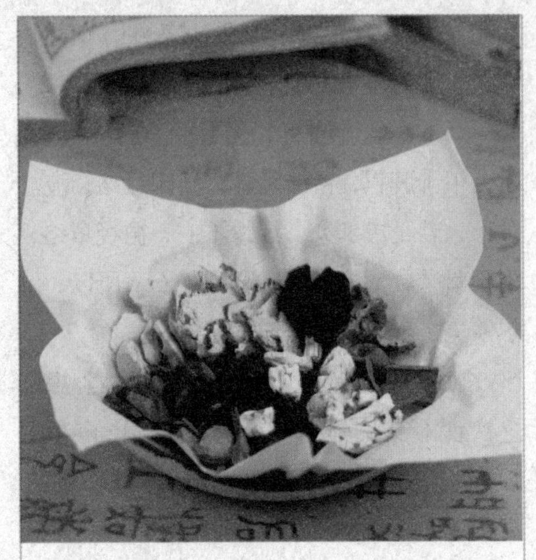

◎痛风也有中医分型，针对不同的分型使用不同的中药进行治疗和调理

【治则】滋阴降火，益精填髓。

【方药】杞菊地黄汤加减。熟地黄30克、山萸肉20克、淮山药15克、丹皮12克、白芍15克、泽泻10克、枸杞子20克、菊花12克、秦艽15克、金樱子30克、杜仲15克、续断15克、威灵仙15克、海风藤15克、菝葜15克、虎杖30克、土茯苓30克、车前子15克。水煎服，每日1剂。

加减：关节红肿甚者，加黄柏12克、知母12克、地龙10克；腹鸣泄泻者，加扁豆15克、五味子10克、补骨脂10克。

3 中医对痛风的分期治疗

中医学对每一时期痛风的诊治要点包括以下几个方面。

注重利湿化浊。痛风因湿浊之邪为患，湿性重浊黏腻，久治难愈，各期证候无论寒热虚实均兼挟湿邪。因此，治疗应以化湿法贯穿于始终，时刻注意使用化湿之药物。

提倡活血化瘀。痛风各期病人均可表现血分症状，急性期宜凉血活血，慢性期宜化瘀散结，肾病期则应行血祛瘀。在各期施治时勿忘活血化瘀的治疗原则，添加活血化瘀之药，可以增加疗效。

启用虫类中药。痛风易反复发作，久治难愈，久病则病邪入经阻络，痰瘀凝结成滞；尤其是慢性期或肾病期结节形成，一般药物难以迅速见效，此时，如加入虫类药，如全蝎、蜈蚣、僵蚕、地龙、穿山甲、乌梢蛇等，可起到搜邪祛风、通经活络、破结软坚之功，提高痛风治疗效果。

中医根据痛风不同时期的临床表现，探索出一系列分期治疗的方法。

1.无症状期

早期痛风，是痛风的无症状期。无症状期的早期痛风症状并非真是没有症状反应的，大多数这个阶段的痛风病人所表现具有标志性的痛风病就是尿酸偏高现象。而血尿酸高的反应并不会影响到患者的正常生活，因此才不会有明显症状反应。

笔者在此推荐几个简单易做的食疗方：

（1）山慈姑蜜。

【原料】山慈姑3～6克、蜂蜜适量

【做法】山慈姑煎汁，加适量蜂蜜调服。

【功效】山慈姑性寒，清热散结、化痰解毒。山慈姑含有秋水仙碱等成分，适用于温热型的急性痛风发作期，但肾虚体弱者慎用。

（2）土茯苓粥。

【原料】土茯苓10～30克、生米仁50克、粳米50克

【做法】先用粳米、生米仁煮粥，再加入土茯苓（碾粉）混合均匀，煮沸食用。

【功效】土茯苓性味甘、淡、平，可清热解毒、除湿通络。土茯苓可增加血尿酸的排泄，适用于痛风的防治。

（3）防风薏米粥。

【原料】防风10克、薏苡仁10克

【做法】水煮至米熟，每日1次，连服1周。

【功效】清热除痹，主治湿热痹阻型痛风。

（4）赤小豆粥。

【原料】赤小豆30克、白米15克、白糖适量

【做法】先煮赤小豆至熟，再加入白米熬粥、加糖。

【功效】清热利湿，主治痹阻型痛风。

（5）赤豆薏仁粥。

【原料】赤小豆50克、薏苡仁50克

【做法】将两者熬成粥服用，每日一剂。

【功效】补益脾胃、利尿渗湿，有促进尿酸排出的作用。

（6）桃仁粥。

【原料】桃仁15克、粳米160克

【做法】先将桃仁捣烂如泥，加水研汁、去渣，再将其与粳米同煮为稀粥，即可食用。

【功效】活血祛瘀、通络止痛，主治瘀血瘀浊痹阻型痛风。

（7）南瓜黑米粥。

【原料】南瓜200克、黑米150克、大枣60克

【做法】南瓜洗净切片，黑米、大枣洗净，同入锅内，煮至成粥，分次服用。

【功效】利尿渗湿、补益肝肾，对预防和治疗痛风有帮助。

（8）香菜鲜茅根饮。

【原料】鲜茅根（去芯）30克、飞滑石30克

【做法】鲜茅根洗净后，用刀背轻轻敲扁，去除硬芯；滑石用布包，两者一起放入保温杯中，以沸水冲泡30分钟，代茶饮。

【功效】鲜茅根，清热利尿、凉血、止血；滑石，利水通淋。可用于痛风合并肾结石。

（9）香菜汁。

【原料】香菜2根、卷心菜或生菜叶1片、胡萝卜1个、苹果1个、柠檬1/6个

【做法】用卷心菜或生菜包住其他材料（最好是掉片，切成适当大小），再放进榨汁机就可以了。

【功效】清热利湿、降血压，还可帮助排便。

（10）鲜芹苹果汁。

【原料】鲜芹菜250克、苹果150克

【做法】将鲜芹菜放入沸水中烫2分钟，切碎，与苹果绞汁，每次1杯，每天2次。根据上述香菜的制作要领，可以用来制作各种适合自己口味的独创的蔬菜汁。

【功效】和胃止呕、降血压、平肝、镇静，可预防痛风发作。

痛风患者不仅可以采用本书第二章中的食疗方法，还能尝试使用本章第五节药浴疗法、针灸疗法、物理疗法，从而缓解或改善痛风症状。

2.急性期

【临床表现】痛风急性期多表现为关节红肿热痛、口干舌燥、面红目赤、大便干结、排尿黄赤、舌红苔黄腻、脉滑数或弦数。

【治则】治宜清热解毒、利湿、通经活络、止痛。

【方药】四妙散合五味消毒饮加减。黄柏12克、黄芩12克、栀子12克、茵陈15克、苍术10克、薏苡仁30克、茯苓20克、蒲公英12克、紫花地丁10克、天葵10克、威灵仙10克、络石藤15克、赤芍12克、金银花10克。水煎服，每日1剂，并随症加减。

3.间歇期

【临床表现】痛风间歇期多表现为关节疼痛停止、疲倦乏力、少气懒言、四肢困重、舌红苔白腻、脉沉细。

【治则】治宜益气活血、利湿通络。

【方药】四妙散合四君子汤加减。黄芪20克、党参15克、茯苓15克、薏苡仁20克、白术12克、防风12克、厚朴12克、陈皮10克、桑寄生15克、牛膝12克、当归15克、白芍10克。水煎服，每日1剂，随症加减。

4.慢性期

【临床表现】痛风慢性期多表现为关节僵硬、畸形，疼痛时时发作，活动不利，皮下出现结节，疲倦乏力，舌淡红或

有瘀斑，脉细。

【治则】治宜活血化瘀、补益肝肾。

【方药】四妙散合独活寄生汤加减。独活12克、桑寄生15克、秦艽10克、防风10克、细辛3克、当归12克、川芎12克、丹皮10克、桃仁12克、红花10克、薏苡仁30克、全蝎6克、蜈蚣6克、乌梢蛇20克。水煎服，每日1剂，随症加减。

5.肾病期

（1）肾病期实证。

【临床表现】以湿热淋证为多见，表现为尿频、尿急、腰痛、尿痛、血尿及排尿困难，尿中时有砂石排出。舌红苔黄腻，脉滑数为主证。

【治则】治宜利尿通淋、排石止痛。

【方药】三金排石汤加减。金钱草15克、海金沙30克、鸡内金15克、茵陈15克、滑石15克、萆薢10克、猪苓12克、茯苓12克、泽泻10克、白术12克。水煎服，每日1剂，随症加减。

（2）肾病期虚证（肝肾阴虚）。

【临床表现】肝肾阴虚以头晕耳鸣、腰膝酸软、低热口干、舌红少苔、脉细数为主证。

【治则】治宜滋补肝肾、养阴生津。

【方药】六味地黄汤加减。熟地黄15克、山萸肉12克、山药15克、泽泻10克、丹皮10克、茯苓12克、杜仲15克、桑寄生15克、狗脊 10克、牛膝12克、续断12克。水煎服，每日1剂，随症加减。

（3）肾病期虚证（脾肾气虚）。

【临床表现】脾肾气虚以疲倦乏力、少气懒言、畏寒肢冷、食欲不振、舌淡苔薄脉细为主证。

【治则】治宜补气健脾、益肾填精。

【方药】保元汤加减。党参15克、黄芪30克、附子10克、肉桂10克、山药12克、茯苓12克、白术12克、当归10克、川芎10克、薏苡仁15克、陈皮10克、甘草5克。水煎服，每日1剂，随症加减。

（4）肾病期虚证（气阴两虚）。

【临床表现】气阴两虚以腰膝酸软、头晕耳鸣、疲倦乏力、口渴、舌淡脉细为主证。

【治则】治宜益气养阴。

【方药】参芪地黄汤加减。党参15克、黄芪20克、白术12克、山药15克、薏苡仁15克、枸杞子12克、熟地黄12克、白芍12克、山萸肉10克、当归10克、川芎10克、茯苓12克、泽泻10克。水煎服，每日1剂，随症加减。

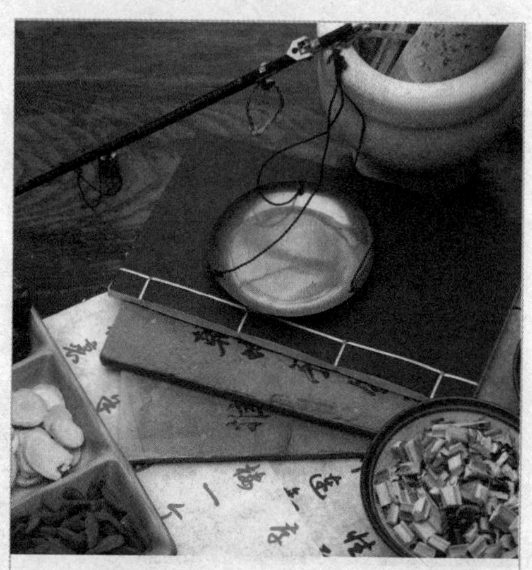

◎中医根据痛风不同时期的临床表现，还需要分期治疗

痛风的中医治疗方法集锦

◎从中医角度来讲，想要治愈痛风就要达到“除痛，排酸，通经，修复，活血”等全方位的综合治疗，才能从根本上解决痛风症状，控制病情。

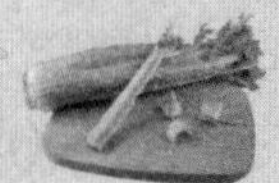
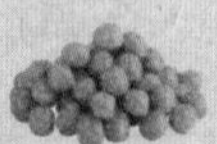
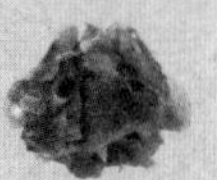

1 治疗痛风的药浴疗法

药浴，在中国已有几千年的历史。据记载自周朝开始，就流行香汤浴。所谓香汤，就是用中药佩兰煎的药水。从清代开始，药浴就作为一种防病治病的有效方法受到历代中医的推崇。

中医中，药浴法是外治法之一，即用药液或含有药液的水洗浴全身或局部的一种方法。药浴用药与内服药一样，亦需遵循处方原则，辨病辨证，谨慎选药，暨根据各自的体质、时间、地点、病情等因素，选用不同的方药，各司其属。煎药和洗浴的具体方法也有讲究：将药物粉碎后用纱布包好（或直接把药物放在锅内加水煎取亦可）。制作时，加清水适量，浸泡20分钟，然后再煮30分钟，将药液倒进浴盆内，待温度适度时即可洗浴。在洗浴中，其方法有先熏后浴之熏洗法，也有边擦边浴之擦浴法。

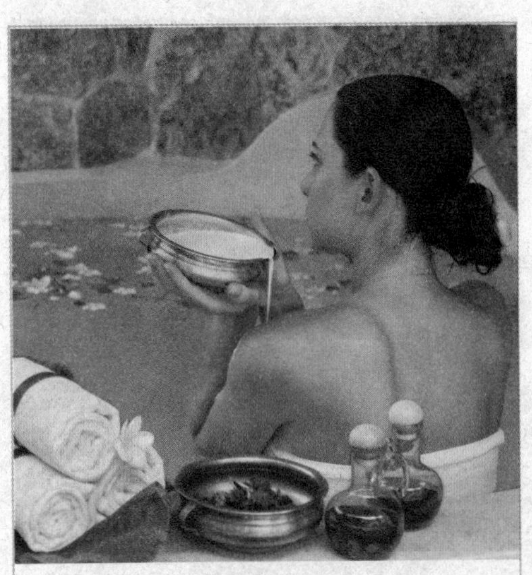

◎中医在治疗疾病上也采用药浴疗法，药浴在中医中是外治法之一

药浴作用机理概言之，系药物作用于全身肌表、局部、患处，并经吸收，循行经络血脉，内达脏腑，由表及里，因而产生效应。药浴洗浴，可起到疏通经络、活血化瘀、随症加减、清热解毒、消肿止痛、调整阴阳、协调脏腑、通行气血、濡养全身等养生功效。现代药理也证实，药浴后能提高血液中某些免疫球蛋白的含量，增强肌肤的弹性和活力。

综上所述，药浴疗法对痛风的治疗与缓解也有特殊效果，患者不妨尝试以下方法：

1.祛风活血方

【药物组成】羌活9克、独活9克、桂枝9克、当归12克、荆芥9克、防风9克、秦艽9克、路路通9克、川红花9克

【功效主治】本方祛风活血、通络止痛；主治风湿阻滞，关节、肌肉、筋络酸痛，活动限制。

【用法用量】煎水熏洗患处，每日2～3次。

2.猕猴桃淋蘸方

【药物组成】猕猴桃、白蒺藜、苍耳子、海桐皮、柳树虫末，商陆、蓖麻叶茎、水荭各500克，麻叶1把

【功效主治】本方清热祛湿、通络止痛；主治风毒攻手足、疼痛赤肿、行立不得，皮肤如小虫行。

【用法用量】以水适量煎，去渣取汁，淋洗痛处。

3.五枝汤

【药物组成】桑枝、槐枝、椿枝、桃枝、柳枝各30克，麻叶1把

【功效主治】本方舒筋活络止痛；可治一切风湿筋骨疼痛。

【用法用量】煎水去渣取汁，淋洗，不可见风。

4.热痹沐浴方

【药物组成】桑枝500克，络石藤200克，忍冬藤、鸡血藤、海桐皮各60克，荟草100克，海风藤100克

【功效主治】本方清热活血、通络止痛、祛风宣痹；主治关节红肿热痛的急性关节炎。

【用法用量】煎水沐浴。

5.五甘露汤

【药物组成】刺柏、烈香杜鹃、冷蒿、麻黄、水柏枝各100克

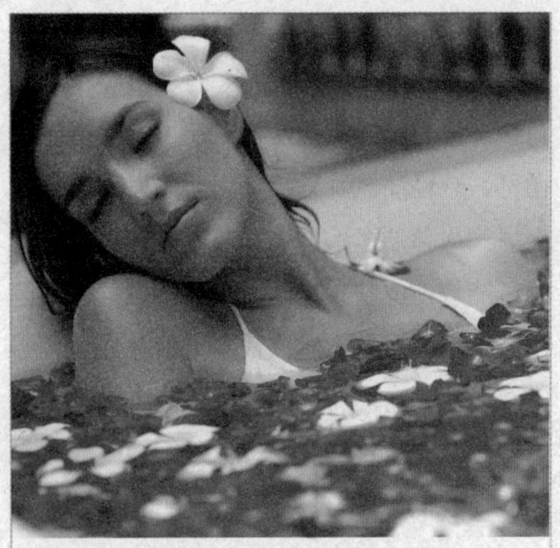

◎药浴即用药液或含有药液的水洗浴全身或局部的一种方法

【功效主治】本方发汗解表、清热解毒、透疹；主治风湿性关节炎、类风湿性关节炎、痛风、偏瘫、皮肤病。

【用法用量】捣碎煎汤，水温40℃浸泡全身或患病部位，每日2次，每次20分钟。

6.瑶族药浴

【药物组成】透骨草、钩藤、泽兰、淫羊藿、蛇床子、牛膝各50克

【功效主治】本方温脏壮阳，逐瘀通经，利水通淋，祛风除湿；主治肾阳虚证，肝肾不足，跌打损伤，肝肾腰痛，风湿痹痛，久痹腰膝酸痛乏力，妇科经产诸证等。

【用法用量】煎水沐浴。

2 治疗痛风的针灸疗法

针灸可以加强人体对糖、脂肪和蛋白质的合成，让这些物质能更好地被酵解和吸收，进而降低血尿酸；可使血液中尿酸

含量降低，抑制血尿酸的合成；有调节生长激素的分子水平的功能，又有调节中枢神经对该部分重新控制的作用；还可以改善血液循环，减轻痛风并发症的发生、发展。但因痛风病人体质多偏弱，极易并发感染，针灸时可能灼伤皮肤，导致再次感染，且单一运用效果不明显，不能从根本上治疗痛风，所以一般作为治疗痛风的辅助手段。

1.针灸治疗痛风应注意的问题

（1）针灸治疗痛风有其适应证。

（2）肥胖型痛风患者效果好，而消瘦型效果差，但无论哪种类型的患者都不能依靠单独的针灸治疗。

（3）对各种急性重症并发症应慎用或禁用，对伴有关节、皮肤感染者应禁用。

（4）痛风病人体质多偏弱，正气多不足，极易并发感染，因此针灸部位必须进行严格的消毒，以防感染。

（5）针灸宜用悬灸法，以防灼伤皮肤引起感染。

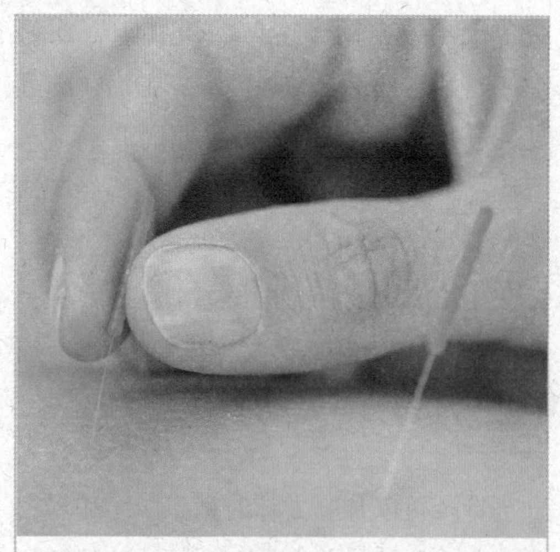

◎中医治疗痛风还可采用针灸的方法，使血液中尿酸含量降低

（6）如病人在接受针灸前已经服用降尿酸药，针灸时仍应该按原量服用，待病情改善后，再逐渐减量直到停用药物，切不可以用针灸疗法代替药物疗法。

（7）在针灸治疗期间，应控制饮食，配合食疗，每日坚持体育活动促进针灸疗效的发挥，使其见效更快。

（2）针灸治疗的方法

一般风寒湿痹宜针灸并用；风寒热痹则宜针不宜灸；正虚久痹以灸为宜。常用取穴，肩痛取肩贞及压痛点；腕痛取阳池、外关、合谷；肘痛取合谷、手三里、曲他；膝痛取膝眼、阳陵泉；踝痛取中封、昆仑、解溪、丘墟等。

（1）主穴取肾俞、气海俞、膀胱俞、关元、三阴交。配穴取离患部1～2寸阿是穴。

手法：用平补平泻，中等力量刺激。

（2）主穴取膏肓、胃俞、气海俞、大肠俞、中脘、关元、曲池、三阴交、足三里。配穴取患部周围穴。

手法：用平补平泻或者泻法。

（3）主穴取公孙、曲池、风市、外关、阳陵泉、三阴交、手三里。配穴取局部阿是穴。

手法：用平补平泻或者泻法。

（4）主穴取足三里、三阴交、丰隆。病在掌指或者指关节，配穴加外关、阿是穴；病在第一跖趾关节加大都、太白、太冲。

手法：急性期用提插捻转泻法，恢复期用平补平泻法。

3 治疗痛风的几种物理疗法

1.热疗法

热疗是最简单而便利的一种理疗方法，它最明显的效果是通过出汗，驱寒祛邪，使患者感觉舒服，因而被一般人理解为是一种“发散”疗法。热疗法分干热、湿热疗法两种。

（1）干热。

热灯是一种最普通的热疗方式，在家庭中也能应用。需要一个返光灯罩和250瓦的灯头，垂直照射患处，一般距离45厘米。稍微改变距离和高度，都可以影响能量的吸收。缺点是照射范围较小，有“热点”存在。

电热毯能减轻或缓解病人晨间关节僵直。对较长时间卧床的病人，在夜间或寒冷的日子使用，特别有价值。

电疗有中波电疗法、短波电疗法、超短波电疗法、间动电流疗法、微波电疗法、直流电药物离子导入疗法、干扰电流疗法等。当高频率的电流或声波通过组织时，能产生热量，集中在深层组织，不会引起皮肤灼伤或变色，热效率高，具有良好的松弛肌肉和止痛作用，因此，可用于深部组织热疗。但这些电疗需要较复杂的设备，以前一般在医院施行，但随着科技的发展，这些设备的集成化程度越来越高，价格也不贵，如痛风患者可以到医药公司购买小型的家用中频治疗仪配合药敷疗法，对于痛风的局部治疗具有消炎、消肿和镇痛的作用。身体内有金属物体，如弹片、金属的人工关节等不能采用各种电疗，因为金属是导电材料，使热量集中在它的周围，会烧伤周围组织。超短波和微波除了具有热作用外，还能使身体的带电颗粒产生快速震动，这种作用可使身体产生许多特殊变化，调整身体内部的机能，如超短波有增进内脏器官的功能，增加食欲和身体抗病能力，并具有良好的消炎作用。

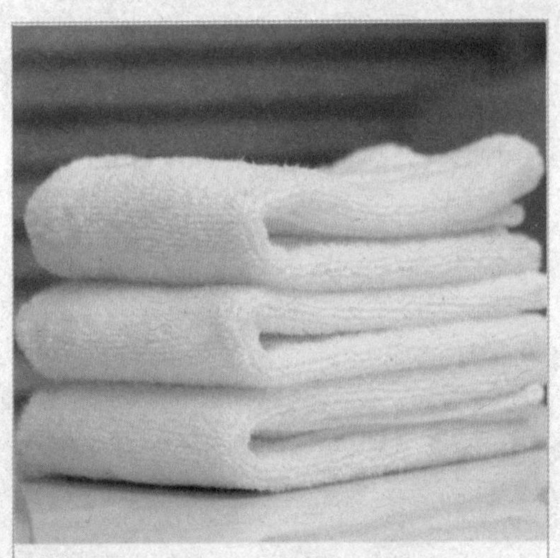

◎热疗是最简单而便利的一种理疗方法，可使用电热毯、毛巾等工具辅助

（2）湿热。

热敷用厚毛巾、毛毯或呢绒浸在热水中（约45℃）拧干，包裹在患处，周围可放数个热水袋，再盖干毛毯或厚毛巾，最后包一层蜡纸或塑料布，以防止热的迅速散发，可减少敷料的调换。每日做3次或更多次，每次持续15～60分钟，这种方法对于疼痛肿胀较明显的关节有很大治疗价值。热敷的方法还有很多，若加用一些相应的中草药，可提高疗效。

2.石蜡疗法

石蜡是从石油中蒸馏出来的一种比

热较大的副产品，其经过加热后作为导热体，涂敷于患处可以达到治疗目的。蜡疗对于痛风关节炎的慢性治疗期特别有用。

石蜡的治疗作用如下。

（1）温热作用：由于石蜡的比热大，导热系数低，保持时间长，蜡疗区局部皮肤毛细血管扩张，充血明显。蜡疗的热透入作用较深，可达皮下0.2～1.0厘米；蜡疗能增加局部甚至全身汗腺分泌，致使局部大量出汗。由于蜡疗具有较强而持久的热透入作用，故有利于血肿的吸收，加速水肿消退，并能增强网状内皮系统的吞噬功能，提高新陈代谢，故有消炎作用。由于石蜡含有油脂，对皮肤有滋润作用，能使皮肤柔软而富有弹性，故适合于由皮肤挛缩引起的关节功能障碍，如硬皮病。蜡疗能改善皮肤营养，加速上皮生长，促进骨的再生及骨痂形成，有利于皮肤创面溃疡和骨折的愈合。此外，蜡疗还有解痉、止痛作用。

（2）机械压迫作用：由于石蜡具有良好的可塑性及黏稠性，能与皮肤紧密接触。在冷却过程中，其体积缩小，对皮肤及皮下组织可产生柔和的机械压迫作用，既可防止组织内淋巴液和血液渗出，又能促进渗出物的吸收。

蜡疗可以在家中做，将温度在53～56℃的医用石蜡500克，装在铝制或搪瓷茶盘内，用小火使蜡完全熔化，让它逐渐降温。为了使蜡块表面和底层差不多同时凝固，可以往盘内加一些凉水，水比蜡重，水就流到盘底。等到表层和底层的蜡差不多凝固后，即成了一个外周已凝固而中心还是熔化状态的“蜡饼”。这时，把水倒掉、擦干，把“蜡饼”倒在塑料布或橡皮布上，将“蜡饼”迅速裹在需要治疗的部位，外用毛毯保温30～60分钟。石蜡很易剥下。如局部有少许水，应擦干。石蜡可以反复使用。

3.推拿疗法

推拿是医生运用双手在人体一定部位，施以不同手法以进行治疗的方法。推拿疗法治疗痛风是多方面综合作用的结果。推拿，可以提高病人的新陈代谢，降低血尿酸，活血止痛。可反射性提高人体的免疫功能，达到扶正祛邪的作用，对痛风有较好的防治作用。

但痛风关节炎患者在急性发作时，局部红肿充血十分明显，组织的炎症反应也很剧烈，不适宜再接受外界的刺激性治疗。推拿可使局部的血流量增加及温度略升，因而加重充血，使炎症疼痛更加严

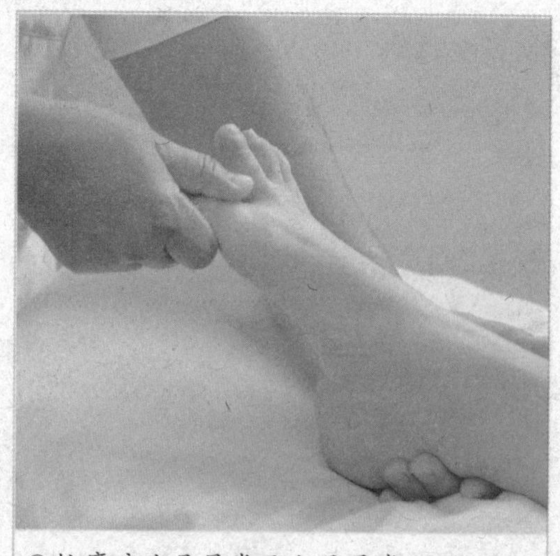

◎按摩疗法是最常见也是最常用的一种中药理疗手法，对痛风有一定作用

重，所以此方法不可取。

4.磁疗法

痛风的发生、发展与社会、心理、饮食及活动等因素有关，因此单靠药物治疗难以取得满意疗效，常需配合多种疗法，磁疗也常常被用来治疗痛风，其疗效因人而异。

利用外界磁场作用于人体，以达到治疗疾病和康复的目的，称为“磁疗法”。磁疗法属于理疗方法之一，也是治疗痛风及其并发症的方法之一。例如，用磁盘贴敷于足部脏腑反射区，可以增加局部血流量，促进新陈代谢，使血尿酸下降；磁疗还可改善睡眠状态，延长睡眠时间，使痛风病人保持镇静，以利于控制病情。用电磁按摩器治疗可以疏通经络，调和血气，增加血液循环，促进新陈代谢；还可使硬化的血管软化，止痛，防止或延缓痛风病变。临床上可在医生指导下，针对病情选用磁疗方法，作为辅助治疗。

但痛风病人有关节或皮肤溃烂、出血或体质极度衰弱者不宜用磁疗。

5.泡脚疗法

泡脚是运用中草药水高温泡脚，是现代常见的一种保健方式，对痛风初发病人可以使用。对有结石的痛风病人，泡脚容易使皮肤软化，容易破溃引起感染，严重的可导致患病部位溃烂，专家建议那些皮肤溃烂、有痛风石的病人不要泡脚。

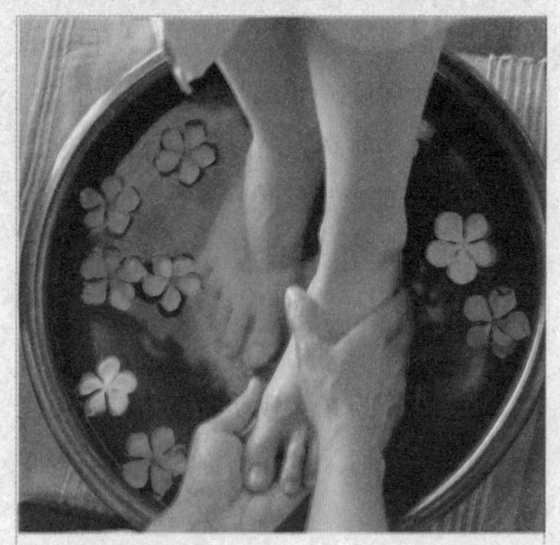

◎对于痛风初发病人，可以采用中草药水高温泡脚的方法来进行调理

6.沙疗法

痛风除少部分由遗传缺陷引起外，绝大部分与社会、心理、饮食及活动等后天因素有关，因此痛风病人必须长期不懈的坚持自我保健。于是很多人想到了用热沙疗法作为治疗痛风的辅助疗法。

以天然热沙外用促进人体某些疾病康复的方法，称为“热沙疗法”，简称沙疗。它具有日光疗法、空气疗法、热疗与局部按摩疗法及磁疗的综合作用，通过活血化瘀、除湿通络、扶助正气而起康复作用。当痛风病人出现风湿痹阻、筋骨麻木、疼痛、腰痛、皮肤病及脾胃虚弱时，均可应用沙疗。但沙疗毕竟属于热疗，凡肝阳上亢、阴虚火旺及心悸怔忡者忌用，以免加重病情。另外，沙疗时也应注意不良反应，皮肤溃烂者忌用。同时沙疗后应注意皮肤卫生，及时洗澡，以免感染。

 4 治疗痛风的单方、验方、偏方

痛风是远在古代就有的一种疾病，公元前5世纪，医学之父希波克拉底就有关于

痛风临床表现的记载。11世纪人类用Gutta一词来表示痛风，Gutta是拉丁文，为“一滴”之意。当时认为痛风是由体内毒素造成的，Gutta的意思就是一滴一滴的毒素进入关节造成疾病。13世纪“Gutta”衍生为“Gout”，而且一直使用至今。

古代的帝王将相、达官显贵，终日山珍海味，吃喝玩乐，致使痛风的发病率很高。所以，当时又把此病称为“帝王贵族病”“富贵病”。古人不知道痛风是什么原因造成的，也没有很好的治疗方法，只能尝试用禁欲、针刺、放血、冲凉水或泻剂来治疗。后来发现，痛风是欧美各国的一种常见病。据有关专家统计，发病率在0.31%左右，相当于癌症的发病率。过去认为，东方人患此病比较少，但事实证明，近年来其发病率在逐年上升。痛风正成为一种极为常见的疾病。

我国近年来痛风患者逐年增多，主要是由两方面原因造成的。一方面由于医疗条件的改善及医务人员对痛风认识的提高，使被漏诊和误诊为风湿性关节炎、类风湿性关节炎、丹毒、骨关节炎、结核性关节炎、感染性关节炎的痛风能得到及时诊断；另一方面，随着生产方式的改进，体力劳动的强度有所减轻，人民生活水平不断提高，饮食结构发生了改变，由传统的碳水化合物及蛋白质含量较低食品，转变为蛋白质含量较高的食品，加上部分人缺乏适当的体力活动，使体重超过标准，痛风的发病率也有较显著的增高。在以前，痛风患者多为干部、高管精英、经理、教师、医生、工程师等，现在发现工人、农民也不在少数。据我国一组160例痛风患者的资料统计，干部、教师等脑力工作者有120人，占75%，工人、农民等体力劳动者40人，占25%。

这里收集了从古至今被人们认为有效的单方、验方、偏方，为大家提供参考。

（1）柳枝50克；水煎服，每日1剂。本方有祛风，利尿，止痛，消肿的功效；主治风湿痹痛，淋病，白浊，排尿不通，传染性肝炎，风肿，疔疮，丹毒，齿龋，龈肿。

（2）山慈姑30克；水煎服。用于痛风发作期。山慈菇中含有秋水仙碱，对痛风发作期的患者有一定止痛作用。

（3）土茯苓30克；水煎服。增加尿酸排泄，降低血尿酸。土茯苓可解毒除湿，通利关节，用于梅毒及汞中毒所致的肢体拘挛，筋骨疼痛，湿热淋浊，带下，痈肿，瘰疬，疥癣。

（4）威灵仙60克；水煎服。用于痛风缓解期。

（5）威灵仙研成细末，每日2次，每次15克。

（6）鲜生地黄150克，水煎服。服3~5日后停2日，再继续服用，此后间歇交替服用。

（7）虎杖250克，洗净后切碎，浸入低度白酒内，泡半个月左右，每日饮15毫升。

（8）钩藤根250克，加烧酒适量，浸1天后分3天服完，有理气、活血、止痛之功。

（9）凌霄花根（紫葳根）6~10克，浸酒或以酒煎服，有活血止痛之功。

（10）樟木屑1.5～2.5克，入水中煮开，趁热浸洗，每次40分钟，连洗7～10次。主治关节疼痛。

（11）仙茅根洗净后捣烂，外敷于红肿之关节表面，可消肿止痛。

（12）威灵仙根洗净后捣烂，外敷于红肿之关节表面，可消肿止痛。

（13）伸筋草、老鹳草各25克，水煎服。每日1剂。

（14）五加皮、徐长卿各25克，水煎服。每日1剂。本方可祛风湿、强筋骨；主治风湿痹痛、四肢拘挛、腰膝酸软。

（15）鲜五色梅根10～20克，青壳鸭蛋1枚，和水酒适量，炖1小时服用，有活血止痛之效。

（16）雷公藤根去皮15克、生甘草5克，煎水服用，每日1剂，14天为1疗程，适用于风寒湿痹者。

（17）稀莶草、臭梧桐各15克，煎水服用，每日1剂，14天为1疗程，适用于风寒湿痹者。

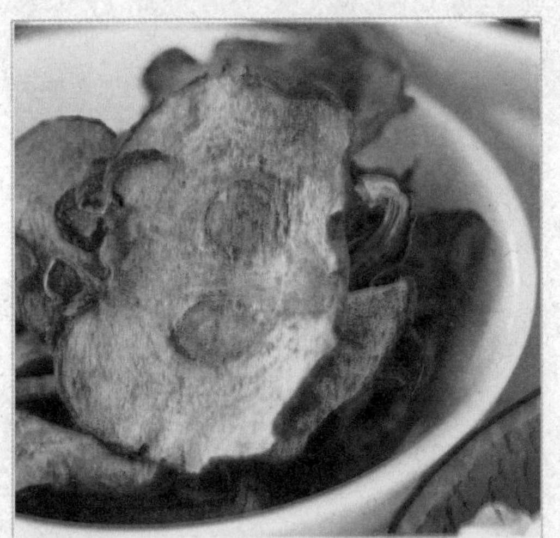

◎中药方剂有很多种，单方、验方、偏方等各种方剂都是由中药材组成的

（18）红花、白芷、防风各15克，威灵仙10克，酒煎服。主治痛风，四肢疼痛。

（19）金钱草30克，水煎服；可除湿退黄，通淋排石。

（20）虎杖15克，水煎服；可利胆退黄，活血祛瘀，清热解毒，泻下通便。孕妇慎用。

（21）独活5克，水煎服；可祛风湿，止痹痛。对于腰膝、腿足关节疼痛属下部寒湿重者颇有疗效。

（22）制川乌5克，水煎1小时后饮用。川乌有较强的祛风湿、散寒止痛作用，尚可治疗诸寒疼痛，但不宜多饮。

（23）蕲蛇研粉吐服，每次1.0～1.5克。蕲蛇有毒，但善祛风通络，能“内走内脏，外彻皮肤”，故人体内外风邪皆可用之，入风湿顽痹、麻木拘挛、风中经络口眼涡斜、半身不遂及麻风疥癣等。

（24）雷公藤研粉，内服每日1.5～4.5克；可祛风除湿、活血通络、消肿止痛，主治风湿痹痛。

（25）宣木瓜（皱皮木瓜）8克；水煎服；可舒筋活络，除湿和胃；主治风湿痹痛、筋脉拘挛、脚气肿痛、吐泻转筋。

（26）秦艽10克、忍冬藤10克；水煎服；可祛风湿，主治痛风之关节发热肿痛。

（27）秦艽、独活、桑寄生各10克；水煎服；可祛风湿，止痹痛；主治风寒湿痹、风邪初中经络。

（28）秦艽、防风、白芷、羌活各10克；水煎服；可祛风散邪；主治风邪初中经络，口眼涡斜。

（29）秦艽10克、防己5克，水煎服；可清热除痹，治湿热痹证、骨节烦痛。

（30）防己10克、黄芪15克；水煎服；可益气祛风，健脾利水，祛风止痛；主治湿热痹证。

（31）五加皮、宣木瓜、松节各10克，水煎服；本方可舒经活络；主治风湿痹痛、四肢拘挛、腰膝酸软。

（32）桑寄生、独活、秦艽、桂枝各10克，水煎服；可祛风湿、益肝肾、强筋骨，主治营血亏虚、肝肾不足之风湿痹痛、腰膝酸软、筋骨无力。

（33）狗脊、川续断、杜仲、桑寄生各10克，水煎服；可祛风湿、补肝肾、强筋骨，主治风湿痹痛、腰痛脊强、不能俯仰、足膝软弱等，主要用于治疗脊椎部位的风湿疾病。

（34）千年健10克；水煎服；因其有小毒，不宜多服。千年健具有祛风湿、舒筋活络、止痛、消肿等功效；主治风湿痹痛、肢节酸痛、筋骨痿软、跌打损伤、胃痛、痈疽疮肿等。但千年健不能应用于风湿痹痛属热证者；阴虚内热体质者不宜久服该药；阴虚内热者慎服。

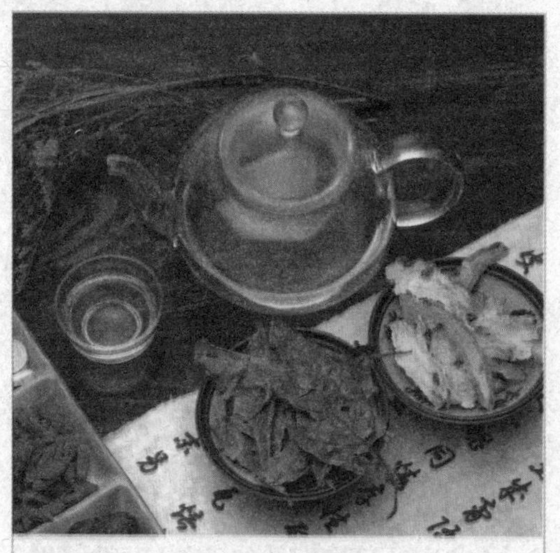

◎中医治疗痛风除了物理疗法外，最常用的方法就是用中药材煎汤

（35）路路通、秦艽、桑枝、海风藤、橘络、薏苡仁各10克；水煎服。本方可祛风活络，利水通经；用于关节痹痛，麻木拘挛，水肿胀满，乳少经闭。但月经过多者及孕妇忌用。

（36）丝瓜络、桑枝、忍冬藤、薏苡仁、地龙各10克；水煎服。本方有通经活络，解毒消肿的功效；主治拘挛、麻木、筋骨酸痛，经闭、睾丸肿痛，便血，崩漏，胸胁胀痛、乳汁不通等。

（37）丝瓜络、丹参各15克，橘络、薤白各10克；水煎服。本方治胸痹及心气痛 。

（38）老丝瓜络烧存性，研细。白糖拌服，每次2克，每日2～3次，温开水送服。本方治咳嗽多痰，胸胁痛。

（39）丝瓜络、鸡血藤、威灵仙各15克，忍冬藤24克；水煎服。本方治风湿性关节痛。

（40）丝瓜络10克，秦艽6克，红花4.5克，羌活3克；水煎服。本方治手臂痛。

（41）丝瓜络、怀牛膝各10克，桑枝、黄芪各30克；水煎服。本方治脑卒中后半身不遂。

（42）丝瓜络150克，白酒500毫升，浸泡7天，去渣饮酒，每次1盅，每日服2次。本方治关节疼痛。

（43）丝瓜络切碎，焙成焦黄，研末，

每日1个，分2次服，加黄酒少许冲服。本方治慢性腰痛。

（44）苍术15克、黄柏15克、蚕砂12克、木瓜10克、牛膝6克、丹参15克、白芍12克、桑枝12克、五灵脂9克、元胡15克、路路通15克、槟榔10克、茯苓15克、升麻3克、甘草3克，有祛风除湿、活血通络之功。

（45）怀牛膝15克，海桐皮15克，片姜黄15克，三棱12克，莪术12克，苏木15克，大腹皮12克，黑丑、白丑各10克，生甘草6克，水煎服。每日1剂。外敷：四虎散（《医宗金鉴》）加玄明粉、白胡椒共研细末，取少许撒在膏药上，敷贴患处。适用于慢性痛风性关节炎及痛风结节患者。

（46）珍珠莲根（或藤）、钻地风根、毛竹根、牛膝各30~60克，丹参30~120克，水煎服，兑黄酒。早晚空腹服，有祛风活血、通络止痛之功，主治慢性痛风。

（47）黄柏6克、威灵仙6克、苍术10克、陈皮6克、芍药3克、甘草10克、羌活6克，共为末服，有清热除湿、活血通络之功，主湿热型痛风。

（48）党参60克、白术60克、熟地黄60克、山药30克、海浮石30克、黄柏60克、锁阳15克、南星30克、龟板30克、干姜15克，共研末，粥糊为丸。每次9克，每日3次。可以补脾益肾、化痰散结，治气血两虚，痰浊痛风。

（49）乳香6克，桃仁10克，当归10克，地龙12克，五灵脂10克，牛膝10克，羌活10克，香附10克，甘草6克，水煎服。一日2次。

（50）威灵仙15克、羚羊角粉10克、苍耳子6克、白芥子6克，研细，黄酒调好，每日2次，每次5克。用于痛风缓解期。

（51）知母18克，生石膏30~50克（先煎），桂枝9克，甘草（炙）、粳米各6克，薏苡仁、防己、黄柏、牛膝各5克。水煎服。清热化湿、宣痹止痛，治湿热阻痹型痛风。

（52）凉血四物汤。当归、黄连、山栀、香附、槐花、川芎各3克，白芍、生地各6克，灯心草30茎。本方清热化瘀通络，治瘀热内郁型痛风。

（53）药用六君子汤。人参9克、白术9克、茯苓9克、炙甘草6克、陈皮3克、半夏4.5克。本方可化痰除湿、舒筋通络，治痰湿阻滞型痛风。

（54）熟地24克，山萸肉、干山药各12克，泽泻、牡丹皮、茯苓、枸杞、菊花各10克；加减；水煎服。可滋补肝肾、舒筋通络，治疗肝肾阴虚型痛风。

（55）当归、炒芍药、薏苡仁、麻黄、肉桂、甘草各10克，苍术（米泔浸，炒）20克，羌活、独活、防风、川乌、桂枝、川芎各5克；水煎服。本品祛风散寒，除湿通络，治疗风寒湿痹型痛风。

（56）当归、炒芍药、薏苡仁、麻黄、肉桂、甘草、姜黄各10克，苍术（米泔浸，炒）、羌活、桑枝各20克；水煎服。本品祛风胜湿，治疗以上肢游走痛为主的风寒湿痹型痛风。

（57）当归、炒芍药、薏苡仁、麻黄、肉桂、甘草、草乌各10克，苍术（米泔浸，炒）20克，细辛3克；水煎服。治寒邪偏胜，痛处不移的风寒湿痹型痛风。

（58）当归、炒芍药、薏苡仁、麻黄、肉桂、甘草、防己、木瓜各10克，苍术（米泔浸，炒）、土茯苓、萆薢各20克；治湿邪偏胜，关节肿胀，重着不利，以下肢为主的风寒湿痹型痛风。

（59）生石膏30克（先煎），知母、青蒿、秦艽、功劳叶各10克，甘草（炙）、粳米各6克，桂枝9克；水煎服。本品养阴清热，疏通经络；治疗风湿热痹型痛风兼见低热、口干、五心烦热。

（60）生石膏30克（先煎），知母、丹皮、生地、赤芍各10克，甘草（炙）、粳米各6克，桂枝9克；水煎服。本品凉血解毒，祛风除湿；治风湿热痹型痛风兼见关节周围出现红斑。

（61）知母18克，生石膏30克（先煎），银花、连翘、黄柏各10克，甘草（炙）、粳米各6克，桂枝9克；水煎服。本品清热解毒，祛风胜湿；治风湿热痹型痛风兼见发热、口渴、苔黄、脉数。

（62）知母18克，生石膏30克（先煎），甘草（炙）、粳米各6克，桂枝9克；水煎服。本方清热通络，祛风胜湿；治疗风湿热痹型痛风。

（63）知母18克，桑枝30克，生石膏30克（先煎），姜黄、威灵仙10克，甘草（炙）、粳米各6克，桂枝9克；水煎服。本品活血通络，祛风除湿；治风湿热痹型痛风，兼见关节肿大。

（64）桃仁、红花、川芎、当归尾、威灵仙各5克；煎好，加麝香少许冲服。本品养血活血，祛风化湿；治疗痰瘀痹阻型痛风。

（65）白芥子、僵蚕各10克，桃仁、红花、川芎、当归尾、威灵仙各5克；煎好，加麝香少许冲服。本品祛痰散结，祛风化湿；治疗痰瘀痹阻型痛风兼有皮下结节。

（67）乌梢蛇、全蝎、桃仁、红花、川芎、当归尾、威灵仙各5克；煎好，加麝香少许冲服。本品祛瘀搜风；治疗痰瘀痹阻型痛风兼见痰瘀久留。

（68）独活9克，桑寄生、杜仲、牛膝、细辛、秦艽、茯苓、肉桂心、防风、川芎、人参、甘草、当归、芍药、干地黄各6克；水煎服。本品祛风散寒，除湿蠲痹；治疗肝肾亏损型痛风。

（69）黄芪30克，川续断15克，独活9克，桑寄生、杜仲、牛膝、细辛、秦艽、茯苓、肉桂心、防风、川芎、人参、甘草、当归、芍药、干地黄各6克；水煎服。本品益气补肾，祛风散寒；治疗肝肾亏损型痛风兼见腰膝酸软无力甚者。

（70）独活9克，桑寄生、杜仲、牛膝、细辛、秦艽、茯苓、肉桂、附子、防风、川芎、人参、甘草、当归、芍药、干地黄各6克；水煎服。本品温阳散寒，祛风除湿；治疗肝肾亏损型痛风兼见关节冷痛明显者。

（71）鸡血藤、络石藤各20克，独活9克，桑寄生、杜仲、牛膝、细辛、秦艽、茯苓、肉桂心、防风、川芎、人参、甘草、当归、芍药、干地黄各6克；水煎服。本品养血通络，祛风除湿；治疗肝肾亏损型痛风兼见肌肤不仁。

（72）车前子15克、秦艽12克、威灵仙12克、川牛膝12克、忍冬藤15克、地龙10

克、黄柏10克、山慈姑12克、甘草6克，水煎服。每日1剂，随症加减。适用于痛风急性发作者。

（73）当归12克、牛膝12克、赤芍10克、丹皮10克、防风10克、松节15克、苍术10克、茯苓10克、忍冬藤12克、桂枝10克、枳壳10克、党参30克、甘草6克，水煎服。每日1剂，随症加减。适用于急性痛风伴气虚者。

（74）金钱草20克、薏苡仁30克、生石膏20克、泽泻10克、车前子15克、知母10克、黄柏10克、防己12克、地龙15克、赤芍10克、生地黄10克，水煎服。每日1剂，随症加减。适用于急性痛风湿热偏盛者。

（75）羌活10克、独活10克、防风10克、防己12克、松节12克、赤芍10克、炒白术15克、猪苓15克、葛根15克、茵陈20克、虎杖15克、当归15克、生甘草6克，水煎服。每日1剂，随症加减。适用于湿热痛风湿邪偏重者。

（76）熟地黄20克、茯苓15克、秦艽12克、归尾10克、丹皮10克、怀牛膝15克、防己12克、木瓜15克、续断12克、桑寄生12克，水煎服。每日1剂，随症加减。适用于痛风肝肾亏损者。

（77）苍术12克，黄柏12克，薏苡仁30克，土茯苓10克，羌活、独活各10克，川乌、草乌各12克，木通10克，生地黄15克，甘草6克，水煎服。每日1剂，随症加减。适用于痛风剧痛偏寒湿盛者。

（78）当归15克、牛膝12克、防风10克、防己12克、泽泻10克、钩藤12克、忍冬藤15克、赤芍12克、木瓜30克、老桑枝30克、甘草6克，水煎服。每日1剂，随症加减。适用于急性、慢性痛风性关节炎屈伸不利者。

（79）防己12克、赤小豆30克、黄柏10克、苍术10克、怀牛膝15克、地龙15克、薏苡仁30克、连翘12克、甘草6克，水煎服，每日1剂；外用：黄柏粉、大黄粉、黄芩粉各等份，用蜜水调匀，外敷患处关节。适用于痛风急性关节炎发作者。

（80）苍术10克、黄柏10克、防己12克、金钱草20克、地龙15克、薏苡仁30克、丹皮10克、乳香12克、没药12克、槟榔15克，水煎服。每日1剂。配合局部消毒后，以三棱针或7号注射针头深刺肿痛处，放血数滴。适用于急性痛风性关节炎关节肿痛者。

（80）苍术10克、厚朴12克、薏苡仁30克、牛膝12克、土茯苓20克、生地黄12克、生石膏20克、野菊花12克、山甲片15克，水煎服。每日1剂；外用：黄柏、大黄、山栀子各等份研末，水调后贴敷肿痛处。适用于急性痛风关节肿痛者。

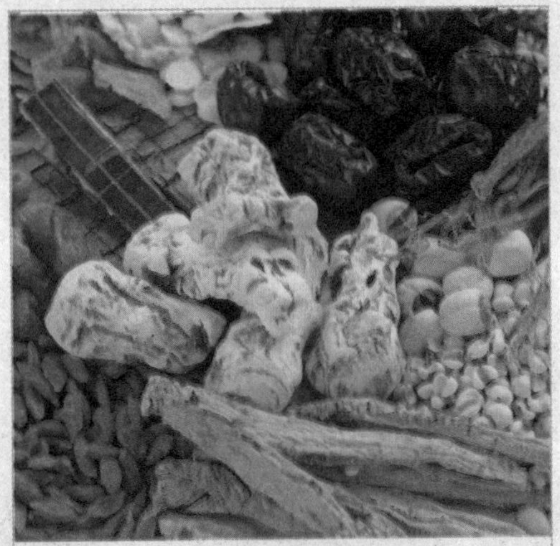

◎中药方剂可由多味药材组成，也可单独一味使用，还可内服外敷结合运用

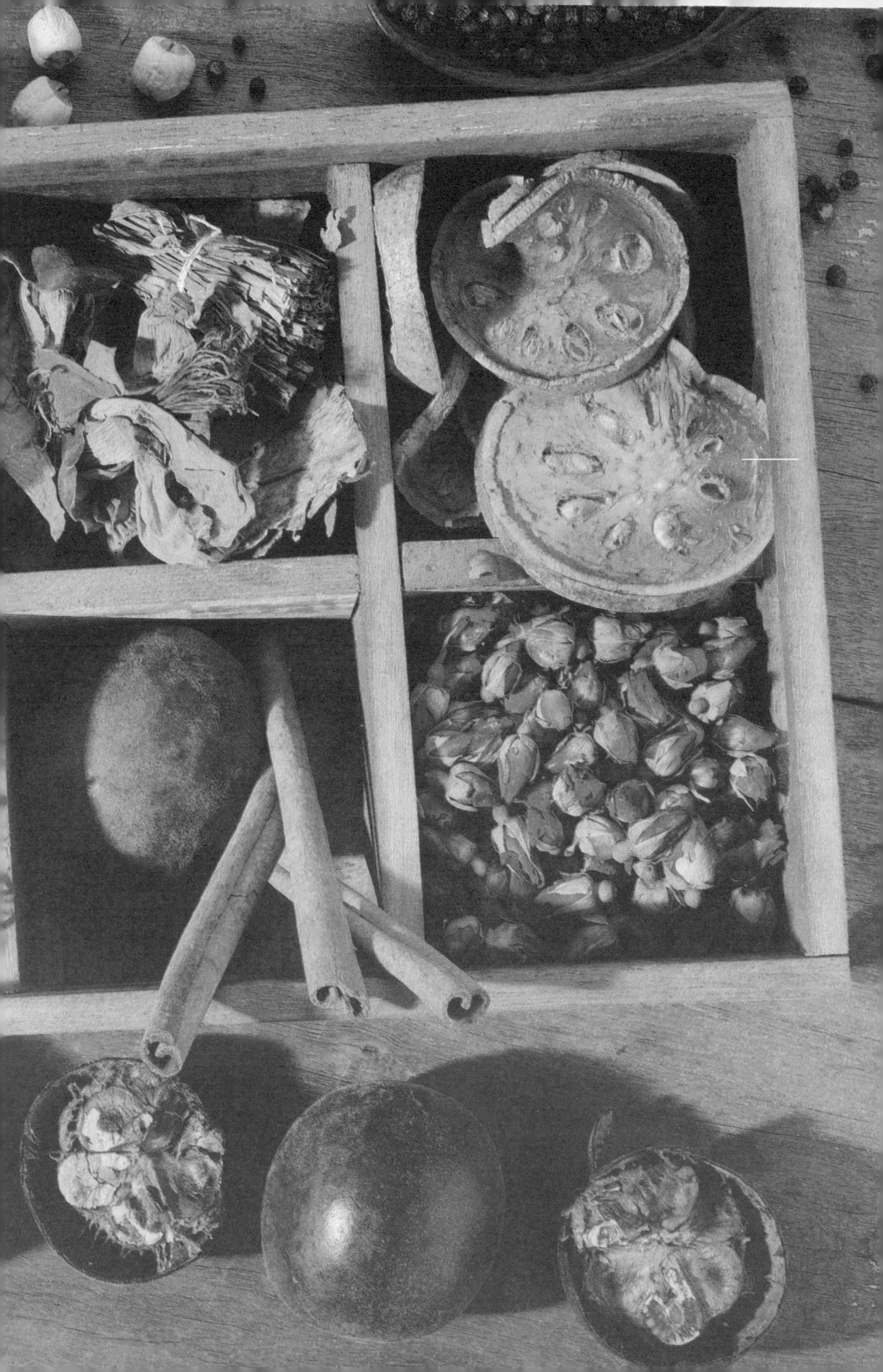

第五章

治疗痛风常用的

中药材与中成药

痛风的病位初期表现在肌肤、关节之经脉，继而侵蚀筋骨，内损脏腑。病的性质为本虚标实，以脾肾亏虚，脾运失调，脏腑蕴热为本，在出现症状之前即有先天脾肾功能失调。以湿浊、毒邪、痰瘀为标，病久不愈，损伤脾肾，致脾肾阳虚，浊阴毒邪内蕴，发为“关格”之变。

中医历来讲究“辨证论治”，中医根据痛风的病因，将痛风分为湿热蕴结、瘀热内阻、痰浊凝滞和肝肾阴虚四种类型。在治疗这些不同类型的痛风时，多采用中药材和中成药进行调理。中成药是以中药材为原料，经制剂加工制成各种不同剂型的中药制品，包括丸、散、膏、丹各种剂型，是我国历代医药学家经过千百年医疗实践创造、总结的有效方剂的精华。本章针对治疗痛风常用的中药材与中成药进行了介绍。

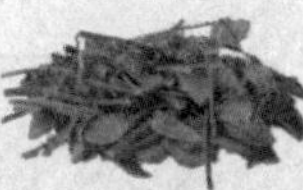
金钱草

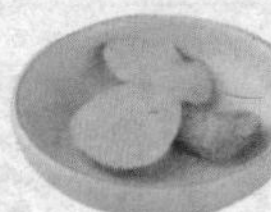
泽泻

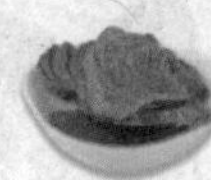
鸡血藤

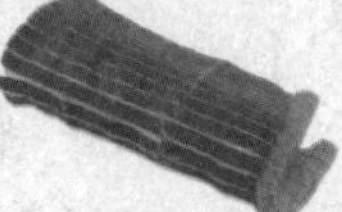
杜仲

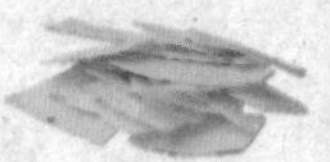
葛根

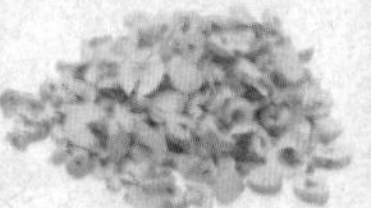
牡丹皮

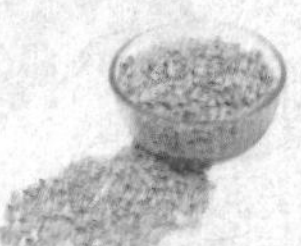
薏苡仁

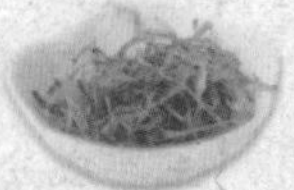
金银花

治疗痛风的常用中药材本草详解

山慈菇

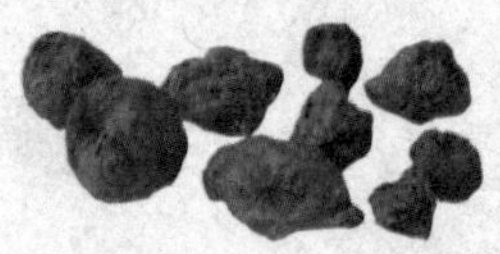

【别名】毛慈菇、冰球子。

【性味归经】性凉，味甘、微辛。归肝、脾经。

【主要成分】秋水仙碱。

功效主治

用于实热性痈肿，痈肿疔毒，瘰疬结核，无名肿毒。具有抗肿瘤、抗血栓形成、降压、抗菌作用。山慈菇中含有秋水仙碱，对痛风发作期有一定止痛作用。体质虚弱、正气不足者不宜使用。

选购保存

以质坚硬、难折断，断面灰白色或黄白色，闻之略有香气，口尝之味淡，带黏性的为佳。

保健指南

❶山慈菇10克，洗净稍浸泡，入锅加水煎煮取汁。药汁中加蜂蜜一勺，调匀服用，每日1剂。本品能解毒化痰，散结消肿。山慈菇含有秋水仙碱等成分，适用于湿热型急性痛风发作期的患者。

❷忍冬藤、车前子、山慈菇各15克，秦艽、威灵仙、川牛膝各12克，地龙、黄柏、甘草各10克；水煎服，每日1剂。

土茯苓

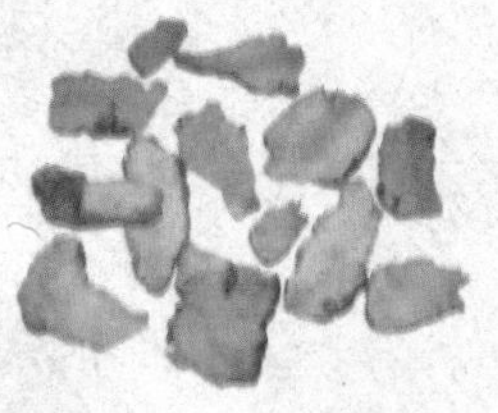

【别名】红土茯苓、刺猪苓。

【性味归经】性平，味甘、淡。归肝、胃经。

【主要成分】皂苷、鞣质、树脂、淀粉。

功效主治

能除湿、解毒、通利关节。用于梅毒及汞中毒所致的肢体拘挛，筋骨疼痛；湿热淋浊，带下，痈肿，瘰疬，疥癣。土茯苓服用安全，仅见有大剂量给药防治钩端螺旋体病时，少数病人出现恶心、呕吐症状的报道。长期使用土茯苓会造成或加重津亏液耗，出现口干等反应。

选购保存

以切面类白色至淡红棕色、粉性足、纤维少者为佳。置通风干燥处储存。

保健指南

❶土茯苓配金银花、甘草，或配合苍耳子、白藓皮、甘草，或配合忍冬藤、蒲公英、马齿苋、甘草，适用于晚期麻痹性痴呆患者。

❷当归、炒芍药、薏苡仁、麻黄、肉桂、甘草、防己、木瓜各10克，苍术（米泔浸，炒）、土茯苓、萆薢20克；水煎服。本方治湿邪偏胜，关节肿胀。

"气行则血行、血行风自灭"。治疗痛风应以养气、行血及固肾为主。祛风湿药以祛除肌表、经络、筋骨、关节的风湿，解除痹痛为主。

金钱草

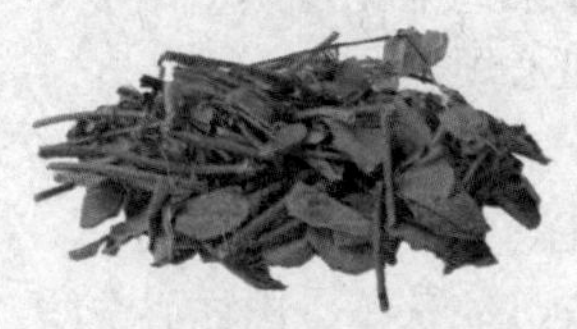

【别名】地蜈蚣。

【性味归经】性寒，味甘、淡。归肝、胆、肾、膀胱经。

【主要成分】黄酮类、酚性成分、挥发油、胆碱。

功效主治

具有清热、利尿、镇咳，消肿、解毒的功效。主治肝胆及泌尿系结石；热淋；肾炎水肿；湿热黄疸；疮毒痈肿；毒蛇咬伤；跌打损伤；黄疸、水肿、疟疾、肺痈、咳嗽、淋浊、带下、小儿疳积、惊痫、痈肿、疮癣、湿疹。

选购保存

以植株完整、叶大、色绿者为佳。干燥保存。

保健指南

❶海金沙30克，金钱草、鸡内金、茵陈、滑石、白术各15克，菝葜、猪苓、茯苓、泽泻各10克；水煎服。本方可治痛风肾病期尿频、血尿。

❷金钱草、薏苡仁、生石膏各20克；车前子、地龙各15克，防己12克，泽泻、知母、黄柏、赤芍、生地各10克；水煎服。本方清热熄风，通络，平喘，利尿。

威灵仙

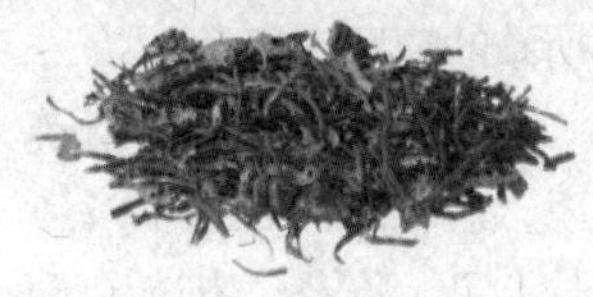

【别名】百条根、老虎须、铁扇扫。

【性味归经】性温，味辛、咸。归膀胱经。

【主要成分】其根含白头翁素、甾醇、糖类等。

功效主治

具有祛风湿、通经络、消痰涎、散癖积的功效。治痛风、顽痹、腰膝冷痛、脚气、疟疾、破伤风、扁桃体炎、诸骨鲠咽等症。利水通淋；清热解毒；散瘀消肿。凡诸骨鲠咽、风湿痹痛、麻木不仁无论上下皆可用。此外，威灵仙还有镇痛作用。气虚血弱，无风寒湿邪者忌服。

选购保存

以茎表面黑色，有纵沟与节，中空，质脆，易断者为佳。

保健指南

❶威灵仙（炒）250克，生川乌头，五灵脂各200克；为末，醋糊丸，梧子大。每服7丸，用盐汤下。本方可治手足麻痹，时发疼痛；打扑伤损，痛不可忍，或瘫痪等症。本方忌茶。

❷知母18克，桑枝30克，生石膏30克（先煎），姜黄、威灵仙10克，炙甘草、粳米各6克，桂枝9克；水煎服。本品活血通络，祛风除湿；治风湿热痹型痛风兼见有关节肿大等症。

秦艽

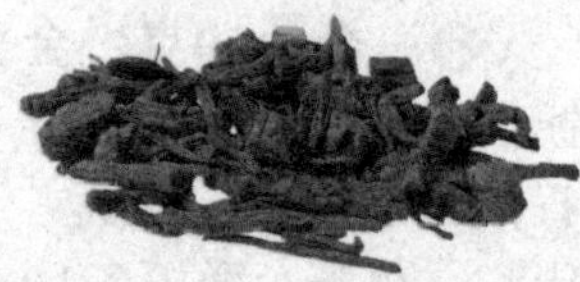

【别名】大叶龙胆、大叶秦艽、西秦艽。

【性味归经】性寒，味辛、苦。归胃、肝、胆经。

【主要成分】龙胆碱、龙胆次碱、秦艽丙素。

功效主治

具有祛风除湿、活血舒筋、清热利尿的功效。用于风湿痹痛，筋脉拘挛，骨节酸痛，日晡潮热，小儿疳积发热、排尿不利。

选购保存

本品表面黄棕色或灰黄色，有纵向或扭曲的纵皱纹，顶端有残存茎基及纤维状叶鞘。质硬而脆，易折断，断面略显油性，皮部黄色或棕黄色，木部黄色。置通风干燥处，防止受潮。

保健指南

❶生石膏30克（先煎），知母、青蒿、秦艽、功劳叶各10克，桂枝9克，炙甘草、粳米各6克；水煎服。本方养阴清热，疏通经络；治疗风湿热痹型痛风兼见低热、口干、五心烦热。

❷独活9克，桑寄生、杜仲、牛膝、细辛、秦艽、茯苓、肉桂心、防风、川芎、人参、甘草、当归、芍药、干地黄各6克；水煎服。本方祛风散寒，除湿蠲痹；治疗肝肾亏损型痛风。

泽泻

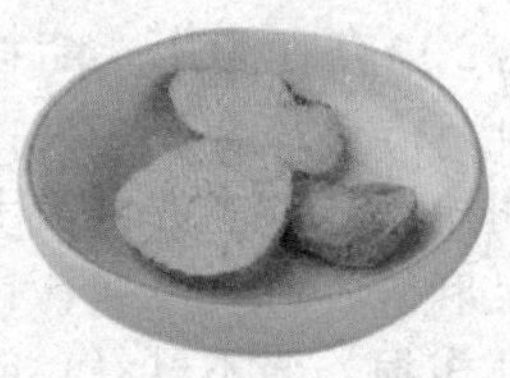

【别名】水泻、芒芋、鹄泻、泽芝、及泻、天鹅蛋。

【性味归经】性寒，味甘、淡。归肾、膀胱经。

【主要成分】氨基酸、脂肪酸、糖、四环三萜、倍半萜氧化物等。

功效主治

具有利水、渗湿、泄热的功效。用于排尿不利；热淋涩痛；水肿胀满；泄泻；痰饮眩晕；遗精；脚气；淋病；尿血等症。冬季产的正品泽泻利尿效力最大，春泽泻效力稍差。肾虚精滑无湿热者禁服。泽泻畏海蛤、文蛤。

选购保存

以个大、质坚、色黄白、粉性足者为佳。商品中以福建、江西产者称“建泽泻”，个大、圆形而光滑；四川、云南、贵州产者称“川泽泻”，个较小、皮较粗糙。

保健指南

❶大黄10克、车前子10克、泽泻10克、川牛膝10克、防已5克；水煎服。本方尤其适用于湿热瘀阻所致的痛风病患者。

❷熟地24克，山萸肉、干山药各12克，泽泻、牡丹皮、茯苓、枸杞、菊花各10克；水煎服。本方可滋补肝肾、舒筋通络；治疗肝肾阴虚型痛风。

❸泽泻、牡丹皮、熟地黄、山药各10克，肉桂、牛膝、山茱萸、茯苓、附子各5克；水煎服。温肾化气，利水消肿。

车前子

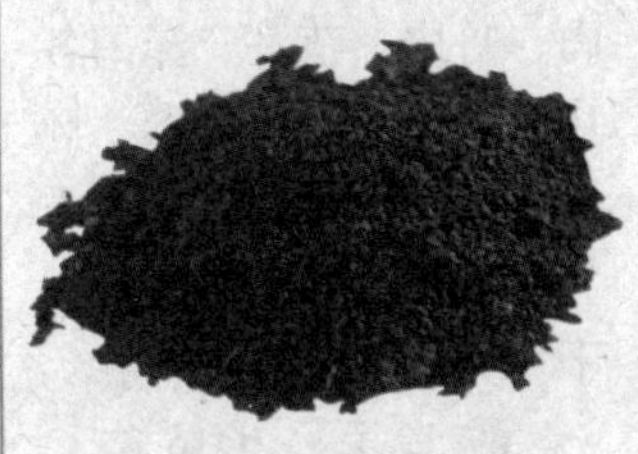

【别名】车前草子、五根草子、车轮菜子

【性味归经】性寒,味甘。归肝、肾、肺、小肠经。

【主要成分】苯丙苷类、环烯醚萜类、挥发油等。

功效主治

具有利水、清热、明日、祛痰的功效。用于热淋涩痛，水肿胀满，暑湿泄泻，目赤肿痛，痰热咳嗽，排尿不通，淋浊，带下，尿血。用于湿热下注、排尿淋漓、涩痛等症，常与木通、滑石等配伍应用。凡内伤劳倦、阳气下陷、肾虚精滑及内无湿热者慎服。

选购保存

以粒大饱满、表面黄棕色、气微、味淡的为佳。置通风干燥处，防潮。

保健指南

❶车前子 10克，用纱布包裹后放入锅中吗，加入适量清水，煎30分钟后代茶频服，每日1剂。本方清热利湿、渗湿通淋。

❷金钱草20克、薏苡仁30克、生石膏20克、泽泻10克、车前子15克、知母10克、黄柏10克、防己12克、地龙15克、赤芍10克、生地黄10克，水煎服。本方适用于急性痛风湿热偏盛者。

❸百合20克，车前子30克，蜂蜜适量；煎水约500毫升，加蜂蜜，调匀服用，每日1剂。

地龙

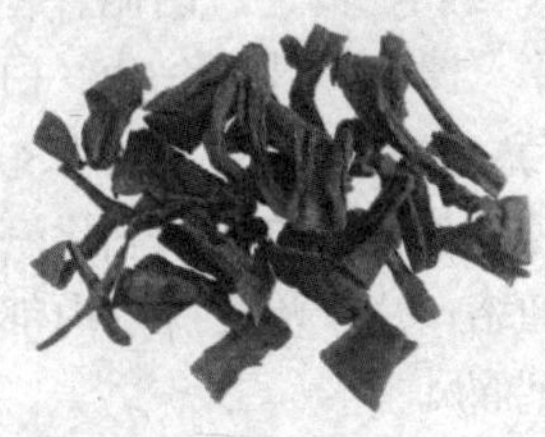

【别名】蚯蚓、　、　、丘　、蜿　、引无。

【性味归经】性寒，味咸。归肝、脾、膀胱经。

【主要成分】蚯蚓素、蚯蚓毒素、蚯蚓解热碱、多种嘌呤、胍、胆碱、氨基酸、蚯蚓酶等。

功效主治

具有清热、镇痉、利尿、解毒的功效。主治高热惊痫、癫狂，气虚血滞、半身不遂，热痹，肺热哮喘，热解膀胱、排尿不利、风湿关节疼痛，半身不遂等，外用涂丹毒、漆疮等症。脾虚便溏者慎用。

选购保存

干品以完整、背部棕褐色至紫灰色、腹部浅黄棕色、气腥、味微咸的为佳。置通风处，阴干储藏。

保健指南

❶黄芪30克，丹参15克，赤芍、地龙、胆南星、牛膝各10克，当归、红花、桃仁、川芎、川菖蒲各5克；水煎服。本方具有益气活血、化痰开窍、通络的功效，能治疗脑血管病后遗症。

❷黄芪30克，石斛、钩藤各15克，地龙、赤芍、枣仁、僵蚕各10克，当归、红花、桃仁、川芎各6克，蜈蚣2条；水煎服。本方补阳育阴，益气，活血化瘀；治疗麻痹性震颤。

泽兰

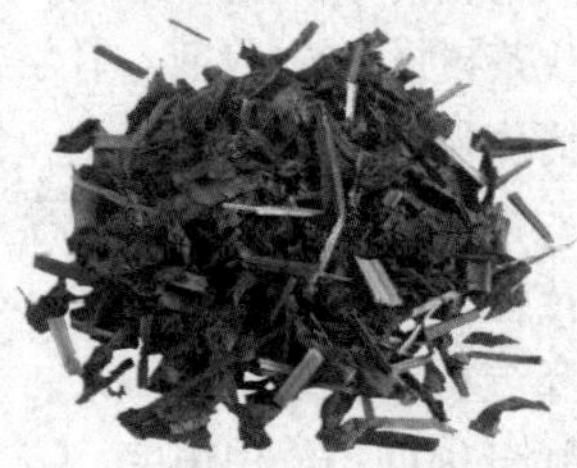

【别名】地瓜儿苗、地笋、地石蚕、蛇王草。

【性味归经】性微温，味苦、辛。归肝、膀胱经。

【主要成分】挥发油、黄酮苷、皂苷、鞣质。

功效主治

具有活血通经、利尿消肿的功效。用于月经不调、经闭、痛经、产后瘀血腹痛、水肿、身面水肿、跌扑损伤、金疮、痈肿。无瘀血者慎服。本品为妇科常用药，通经效果良好，胜于月季花、凌霄花等。药性较和缓，但仍要与补益气血之品同用，使消中有补，不伤元气。

选购保存

以叶多、色绿、不破碎、茎短、质嫩者为佳。置通风干燥处保存。

保健指南

❶太子参、麦冬、生黄芪各15克，泽兰、五味子、生地、山药、山萸肉、丹皮、茯苓、泽泻各10克，车前子、丹参、怀牛膝各5克；水煎服。本方气阴双补，活血通络；用于气阴两虚，肾络痹阻。

❷党参、生黄芪、生地、茯苓、泽兰、益母草、泽泻、丹参各15克，山萸肉、山药、丹参、丹皮各10克，桂枝、炙附子各5克；水煎服。本方益气养阴；治疗气阴两虚型痛风兼见挟瘀血者。

当归

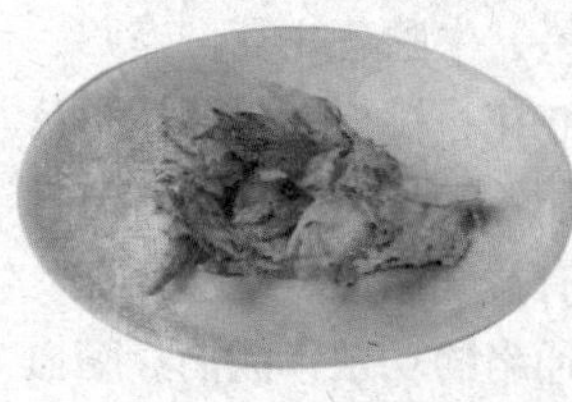

【别名】干归、马尾当归、秦哪、马尾归。

【性味归经】性温，味甘、辛。归心、肝、脾经。

【主要成分】挥发油、水溶性成分、β-谷甾醇、亚叶酸、维生素、当归多糖等。

功效主治

具有补血和血、调经止痛、润燥滑肠的功效。用于血虚萎黄，眩晕心悸，月经不调，经闭痛经，虚寒腹痛，风湿痹痛，跌扑损伤，痈疽疮疡，肠燥便秘。酒当归活血通经，用于经闭痛经，风湿痹痛，跌扑损伤。湿阻中满、大便溏泄者慎服。

选购保存

以主根大，身长，支根少，外皮黄棕色，断面黄白色，气味清香、浓厚者为佳。干燥保存。

保健指南

❶药用凉血四物汤（当归、黄连、山栀、香附、槐花、川芎各3克，白芍、生地各6克，灯心草30茎）加减。本方清热化瘀通络；用于治疗瘀热内郁型痛风。

❷当归、炒芍药、薏苡仁、麻黄、肉桂、甘草各10克，苍术（米泔浸，炒）20克，羌活、独活、防风、川乌、桂枝、川芎各5克；水煎服。本方祛风散寒，除湿通络；治疗风寒湿痹型痛风。

葛根

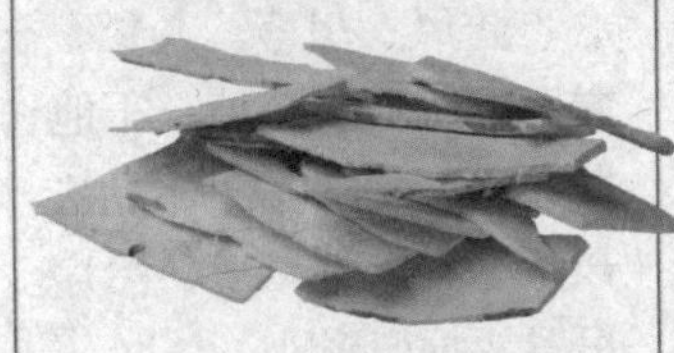

【别名】粉葛、甘葛。

【性味归经】性凉，味甘、辛。归脾、肺、胃经。

【主要成分】黄酮类、尿囊素等。

功效主治

具有升阳解肌、透疹止泻、除烦止温的功效。用于外感发热头痛，项背强痛，口渴，消渴，麻疹不透，热痢，泄泻，眩晕头痛，脑卒中偏瘫，胸痹心痛，酒毒伤中。其性凉，易于动呕，胃寒者应当慎用。夏日表虚汗者尤忌。

选购保存

入药以块大，质坚实，色白，粉性足，纤维少者为佳。干燥、阴凉处保存。

保健指南

❶麻黄5克，桂枝10克，葛根15克；水煎服。本品具有散寒解表、缓急止痛的功效，多用于治疗风寒表证而见恶寒无汗、项背强痛者。

❷苍术（米泔浸，炒）20克，当归、葛根、炒芍药、薏苡仁、麻黄、桂枝、肉桂、甘草各10克，羌活、独活、防风、川乌、川芎各5克；水煎服。本品具有祛风散寒，祛湿通络的功效，适用于风寒湿痹型痛风患者。

淡竹叶

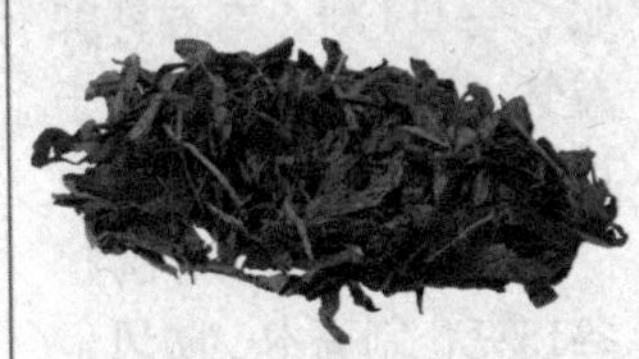

【别名】无。

【性味归经】性寒，味甘、淡。归心、胃、小肠经。

【主要成分】黄酮、酚酸类化合物、氨基酸、锰、锌等。

功效主治

具有清热除烦，利尿通淋的功效，善导心与小肠之火下行而利尿通淋。用于热病烦渴，排尿短赤涩痛，口舌生疮。无实火、湿热者慎服，体虚有寒者、孕妇禁服，肾亏尿频者忌服。淡竹叶根药用有清凉、解热、利尿及催产之效。该药不宜久煎，入食以鲜品为佳，煮粥时宜稀薄，不宜稠厚。

选购保存

以叶大、色绿、不带根及花者为佳。贮干燥容器内，置通风干燥处保存。

保健指南

❶知母18克，淡竹叶10克，生石膏30克（先煎），甘草（炙）、粳米各6克，桂枝9克；水煎服。本方清热通络，祛风胜湿；治疗风湿热痹型痛风。

❷知母18克，生石膏30克（先煎），银花、连翘、黄柏、淡竹叶各10克，甘草（炙）、粳米各6克，桂枝9克；水煎服。本品清热解毒，祛风胜湿；治风湿热痹型痛风兼见发热、口渴。

桑寄生

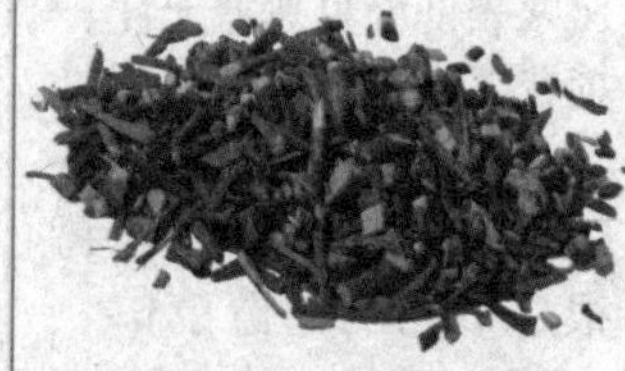

【别名】无。

【性味归经】性平，味苦、甘。归肝、肾经。

【主要成分】萹蓄苷、槲皮素、芸香苷。

功效主治

具有补肝肾、强筋骨、除风湿、通经络、益血、安胎的功效。主治腰膝酸痛、筋骨痿弱、肢体偏枯、风湿痹痛、头晕目眩、胎动不安、崩漏下血、产后乳汁不下等症。桑寄生的利尿作用较明显，有效成分为广寄生苷。

选购保存

以外皮红褐色，枝细嫩，叶多者为佳。干燥保存。

保健指南

❶独活9克，桑寄生、秦艽、桂枝、杜仲、牛膝、细辛、茯苓、肉桂心、防风、川芎、人参、甘草、当归、芍药、干地黄各6克；水煎服。本品祛风散寒，除湿蠲痹，治疗肝肾亏损型痛风。

❷生石膏30克（先煎），知母、青蒿、秦艽、功劳叶各10克，桂枝9克，炙甘草、粳米各6克；水煎服。本方养阴清热，疏通经络，治疗风湿热痹型痛风，兼见低热、口干、五心烦热。

雷公藤

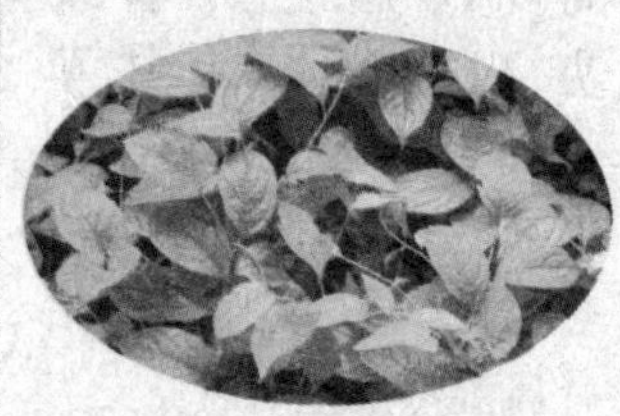

【别名】震龙根、蒸龙草、莽草、水莽子、水莽兜、黄藤、大茶叶、水莽。

【性味归经】性寒，味苦。归心、肝经。有大毒。

【主要成分】生物碱类。

功效主治

具有祛风除湿、通络止痛、消肿止痛、解毒杀虫的功效。用于湿热结节、癌瘤积毒，临床上用其治疗麻风反应、类风湿性关节炎等，药理研究也表明其有抗肿瘤、抗炎等作用。主治风湿痹痛、疔疮肿毒、瘙痒等。但其有大毒，须谨慎用药。

选购保存

叶以片大、完整、色淡绿，根以质坚，内皮橙黄色，洁净者为佳。干燥保存。

保健指南

❶雷公藤根去皮15克，生甘草5克；水煎服，每日1剂。本方补脾益气，清热解毒，适用于风寒湿痹者。

❷雷公藤、鸡血藤各15克，制苍术、防风、防己、威灵仙、制南星、桃仁、红花各10克，生麻黄、桂枝各8克，全蝎3只；水煎服。每日1剂。本方具有燥湿健脾，舒筋活络的功效，可用于治疗痛风。

女贞子

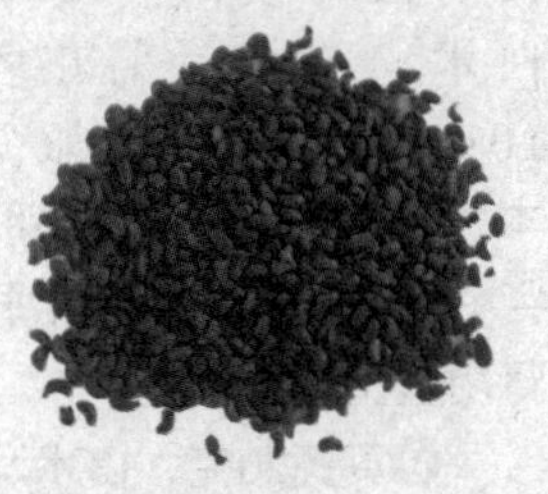

【别名】女贞实、冬青子、白蜡树子、鼠梓子。

【性味归经】性凉，味甘、苦。归肝、肾经。

【主要成分】女贞子苷、齐墩果酸、乌索酸等。

功效主治

具有补肝肾、强腰膝的功效。用于肝肾阴虚，眩晕耳鸣，腰膝酸软，须发早白，目暗不明，内热消渴，骨蒸潮热。脾胃虚寒泄泻、阳虚者忌服。

选购保存

以粒大、饱满，表面黑紫色或灰黑色，皱缩不平，基部有果梗痕或具宿萼及短梗者为佳。加工方法以晒干为佳，但煮后易于干燥，故生晒后所得佳品较为少见。干燥保存。

保健指南

❶生石膏30克（先煎），知母、丹皮、生地、女贞子、地骨皮、赤芍各10克，炙甘草、粳米各6克，桂枝9克；水煎服。本方凉血解毒，祛风除湿，治风湿热痹型痛风兼见关节周围出现红斑。

❷当归、黄连、山栀、香附、槐花、川芎各3克，女贞子、地骨皮、白芍、生地各10克，灯心草30茎；水煎服。本方滋阴清热，化瘀通络，治瘀热内郁型痛风。

薏苡仁

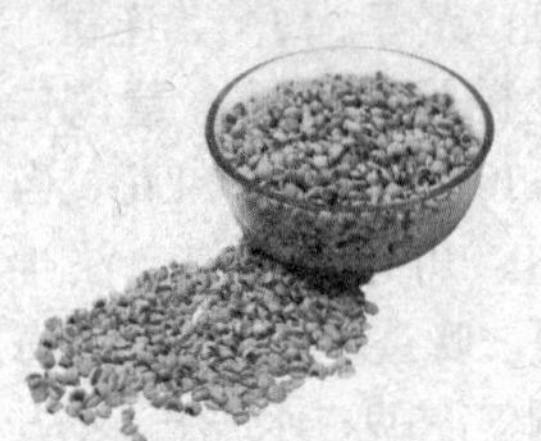

【别名】米仁、六谷、川谷、菩提子。

【性味归经】性凉，味甘、淡。归脾、胃、肺经。

【主要成分】脂肪油、多种氨基酸、蛋白质、豆甾醇、谷甾醇、酸性多糖。

功效主治

具有健脾、补肺、清热、利湿的功效。用于水肿，脚气，排尿不利，脾虚泄泻，湿痹拘挛，肺痈，肠痈，淋浊，白带，赘疣，癌肿。脾虚便难者及妊娠妇女慎服。本品力缓，宜多服久服，除治腹泻用炒薏苡仁外，其他均用生薏苡仁入药。薏苡仁与粳米同时煮粥，常食有益于解除风湿、手足麻木。

选购保存

以粒大饱满、色白、完整者为佳。保存时可置通风干燥处，防蛀。

保健指南

❶当归、炒芍药、薏苡仁、麻黄、肉桂、甘草各10克，苍术（米泔浸，炒）20克，羌活、独活、防风、川乌、桂枝、川芎各5克；水煎服。本品祛风散寒，除湿通络，治疗风寒湿痹型痛风。

❷当归、炒芍药、薏苡仁、麻黄、肉桂、甘草、姜黄各10克，苍术（米泔浸，炒）、羌活、桑枝各20克；水煎服。本品祛风胜湿，治疗以上肢游走痛为主的风寒湿痹型痛风。

白术

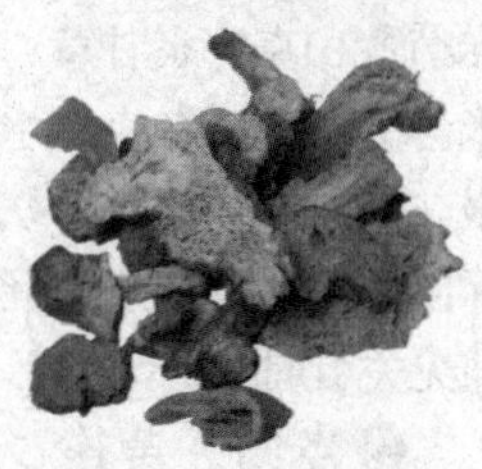

【别名】山蓟、杨 蓟、术、山芥、天蓟。

【性味归经】性温，味苦、甘。归脾、胃经。

【主要成分】挥发油、苍术醇、维生素等。

功效主治

具有健脾益气、燥湿利水、止汗、安胎的功效。用于脾虚食少，腹胀泄泻，痰饮眩悸，水肿，自汗，胎动不安。高热、阴虚火盛、口干舌燥、烦渴、排尿短赤、温热下痢、肺热咳嗽者不宜用。另外，不宜与桃、李子、大蒜、土茯苓同食，以免降低药效。

选购保存

以体大、表面灰黄色、断面黄白色、有云头、质坚实者为佳。干燥保存。

保健指南

❶熟地24克，山萸肉、干山药各12克，泽泻、牡丹皮、茯苓、白术、枸杞、菊花各10克；加减；水煎服。本方健脾利湿、滋补肝肾、舒筋通络，治疗肝肾阴虚型痛风。

❷黄芪20克，白术、党参、茯苓、薏苡仁、桑寄生、当归各15克，防风、厚朴、陈皮、牛膝、白芍各10克；水煎服，每日1剂。本方益气活血、利湿通络；治痛风间歇期的关节疼痛停止、疲倦乏力、少气懒言。

滑石

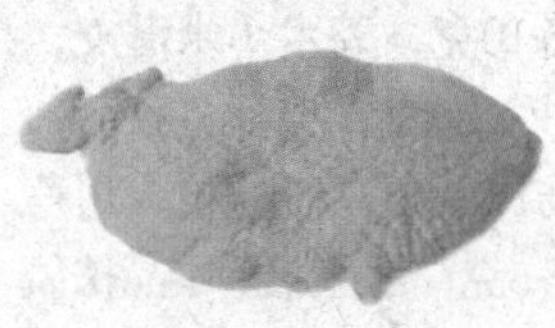

【别名】画石、液石、脱石、冷石、番石、共石。

【性味归经】性寒，味甘、淡。归膀胱、肺、胃经。

【主要成分】水硅酸镁。

功效主治

具有清热、渗湿、利窍的功效。用于暑热烦渴，排尿不利，热淋，石淋，尿热涩痛，暑湿烦渴，湿热水泻；外治湿疹，湿疮，痱子。脾虚气弱、精滑、热病津伤者忌服，孕妇慎服。滑石也可外用治疗湿疹、皮炎，常配黄柏末等。

选购保存

滑石表面有珍珠样光泽，半透明或不透明。质软而细致，手摸有滑润感。无臭无味，有微凉感。以整洁，色青白，质滑，无杂质者为佳。置于干燥处保存。

保健指南

❶生地、滑石各15克，赤芍、白芍、连翘、炒栀子、防己、薏苡仁各10克，桃仁、红花、当归、川芎、杏仁、法半夏、晚蚕砂、片姜黄、海桐皮各5克；水煎服。本方活血通络，清热利湿；用于痰湿瘀热，痹阻关节。

❷海金沙30克，滑石、金钱草、鸡内金、茵陈各15克，萆薢、猪苓、茯苓、泽泻、白术各10克；水煎服，每日1剂。本方利尿通淋、排石止痛；可治疗痛风肾病期实证。

牡丹皮

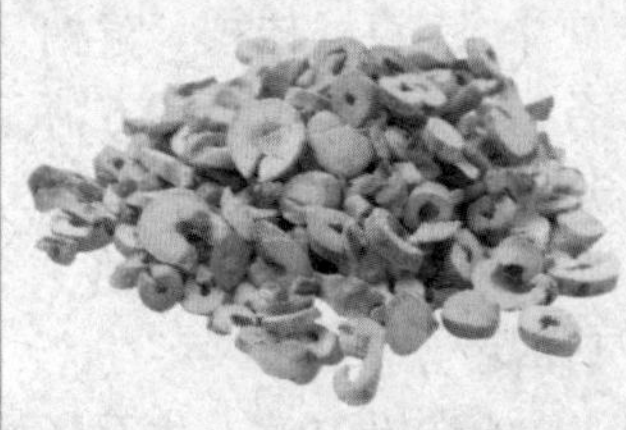

【别名】牡丹根皮、牡丹皮、丹根。

【性味归经】性微寒，味苦、辛。归心、肝、肾经。

【主要成分】芍药苷、氧化芍药苷、牡丹酚苷。

功效主治

具有清热凉血、活血消瘀的功效。用于温热病热入血分；发斑；吐衄；热病后期热伏阴分发热；阴虚骨蒸潮热；血滞经闭；痛经；痈肿疮毒；跌扑伤痛；风湿热痹。血虚有寒者、孕妇及月经过多者慎服。牡丹皮与贝母、大黄相克，不能同用。

选购保存

以条粗长、皮厚、粉性足、香气浓、结晶状物质多者为佳。

保健指南

❶生石膏30克（先煎），知母、丹皮、生地、赤芍各10克，甘草（炙）、粳米各6克，桂枝9克；水煎服。本品凉血解毒，祛风除湿；治风湿热痹型痛风兼见关节周围出现红斑。

❷薏苡仁、土茯苓各30克，丹皮、滑石、白术、车前子、威灵仙、生地黄、延胡索、忍冬藤各15克，栀子、黄柏、金银花、泽泻、连翘、防风各10克；水煎服，每日1剂。本方清热利湿、活络散结；治疗湿热蕴结，痹阻经络。

苍术

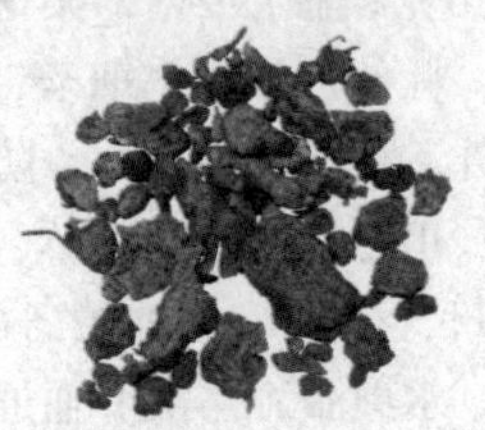

【别名】茅苍术、南苍术、北苍术。

【性味归经】性温，味苦、辛。归脾、胃、肝经。

【主要成分】挥发油。

功效主治

具有燥湿健胃、祛风湿的功效。用于湿滞中焦，外感风寒挟湿之表征，脘腹胀满，泄泻，水肿，脚气痿躄，风湿痹痛，风寒感冒，夜盲，眼目昏涩等症。阴虚内热，气虚多汗者忌服。

选购保存

南苍术以个大、坚实、无毛须、内有朱砂点，切开后断面起白霜者佳；北苍术以个肥大、坚实、无毛须、气芳香者为佳。置阴凉干燥处。

保健指南

❶当归、炒芍药、薏苡仁、麻黄、肉桂、甘草各10克，苍术（米泔浸，炒）20克，羌活、独活、防风、川乌、桂枝、川芎各5克；水煎服。本方祛风散寒，除湿通络，治疗风寒湿痹型痛风。

❷当归、炒芍药、薏苡仁、麻黄、肉桂、甘草、姜黄各10克，苍术（米泔浸，炒）、羌活、桑枝各20克；水煎服。本方祛风胜湿，治疗以上肢游走痛为主的风寒湿痹型痛风。

黄柏

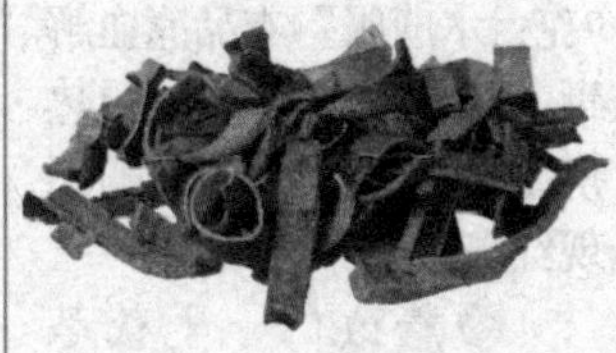

【别名】黄檗、元柏。

【性味归经】性寒，味苦。归肾、膀胱、大肠经。

【主要成分】小檗碱、木兰碱、掌叶防己碱、黄柏碱等。

功效主治

具有清热燥湿、泻火解毒的功效。用于湿热泻痢，黄疸，带下，热淋，脚气，痿躄，骨蒸劳热，盗汗，遗精，疮疡肿毒，湿疹瘙痒。盐黄柏滋阴降火。用于阴虚火旺，盗汗骨蒸。脾虚泄泻、胃弱食少者忌服。黄柏、黄芩、黄连三者的功用大同小异，且常互相配伍同用。

选购保存

以皮厚，皮张均匀，纹细，鲜黄色，无栓皮者为佳。干燥保存。

保健指南

❶知母18克，生石膏30克（先煎），银花、连翘各10克，甘草（炙）、粳米各6克，桂枝、黄柏各9克；水煎服。本方清热解毒，祛风胜湿；治风湿热痹型痛风兼见发热、口渴者。

❷知母18克，生石膏30~50克（先煎），桂枝9克，甘草（炙）、粳米各6克，薏苡仁、防己、黄柏、牛膝各5克；水煎服。本方清热化湿、宣痹止痛，治湿热阻痹型痛风。

鸡血藤

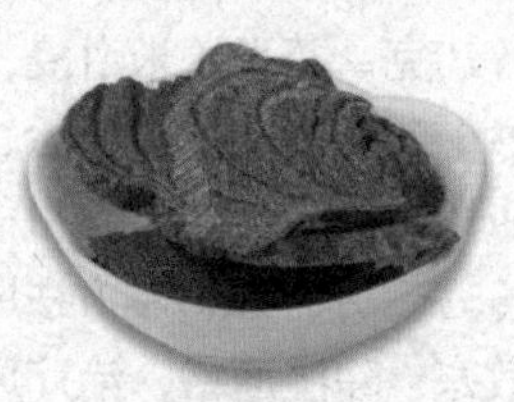

【别名】血藤，山鸡血藤。

【性味归经】性温，味苦、甘。归肝经。

【主要成分】鸡血藤醇、铁质、菜油甾醇、豆甾醇、谷甾醇。

功效主治

具有补血、活血、通络、舒筋的功效。用于月经不调，痛经经闭，风湿痹痛，麻木瘫痪，血虚萎黄。配益母草，活血化瘀、调经止痛；配苍术，理气化湿、辟秽去浊；配杜仲，补肾壮骨，通经止痛；配当归，补血活血。

选购保存

一般以树枝状分泌物多者为佳，干品以条匀、切面有赤褐色层，并有渗出物者为佳。置于通风干燥处，防霉，防蛀。

保健指南

❶鸡血藤、络石藤各20克；独活9克，桑寄生、杜仲、牛膝、细辛、秦艽、茯苓、肉桂心、防风、川芎、人参、甘草、当归、芍药、干地黄各6克；水煎服。本品养血通络，祛风除湿；治肝肾亏损型痛风。

❷桑枝500克，络石藤200克，忍冬藤、鸡血藤、海桐皮各60克，豨莶草100克，海风藤100克；上药熬成水浴，每日沐浴1次。本方清热活血、通络止痛、祛风宣痹；主治热痹。

金银花

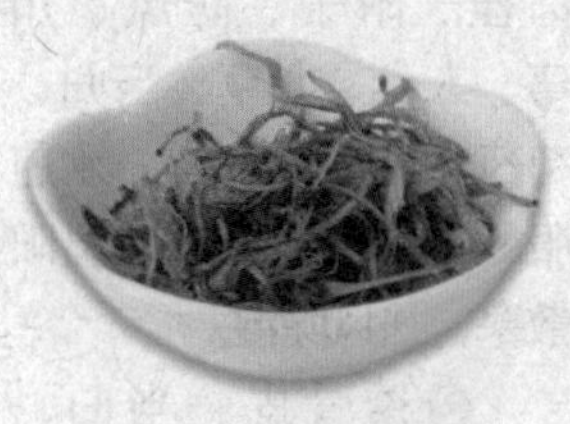

【别名】忍冬、忍冬花、金花、银花。

【性味归经】性寒，味甘。归肺、心、胃经。

【主要成分】绿原酸、异绿原酸、新绿原酸等。

功效主治

具有清热解毒的功效。用于痈肿疔疮，喉痹，丹毒，热毒血痢，风热感冒，温病发热。脾胃虚寒及气虚、疮疡、脓清者忌服。金银花能减少肠道对胆甾醇的吸收。金银花热水浸剂对大鼠幽门结扎性胃溃疡有轻度预防作用。

选购保存

以花蕾未开放，花蕾饱满，身干、色青绿微白，有香气者为佳。阴干保存。

保健指南

❶知母18克，生石膏30克（先煎），金银花、连翘、黄柏各10克，甘草（炙）、粳米各6克，桂枝9克；水煎服。本品清热解毒，祛风胜湿；治风湿热痹型痛风兼见发热。

❷土茯苓配合金银花、甘草，或配合苍耳子、白藓皮、甘草，或配合忍冬藤、蒲公英、马齿苋、甘草；对晚期麻痹性痴呆，不仅脑脊液康、华氏反应转阴，而且精神症状亦获得不同程度的改善。

杜仲

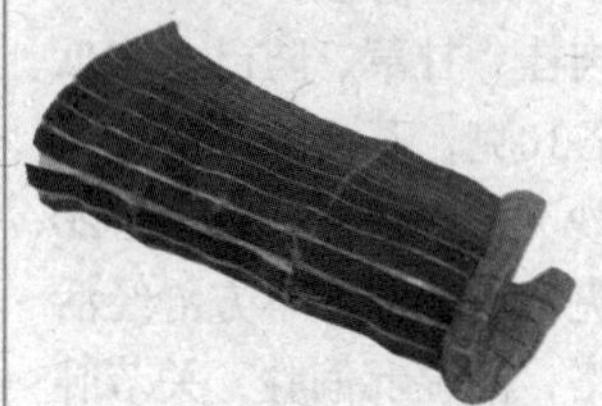

【别名】思仙、木绵、思仲、　、石思仙、丝连皮、丝棟树皮、扯丝皮、丝棉皮、玉丝皮。

【性味归经】性温，味甘。归肝、肾经。

【主要成分】木脂素、环烯醚萜类、杜仲醇、杜仲醇葡萄糖苷等。

功效主治

具有降血压、增加肝脏细胞活性、恢复肝脏功能、增强肾细、增强肠蠕动、通便、防止老年记忆衰退、增强血液循环、促进新陈代谢、增强机体免疫力等药理作用。对高血压症、高血脂、心血管病、肝脏病、腰及关节痛、肾虚、哮喘、便秘、老年综合症、脱发、肥胖均有显著疗效。

选购保存

以皮厚而大、糙皮刮净、外面黄棕色、内面黑褐色而光、折断时白丝多者为佳。干燥保存。

保健指南

❶独活9克，杜仲、桑寄生、牛膝、细辛、秦艽、茯苓、肉桂心、防风、川芎、人参、甘草、当归、芍药、干地黄各6克；水煎服。本方祛风散寒，除湿蠲痹；治疗肝肾亏损型痛风。本方加附子可治疗肝肾亏损型痛风见关节冷痛明显者。

❷生姜18克，黄芪、芍药、桂枝各9克，杜仲、骨碎补、当归、续断各5克，大枣12枚；水煎服。本方益气温经，祛风散邪；可用于治疗痛痹。

透骨草

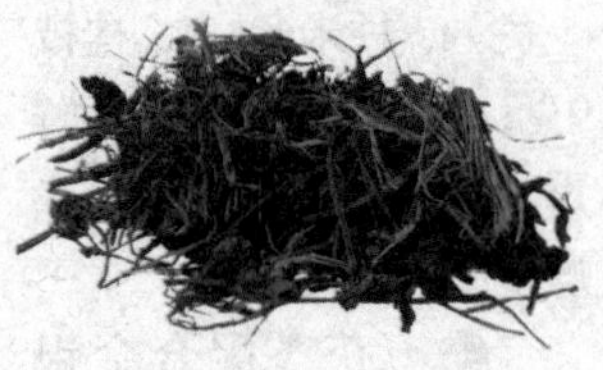

【别名】药曲草、蝇毒草、珍珠透骨草。

【性味归经】性温，味辛。归肝经。

【主要成分】透骨草素、透骨草醇乙酸酯等。

功效主治

具有活血，舒筋，祛风湿，止痛的功效。用于风湿痹痛，闪挫伤，筋肉挛缩，无名肿毒，阴囊湿疹。跌打损伤，疮疡肿毒。该品辛温，辛能行散，温胜寒湿，散瘀消肿，用于风湿骨痛、跌打损伤、月经闭止、痈肿疔毒、颈淋巴结核等病症。临床证明其还能治疗脂溢性脱发。孕妇忌服。

选购保存

以茎色棕红、不带叶、干燥、无杂质者为佳。置阴凉干燥处，防潮，防蛀

保健指南

❶透骨皮10克，独活、桑寄生、杜仲、牛膝、细辛、秦艽、茯苓、肉桂、附子、防风、川芎、人参、甘草、当归、芍药、干地黄各5克；水煎服。本品气血皆调，温阳散寒，祛风除湿。

❷透骨皮、当归、炒芍药、薏苡仁、麻黄、肉桂、甘草各10克，苍术（米泔浸，炒）20克，羌活、独活、防风、川乌、桂枝、川芎5克；水煎服。本品具有发风散寒，祛湿止痛的功效。

五加皮

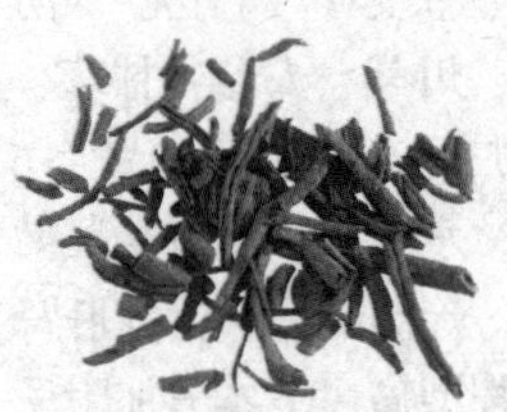

【别名】南五加皮、五谷皮、红五加皮。

【性味归经】性温，味苦、辛。归肝、肾经。

【主要成分】苷类、二萜类、挥发油、鞣质等。

功效主治

具有祛风湿、壮筋骨、活血去瘀的功效。用于风寒湿痹、筋骨挛急、腰痛、阳痿、脚弱、小儿行迟、水肿、脚气、疮疽肿毒、跌打劳伤。阴虚火旺者慎服。制五加皮最好用南五加皮，因北五加皮有毒性，过量饮用北五加皮酿制的酒，有时会引发中毒。

选购保存

以条粗长，皮厚，气香，断面灰白色、无木心者为佳。干燥阴凉处保存。

保健指南

❶五加皮、当归、炒芍药、薏苡仁、麻黄、肉桂、甘草、防已、木瓜各10克，苍术（米泔浸，炒）、土茯苓、萆薢各20克；水煎服。本方舒经活络，治湿邪偏胜，关节肿胀，重着不利，以下肢为主的风寒湿痹型痛风。

❷鸡血藤、络石藤各20克；独活9克，五加皮、桑寄生、杜仲、牛膝、细辛、秦艽、茯苓、肉桂心、防风、川芎、人参、甘草、当归、芍药、干地黄各6克；水煎服。

忍冬藤

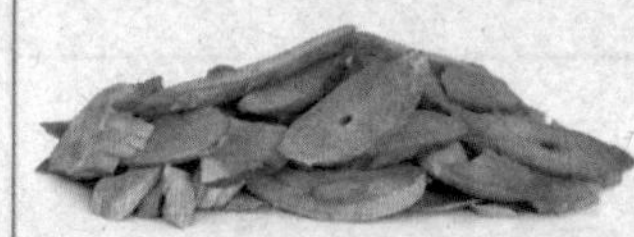

【别名】大薜荔、水杨藤、千金藤。

【性味归经】性寒，味甘。归肺、胃经。

【主要成分】叶含忍冬苷，茎含鞣质、生物碱。

功效主治

具有清热解毒，疏风通络的功效。可用于温病发热，疮痈肿毒，热毒血痢，风湿热痹，关节红肿热痛。脾胃虚寒,泄泻不止者禁用。

选购保存

表面棕红色至暗棕色，有的灰绿色，光滑或被茸毛；外皮易剥落。质脆，易折断，断面黄白色，中空。无臭，老枝味微苦，嫩枝味淡。以外皮枣红色、质嫩带叶者为佳。置干燥处保存。

保健指南

❶忍冬藤50克，鸡血藤、老鹳草各25克，白薇20克，豨莶草15克；水煎服。本方清热解毒，疏风通络；治风湿性关节炎。

❷忍冬藤10克，当归、黄连、山栀、香附、槐花、川芎各3克，白芍、生地各6克；水煎服。本方清热化瘀通络，治瘀热内郁型痛风。

❸党参30克，忍冬藤、当归、牛膝、松节各15克，赤芍、丹皮、防风、苍术、茯苓、桂枝、枳壳、甘草各10克；水煎服，每日1剂，随症加减。

菝葜

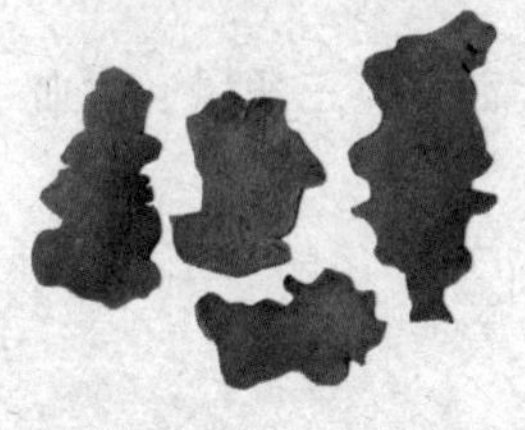

【别名】金刚刺、金刚藤、乌鱼刺、铁菱角。

【性味归经】性平，味甘、酸。归肝、肾经。

【主要成分】根含菝葜素、异内杞苷、齐墩果酸、山柰素、β-谷甾醇。

功效主治

具有祛风利湿，解毒消肿的功效。主治风湿痹痛、淋浊、带下、泄泻、痢疾、痈肿疮毒、顽癣、烧烫伤。解毒，疮科要药，有发汗、祛风、利尿及治淋病、癌症、消渴症的功效。叶外用治痈疖疔疮，烫伤。不可与茶和醋同用。

选购保存

以根茎粗厚，坚硬；叶薄革质或坚纸质，完整者为佳。干燥阴凉处保存。

保健指南

❶海金沙30克，金钱草、鸡内金、茵陈、滑石、白术各15克，菝葜、猪苓、茯苓、泽泻各10克；水煎服。本方可治疗痛风肾病期尿频、尿急、腰痛、尿痛、血尿及排尿困难。

❷黄芪、薏苡仁、土茯苓各30克，白术、山药各20克，菝葜、党参、车前子各15克，青皮、半夏、白芥子、泽泻各10克；水煎服，每日1剂。本方健脾益气，祛痰化浊；治疗痰浊凝滞型痛风。

治疗痛风的常用中成药

复方伸筋胶囊 …… 清热除湿，活血通络

【主要成分】虎杖、伸筋草、三角风、香樟根、飞龙掌血、大血藤、茯苓、泽泻、透骨香、牡丹皮、山茱萸、山药、淀粉

【功能主治】用于湿热瘀阻所至痛风引起的关节红肿、热痛、屈伸不利。

【规格】每粒0.4克

【用法用量】口服，一次4粒，一日3次。

【注意事项】1.忌寒凉、酸涩、辛辣、油腻食物及海鲜品。2.本品宜饭后服用。3.不宜在服药期间同时服用其他滋补性中药。4.有高血压、心脏病、肝病、糖尿病、肾病等慢性病严重者应在医师指导下服用。5.严格按照用法用量服用。6.对本品过敏者禁用，过敏体质者慎用。7.本品性状发生改变时禁止使用。8.请将本品放在儿童不能接触的地方。9.如正在使用其他药品使用本品前请咨询医师或药师。

【禁忌】儿童、孕妇禁用。

清痹通络药酒 …… 清热除湿，活血通络，消肿止痛

【主要成分】飞龙掌血、透骨香、云实皮、走马胎、铁筷子、茜草、三角风、大血藤、伸筋草、川木通。

【功能主治】用于痹证、湿热瘀阻证，症见关节疼痛，屈伸不利。

【规格】每瓶装250毫升

【用法用量】口服，一次25～50毫升，一日2次。

【注意事项】1.忌寒凉、辛辣及油腻食物。2.该药品宜饭后服用；不胜酒者慎服。3.不宜在服药期间同时服用其他药物及滋补性中药。4.有高血压、心脏病、糖尿病等慢性病患者应在医师指导下服用。5.服药7天症状无缓解，应去医院就诊。6.严格按照用法用量服用，年老体弱者应在医师指导下服用。7.对该药品过敏者禁用，过敏体质者慎用。8.该药品性状发生改变时禁止使用。9.请将该药品放在儿童不能接触的地方。

【禁忌】儿童、孕妇禁用；肝肾功能不全及酒精过敏者禁服。

中医根据痛痹证的性质、病变部位等具体情况选择相应药物，并作适当配伍，以增强或巩固疗效。

八珍丸 补益气血

【主要成分】白术（炒）、茯苓、甘草、当归、白芍、川芎、熟地黄

【功能主治】用于气血两虚，面色萎黄，食欲不振，四肢乏力，月经过多。适用于血瘀痰阻型痛风患者。

【规格】大蜜丸每丸重9克

【用法用量】口服。大蜜丸一次1丸，一日2次。

【注意事项】1.忌食不易消化食物。2.感冒发热病人不宜服用。3.有高血压、心脏病、肝病、糖尿病、肾病等慢性病严重者应在医师指导下服用。4.儿童、孕妇、哺乳期妇女应在医师指导下服用。5.服药4周症状无缓解，应去医院就诊。6.对该药品过敏者禁用，过敏体质者慎用。7.该药品性状发生改变时禁止使用。8.儿童必须在成人监护下使用。9.请将该药品放在儿童不能接触的地方。

【禁忌】对该药品过敏者禁用，过敏体质者慎用。

九藤酒 祛风清热，除湿通络

【主要成分】青藤、钓钩藤、红藤、丁公藤、桑络藤、菟丝藤、天仙藤、阴地蕨、忍冬藤、五味子藤

【功能主治】远年痛风，及脑卒中左瘫右痪，筋脉拘急，日夜作痛，叫呼不已等证，其功甚速。用于湿热阻痹型痛风患者。

【规格】酒剂

【用法用量】每服1盏，日3服，病在上，食后及卧后服；病在下，空心食前服。

【注意事项】1.儿童、孕妇禁用。2.对本品过敏者或有过敏病史者禁服，对酒精过敏者禁服。3.该药品性状发生改变时禁止使用。4.请将该药品放在儿童不能接触的地方。5.如正在使用其他药品，使用该药品前请咨询医师或药师。

【禁忌】儿童、孕妇禁用。

四妙丸 ……清热利湿，舒经活络

【主要成分】黄柏、苍术、牛膝、薏苡仁

【功能主治】主治湿热下注之痿痹。症见两脚麻木，下肢痿弱，筋骨疼痛，足胫湿疹痒痛，或湿热脚气水肿。用于血瘀痰阻型痛风患者。

【规格】每丸6克

【用法用量】每次6克，每日2次。

【注意事项】1.本品需要医师处方，请患者在医师或药师指导下服用。2.对本品及其成分过敏者忌服。3.药品形状发生改变时，忌服。4.本品不能和泻药一同服用，否则会产生严重不良反应。5.过敏体质或有药物过敏史者，长期服用止痛药者，患胃炎、胃溃疡、十二指肠溃疡等消化系统疾病者，请在医师和药师指导下服用。6.如正在使用其他药品，使用该药品前请咨询医师或药师。7.请将本品放在儿童不能接触的地方。

【禁忌】月经过多者、孕妇忌服。

舒筋活血丸 ……舒筋通络，活血止痛

【主要成分】土鳖虫、红花、桃仁、牛膝、骨碎补、续断、熟地黄、白芷、栀子、赤芍、桂枝、三七、乳香（制）、苏木、自然铜（醋煅）、大黄、儿茶、马钱子（制）、当归、冰片

【功能主治】用于跌打损伤、伤筋动骨、瘀血痹痛等症。临床多用于软组织挫伤、擦伤、脱臼、骨折及风湿性关节炎、类风湿性关节炎。

【规格】每丸重6克

【用法用量】黄酒或温开水送服，每次1丸，每日2次，或遵医嘱。

【注意事项】1.本品未见明显不良反应。 2.如正在使用其他药品，使用该药品前请咨询医师或药师。3.本品性状发生改变时禁止使用。4.请将本品放在儿童不能接触的地方。

【禁忌】孕妇禁用；对本品过敏者禁用。

金匮肾气丸 …………温补肾阳，行气化水

【主要成分】地黄、山药、山茱萸（酒炙）、茯苓、牡丹皮、泽泻、桂枝、附子（炙）、牛膝（去头）、车前子（盐炙）。

【功能主治】用于肾虚水肿，腰膝酸软，排尿不利，畏寒肢冷。治脾肾大虚，腰重脚重，排尿不利，肚腹肿胀，四肢水肿，喘急痰盛，已成蛊症，其效如神。用于肝肾不足型偏阳虚之痛风患者。

【规格】每20粒重4克或每25粒重5克

【用法用量】口服。一次4克或5克，一日2次。

【注意事项】1.忌房欲，气恼。2.忌食生冷食物。3.不良反应尚不明确。4.本品性状发生改变时禁止使用。5.请将本品放在儿童不能接触的地方。6.如正在使用其他药品，使用该药品前请咨询医师或药师。

【禁忌】孕妇忌服。

六味地黄丸 …………滋阴补肾

【主要成分】熟地黄、山茱萸（制）、牡丹皮、山药、茯苓、泽泻

【功能主治】用于肾阴亏损，头晕耳鸣，腰膝酸软，骨蒸潮热，盗汗遗精。用于肝肾不足型偏阴虚之痛风患者。

【规格】大蜜丸每丸重9克

【用法用量】口服。大蜜丸1次1丸，1日2次。

【注意事项】1.忌食不易消化食物。2.感冒发热病人不宜服用。3.有高血压、心脏病、肝病、糖尿病、肾病等慢性病严重者应在医师指导下服用。4.儿童、孕妇、哺乳期妇女应在医师指导下服用。5.服药4周症状无缓解，应去医院就诊。6.对该药品过敏者禁用，过敏体质者慎用。7.该药品性状发生改变时禁止使用。8.儿童必须在成人监护下使用。9.请将该药品放在儿童不能接触的地方。10.如正在使用其他药品，使用该药品前请咨询医师或药师。

【禁忌】对该药品过敏者禁用。

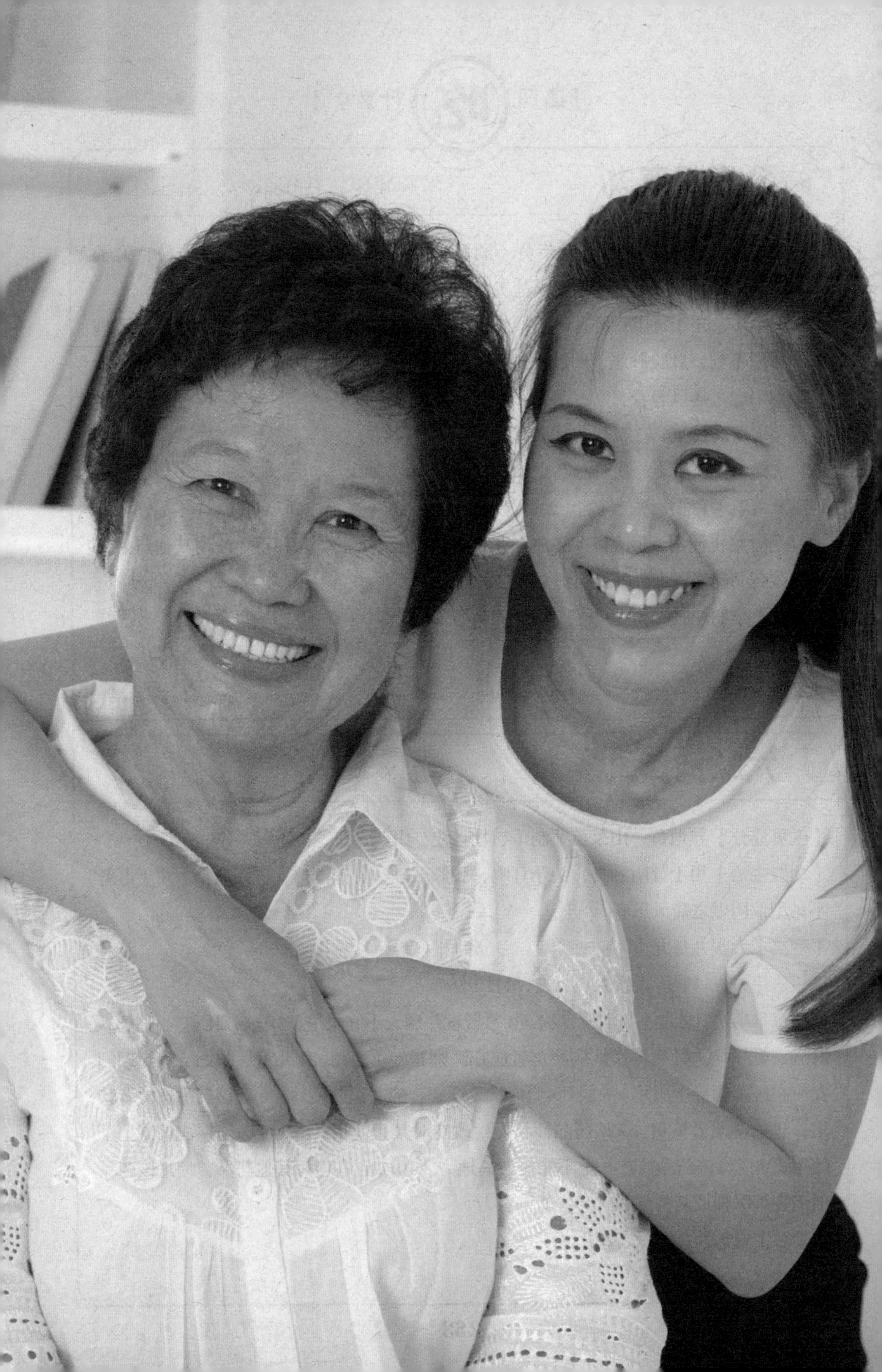

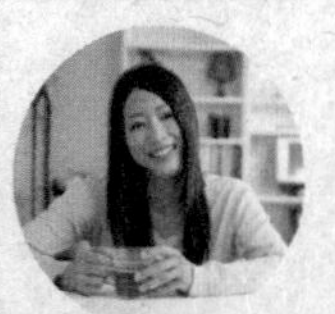

第六章

痛风患者不可忽视的生活保健常识

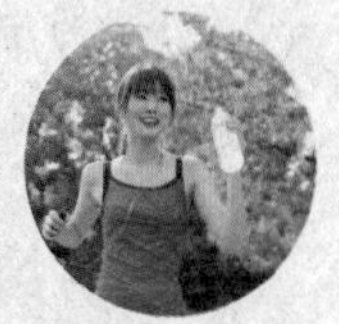

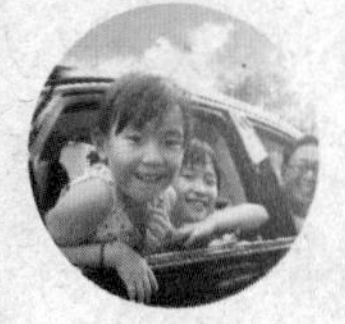

历史上许多著名的将相帝王都患有痛风，因此痛风也被称为“帝王病”。在现代社会，由于生活水平的提高，人们摄入了更多的高嘌呤食物，从而导致受到痛风危害的人也越来越多。痛风患者的生活苦不堪言，它不仅仅严重危害人们的身体健康，影响生活品质，还对人们的精神造成了巨大的困扰，因此，不要等到痛风形成了才引起人们的重视，早期的预防是很重要的。日常生活中更要注重饮食和生活习惯，只有做好一切去除痛风的因素，才能让痛风远离你。

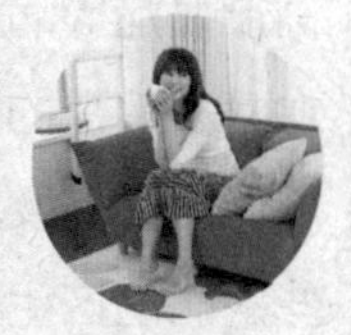

本章详细地介绍了预防和缓解痛风的日常保健知识和痛风患者的用药保健，从17个小点为痛风患者解除误区、排忧解难，让读者获益良多，健康一生。

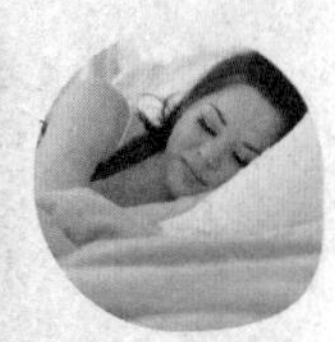

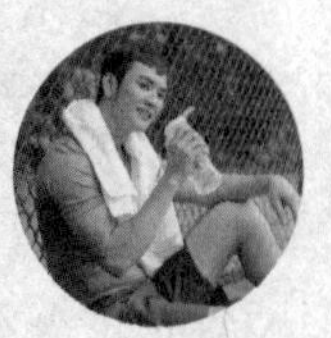

预防和缓解痛风的日常保健知识

◎有效预防和缓解痛风是至关重要的，而对于痛风的日常保健知识，您又了解多少？本节从14个小点为您揭开谜底，增长知识的同时，也让痛风远离您。

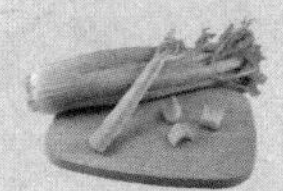
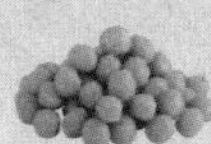
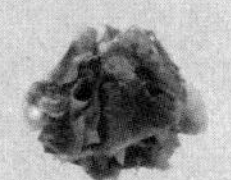

1 痛风患者日常保养15项原则

痛风患者除应接受必要的护理外，痛风病人家属应告知病人保持精神愉快，避免劳累，注意休息，注意保暖，保持稳定情绪，避免受凉，饮食有节制，及忌用诱发痛风急性发作的药物等。肥胖者应减轻体重。积极治疗并发的糖尿病、高血压、高脂血症等病，定期复查血尿酸。高尿酸血症和痛风的发病与高脂血症、高血压、心脑血管病及糖尿病等有密切关系，而这些疾病的产生均与环境因素、生活习惯有密切关系。由于原发性痛风目前无根治方法，因此加强预防十分重要，首先应该养成良好的生活习惯。

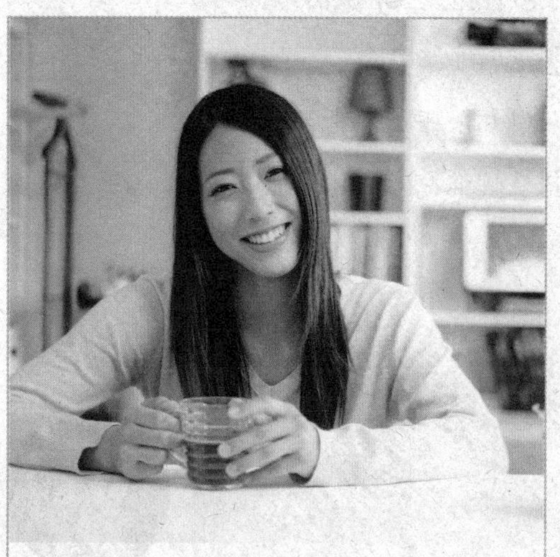

◎痛风患者生活宜有规律、按时作息，性情平和，保持心情愉悦

（1）生活有规律，按时作息，注意劳逸结合。避免彻夜伏案工作，通宵达旦地玩牌、看电视或电影等。每天除保证7～8小时睡眠时间外，最好能午睡。定期去郊外散步，防止疲劳，这些对痛风病人是十分重要的。

（2）清心寡欲，性情要平和，心情要愉悦、舒畅。

（3）除了急性发病时需卧床休息，并将两脚垫高外，症状消失后应坚持适量体育运动，有利于促进血液循环和新陈代谢，预防痛风发作。常年坚持有规律的体育锻炼，以散步、打网球、健身等耗氧量大的有氧运动为佳，但运动量要适当。需要提醒的是由于人在进行快跑、踢足球、打篮球、登山、滑冰、游泳等剧烈运动时组织耗氧量增加，无氧酵解乳酸产生增多，而乳酸可抑制肾脏排泄尿酸，使血尿酸升高，诱使痛风急性发作，所以应避免无氧运动。

（4）对于有痛风家族史及肥胖症、高

脂血症、糖尿病、高血压病、冠心病的患者，特别要积极预防痛风的发生。

（5）为了减肥而采用饥饿疗法对痛风患者不利，有时可诱发痛风发作，这是人在因为饥饿时以脂肪作为能源，脂肪分解增加使血酮体增高影响肾脏尿酸排泄而致高尿酸血症。所以要避免饥饿疗法，减肥以每月1~2千克为宜。要适度运动，少做剧烈运动。剧烈运动会使人体大量出汗，使尿量减少，影响尿酸排泄。要避免过度劳累、情绪紧张、着凉及关节损伤。肥胖者要减少能量摄入，不要乱用减肥药物。

（6）每日做到三餐进食，睡前不吃东西，吃饭不要过快，每次就餐时间要适当地延长。在外就餐时最好分餐，避免暴饮暴食。

（7）定期测定尿酸。痛风（包括高尿酸血症）病人应坚持每个月（或遵医嘱）测一次尿酸，以指导用药。

（8）坚持服药。在医生的指导下用药。坚持用药治疗，可以控制症状，减少疼痛。尿酸超正常值，或者已有痛风性关节炎症状，就用降尿酸药物。对急性痛风性关节炎，可使用一些止痛剂。

（9）科学安排饮食。不饮酒、不吃内脏、少吃海产品，并且摄取充足的水分。不暴饮暴食，可食用富含碳水化合物的米饭、馒头、面食，少食盐，多食蔬菜水果，少吃含嘌呤丰富的食物，如牛肉、骨髓、海产品、动物内脏、花生等高蛋白食品及发酵食物。可饮用水果汁、矿泉水、牛奶、豆浆等。

（10）饮食宜清淡。菜肴要清淡，与糖尿病患者的饮食原则一样，倡导低脂、低糖、低盐膳食。多采用拌、蒸、煮、烩的烹饪方法，少采用煎、炒、油炸。并发高血压的患者，更要限制食盐摄入，因为食盐能促使体内水钠潴留，妨碍尿酸排泄。

（11）多饮水。必须使每天尿量保持在2000毫升以上，以利尿酸的排泄，保护肾脏。在炎热的夏季，尿量往往较少，故更应注意多饮水。

（12）禁止酗酒、吸烟。饮酒是痛风发作的最重要诱因之一。这是由于酒精的主要成分乙醇可使体内乳酸增加，而乳酸可抑制肾小管对尿酸的排泄；乙醇还能促进嘌呤分解而直接使血尿酸升高；同时，酒类本身可提供嘌呤原料，如啤酒内就含有大量嘌呤成分。因此，大量饮酒可致痛风发作，长期慢性饮酒可发生高尿酸血症。烟对痛风病人也不利，应该戒除。

（13）注意保暖和自我按摩。时刻

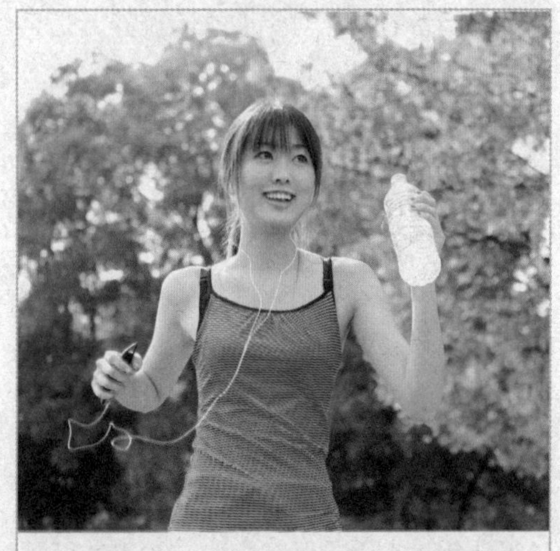

◎运动适度，少做剧烈运动，注意饮水，以利于尿酸排泄

注意脚、腿、背、头的保暖，千万不可着凉。早晨起床后和临睡前，学会自我按摩，大小腿、膝、踝、拇指关节和两个穴位（劳宫穴和涌泉穴）各按摩100次，同时用热水泡脚。

（14）妥善处理诱发因素。禁用或少用影响尿酸排泄的药物，如青霉素、四环素、大剂量噻嗪类及氨苯喋啶等利尿剂、B族维生素、胰岛素及小剂量的阿司匹林等。

（15）肥胖者要积极减肥。这对于防止痛风发生颇为重要。据研究表明，人体的体表面积越大，血尿酸水平越高，肥胖者减轻体重后，血尿酸水平也可随之下降。保持理想体重，超重或肥胖就应该减轻体重。不过，减轻体重应循序渐进，否则容易导致酮症或痛风急性发作。

2 痛风患者的四季调养

四季的天气变化无常，痛风患者也是要时刻防备着的。对于四季的调养，是至关重要的。

春季天气变化无常，如果鞋袜保暖作用差，极易受寒。阴雨天气，鞋袜易受潮，由于水分蒸发会带走大量的热量，局部皮肤温度就会进一步降低。春季是春暖花开、万物复苏、处处充满生机的季节，许多病毒、细菌等各类微生物也进入了繁殖期，易流行各种传染病。春天是万物复苏的季节，人体各脏器也频繁活动起来。中医认为，春天是肝旺之时，趁势养肝可避免夏季时暑期的阴虚。痛风患者由于长期服用药物，很多病人的肝脏功能皆有损伤，所以尤其应该顺应时节进行调节。痛风病人由于自身血尿酸较高，一方面易于让病毒、细菌在体内繁殖，另一方面又因自身的抗病能力降低，加之血管、神经等并发症，更容易感染各种疾病。上呼吸道感染易并发支气管炎、肺炎，肺部易患结核菌感染；泌尿系统感染易患肾盂肾炎和膀胱炎；皮肤感染多见于皮肤化脓性炎症，如痛风石溃破后感染了化脓菌等；女性易患阴部真菌感染。其他如牙周炎、肝脏系统感染、痛风足感染、毛霉菌病及恶性外耳道炎等，严重者还可导致败血症。痛风病人易并发感染，而感染会引起严重后果，因此我们必须积极预防及治疗痛风，控制尿酸代谢紊乱，增强机体抵抗力。另外，不可忽视的是要搞好个人卫生，女性尤应注意外阴的清洁。要注意口腔卫生，养成早晚刷牙、饭后漱口的良好习惯，经常开窗通风，少去公共场合，这样才能做到防患

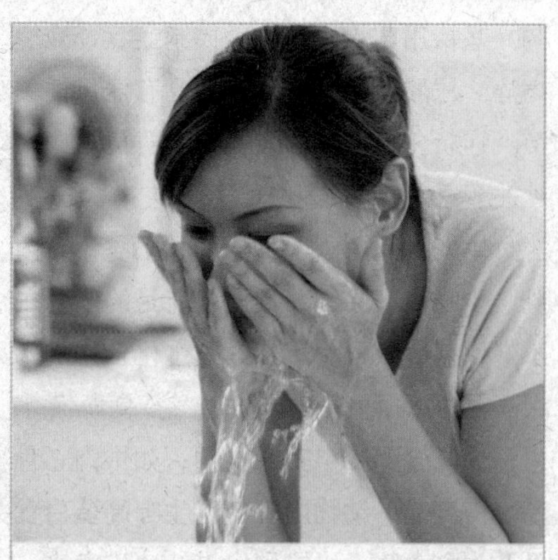

◎痛风患者应注意个人卫生，养成早晚刷牙、饭后漱口的习惯

于未然。外出时要注意保暖，头要戴帽，脚要保暖，以防冷空气侵袭。精神乐观，保持平和的心境。不要对自己要求过高，减少心理压力是避免疾病发作的法宝。保证充足睡眠，晚餐不宜过饱。

加强身体锻炼，可以使血流加快，心脏搏出量增加，冠状动脉灌注量增加。有计划地参加体育锻炼，不可过于劳累。注意肠道通畅。起居有规律，饮食有节制，养成定时排便的习惯。避免便秘，因为便秘时用力排便会加重心脏负担。调节营养，限制高嘌呤、动物脂肪和高胆固醇食物，多吃蔬菜、水果等。忌烟。吸烟可以引起血管痉挛，同时会影响尿酸的排泄。春季乍暖还寒，人们防御疾病的能力一旦降低，很容易感染各种疾病。因此，春季应该注意保暖。

夏季到了应该要尽量远离空调。因为痛风性关节炎可使患者的机体组织对外来刺激反应能力下降，组织器官内物质代谢失调，体质变弱，抵抗力下降，容易招致感染。患者抵抗力本来就低，室内空气流通较差，易引起感冒，尤其是开着空调睡觉更容易着凉，致使局部关节受寒而诱发痛风性关节炎急性发作。因此说，痛风性关节炎患者夏季应该要远离空调。由于受凉可以引起痛风的急性发作，因此，即使在夏季也要注意避免受凉，主要涉及食用冷饮和洗澡的问题。目前市售冷饮食品大多数由糖、牛奶、果汁等制成，一般含嘌呤很少，可忽略不计，故在炎热夏季口干难忍情况下，吃点冷饮是完全允许的，但不宜过量。冷水浴对健康人来说可增强耐寒抗冻的能力，并对预防感冒有良好的作用，但痛风病人则不宜采用，因为它有诱发痛风性关节炎发作的可能。即使在炎热夏季，痛风病人也应避免冷水浴，而应该选择温水浴。

民间有“春捂秋冻”的说法，意思就是说春天气候多变，乍暖还寒，不宜马上减少衣服以免受寒；秋凉时不要马上增加衣服，以锻炼自己的御寒能力，为适应寒冷的冬季作准备。痛风患者，尤其有并发症时，机体代谢严重紊乱，多种防御功能缺陷，对于入侵微生物的积极反应均受到抑制，极易感染，且感染严重。因此秋季不要受凉，应该为秋季来临做好一切准备。在秋天可以增加一些运动，适度的体育锻炼如散步、慢跑、骑自行车、游泳、打太极拳等有氧运动，既可调整呼吸、循环及神经系统功能，缓解患者的紧张、焦虑、忧伤、恐惧等情绪;又可增强机体的

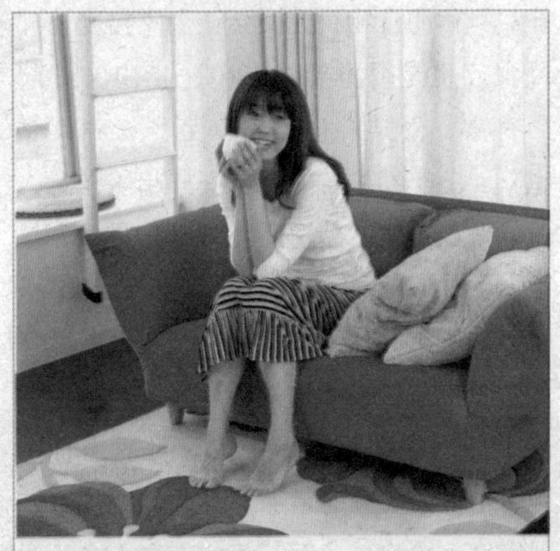

◎痛风患者夏季应尽量远离空调，注意关节的保暖

免疫功能，提高机体对外界环境的适应能力，减少感染和其他应急反应对人体的损害，避免痛风复发或加重;还能锻炼肌肉、骨骼、关节，有利于痛风的治疗和康复。

冬季寒冷，首先一定要注意保暖，因为痛风患者肌肉摄取葡萄糖能力下降，身体产热不够，耐热能力下降。因此冬季注意保暖非常重要，还应该注意的是由于痛风患者手、足部受寒易诱发痛风性关节炎急性发作，所以要经常注意保护自己的手、足，发现病变及时治疗。其次就是因为冬季进食比较多，更要注意避免高嘌呤的食物。最后就是要监测血尿酸、尿尿酸，尤其是在冬季，各种心血管疾病相应增加，痛风患者就更应该注意。冬季养生，要静神少虑，保持精神畅达乐观，不为琐事劳神，不要强求名利、患得患失;避免长期“超负荷运转”，防止过度劳累，积劳成疾。俗话说，药补不如食补。在冬季如果能恰当选择既美味，而又具有补益身体的食物，无疑会让大家接受。痛风食疗也是很重要的。中医指出，“起居有常，养其神也，不妄劳作，养其精也”。冬季养生若能合理安排起居作息，就能保养神气，劳逸适度可养其肾精。尽量做到“行不疾步、耳不极听、目不极视、坐不至久、卧不极疲”。冬至前后睡好“子午觉”在养生学中具有重要地位，除了保证夜间睡眠，午饭后可适当打个盹，但要避免睡时着凉。其次，要注意防风防寒。再次，冬至节气宜在白天多晒太阳，以利阳气的生长。作为痛风患者，并不是所有的食物都是可以吃的，高嘌呤的食物一定要杜绝，避免痛风再次发作，这样才能度过一个安全的冬季。

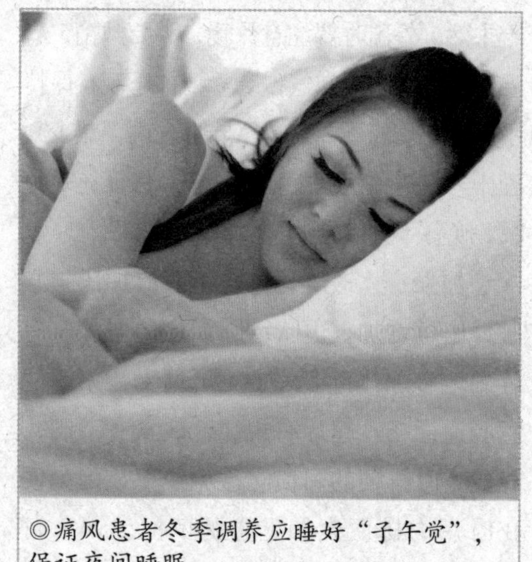
◎痛风患者冬季调养应睡好“子午觉”，保证夜间睡眠

3 痛风发作期的护理

（1）急性期护理：发病急骤，多在夜间突然发作，以拇趾及第一跖趾关节为多见，表现为剧痛、肿胀、皮肤暗红。因受累关节剧痛，患者常从梦中惊醒。患者应卧床休息，用被褥等将痛肢垫起，采取舒适体位，以减轻疼痛。但需经常变换体位，以免局部皮肤受压，造成肌肉性萎缩及关节功能减退。因早期服用秋水仙碱可引起胃肠道反应，故应注意饮食调节。宜食清淡及易消化的食物，禁食富含嘌呤的食物。每日需大量饮用开水，以利尿酸排泄，多食碱性食物，以碱化尿液。可用栀子、板蓝根、蒲公英泡水代茶饮。患处可用中药煎水后外洗。在此期间有些病人急

于使用降尿酸药，这种做法适得其反。因为当关节炎急性发作时，体内促肾上腺皮质素骤然增加、肾脏排尿酸量增多，血尿酸下降，此时再用降尿酸药，血尿酸水平会迅速降低，以致关节内外尿酸水平悬殊，关节炎反而会加重。正确的做法是急性关节炎发作时尽量不用降尿酸药。急性期给予一般性处理，如卧床休息、抬高患肢、局部冷敷、大量饮水、应用秋水仙素和消炎痛或布洛芬等。

（2）间歇期护理：此期最初常为数月或数年，以后发作次数逐渐增多，间歇期逐渐缩短，受累关节可时痛时止，红、肿、热、痛不明显。护理的重点是避免各种诱发因素。要坚持低嘌呤、低能量饮食，避免应用诱发本病的一些药物，如速尿、乙胺丁醇、水杨酸类（阿司匹林、对氨基水杨酸）及烟酸等。在痛风间歇期，我们应抓紧时间降低血尿酸水平。只有这样，才能防止痛风的复发，避免向慢性痛风的方向发展。而晚期患者经过治疗，痛风石可以溶解，关节功能和肾功能障碍也可以得到改善。对伴发有高脂血症、糖尿病、高血压病、冠心病、脑血管病者，降低尿酸水平也将从中得益。痛风患者在间歇期间也要控制血尿酸，首先必须控制饮食。患者应采用低能量膳食，保持理想体重，同时避免高嘌呤食物。含嘌呤较多的食物主要包括动物内脏、沙丁鱼、蛤、蚝等海味及浓肉汤，其次为鱼虾类、肉类、豌豆等，而各种谷类制品、水果、蔬菜、牛奶、奶制品、鸡蛋等含嘌呤最少。严格戒饮各种酒类，每日饮水应在2000毫升以上。在间歇期，控制饮食不必过于严格。除对酒、动物内脏等含嘌呤较高的食物严格限制，对其他食物皆可选食，不必过分忌口。

（3）慢性期护理：痛风反复发作日久，进入慢性期，此时多数受累关节终年肿痛，时轻时重。甚至关节发生僵硬、畸形，出现痛风石。此期的护理重点仍是坚持低嘌呤、低能量饮食，避免一切诱发因素。加强关节功能锻炼，并配合理疗。对于痛风石经皮肤破溃者，取出痛风石后可用中药浸泡外洗，这样比创口换药疗效更好。给予正常平衡膳食，以维持理想体重和正常血尿酸水平。由于蛋白质摄入能加速痛风病人尿酸的合成，每日摄入不宜超过1克/千克体重。

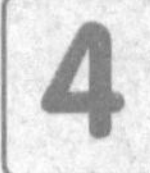

适当运动，缓解痛风

1.痛风患者进行适当体育锻炼的意义

体重增加和体力活动减少常是痛风和Ⅱ型糖尿病发生的重要诱因，也是产生高脂血症及冠心病等的病因。所以肥胖病人，更需要增加体育锻炼，以减轻体重。长期有规律的体育锻炼有以下作用：

（1）增加能量消耗，减少脂肪，减轻体重。身体运动时肌肉活动量加大，这样就可以消耗摄入的过多能量。一般情况下，即使是轻微的体力劳动也能使机体多消耗10%～20%的能量。运动还能调整大脑皮质活动状态，恢复神经内分泌系统对新陈代谢的正常调节，促进脂肪分解，减轻肥胖。

（2）增强胰岛素敏感性，减轻胰岛素抵抗性。近来的研究发现，Ⅱ型糖尿病、糖耐量减低、冠心病、高脂血症、高血压、肥胖、高尿酸血症等，均存在着共同的发病机制胰岛素抵抗，并把上述疾病群称为胰岛素抵抗综合征。长期适量运动可增加细胞对胰岛素的敏感性，增强脂肪细胞中酶的活性，消耗过剩的脂肪组织，具有减肥的作用，从而使细胞膜上的胰岛素受体敏感性增高，达到降糖、降脂作用。

（3）通过影响食欲减少食物的摄入量。体育锻炼可使5-羟色胺的水平升高，从而抑制食欲，减少能量的摄入。锻炼还可以增强胃肠蠕动，减少腹胀、便秘等常见的消化道症状。

（4）降低血脂。体育锻炼可降低血中极低密度脂蛋白、低密度脂蛋白、胆固醇、三酰甘油、胰岛素和血尿酸水平，有利于防止心血管并发症的发生。

（5）精神效能。运动使人感到精神爽快，能够消除各种精神紧张，起到镇静作用，减轻病人在限制饮食过程中的精神紧张。运动还可以改善血液循环系统的功能，降低血压，增强心肺功能，特别是长期定量定时地运动，可提高患者的工作能力，增强他们生活的信心，让病人养成良好的生活习惯。

痛风患者完全可以适当运动。痛风患者大多数有肥胖、超重、高血压、高脂血症和动脉硬化，许多患者年龄已在50岁以上，心血管功能不是十分健全，故应该进行适当的体育运动，以增强体质，改善心血管功能。体育运动还有利于维持理想的体重，防止肥胖。所以，应把体育锻炼作为治疗痛风有益的辅助措施。体育运动分无氧运动与有氧运动。有氧运动是通过运动中的呼吸，有效地吸入氧气，并产生能量的运动。有氧运动的特点是持续时间长，能增强耐力，消耗多余的脂肪，不易疲劳。适当的体育运动对痛风患者是有益的，它可预防痛风发作，减少内脏脂肪，减轻胰岛素抵抗性。采用最大氧摄取量50%～60%的中等运动量，也就是说50岁左右的患者，以心率能达到110～120次/分钟，少量出汗为宜。每日早晚各运动30分钟，每周3～5次。运动的种类以散步、游泳、打网球、健身运动等耗氧量大的有氧运动为佳。如果选择散步应注意一天以10000步为目标进行；稍微快步则以1分钟100步左右为宜。剧烈运动使有氧运动转为无氧运动，肌肉中三磷酸腺苷（ATP）分解向血液里大量释放肌苷（次黄嘌呤核苷）、次黄嘌呤，使血尿酸、血乳酸增高而抑制肾脏对尿酸的排泄。无氧运动不能长时间持续进行，它不能消耗大量能量，消耗的主要是糖类，几乎不动用脂肪，因此痛风患者要尽量避免无氧运动。

2.痛风患者进行体育锻炼的注意事项

（1）安排体育锻炼之前必须请医生做有关项目的检查，然后决定是否适合进行体育锻炼，以及适合什么性质的锻炼。

（2）由于运动促使人体肌肉力量增加，关节活动幅度增大，以及改善内脏功能的过程都是渐进的，所以运动贵在坚持。要准备进行数周、数月甚至更长时间的锻炼，以便取得较好的防治效果。一般来说，运动是从小量开始的，逐步增加到适当的运动量；运动的方法可从较简单的开始，逐步过渡到采用较复杂的运动方法。整个治疗过程应做到有计划、有步骤、有系统地进行，间断而无规律的体育锻炼决不会收到预期的效果。

（3）体育锻炼的运动量要适当，切不可过度。过度的体力消耗会使体内乳酸产生增加。乳酸可抑制肾脏排泄尿酸，使血尿酸升高，甚至引起痛风性关节炎发作。

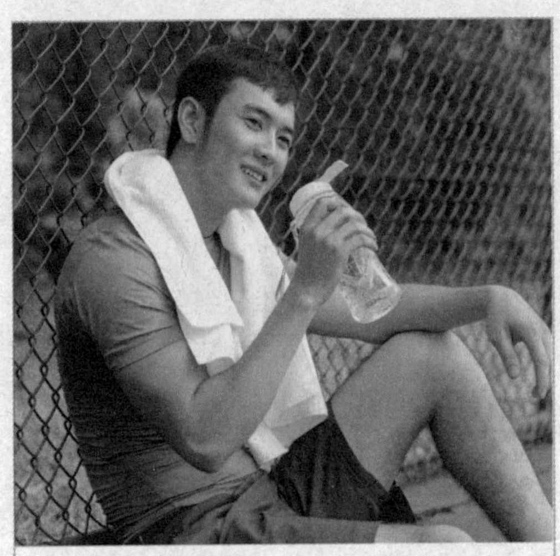

◎痛风患者在进行体育锻炼时运动量要适当，切不可过度

（4）当痛风发作时应停止体育锻炼，即使是比较轻微的关节炎发作也应暂时中止锻炼，直到完全恢复后再考虑重新开始锻炼。感染发热，特别是高热时，不宜进行锻炼。因发热时人体产热增加，蛋白质大量分解，心跳加快，同时发热常是感染性疾病在体内发生和发展的反映，此时若不注意休息，盲目地运动，往往会使这些不良反应加剧，从而使病情加重。

（5）运动时，一定要穿舒适的鞋子，且注意保暖。

（6）体育锻炼的最佳时间是在午睡后的下午至晚饭前。许多人喜欢在清晨4～5点起床后立即去锻炼，这种选择是错误的。

清晨不宜进行体育锻炼的理由如下。

第一，清晨起床时，人体的肌肉、关节及内脏功能均处于松弛低下状态，对体育锻炼尚不能适应，容易造成急、慢性损伤。

第二，清晨起床时，人体血液黏稠度偏高，加上锻炼时出汗引起水分消耗，血液更为黏稠，容易造成血管梗阻而突发心脏意外或脑卒中。痛风病人多为中老年人，伴发心血管病的概率较高，在清晨锻炼更具有一定的危险性。下午时间，人体内脏功能的活动及血液循环均已处于稳定状态，对体育锻炼有良好的适应能力与耐受性。

第三，许多人认为清晨的空气最新鲜，其实并非如此。清晨空气中二氧化碳的含量比下午要高，这是因为夜间没有阳光，树叶的光合作用停止，放出较多的二氧化碳。此外，由于夜间缺乏太阳能的辐射与紫外线的照射，至清晨太阳尚未出来时空气中的有害物质及病原微生物密度较高，对人体十分不利。所以清晨锻炼，尤其是摸黑起来进行体育锻炼是不可取的。体育锻炼的地点选择在人少、树木较多、安静、清洁之处最为合适，如公园、田野、河畔、山边、湖旁等。

最忌在马路、公路旁或烟尘及噪声较多的工厂区、闹市区进行锻炼。

3.适合痛风患者的六种散步方法

（1）普通散步法。这种散步方法一般以每分钟60～90步的速度行进，每次走30～60分钟。开始锻炼时，可以每天走或隔天走，每次走15分钟，等身体适应后，再逐步增加。经常做的锻炼活动，每次最好不要少于半小时，否则会影响锻炼效果。

（2）快速步行法。这种步行法可增强心脏功能和减轻体重，适宜肥胖的中老年人锻炼。要求每小时步行5000～7000米。快速散步可以防止大脑老化，扩大肺活量，增加心脏工作量，促进血液循环。练习快速步行，必须循序渐进，逐步增加运动量。开始锻炼时，持续时间以半小时为宜，走2500米，身体适应后可有计划地增加运动时间和步行速度。但必须注意运动时的心率，应控制在每分钟120次以下，有心血管疾病的患者尤其要严格掌握好这一点。快速散步者衣着宜轻、软，冷热适宜；鞋袜舒适合脚，以软底为好；应检查身体，尤其是血压、心电图；自我监测，利于发现问题，量力而行，不可勉强；饭后不宜立即快速散步，待半小时到1小时后再进行。

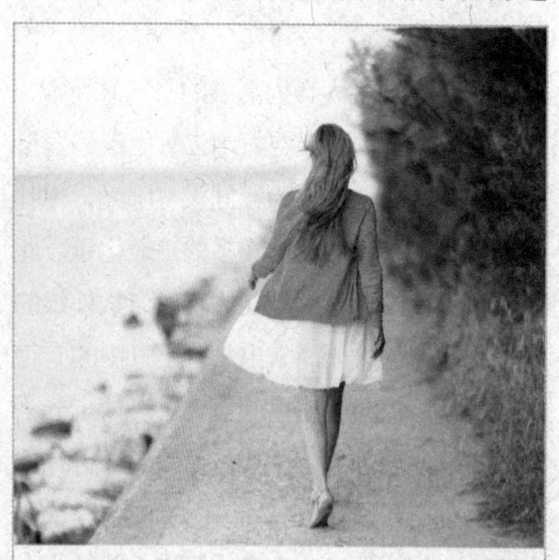

◎摆臂散步这种散步法，适宜有呼吸系统慢性病的患者锻炼身体

（3）定量步行法。这种步行法又叫医疗散步，是针对中老年人出现发胖和高血压等心血管疾病而制定的运动处方。这个为期3个月的运动处方，是以每次消耗1225.2～2093.5千焦耳（300～500千卡）的能量为标准进行安排的运动。强度以脉搏为尺度，40岁者每分钟120次，60岁者每分钟110次。实行时可按本人的条件作适当调整。具体定量方法是：40岁以下的人，开始时以1分30秒走100步为尺度进行练习，每隔3日，一次增加50步，到第18次时，要求在10分钟内走1000步，到第23次时，要求在12分钟内走1250步，到第30次时，要求18分钟内走1950步。据测定，坚持这种步行锻炼，可减少腹壁脂肪，降低血压。

（4）摆臂散步法。这种散步法，适宜有呼吸系统慢性病的患者锻炼。步行时两臂用力前后摆动，自然呼吸，锻炼时间及运动量可根据个人具体情况掌握。坚持锻炼可增进肩带和胸廓的功能，促进血液循环，改善病情。

（5）摸腹散步法。这种散步法，是防治消化不良和胃肠道慢性疾病的保健法，散步时用两手不断按摩腹部。

（6）负重散步法。腰部负重，采用装满沙子的腰带，腕、踝处也可用圈带负重。该法能训练耐力，增强背肌和腹肌力量，也可增强下肢肌力。建议痛风患者关节病变不严重者采取此法。

4.适合痛风患者的关节操

（1）指关节操：握拳与手指平伸交替运动，握拳时可紧握铅笔或粗一点的棍棒，手指平伸时可将两手用力合掌。

（2）腕关节操：两手合掌，反复交替用力向一侧屈曲，亦可紧握哑铃做手腕屈伸运动。

（3）肘关节操：手掌向上，两臂向前平举，迅速握拳及屈曲肘部，努力使拳抵住肩。再迅速伸掌和伸肘，反复进行多次，然后两臂向两侧平举，握拳和屈肘运动如前。

（4）肩关节操：一臂由前方从颈伸向背部，手指触背。同时，另一臂从侧方（腋下）伸向背部，手指触背，尽量使双手手指在背部接触，每天反复多次。

（5）踝关节操：坐位，踝关节分别做屈伸及两侧旋转运动。

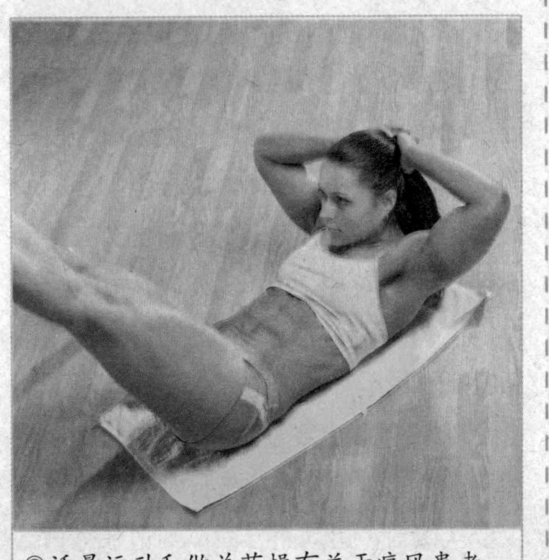

◎适量运动和做关节操有益于痛风患者

（6）膝关节操：下蹲运动与向前抬腿运动，每回重复活动10～15次，每次2～3回。

5 合理减肥，缓解痛风

肥胖无疑是痛风的大敌之一，肥胖的人通常尿酸浓度、血脂都偏高，这些都是引起痛风的主要因素，且肥胖的人往往饮食结构偏向于高嘌呤饮食，这样一来发生痛风的危险性就更大了，因此在解除痛风病痛的同时，有必要消除肥胖因素。肥胖可以说是通向痛风的“捷径”。过度的肥胖是相扑选手易患痛风的原因之一。相扑选手都是体形大又肥胖的人，当然身体表面积也随之增加了，据研究，尿酸值是和身体表面积成正比例的。

1.减肥的窍门

（1）少吃糖。提到减肥，人们就会想到只要少吃点就可以了，其实为了维持生命、保持体力，对那些人体所必需的营养每天还是要吸收的。要实现上述目的，首先要把规定量的食品每天分3顿吃。初始阶段应从一日8400千焦开始。减肥之前一直吃得很多的人，这个能量也足以让他们减肥。如果一开始就减少太多，身体会支持不了多久。减肥的窍门在于减少糖分的吸收，而主食如米饭、面包、面等不必过分控制。不吃主食，会让人产生不饱腹感，进而使人在不知不觉的情况下吃起零食，最后还可能导致能量过剩。这样反而会适得其反，达不到预期的效果。

（2）选择泡发食品，增加饱腹感。如果把牛奶换成脱脂牛奶、把乳酪换成松软白干酪，那么即使是同样的能量，却因增加食品的量，而使自己产生了一种吃饱的感觉。海藻、木耳等，几乎不含有能量，如果作为饮食的一部分，肯定会增加饱腹感。且海藻或木耳含有丰富的维生素和矿物质，能促进肠的蠕动，防止便秘。所以上述食品应被包含在日常菜单中。烹调时不要使用过多的盐和油，以免味道过重。这样的菜肴能增加食欲，往往会使你在不知不觉中就吃得过多，而且味道重的菜式会使血压升高，这对痛风患者来说是有害的。这的确为难了那些喜欢吃味重菜式的人，但所谓喜欢吃的味道也只是习惯而已。只要自己注意，如腌菜里不加酱油、不喝面汤等，经过一个长期的过程，就能养成一个好习惯，这样才能取得较好的治疗效果。

2.如何通过改变生活方式来减肥

肥胖与痛风密切相关，通过改变生活方式来减肥非常重要，肥胖病人应在生活中注意以下几个方面：

（1）一日三餐定时定量，其他时间一律不进食。改掉吃零食的坏习惯，特别是在看电影、电视、书报或者与朋友聊天时不要吃瓜子、花生、糖果之类的零食。

（2）严格控制饮食，降低能量摄入量。主要是控制每日主食的摄入量，也就是控制饭量，使身体的消耗略大于吸收，这样就可使体重逐渐下降。减轻体重切忌急于求成，不要在短时间内大幅度地减少饭量或其他营养成分，一定要注意基本的营养补充与平衡。如果每日只吃100克主食，副食又全部是蔬菜、小菜之类，那么就会使体力明显下降。营养不足，抵抗力也会随之下降。体重虽然减轻了，却使健康状况恶化，结果是得不偿失。为了保证一定的营养供应而又不至于影响血尿酸，痛风病人每日可吃2个鸡蛋喝1瓶牛奶，或者1个鸡蛋及2瓶牛奶，再配以适量的蔬菜及控制主食量，就能达到既减轻体重又维持营养平衡的目的。

（3）烹调时忌高糖、高油、高盐，选择能量低的烹调方法或无油式烹调。

（4）减慢进食速度，饱腹感常在进食后20分钟左右出现，与摄入量的多少无明显关系，如在这段时间内快速摄入，则在饱腹感来临之前已摄入了过多食物。因此，减慢进食速度，仔细品味每口食物，常能避免过食。进餐时，细嚼慢咽，最好吃到八九分饱，吃饱后在室内外稍走动，不要立即上床睡觉。

（5）适当进行有规律的体育锻炼，以促进身体过多脂肪的消耗，上下班提前一两站下车，步行一段路，路程不太远的最好步行或骑车。遇有上下楼的机会应尽量不乘电梯，步行上下。

（6）保持心情舒畅，保证睡眠的质量和时间。

（7）进行自我监测，做饮食日记和生活日记，客观地自我分析日常生活习惯。主要从饮食、运动两方面详细记录每日无意的习惯性生活行为，从而发现潜伏其中的意想不到的导致肥胖的因素，每周制定改变坏习惯的努力目标，并自我评价目标的完成情况。

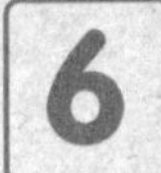

6 心理调养，缓解痛风

让痛风患者了解疾病的有关知识，消除病人的心理和精神负担、减轻病人焦虑、紧张的情绪，对于痛风病的康复与治疗有着十分重要的意义。面对病魔，有忧虑、恐惧、消沉情绪很正常，但是要尽量多一些理性。良好的心态会使意志更加坚强、战胜病魔的信念更加坚定、寻求有效治疗的行动更为积极；乐观向上的生活态度，可以明显减轻疾病的痛苦，因此有必要把调整心态作为第一要务。

1.通过谈心了解患者心理活动的特点

详细地了解病人患病的原因，疾病的演变过程，病人在患病前后的心理状态，尤其是疾病发生以后思想情绪的急剧变化。进一步了解病人的生活习惯、兴趣爱好、性格特征、知识水平及对疾病的认识。还可以进一步了解病人对疾病的态度，是紧张、害怕、恐惧，还是乐观，有没有战胜疾病的坚强意志等。这样，才能够有的放矢地做好患者的思想工作，消除他的各种消极情绪，让患者做好治愈疾病心理上的准备。

2.通过解释消除患者疑虑

向病人讲述有关痛风的医学基础知识，帮助他们消除疑虑，正确地认识本病，并帮助病人掌握正确的饮食、运动、服药方法，让他们养成良好的生活习惯。对于危重病人和急性期疼痛剧烈的病人，应做耐心的思想工作。

3.创造良好的生活环境

精神心理的调养医务人员能起的作用有限，主要是发挥患者的主观能动性，当然家庭的关怀与帮助也必不可少。专家称痛风病人由于长期疼痛以及缺乏手术治疗的相关知识，往往会产生不同程度的焦虑、恐惧心理。那么根据病人的心理状态给予安慰、疏导是非常必要的。首先患者要对自己的疾病有一定的认知，不要由于不了解疾病就盲目的恐惧，首先患者应放松心情，消除紧张和焦虑，掌握一些痛风疾病的常识，可对预防痛风复发有很大的帮助。

平时患者可通过调身、调息、调心为理论核心的心理疗法来调节，其对患者的病情可以起到一定的缓解作用。因此患者应注意心理调节的重要性，让痛风患者了解疾病的有关知识，消除病人的心理和精神负担、减轻病人焦虑、紧张的情绪，对于痛风病的康

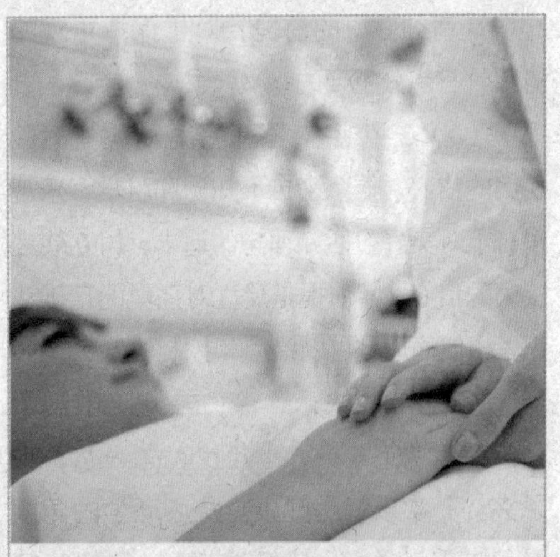

◎安静舒适的医院环境，医生、家人、朋友的关心对病人的康复都有所帮助

复与治疗有着十分重要的意义。

（1）陶冶性情，培养乐观性格。人的性格各有不同，但是无论何种性格的人，都可以在生活中通过锻炼而逐渐获得乐观的性格。培养广泛的兴趣爱好，既能陶冶性格，又有益于身心健康。前人指出，读书吟诗、郊游览胜、琴棋书画等活动，能够怡情悦性；另外，种花、养鱼、垂钓、摄影、集邮等，也是不错的选择；音乐、文学、艺术也是愉悦人的良方。痛风患者可根据自己的情况，选择适合自己的活动，坚持下去，会使生活充实起来，乐在其中，可避免终日在疾病的阴影下生活。

（2）遇不乐之事，善于自我解脱。在自己的烦恼通过退步思量还不能减轻的时候，就应当及时吐露，与人交谈，听取别人的意见，以消除心中的烦恼。与人交谈后，不一定能帮到你解决问题，但能使你的压力有一个宣泄的通道，以免不良情绪积压而造成严重的后果。创造一个平和的心境是精神健康的前提，对于保持乐观的情绪具有十分重要的意义。

（3）正视疾病，坚定信念，树立战胜疾病的信心。信念来自于知识和科学，乐观来自于对美好生活和理想的追求；树立战胜疾病的信心，其前提是建立对痛风的正确认识，相信痛风是可以治疗和控制的。

（4）寻找快乐，笑口常开。中国有句俗话："笑一笑，十年少；愁一愁，白了头。"欢乐就是健康。从心理学的角度看，快乐与爱好、愤怒、悲哀、恐惧等情绪体验一样，是人的最基本、最原始的情绪，快乐实际是人在需求得到满足时的情绪体验，它对生活持肯定态度。它使人轻松愉悦，有益于身心健康。保持快乐的情绪，是人的心理成熟的标志，乐观处世，用快乐和欢笑去迎战一切挫折、苦难。

（5）家属的关心和鼓励。夫妻之间融洽、恩爱、体贴，为家庭和睦提供了良好环境，加之夫妻之间互相鼓励支持、体贴关怀和无微不至的照顾，给心灵上极大安慰，容易稳定情绪，对疾病康复的作用不可轻视。因为每天与病人接触最多的不是医生而是家属，生活不能自理的患者还需要家属的照顾，家属由衷的关心与鼓励对患者是很好的精神支柱，俗话说：良言一句三冬暖。家属的关心与鼓励主要体现在语言方面，对患者也可起到心理暗示的作用，有利于病情的好转。家属的关心与鼓励还有助于患者树立战胜疾病的信心，不致产生自卑或绝望的情绪，而转为乐观向上的心态。愉快的情绪可充分发挥机体的

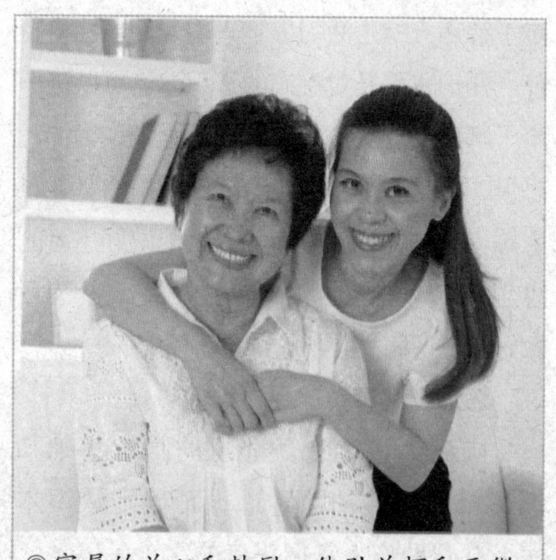

◎家属的关心和鼓励、体贴关怀和无微不至的照顾，给患者极大安慰

潜在能力，更有助于患者战胜疾病。

日常生活中亦要关心体贴病人，痛风患者不能吃海鲜，家里就尽量不吃或少吃海鲜；痛风患者需要多喝水，家属可以定时倒好水提醒病人及时饮用；对于患者的坏脾气要尽量宽容、体谅。此外，营造一个清静舒适的生活环境，保持家居幽雅整洁、窗明几净，也有助于稳定情绪，促进心理康复。

7 七情适度，劳逸结合

《黄帝内经》将喜、怒、忧、思、悲、恐、惊七种情绪的过度反应列为重要的致病因素，从医学的角度首先提出了“悲伤心，怒伤肝，忧伤肺，思伤脾，恐伤肾”的观点，认为情绪对人体健康有不同的影响，而“调和情志”具有预防及治疗疾病的意义。

随着现代医学模式由生物医学模式逐渐向社会—心理—生物医学模式转变，人们越来越重视社会心理因素在疾病发生发展过程中的作用。世界卫生组织对健康的定义就包括人们身体、心理及社会的完好状态，也就是说心理健康已被认为是健康的必备条件。现代社会，面临激烈的社会变化，科技日新月异，知识信息大爆炸，竞争激烈，就业生活压力大，人们普遍承受的心理压力大大增加。心理问题也较为常见。要预防精神因素致病，就必须做到保持精神乐观，调和情绪变化，避免七情过激。尤其是痛风的发病已从单纯的生物医学模式发展到现在“生物—心理社会”医学模式。研究发现，痛风的发病不仅与饮食结构及遗传基因障碍等因素有关，还与社会环境及心理因素有着很大的关系。过度的忧思、悲愤、恐惧等不良精神刺激，可以使体内某些激素升高，从而诱发或加重痛风及其并发症，甚至出现痛风性关节炎发作等。

树立正确的人生态度，倾向于用肯定的愉悦的情感评价生活者，对生活的一面感受力很强，所以总是信心十足，乐观热情。坚强的人一般来说都豁达大度，能经受打击；性格外向者比较开朗，情绪不佳时易于自我解脱。患者要想笑容长驻，必须培养开朗、达观、宽厚的性格。痛风患者倾听合适的音乐，除了有心理治疗的作用外，还有良好的止痛、镇静、安眠作用，并能使机体的功能更加协调，有利于防止疾病，促进患者心理及生理两方面的康复。

8 痛风患者要注意足部护理

在痛风急性发作期，患者必须严格卧床休息，并适当抬高患肢，以有利于血液的回流，避免受累关节负重。直至疼痛缓解72小时后开始适当轻微活动，促进新陈代谢和改善血液循环。护理时，可在有炎症关节处用50%的酒精湿敷，或给予紫外线照射，使局部体液化学成分改变，可以减轻疼痛以及疼痛带来的心理压力。更需要注意的是，在这一时期中，足部不宜进行冷敷或热敷，因为冷敷容易导致尿酸进一步沉积在皮下，而热敷可使病变部位水肿。

在痛风间歇期间，患者应该注意鞋子的选择，尽量穿柔软舒适的鞋子，避免足部磨损造成感染，冬天避免受凉，室温最好是保持在20～22℃，对年老体弱者尤其要做好保温工作。

9 痛风患者应节制性生活

痛风本身或者说高尿酸血症对男子性功能不存在不良的影响，痛风患者是有正常的性功能和生育能力的。但是，当痛风关节炎已经发展到关节畸形的时候，多少会给性生活带来不便，比如膝关节肿痛时，采用男上位姿势性交就会有疼痛不适的感觉，一旦痛风病人有了泌尿系统痛风石，导致尿路堵塞，尿流不畅，很容易引起尿路感染，性生活正是这种感染的诱因之一。病情发展至肾功能不全时，对性功能的影响就会更加严重了。

对于有痛风史的男性，如果纵欲过度，痛风将会发作频繁，病情加重。因此，在重视药物治疗、控制饮食、控制饮酒的同时，痛风患者还应该适当节制性生活，中年男子一般以每周不超过1次为度。如果病情已发展至关节畸形、肿痛，应该采取女上男下位的性交姿势，以保护患者疼痛的关节，否则会造成关节损伤。并发尿路结石的病人，应该要注意性卫生，避免尿路感染，当病人有明显的肾功能损害时，则不宜进行性生活。

10 痛风患者需坚决戒烟

吸烟的危害性是有目共睹的，而戒烟可保护心脏和血管的功能，消除高血压，防止患支气管炎、肺气肿、肠胃病，尤其是能减少肺癌的发生。戒烟不但能保护自己的身体健康，而且能避免危害他人。吸烟对人的危害非常大，同理，对于痛风病患者也是如此。吸烟会对痛风患者产生极大的危害，戒烟势在必行。目前虽然没有直接的证据表明吸烟可使血中尿酸升高，或者引起痛风性关节炎的急性发作，但吸烟已被证实为心血管疾病的致病因素之一。

痛风本身也是心血管疾病的危险因素，两种危险因素并存时，其威胁性大大增加。可见，即使吸烟不会使血尿酸增高，痛风病人也应当坚决戒烟。

11 痛风患者如何在家中进行自我养护

痛风是终身性疾病，住院的治疗时间也是有限的，绝大部分时间患者要像健康人一样参加工作、学习、社交和家庭生活，所以要强调患者的自我护理和家庭护理。

有些痛风患者之所以反复住院治疗，就是自我护理及自我管理做得不好，这不仅仅会给个人带来痛苦，也会加重家庭负担，所以痛风患者要清楚地认识到良好的自我护理是良好治疗的基础。痛风患者及其家属一定要掌握有关的痛风防治常识，要学会检验尿pH，掌握饮食疗法，了解使用止痛药和降尿酸药的注意事项，从而在医生的指导下长期坚持自我护理和自我治疗，并鼓励其积极参加力所能及的体力活动。要协助患者坚持对血尿酸的监测，注意观察用药情况，及时调整用药。要尽量使患者避免精神紧张及精神刺激，搞好个人卫生，保持皮肤清洁，预防感染。只要患者及其家属保持良好的护理，痛风就会得到很好的控制。

除了一些日常生活中的自我护理之外，在家中还需对饮食进行规划。养成多饮水的习惯，每天饮水量最好保证在2000毫升以上。以白开水为主，可以适量喝茶，但不可过量饮浓茶。持之以恒地进行体育锻炼，但痛风发作时应停止锻炼。每天短距离的步行是不错的锻炼。戒烟、戒酒是所有人应该做的。

总之痛风患者在家中应该进行自我养护，而治疗与预防痛风的总原则是：饮食的合理及节制；水分的充分摄入；生活的规律；体育锻炼的适当进行；药物的有效治疗；健康体检的定期执行。

12 节假日警惕痛风发作

痛风是一种“富贵病”，但并不是说，富贵之人必患痛风，因为在痛风的发病原因中，遗传缺陷起着很重要的作用。遗传是个基础，而营养过剩则是促发疾病的前提条件。二者结合，痛风发作是必然的结果。

在节假日期间，人们常常会摄入大量

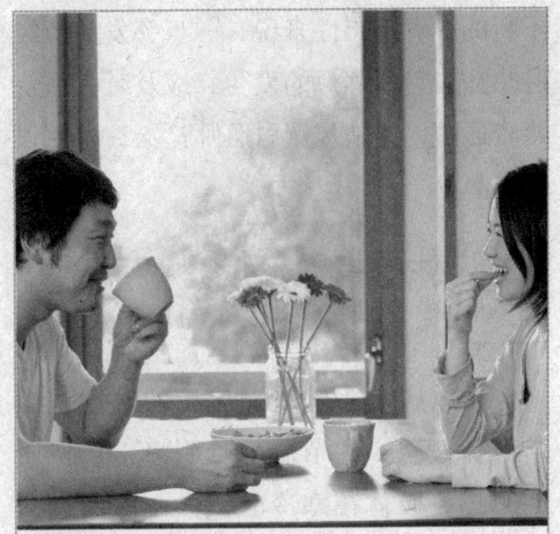

◎痛风患者在家中应该进行自我养护，饮食要合理节制，水分摄入要充分

高能量、高嘌呤的食物，因此容易诱发痛风。节日期间的痛风病往往首发或复发于酒宴后，常在半夜1～2点突然发作，急剧严重，在脚的拇指和手的拇指关节，剧烈疼痛、红肿、发热，也可累及其他关节如踝关节，并可反复发作。有的人在关节、耳郭等处发生大小不一的结节，并可破溃流出白色粉粒；有的人尿中出现蛋白、红血球、小砂石。

要谨防痛风的发生，首先一定要劳逸结合，适当参加体育活动，不要长时间静卧或是静坐；其次，饮食要均衡，不可暴饮和贪食，特别是对富含嘌呤的海鲜、动物内脏、啤酒、肉汤等，要控制食量；第三，进补一定要合理，对于那些含高核酸的保健品也不可多食，因为核酸的最后分解产物是尿酸；最后，注意多饮水，每日饮2000～3000毫升水，可增加尿酸的排泄，在多饮水的同时也可多喝一些碳酸饮料，增加尿酸的排出。对于美酒佳肴应酬不断的中青年男性来说，一旦突发关节红肿热痛应警惕痛风的发生，应及时去医院检查尿酸，并请风湿科医师诊治，以免误诊误治。

13 外出时如何防止痛风急性发作

痛风病人在出差、旅游的时候，由于身体疲惫，关节局部受到撞击、挤压或摩擦，肢体在寒冷的气候中滞留过久等诸多因素的影响，容易发作急性关节炎，造成关节红、肿、剧痛，不能活动，持续数日，甚至更长时间，严重影响患者的身体健康。因此，痛风病人在出差或是旅游的时候应该谨防急性关节炎，做好以下几点：

（1）做好充足的准备。要确定自己的血尿酸已经控制在较为满意的水平，无急性并发症，可耐受一定的量的运动强度，方可外出旅行。出发前对旅行路线、乘车时间及其携带物品都要做好充分准备。带上足够的药品，特别是应付痛风性关节炎急性发作的止痛药物。还要选择舒适合脚的鞋子，以免足部受伤。遇到任何事情都要从容不迫，保持平和的心态，因为情绪波动同样会影响血尿酸。

（2）生活要有规律。应该尽量安排好作息时间，按时起床、睡眠，定时、定量进餐，不要为赶时间而放弃一餐，也不要暴饮暴食，切不可多饮酒，同时要喝足够的水。安排各种活动也要有节制，运动量较大的活动应该尽量减少。要保证充足的睡眠，以免过度疲劳，特别是长途行走。

（3）对症处理病变。旅途中由于紧张劳累，机体的调节功能等以应付需要。若痛风病情加重，甚至导致痛风性关节炎急性发作，应及时服药或是到当地医院诊治，不可以掉以轻心。

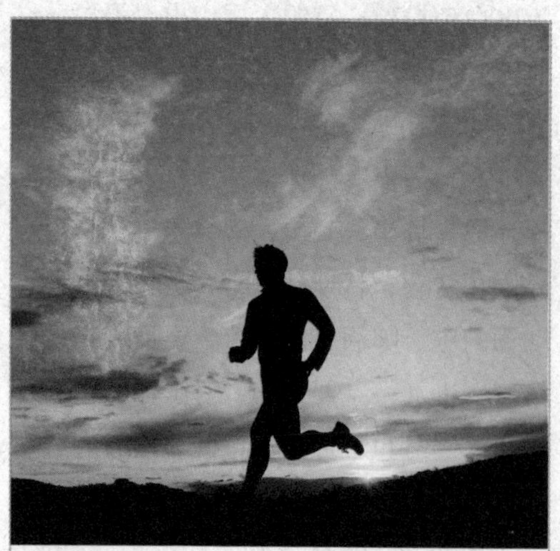

◎痛风患者外出一定要做好充分的准备，可耐受一定的运动强度

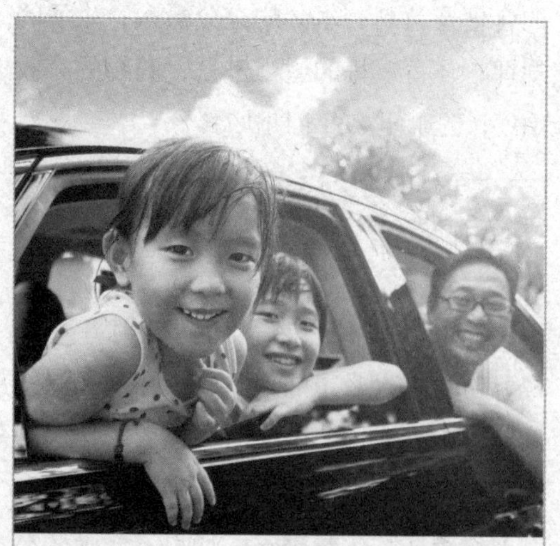

◎痛风患者外出时应带上足够的药品，特别是应付痛风急性发作时的药物

痛风患者用药保健

◎痛风的治疗中除了健康的饮食习惯和生活习惯之外，要注重的还有按时服用药品。关于痛风患者的用药保健，本节将会给患者一一讲述。

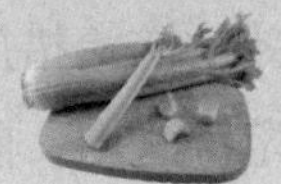
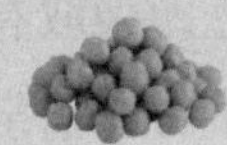
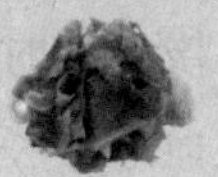

1 痛风患者需要做的常规检查

痛风的确诊并不是单纯地依靠一些身体表面症状来断定的，由于它经常会与其他疾病混淆，使治疗工作更加困难，所以有必要做一些特定的检查。这些检查化验将为确诊痛风病情提供科学、完整的依据。

1.血尿酸测定

血尿酸的测定是痛风患者的重要临床生化检查项目，其主要特点是血尿酸升高。血液中98%的尿酸以钠盐形式存在，在体温37℃、pH值为7.4的生理条件下，尿酸盐溶解度约为64毫升/升，加之尿酸盐与血浆蛋白结合的溶解度约为4毫升/升，血液中尿酸盐饱和度约为70毫升/升。因此，血尿酸≥416微摩尔/升（70毫升/升）时，为高尿酸血症。由此可知血尿酸受多种因素影响，所以应反复测定。当血尿酸持续高浓度或急剧波动时，呈饱和状态的血尿酸结晶沉积在组织中，从而引起痛风的症状。此外，影响尿酸溶解度的因素,诸如雌激素水平下降、尿酸与血浆蛋白结合减少、局部温度和pH值降低等，也可促使尿酸盐析出。因此，高尿酸血症是痛风形成的最重要的生化基础。然而在血尿酸持续增高者中，仅有10%左右的罹患痛风，大多为无症状性高尿酸血症；而少部分痛风患者在急性关节炎发作期血尿酸可在正常范围内。这些都说明痛风发病原因较为复杂，也说明高尿酸血症和痛风应该加以区别。

注意事项：患者应在清晨空腹状态下抽血送检，检测前3天内避免进食高嘌呤饮食及饮酒；检验前需停用影响尿酸排泄的药物，如水杨酸类药阿司匹林、降血压药、利尿剂等，至少停药5天上；检测前应避免剧烈运动，如奔跑、快速上下楼梯、负重，因为剧烈运动造成的缺氧可使血尿酸升高；血尿酸升高有时呈间歇性和波动性，所以，对血尿酸测定为正常的患者，不宜立即否定其是患痛风性关节炎，应强调多次反复检测。

患者的直系亲属也需要进行血尿酸测定。这是因为痛风的发病与遗传因素有关。因此，所有痛风患者的子女及直系亲属（即有血缘关系的亲属），均应做常规血尿酸检查。即使所检测的血尿酸值在正常范围内，也应做定期复查，尤其是步入中年以后的男性，更应重视定期复查。如果发现血尿酸值超过正常，又排除了外界因素的干扰，且无任何临床症状的情况下，则应视为高尿酸血症，即痛风的前期阶段。这时应立即采取有效的防治措施，使血尿酸长期维持在正常范围之内，防止由高尿酸血症发展为痛风。所以，有痛风家族史的人，应当充分认识血尿酸检查的价值，定期进行血尿酸检查。

2.尿尿酸测定

通过尿尿酸测定，可以初步判定高尿酸血症的类型，有助于选择降尿酸药物以及鉴别尿路结石的性质；在24小时内，尿尿酸排泄增多，有助于对由痛风性肾病与慢性肾小球肾炎所致的肾功能衰竭进行鉴别；尿酸盐结晶阻塞尿路引起急性肾功能衰竭时，24小时尿尿酸与肌酐的比值>1.0。但尿中尿酸含量的测定比较费时、繁琐，尿液的收集又时常不够精确，特别是老年男性伴有前列腺肥大及排尿不畅等情况时，收集的尿量不能反映真正的尿量而造成测定上的误差。此外，尿酸排出量还常受某些药物、饮水量及出汗等情况的影响。特别是痛风患者在有肾脏病变及肾功能减退的状态下，尿中尿酸排出量可明显降低。以上这些情况都可使尿尿酸测定的诊断价值下降。所以，单独依靠24小时尿尿酸测定来确诊痛风是不可靠的，必须同时测定血尿酸值才具有诊断意义。

注意事项：痛风患者进行尿尿酸测定，需要在低嘌呤饮食5天后，留取24小时尿液。但首先需明确患者有无必要做此项检查。患者如患有肾功能减退、尿路梗阻、大量肾盂积水、尿潴留、排尿不畅等，尿尿酸的测定均会受到影响，则无需做此项检查。

留取24小时尿液的方法：将第一天早晨7时（将膀胱排空，然后留尿，此时算作24小时的起点）直至第二天早晨7时的尿（应包括早晨起床时的第一次排尿，即晨尿）全部收集在1个容器内。用量杯计算总尿量有多少毫升，在预先准备好的化验单上填写24小时总尿量，再做尿pH值定性实验，并取200毫升左右的尿液送到化验室进行24小时尿尿酸定量检测。

留尿时的注意事项：留尿前5天，停用一切对尿酸排泄有影响的药物；留尿前3天，应避免高嘌呤饮食；留尿前1天及留尿当日，应避免剧烈运动、大量出汗；留尿当天，应适当饮水（尤其在夏季）。如有腹泻、呕吐应改期检测；尿液易腐败，故留尿的容器内要放适量防腐剂，尤其在夏季可在尿中加入适量甲苯。或把尿放入冰箱保存亦可；留存的尿液尽量避免混入杂质；尿液应准确留取和称量，容器要完整、密闭，并及时送医院测定；假如患有发热、尿路感染或其他急性疾病，应改期检测。

3.尿常规检查

急性和慢性痛风高尿酸血症患者、肾病及尿酸性结石的患者，尿常规检查常可发现蛋白、管型、红细胞；合并尿路感染的患者，可见大量白细胞和脓细胞。90%的患者尿液呈酸性，尿比重降低；部分患

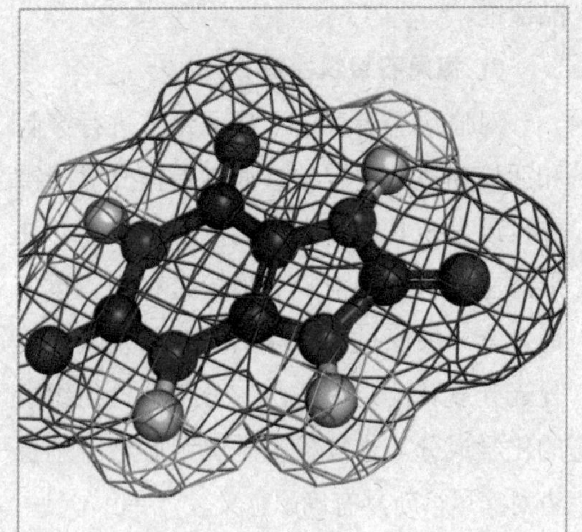

◎尿酸的分子的化学结构，高血尿酸水平导致痛风

者尿沉渣可发现尿酸结晶。即使临床无明显肾损害的高尿酸血症及痛风患者，也可有轻度或间歇性蛋白尿。

痛风患者尿常规检查主要是观察尿酸碱度（pH值），当尿液pH值小于6.0时，则说明患者的尿液呈酸性，不利于尿酸的排泄，需服用小苏打片等碱化尿液的药物，也可服用碱化尿液的中药。此外，还可多食用一些碱性食物及饮料。自我监测尿酸碱度时应注意某些影响因素，若饮食中含有较多的果糖、乳糖、半乳糖、维生素C、对氨基水杨酸、异烟肼、磺胺类、四环素、阿托品、吗啡等，均可影响尿液的酸碱度。

4.血常规检查

白细胞（WBC）计数及分类。痛风患者在关节炎急性发作期，尤其是伴有畏寒、发热，外周血白细胞计数升高，通常可升至（10～15）$\times 10^9$/L；个别可高达20 $\times 10^9$/L或以上，中性粒细胞亦升高。但关节炎发作较轻的患者及间歇期患者的白细胞计数及分类是正常的。

红细胞（RBC）及血红蛋白（Hb）大多正常，当出现痛风性肾脏病变，尤其是肾功能减退时，红细胞及血红蛋白可减少，有贫血症状出现。

5.血沉测定

血沉即红细胞沉降率。痛风性关节炎发作较轻时及痛风间歇期，患者的红细胞沉降率大多正常，而痛风性肾病患者特别是出现肾功能减退的患者，血沉可增快，最高可达60毫米/小时。

6.血脂测定

血脂异常在痛风及高尿酸血症患者中十分常见，主要是三酰甘油、胆固醇、低密度及极低密度脂蛋白、载脂蛋白B等升高，而高密度脂蛋白胆固醇降低。其中，以高三酰甘油血症最为常见。以上这些血脂异常改变，在伴有肥胖、高血压病、糖耐量降低或糖尿病以及嗜烟酒的痛风患者和高尿酸血症患者身上发生率更高。即使体重正常或偏低，血压及葡萄糖耐量试验正常，无烟酒嗜好的高尿酸血症患者及有痛风家族史的患者，血脂异常也有可能比一般人群高，这进一步说明了痛风的遗传缺陷可引起血尿酸及脂代谢异常。

7.肝功能检查

痛风并发高尿酸血症患者的肝肿大及肝功能异常的发生率较高，可超过50%，肝功能异常发生率可高达70%。以丙氨酸氨基转移酶及天门冬氨酸氨基转移酶升高最常见，乳酸脱氢酶（LDH）及抗痛风药物，如秋水仙碱、别嘌呤醇、痛风利仙造成的肝损害等。

8.肾功能检查

单纯性高尿酸血症及无肾脏损害的痛风患者，肾功能检查无异常；部分痛风患者在发作期可出现一次性蛋白尿及尿素氮、肌酐暂时性升高，发作缓解后则可恢复正常。痛风及高尿酸血症早期，肾髓质损害要早于肾皮质，故肾小管功能检查异常先于肾小球滤过率下降，而浓缩稀释功能下降可为尿酸性肾病的最早信号；继之可出现肾小球滤过率及内生肌酐清除率轻度下降，尿白蛋白及β_2微球蛋白测定可能有轻度升高。随着病程延长及病情进展，肾功能可逐渐减退而出现尿素氮、肌酐明显升高，最后可导致尿毒症。

9.关节腔滑囊穿刺检查

通过对痛风患者关节腔穿刺术抽取滑囊液，在偏振光显微镜下，可发现白细胞中或滑囊液中有双折光的针状尿酸盐结晶。关节炎急性发作期通过此项检查，检出率达90％以上。一般来说，白细胞计数在（1~7）$\times 10^9$/L，可达50×10^9/L，主要为分叶核粒细胞。绝大多数处于间歇期的痛风患者进行关节腔滑囊液检查，可以见到尿酸盐结晶。因此，本项检查与穿刺、活检痛风石内容物，都具有确诊意义，应视为痛风诊断的“金标准”。

在关节炎发作期间，如果证实有关节腔或关节滑囊积液，可进行穿刺术，对抽出的液体进行化验检查，作为鉴别和诊断痛风的直接证据。主要检查内容包括积液外观检查、积液尿酸检测、积液尿酸盐结晶检查。

10.痛风石组织检查

对痛风患者表皮下痛风结节进行穿刺和活检痛风石内容物，通过偏振光显微镜亦可以发现其中有大量的尿酸盐结晶，其形态呈针状，与滑膜囊液检查相同。也可通过紫尿酸氨试验、尿酶分解以及紫外线分光光度计测定等方法，分析活检组织中的化学成分。本项检查与关节腔液穿刺检查对痛风诊断具有确诊意义。

11.X光检查

痛风性关节炎X线摄片检查，随临床表现而异。急性关节炎期X线片可见关节周围软组织肿胀；慢性关节炎期可见关节间隙狭窄，关节面不规则，痛风石沉积，典型者骨质呈虫噬样或穿凿样缺损，边缘呈尖锐的增生、硬化，常可见骨皮质翘样突出，严重者出现脱位、骨折。

12.其他检查项目

由于痛风患者常同时并发有其他代谢紊乱性疾病，如糖尿病、高脂血症以及高血压病、冠心病、动脉硬化等，所以对每个痛风患者，有必要做下列实验室检查。

（1）肾脏B超检查：可以了解有无肾结石及痛风肾的病变。

（2）心、脑血管功能检查：可做心电图、超声心动图、心功能测定、脑血流图等常规检查，必要时进行头颅 CT 或冠状动脉造影术，以确定有无冠心病、脑动脉硬化等病变。此外，眼底检查可发现有无眼底视网膜动脉硬化，亦可作为发现动脉硬化的简便方法之一。

（3）病变关节的放射影像检查：对有痛风性关节炎反复发作的患者，应做病变关节X线摄片，以了解关节病变的程度，并为痛风的诊断提供证据。另外，利用双能X线骨密度测量仪，可早期发现受累关节的骨密度改变，并可作为痛风性关节炎诊断与病情观察的评价指标。CT和磁共振成像检查两项联合进行，可对多数关节内痛风石作出准确诊断。沉积在关节内的痛风石，根据其钙化程度的不同，在CT扫描中表现为灰度不等的斑点状影像；磁共振成像检查中，痛风石的Tl和T2加权影像中，均呈从低到中等密度的块状阴影，静脉注射钆可增强痛风石的阴影密度。

（4）泌尿系统X线造影检查：可早期发现肾、输尿管及膀胱等泌尿系统结石，并可观察双肾功能状态及肾盂、输尿管外形，以确定有无肾盂积水、梗阻等。由于多数痛风患者仅做腹部X线平片检查就能发现结石，因此表明该痛风结石除含有尿酸盐外，还混有磷酸钙或草酸钙石等，此种结石称为混合性结石。

2 痛风患者用药的种类及使用方法

治疗痛风的药物有哪些种类，什么样的种类适合什么样的病人服用，它们的使用方法是怎样的呢？

想知道答案吗？这些问题你在医生那里可能并没有得到完整的解答，那么在以下的内容中，你将会更加详细地了解到痛风药物的使用方法。

类型一：用于痛风发作的药

1.秋水仙碱

秋水仙碱，在很久以前就被人们视为治疗痛风发作的特效药。秋水仙碱的主要成分是番红花和球根处提取的生物药碱。秋水仙碱的疗效较为显著，通常于治疗后12小时内症状开始缓解，36～48小时内完全消失。秋水仙碱的用法及剂量为每次0.5克，每日口服3次。获得疗效或者出现腹泻或呕吐症状时可停止用药。对一次发作给予的剂量在48小时内不可超过7毫克。若消化道对秋水仙碱不能耐受，也可经静脉注射给药，用0.9％氯化钠溶液，将秋水仙碱1毫克稀释到20毫升，缓慢注射（用时2～5分钟），24小时内用量不得超过2毫克。所以，当患者自已感到痛风将要发作的时候，只需要服用一粒药片，就可以防患于未然了。但是，不要忘了，服用过量会引起呕吐或腹泻等，甚至会有抑制骨髓的副作用，所以秋水仙碱一定要适量服用，且不能长期服用。秋水仙碱引起的腹泻可造成严重的电解质紊乱，对老年人可导致严重后果，应慎重使用。

可以说，秋水仙碱最好的使用方法是准确地捕捉痛风发作的预感，并在最佳的时间服用。一般而言，对那些经历过两三次痛风发作的病人来说，捕捉这种预感并不是一件难事。所谓预感，指以下的一些症状：

（1）预感痛风发作的部位，总觉得好像肿起来了，或者感觉到像针扎一样的疼痛。

（2）全身有一种异样的感觉。

（3）身体微微发热。

此外，根据每个人的具体情况其预感也有所不同，总之，这种感觉会持续几小时，随后病症便会在自己预感的那个部位发作。如果你有这种预感，那么就请服一粒秋水仙碱（0.5毫克），通常都能起到较好的疗效。

有下列情况的痛风患者不宜使用秋水仙碱：

严重的胃肠疾病，如胃及十二指肠溃疡活动期、慢性胃炎发作期、慢性肠炎发作期及各类急性肝病。

（1）慢性胃肠炎、急慢性食管炎者。

（2）慢性或急性肝病尤其是伴有肝功能异常者。

（3）患肾脏病，尤其是肾功能减退者。

（4）白细胞降低、血小板减少或贫血明显者。

（5）孕妇和哺乳期妇女。

（6）有过敏性体质的痛风患者。

使用秋水仙碱的患者，还要注意以下几点：

（1）秋水仙碱为痛风性关节炎急性发作时的特效药，在急性发作的早期应用疗效最好，治疗无效常与延误治疗时间有关。没有长期用药的必要，一段时间不发作后，即可停药。

（2）治疗过程中要定期复查血常规，以防白细胞和血小板减少，另外还要定期检查肝肾功能，以防止损害。

（3）本品毒性大，必须在医生指导和密切观察下使用。如出现毒性作用时，应立即停药。

（4）秋水仙碱可使中枢神经系统抑制药增效，抑交感神经药的反应加强。乙醇、儿茶酚胺、化疗制剂、利尿剂、左旋多巴、乙胺丁醇可升高血尿酸，不宜与本品同用。

2.非甾体类抗炎药

非甾体类抗炎药对已确诊为痛风急性发作的患者很有效。通常要与食物一起服用，连续服2~5天。但非甾体类抗炎药可以引起许多并发症，包括胃肠道不适、高钾血症（出现在那些依赖前列腺素E_2维持肾血流量的病人身上）和体液滞留。服用非甾体类抗炎药特别危险的病人包括老年病人、脱水者，尤其是有肾脏疾病史的病人，所以，在服用时一定要听从医生的嘱咐，小心谨慎。

下面介绍的药物也是针对痛风发作的时候服用的，只不过它们不是预防性的药物，而是痛风发作最厉害的时候才能服用的药物。所谓非甾体类抗炎药包括双氯酚酸钠（戴芬、扶他林、英太青）、芬必得、瑞力芬、西乐葆、萘普生等，效果都不错，只是有时候胃肠会出现一些不适的症状。

（1）吲哚美辛：开始剂量为50毫克，每6小时1次，症状减轻后逐渐减至25毫克，2~3次/天。此药可有胃肠道刺激、水钠潴留、头晕、皮疹等副作用，有活动性消化性溃疡症者禁用。

（2）布洛芬：常用剂量为0.2~0.4克，2~3次/天，通常2~3天内可控制症状，该药不良反应较小，偶可引起胃肠道反应及肝转氨酶升高，应加以注意。

（3）保泰松或羟布宗：初始剂量为0.2~0.4克，以后每4~6小时 0.1克。症状好转后减为0.1克，3次/天。该药可引起胃炎及水钠潴留，偶有白细胞及血小板减少。有活动性溃疡病及心功能不全者忌用。

(4)吡罗昔康：作用时间长，20毫克/天，一次顿服。偶有胃肠道反应。长期用药应注意周围血白细胞数和肝、肾功能。

（5）萘普生：抗炎镇痛作用较强，而胃肠道反应较轻，口服0.25克，2～3次/天。

值得注意的是，第一种药类，如秋水仙碱或非甾体类抗炎药，虽然可以使疼痛消失，但却没有降低高尿酸值的作用，而实际上降低高尿酸值才是治病的根本。因此，在痛风发作停止以后，必须服用后面介绍的尿酸调整剂，而且这个治疗要坚持不懈，贯穿在整个治疗过程中。

3.肾上腺皮质激素类

严重急性痛风发作并伴有较重全身症状，使用秋水仙碱或非甾体类抗炎药无效时，或不能忍受药物或有禁忌时，可采取合用本类药物。

4.糖皮质激素

该药对急性关节炎的发作具有迅速缓解作用，但停药后容易复发，且长期应用易致糖尿病、高血压等并发症，故不宜长期应用。仅对用秋水仙碱、非甾体类抗炎药治疗无效，不能耐受或有禁忌证者，可考虑短期使用。一般用泼尼松（强的松）片10毫克，3次/天。症状缓解后逐渐减量，以免复发。

类型二：抑制尿酸生成的药

1.别嘌呤醇

通过竞争性抑制黄嘌呤氧化酶，使次黄嘌呤不能氧化成黄嘌呤，黄嘌呤不能转化为尿酸。人体肾脏对次黄嘌呤和黄嘌呤的清除率比尿酸高，且次黄嘌呤极易溶解，故对肾脏不至于造成损害。吸收后经肝代谢成易溶于水的异黄嘌呤，经尿酸排出。本药半衰期为1～3小时，服药后1～2天，血清尿酸开始下降，7～14天达到高峰，通常经3～6个月，血清尿酸降至正常。

本药适合对象如下。

（1）采用低嘌呤饮食治疗后，24小时尿酸排泄量仍大于600毫克者。

（2）对尿酸排泄药无效、过敏或不能忍受者。

（3）肾功能显著减退和有尿酸急性肾病或尿酸性尿路结石者。

（4）淋巴细胞增生性或粒细胞增生性疾病化疗或放疗开始前。

（5）严重砂石性痛风伴有大量尿酸积蓄、高尿酸血症。

最初口服50毫克，每日2～3次，然后隔周增加100毫克。严重病例最大剂量为1000毫克/天。常用量为300～600毫克/天。维持量视血清尿酸水平而定，通常为100～200毫克，每日2～3次。若与尿酸排泄药合并应用，剂量酌增，因为尿酸排泄药可促使别嘌呤醇的活性代谢物排除增加。副作用发生率为3%～5%。

本药常见不良反应包括过敏性皮疹、荨麻疹、药物热、嗜酸性白细胞增多；骨髓抑制性白细胞减少、溶血性贫血；中毒性肝炎或一过性谷丙转氨酶升高；血管炎及眼损害；黄嘌呤结石。

类型三：促进尿酸排泄的药

秋水仙碱不能阻止痛风石对关节造成的破坏。然而，无论是用促进尿酸排泄药物来增加尿酸排泄，还是用别嘌呤醇阻止尿酸合成，均可使血清内尿酸盐浓度下降到正常范围并长期维持下去，从而防止关节损伤的情况发生。在出现严重痛风石时，每日并用这两类药物，可使多数痛风石溶解。总之，凡是具有痛风石，血清尿酸盐浓度长期大于535微摩尔/升，或者血清尿酸浓度虽然轻度升高，但有持续的关节症状或肾功能受损者，都是降低血清尿酸盐治疗的指征。

在静止期定期检查血清尿酸盐浓度有助于评价药效。根据能否有效降低血清尿酸盐浓度，来调节药物的种类与剂量。痛风石需要数月乃至数年才能溶解，所以应维持血清尿酸水平小于300微摩尔/升。

1.尿酸排泄剂一类药物具有下述三种作用：

抑制肾小管对尿酸的重吸收；增加肾小管对尿酸的分泌；增加肾小球对尿酸的滤过率。其中主要是抑制尿酸的重吸收，增加其排泄。

为了防止尿路尿酸结石的形成，服药过程中，应尽量碱化尿液，维持晨尿pH值为6.2～6.5，并保持尿量充沛。

2.目前促进尿酸排泄的常用药剂有以下三种：

（1）丙磺舒。1950年首先发现的排尿酸药。胃肠吸收完全，血清半衰期6～12小时，24小时内79％从循环中消失，但其代谢物仍有排尿酸的作用。故其治疗作用于服药后数日才能发挥。日服0.5克可使尿中尿酸排泄增加24％～45％；若日服2克，增加60％。一般初服0.25克，每天2次。其后每周增加0.5克，直至血清尿酸值降至正常水平，但最大剂量每日不得超过3克。

主要不良反应：胃肠反应、发热、皮疹等，偶见溶血性贫血。本药属磺胺类，故对磺胺类药物过敏者忌用。

（2）磺吡酮。本药为保泰松的衍生物，故有微弱的消炎镇痛作用。对尿酸的排泄作用明显强于丙磺舒，日服300～400毫克，作用相当于丙磺舒的1.0～1.5克。胃肠吸收良好，服药1次，作用可持续10小时。本药尚有抑制血小板凝聚和延长血小板存活时间的作用。故对伴有血液流变学改变者，尤为适合。

用法：开始口服50毫克，每日2次。其后每周100毫克，直到血清尿酸值降至正常水平。但大剂量不得超过每日800毫克。本药的不良反应、使用禁忌与保泰松相同，个别病人用药期间可引起肾功能衰竭。

（3）苯溴马隆（苯溴香豆酮）。本药为苯骈呋喃的衍生物。口服易吸收，服后3小时内血清尿酸值开始下降，4～5小时后尿酸清除率达到高峰，24小时后血清尿酸值降低66.5%，作用持续48小时。对于不宜应用丙磺舒者尤为适用。

用法：每晨口服40～80毫克（微晶型片）。

主要不良反应有：胃肠功能紊乱、肾绞痛、痛风急性发作、皮疹等，偶见骨髓抑制。

肾小球滤过率低于20毫克/分者应用无效。

类型四：具有双重药理作用的药

有些尿酸促排药是兼有其他药理作用的，临床应用时要引起注意。

（1）兼有降脂作用的尿酸促排药。

降脂酰胺化学结构与祛脂乙酯相仿，均为苯氧乙酸衍生物。口服后迅速水解为游离酸型与血浆蛋白广泛结合，约50%经尿液排出。血浆半衰期为4.3小时，明显长于祛脂乙酯。尿液中分泌的活性成分，可为丙磺舒和对氨马尿酸（PAH）抑制。当尿液呈酸性时，它不受甘露醇利尿作用的影响，而呈碱性时，则分泌增多，并且在加用利尿剂后进一步增强。

降脂酰胺的降脂机制是抑制肝脏合成脂质，对于甘油三酰的作用强于降低胆固醇，能平均减低三酰甘油45%～50%。排尿酸作用部分是由于抑制肾小管对于尿酸的重吸收，效力与丙磺舒相仿，口服0.25克，每日3次，可降低血清尿酸和增加尿酸的排出。此外，尚有抑制血小板凝聚和降低血糖的作用。由于痛风病人常合并Ⅳ型高脂蛋白血症，高血糖和血小板凝聚增加，故为痛风治疗的一种有价值的药物。不良反应主要为胃部不适和皮疹。

（2）兼有降糖作用的尿酸促排药。

醋磺已脲系磺脲类口服降糖药，偶尔具有降糖作用，同时兼有显著尿酸促排作用。其降糖作用机制与其他磺脲类降糖药相同，主要刺激胰岛B细胞释放胰岛素，并继发地使肝糖原释放减少和阻滞肝胰岛素酶作用。尿酸促进机制则主要由于其侧链的球已基本抑制肾小管对尿酸的重吸收。

与大多数磺脲类降糖类药不同，本药易于分解为羟环已脲，生物半衰期约为1.3小时；但羟环已脲可以使降糖作用增强2.5倍，延长作用12～24小时；尿酸促排作用持续8～10小时。每日剂量500～1500毫克，一次可分 2 次服下。对肾功能不全者，双重药理作用分离，即只有降糖作用，而无尿酸促排作用。

（3）兼有降压作用的尿酸促排药。

替尼酸（特利酸）和茚基氧乙酸为利尿酸衍生物。但其药理作用则和利尿酸显著不同。前二者均有排尿酸和降压作用，后者则在利尿同时产生高血清尿酸，故不宜用于痛风病人。尿酸促排机制是:抑制近曲肾小管对尿酸重吸收；降低机制则与噻嗪类利尿剂相同，即阻止远曲小管前段对钠和水的重吸收，从而减少血容量，降低心排量和外周动脉阻力。

由于痛风类药物具有一定的毒性，并且常与其他治疗并发症的药物合用，因而就容易发生一些不正常的药物反应，这需要引起重视。

3 痛风并发症患者用药的种类及使用方法

痛风的发病受许多因素的影响，其中药物对痛风的影响作用更是不可小视，以下介绍几种需要引起警惕的药品。近年来，痛风患者越来越多。专家表示，导致痛风发生的原因有多种，有很多是与某些药物的使用密切相关的。因此，久用这些

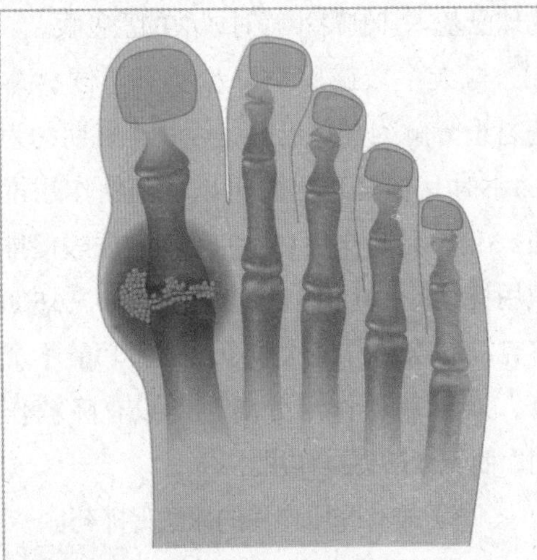

◎痛风的发病受很多因素的影响，药物对痛风的影响作用不可小视

药物，需定期化验血尿酸的浓度，以便及时调整药物的使用，预防痛风的发生。

1.降压药类

痛风和高血压病都属代谢综合征范畴。两病并发的概率很高，有人报道，10%～20%的高血压病患者伴发高尿酸血症或伴发痛风，痛风伴有高血压病者占30%以上。高血压病和痛风不但病情变化互相影响，如治疗不当，其所用药物也会相互加重病情。哪些降压药可加重痛风呢？

据资料显示，人们将降血压药分为钙离子阻滞剂、β-受体阻滞剂、血管紧张素转换酶抑制剂、利尿降压剂、血管扩张剂和α-阻滞剂等6类。其中4类降压药可影响痛风。

（1）钙离子阻滞剂和β-受体阻滞剂。

这两类降压药都能通过阻碍肾脏排泄尿酸，升高血尿酸浓度，诱发或加重痛风。有人观察，这两类不同品种的药物对血尿酸的影响有很大差异。如前类药中的心痛定（硝苯地平）和后类药中的心得安（普萘洛尔），长期服用，升高血尿酸较显著；而前类药中的络活喜（氨氯地平）和后类中的倍他乐克（美托洛尔）对尿酸影响极轻微。

（2）利尿降压剂。

几乎所有排钾利尿药都有阻止尿酸排泄的作用，例如，呋塞米和氢氯噻嗪等利尿剂，以及含有利尿剂的降压药，这类药物会降低肾脏排泄尿酸的能力，引起尿酸的升高，从而引起或诱发痛风。目前不少复方降压药（复方降压片、降压0号、寿比山）中都含噻嗪类利尿剂，因为这些降压药相对廉价，降压效果好，所以，很多高血压病患者都服用这些药。

有人报告，200例住院的高尿酸血症病人，其中20%是由利尿药所致，而且绝大部分与使用噻嗪类利尿药有关。这类利尿药不但阻碍尿酸排泄，还影响嘌呤、糖、脂质代谢，所以高血压病伴发痛风、糖尿病、脂质紊乱症等病的患者，尽量不要长期服用含排钾利尿的药物。保钾利尿的药物有螺内酯、氨苯喋啶、特利酸、茚基氧乙酸等，它们均有降压、降尿酸的双重作用。另外，乙酰唑胺有碱化尿液、增加尿酸排出、降低血尿酸的作用。

（3）血管紧张素转换酶抑制剂。

目前这类降压药对尿酸的影响，人们有两种完全不同的意见，有的人认为此类药能扩张肾血管，增加肾脏血流量，可以促进尿酸排出，有降低血尿酸的作用；也有人认为，这类药只扩张肾脏血管的某一部分，而不是血管的全部，肾脏的血流量不是增加而是减少，使尿酸排出量下降，引起血尿酸增高。研究者发现使用这类药的高血压病患者血尿酸水平明显升高，更换降压药后血尿酸恢复正常水平。

总之，高血压病患者尤其是伴高尿酸血症和痛风的患者，应尽量选择这几类药物中对血尿酸无负面影响或影响小的降压药，即使用同一种降压药，对血尿酸的影响也有个体差异。所以，患者在长期用这些降压药的过程中，要经常检测血尿酸的浓度，如服用某种降压药后血尿酸水平不断升高，应换药或增加降尿酸药的用量，使血尿酸保持在正常水平，以防引发痛风。

2.降糖药类

痛风是代谢综合征的主要疾病之一，所以糖尿病与痛风往往是同步的，但许多降糖药物却可能诱发或加重痛风，所以，在用药时难免要“投鼠忌器”。

磺脲类降糖药是最常用的一类药，其中格列苯脲、格列美脲、格列齐特等长期服用都能影响肾脏功能，减少尿酸的排出，使血尿酸升高，发生痛风。这类药中的格殒喹酮对尿酸影响不大，痛风糖尿病者可选用。有人报告，磺脲类中的乙酰磺环已脲有降糖、降尿酸的双重作用，降尿酸作用可持续8~10小时。双胍类降糖药的重要不良作用之一是服药后使体内乳酸积聚，乳酸能抑制肾脏近曲小管的尿酸分泌，使尿酸排出下降，血尿酸升高。胰岛素是治疗Ⅱ型糖尿病的良药，但该药在参与体内代谢过程中，可促进嘌呤合成尿酸增加，使血尿酸增高。

3.抗结核药类

结核患者久用吡嗪酰胺和乙胺丁醇而不合用利福平时，多数患者会出现血尿酸升高，也常常诱发痛风。吡嗪酰胺和乙胺丁醇都会抑制尿酸的排出而升高血尿酸，但利福平对吡嗪酰胺引起的关节痛有较好的疗效，可能与利福平抑制尿酸的吸收、加速尿酸的排泄有关。

4.免疫抑制剂

其典型的药物是环孢素。一些风湿免疫科的患者，以及接受器官移植且服用环孢素的患者也是痛风的高危人群，尤其肾功能不全的换心或换肾的患者更不容易控制尿酸。这是因为环孢素会减少尿酸的排出。

5.降脂药类

烟酸是降脂药中常用的药物，它虽然具有良好的降脂作用，但它兼有明显的升高血尿酸的不良反应。

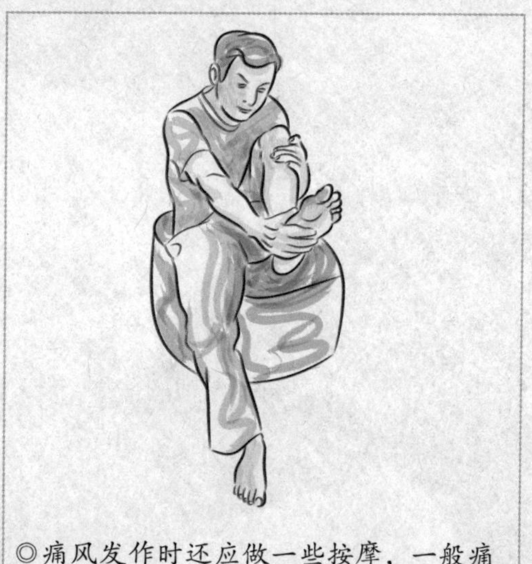

◎痛风发作时还应做一些按摩，一般痛风发作部位足部多于手部

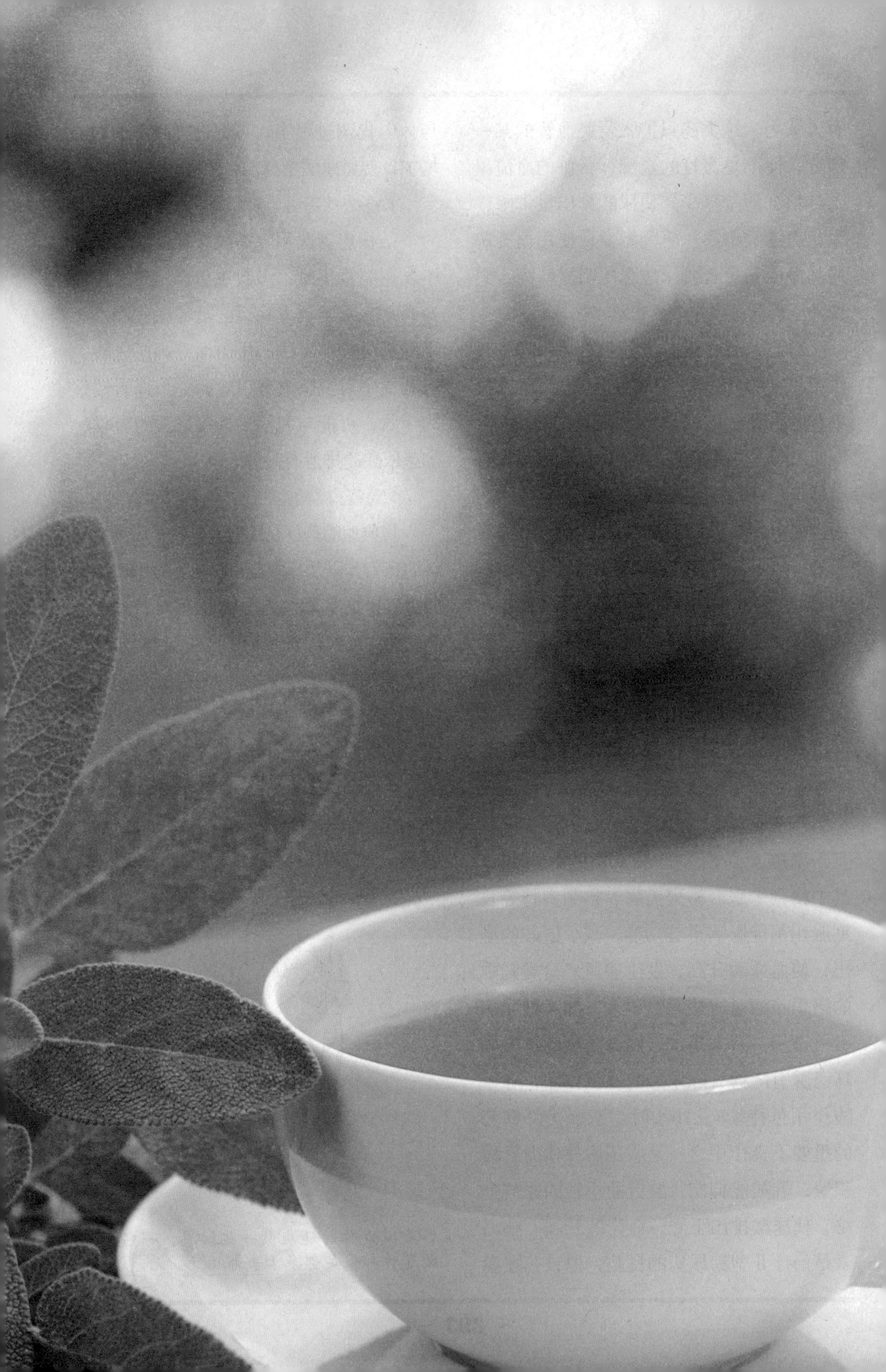

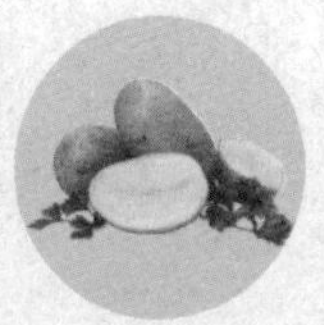
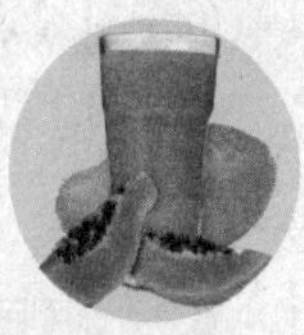

第七章 痛风并发症的预防与治疗

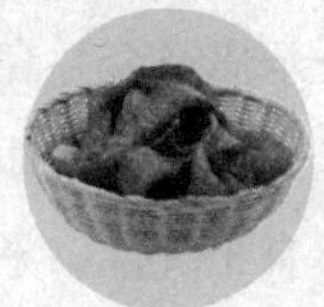

痛风并发症，很容易就会被误认为是痛风病症状，甚至忽略不顾。痛风病如果治疗不及时或医治时间长就会产生并发症而难以治愈，所以对于痛风的治疗是势在必行的。痛风患者一般体内糖和脂肪的代谢功能会明显降低，因此比较容易并发各种严重的疾病，也称之为痛风并发症。人们在防治痛风的同时也要注意其并发症，养成良好的饮食习惯和生活习惯，将有益于终生。

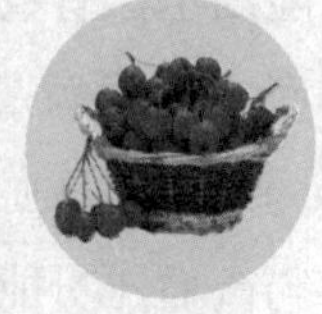

本章节详细介绍了痛风并发症的预防与治疗，从痛风并发高血压、痛风并发高脂血症、痛风并发冠心病、痛风并发单纯性肥胖、痛风并发糖尿病、痛风并发肾病等六个较为易发的并发症入手，讲述了其中的症状概述、饮食原则、用药注意、调养食谱，为患者提供更多有效的健康信息，让患者早日恢复健康。

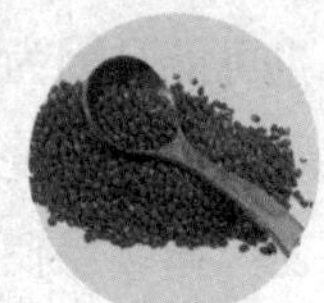
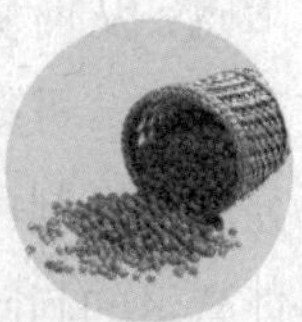

痛风并发高血压

◎痛风和高血压两者之间的联系至今还存在争论，也就是说痛风是否会引发高血压，或高血压是否会引起痛风还没有定论。就目前临床资料来看，两者存在一定关系。

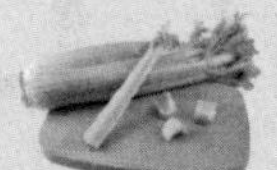

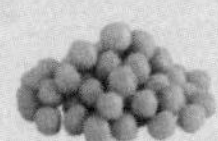

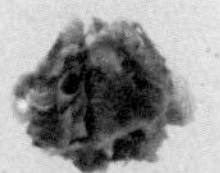

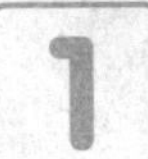

1 痛风并发高血压的概念

痛风患者常伴高血压病，有资料显示痛风合并高血压的患者在痛风患者中占58.8%，比例相对较高。痛风与高血压病有相关性，是互为因果、互相促进的，有痛风的患者易患高血压病，有高血压病的患者也易患痛风，痛风是高血压的一个危险因子。有数据显示，痛风病在高血压患者中的发病率为12%～20%。有些学者认为痛风与高血压的联系主要是高尿酸血症与高血压可能有相关性，认为高尿酸血症是导致高血压的一个重要因素，具体原因尚不清楚，可能是痛风体质的一种反应，也可能是因为痛风患者体内的血尿素。由于血尿酸浓度相对较高，又因患者体内代谢障碍，易使尿酸盐在体内堆积，一旦尿酸盐在血管壁上沉积，如肾小管等，就会造成肾功能下降，使得体内水液代谢排泄障碍，从而使血压升高。痛风患者如合并高血压，可影响尿酸排泄，使痛风更加明显。其机制可能是高血压本身有引起肾功能减退的趋向，进而影响肾排泄尿酸的功能。高血压患者如发生痛风，其血尿酸水平常和肾血流动力学有关，能反映高血压病引起的肾血管损害的程度，并可作为肾硬化的一个血流动力学指标。即病程愈长，尿酸愈高，病情愈重，肾血流损害愈重。其机制尚不清楚，可能是通过尿酸钠结晶直接沉积于小动脉壁而损害动脉内膜引起动脉硬化从而加重高血压的 。高血压时血管紧张素儿茶酚胺浓度升高，使肾血流量减少，肾小管缺氧乳酸生成增多，后者对尿酸排泄有竞争性抑制作用，使尿酸分泌减少，影响肾排泄尿酸，造成尿酸潴留，诱发痛风。另外，高血压患者长期使用某些利尿剂如噻嗪类、氨苯蝶啶等，因为利尿而使得细胞外液丢失，导致肾小管对尿酸盐的重吸收增加，而且长期的高血压造成肾动脉硬化，又会导致肾功能下降，使血尿酸排泄减少，从而使得血尿酸浓度相对增加而诱发痛风。

2 痛风并发高血压患者的饮食原则

适量摄入蛋白质：蛋白质摄入量过多会使嘌呤合成增加，并且蛋白质代谢产生含氮物质，可引起血压波动。牛奶、鸡蛋不含核蛋白，含嘌呤很少，可作为首选蛋白质的来源。应改善动物性食物结构，减少含脂肪高的猪肉，增加含蛋白质较高而脂肪较少的禽类及鱼类。每周选择吃鱼2～3次，鱼含有丰富的蛋氨酸和牛磺酸，能影响血压的调节作用，使尿液钠排出量增加，从而降低血压。

限制脂肪及高胆固醇食物的摄入：高脂肪高胆固醇饮食容易导致动脉硬化，高脂肪还有阻碍肝、肾脏器排泄尿酸的作用，使尿酸升高。在食物烹调时食用油应以植物油为主，因植物油含维生素E和较多的亚油酸，对预防血管破裂有一定的作用，如菜油、花生油、橄榄油、茶油或芝麻油、玉米油、红花油等。少吃胆固醇高的食物，如动物内脏(心、肝、肠、肾、脑)、各种蛋黄（如鸡蛋黄、鸭蛋黄等）、虾、肥肉、鱿鱼、墨鱼、牛油、奶油等，因为高胆固醇食物易导致心脑血管疾病的发生，同样会阻碍体内尿酸的排泄。建议每日脂肪摄入总量控制在50克左右，包括烹调油20毫升。

限制盐的摄入量：食盐摄入过多，会使小动脉痉挛，使血浆浓度升高，血压升高，促使肾小动脉硬化过程加快，从而使得尿酸排泄减少。适当减少钠盐摄入，有助于降低血压，减少体内钠水潴留。每天吃盐量应控制在2～3克，1克盐相当于中等牙膏盖所装的量。食盐量还应减去烹调用酱油中所含的钠，3毫升酱油相当于1克盐。咸(酱)菜、腐乳、咸肉(蛋)、腌制品、蛤贝类、虾米、皮蛋，以及茼蒿、空心菜等蔬菜含钠均较高，应尽量少吃或不吃。

增加含钾丰富的食物的摄入：富含钾的食物进入人体，有对抗钠引起的血压升高和血管损伤的作用，还能促进尿液中的尿酸溶解，减少尿酸沉淀，增加尿酸排出量，防止尿酸性结石形成。含钾丰富的食物有：动物肉类，包括瘦肉、鱼、禽类等；水果类，包括香蕉、猕猴桃、枣、桃、梨、柿子、菠萝、橘子、柑橙、苹果、杏、葡萄、西瓜等；蔬菜类，包括土豆、西蓝花、西芹、茄子、芥菜、蒜苗、海带、紫菜、苋菜、油菜及白菜等。

多吃碱性食物：多吃碱性食物，能使尿液偏碱性，有利于酸性结石的溶解，防止再生。碱性食物主要是新鲜蔬菜、水果、牛奶、蛋清等。

摄入具有降压作用的食物：一般来说，具有降压作用的食物大致上也具有利尿、补益肝肾、润肠通便等作用，如核桃、杏仁、香菜、大蒜、芹菜、荠菜、玉

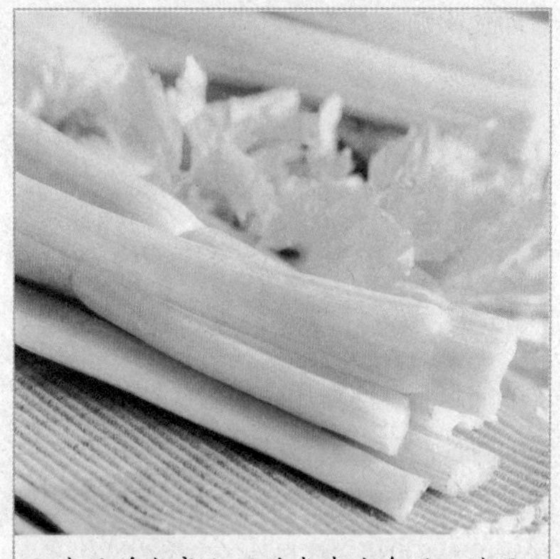

◎痛风并发高血压的患者宜食用一些具有降压作用的蔬菜，如芹菜、玉米等

米、胡萝卜、菊花、葫芦、海带、冬瓜、黄瓜、茄子、萝卜、荸荠、洋葱、西红柿、苹果、香蕉、山楂、柿子、西瓜、大枣、桑葚、柠檬、橘等。

多喝水：每日喝水2000毫升以上，多饮白开水可以稀释尿酸，加速排泄，使尿酸水平下降。同时应少喝肉汤、鱼汤、鸡汤、火锅汤等滋补或辛辣汤料，因为这些汤中含有大量嘌呤成分。

宜吃低嘌呤类食物，少吃中嘌呤类食物，禁吃高嘌呤类食物：无论是处于急性期还是缓解期的痛风患者，均应禁食含嘌呤高的食物。缓解期的痛风患者，应给予平衡饮食，适当放宽嘌呤摄入的限制，自由选食含嘌呤少的食物，维持理想的体重。

禁酒戒烟，少饮咖啡、茶等提神类饮品：因为高浓度的酒精会导致动脉硬化，加重高血压，同时酒精容易使体内乳酸堆积，对尿酸排出有抑制作用，易诱发痛风。饮酒过多，还会使血脂升高。痛风患者即使喝咖啡、茶、可可时，也不可冲得太浓、喝得太多。香烟中的尼古丁会刺激心脏和血管，使血压升高，加速动脉粥样硬化的形成。

3 痛风并发高血压患者的用药注意

痛风合并高血压病患者应在治疗原发病的同时，积极进行降压治疗。降压药物的选择要充分考虑某些药物对血尿酸的影响。如使用不当可导致痛风性关节炎的发作。

适宜使用的降压药物：血管紧张素受体阻滞剂，如科素亚、海捷亚、代文等，是痛风合并高血压病患者良好的降压药物，它不仅有可靠的降压效果，而且有抑制肾小管对尿酸重吸收的作用，从而在降低血压的同时，可降低血尿酸，且其不良反应发生率远低于血管紧张素转化酶抑制剂（ACEI），故可作为痛风伴高血压病患者的首选降压药物。

不宜使用的降压药物：噻嗪类利尿剂、利尿酸、速尿、安体舒通等均可降低尿酸的排泄，甚至使血尿酸明显升高而导致关节炎发作，故不宜使用；β－肾上腺能受体阻滞剂和钙离子阻滞剂可使肾血流量减少，不利于尿酸的排泄，也不宜使用；血管紧张素转换酶抑制剂，如卡托普利等口服后，约40％患者出现血尿酸轻度至中度升高，老年患者血尿酸升高的发生率可达70％以上；痛风合并高血压病患者应慎用卡托普利等药，对接受卡托普利治疗的患者，需监测血尿酸变化，如有明显升高，应改用其他降压药物，以免诱发痛风性关节炎。

4 痛风并发高血压患者的调理食谱推荐

菜品推荐1——清炒白菜：白菜250克，植物油20克，盐少许，味精适量。将白菜择洗干净；净锅上火，倒入适量的植物油，油锅烧热后，下入白菜翻炒至软，加入调料炒至熟即可。可经常食用，适用于痛风合并高血压者。

菜品推荐2——蒸茄子条：茄子250克，酱油、麻油、大蒜泥各适量，盐少许，味精适量。将茄子洗净后，入锅隔水蒸熟，然后切成条，稍加酱油、麻油、盐、大蒜泥、味精拌匀后食用。宜隔日服食，适用于痛风并发高血压者。

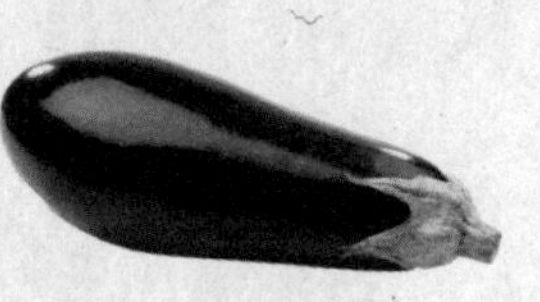

菜品推荐3——清炒土豆丝：土豆250克，植物油30克，酱油30克。将土豆去皮洗净，切成细丝，然后用清水浸泡一会儿；净锅上火，加入适量的油，烧热后下入土豆丝滑炒，加入酱油，盐少量炒至烧熟后食用，适用于痛风并发高血压者。

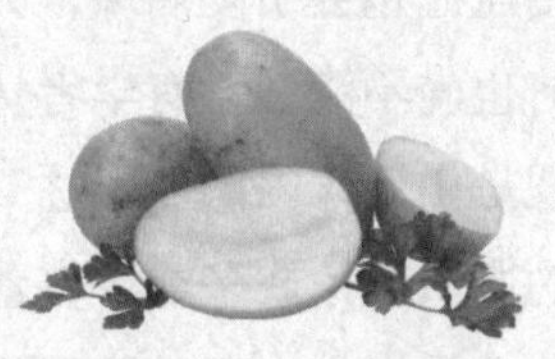

主食推荐1——芹菜大米粥：芹菜100克(连根须)，大米30克。将芹菜择洗干净后切碎；大米淘洗干净，与芹菜同入锅，加水750毫升同煮至粥熟，入少量盐、味精，可经常食用，适用于痛风并发高血压者。

主食推荐2——海带薏苡仁粥：海带150克，薏苡仁60～100克。在食用的前一天将薏苡仁用清水泡发一晚后清洗干净；海带用清水洗净，与薏苡仁同入锅，加水适量同煮，不加糖，不拘次数饮用，适用于痛风并发高血压者。

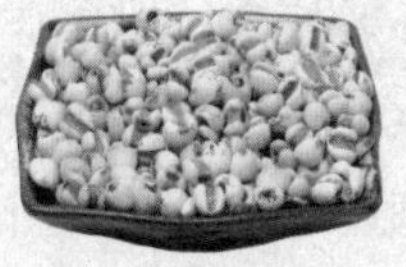

主食推荐3——马齿苋大米粥：马齿苋、生米仁各30克，大米100克，白糖适量。将马齿苋用清水泡一会后洗净，生米仁泡发洗净，大米淘洗干净；将马齿苋、生米仁与大米同入锅煮粥，熟后加入适量白糖调匀，即可食用，分2次服用，1日服完。可经常食用，适用于痛风并发高血压者。

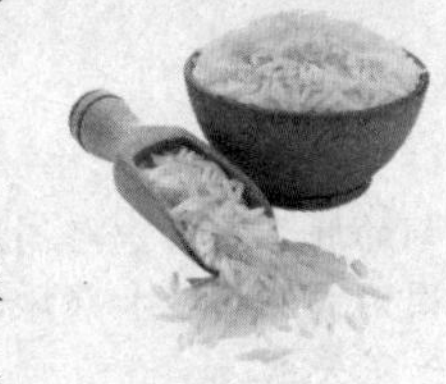

药茶推荐1——寄生桑枝茶：桑寄生5克，冬桑枝3克。将桑寄生、冬桑枝洗净后切成碎片，加沸水冲泡后加盖闷10分钟，即可。代茶频饮。一般可连续冲泡多次，每日1剂，适用于痛风并发高血压者。

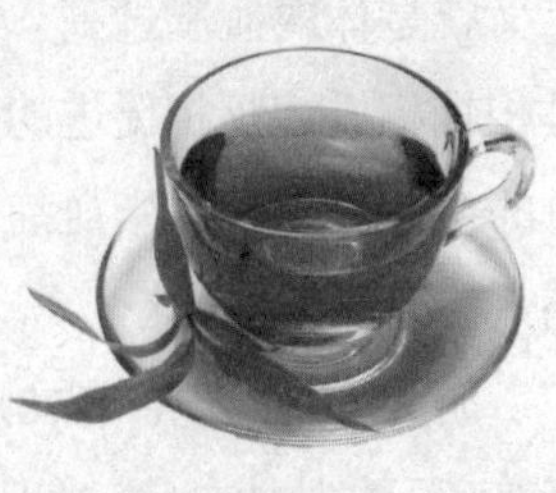

药茶推荐2——车前草汁：车前草30克（鲜品加倍）。将车前草用清水洗净，入锅煎汁，水煎2次服用，每日1剂，可不拘次数饮用，适用于痛风并发高血压者。

药茶推荐3——威灵仙木瓜汁：威灵仙15克，木瓜12克，白糖适量。将威灵仙、木瓜用清水洗净，同入砂锅中加水煎汤约300毫升，加白糖适量拌匀。每日分2次服用，1日服完，适用于痛风并发高血压者。

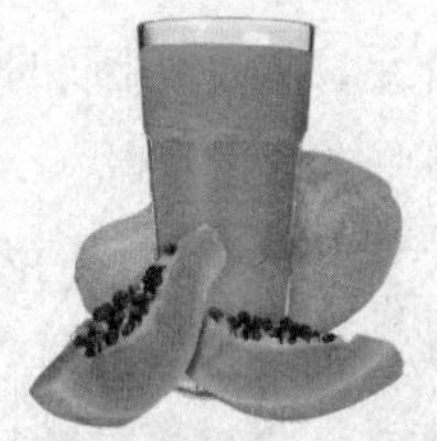

痛风并发高脂血症

◎多数学者认为，痛风与“三高”有着不可分割的联系，其中与高脂血症的关系最为密切，因为高脂血症和痛风都与体内的胰岛素抵抗有一定关系。

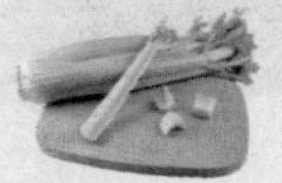
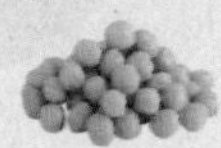
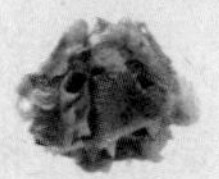

1 痛风并发高脂血症的概念

痛风易并发高脂血症，高脂血症顾名思义就是体内血脂过高。痛风与高脂血症是相辅相成、互相促进的关系，即患有痛风的患者易出现高脂血症，有高脂血症的病人易出现痛风。

研究人员发现，有75%~84%的痛风患者有高三酰甘油血症。临床表现主要是三酰甘油升高，低密度脂蛋白升高，高密度脂蛋白减少，二者的比值出现异常，还有少数痛风患者表现为单纯的只有胆固醇升高的现象。到目前为止痛风与高脂血症之间的因果关系一直不是很清楚。有些学者认为痛风患者合并高脂血症主要是痛风患者的脂质代谢紊乱，而脂质代谢紊乱的发生机制主要与胰岛素抵抗有关，由于胰岛素抵抗导致胰岛素对靶器官的敏感性降低，使得胰岛素的相对不足，从而使脂肪的消耗减少，使血液中的脂肪酸含量升高。

另外，痛风的发生往往与大量饮酒有关，而大量饮酒最容易引起血脂代谢出现紊乱，表现为三酰甘油升高，时间久了还会出现动脉粥样硬化的病理现象。再者，痛风是吃出来的“富贵病”，与个人饮食有很大的关系，通常患有痛风的人群喜欢高脂肪高能量的饮食，这也是导致痛风并发高脂血症的一个重要因素。反过来，高脂血症也会引发痛风，究其主要原因，目前也尚不清楚，有学者认为其主要发病机理是由于体内的血脂过高，高脂血症患者的脂质代谢或多或少有紊乱的情况，久而久之就容易出现动脉硬化的现象，若该类现象出现在肾小管等排泄器官上，就会导致机体代谢、排泄障碍，使得体内的血尿酸排出减少，从而引发痛风。

痛风并发高脂血症的患者想减轻病情，就应该控制高脂血症，而控制高脂血症的第一步就是要减轻体重，控制饮食，使血脂降到正常水平。

2 痛风并发高脂血症患者的饮食原则

保持能量均衡分配：饥饱不宜过度，不要偏食，切忌暴饮暴食或塞饱式进餐，改变晚餐丰盛和入睡前吃夜宵的习惯。限制体重，保持理想体重。

主食应以谷类为主，粗细搭配：粗粮

中可适量增加玉米、莜面、燕麦等成分，保持碳水化合物供能量占总能量的55%以上；增加豆类食品的食用，提高蛋白质利用率。

食用降低血脂的食物：可以食用如海带、紫菜、木耳、金针、香菇、大蒜、洋葱等食物，能降低血脂和防治动脉粥样硬化，可以常吃。

限制动物性油脂的食用：限制动物性脂肪，适当增加植物油，少吃或忌吃肥肉，烹调时不用动物油，植物油每人每日用量以25～30 克为宜。

调节脂肪酸的摄入与吸收：膳食成分中应减少饱和脂肪酸，增加不饱和脂肪酸（以人造奶油代替黄油，以脱脂奶代替全脂奶），使饱和脂肪酸供能量不超过总能量的10%，单不饱和脂肪酸占总能量的10%～15%，多不饱和脂肪酸占总能量7%～10%。提高多不饱和脂肪酸与饱和脂肪酸的比值。

限制胆固醇的摄入量：每日的胆固醇摄入量不超过300毫克，同时高胆固醇的食物要禁止食用，如蛋黄、肉类（特别是肥肉）、动物内脏、鸡皮、鸭皮、虾皮、鱼子、脑等。应多进食纤维素和维生素C含量高的食物，如粗粮、蔬菜、瓜果，以增加胆固醇从粪便中排出；多摄入一些有降胆固醇作用的食物，如洋葱、大蒜、香菇、木耳、大豆及其制品、海带、紫菜等。

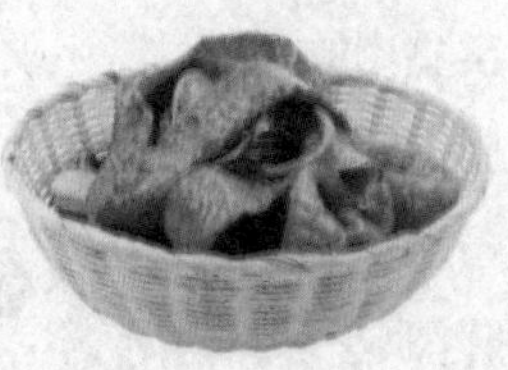

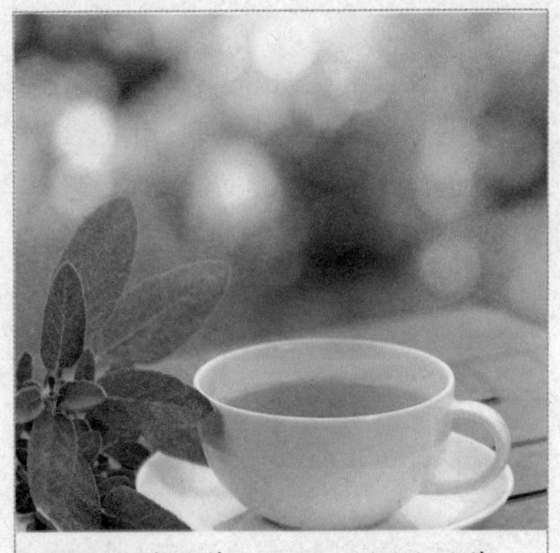

◎痛风患者需禁止饮酒，可适当饮茶，绿茶比红茶好

禁止饮酒，可适当饮茶：因为饮酒对三酰甘油升高者不利，酒精除供给较高的能量外，还使三酰甘油在体内合成增加。同时酒精的代谢产物为乳酸，能竞争性的抑制尿酸的排出，从而引发痛风。茶叶中所含的茶色素可降低血总胆固醇，防止动脉粥样硬化与血栓形成，绿茶比红茶更好。

限制蛋白质的摄入：因为过多食用高蛋白质的食物后，蛋白质经过代谢易生成尿酸，从而引发痛风。蛋白质可根据体重，按照比例来摄取，1千克体重应摄取0.8～1.0克的蛋白质，并以牛奶、鸡蛋为主。如果是瘦肉、鸡鸭肉等，应该煮沸后去汤食用，避免吃炖肉或卤肉。

限制嘌呤的摄入量：嘌呤是细胞核中的一种成分，只要含有细胞的食物就含有嘌呤，动物性食品中嘌呤含量较多。应禁食内脏、骨髓、海味

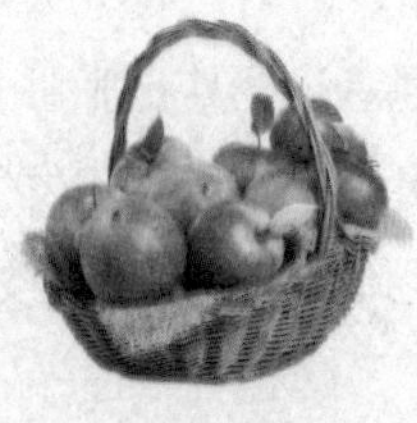

及发酵食物等。

食用促进尿酸排出的食物：碳水化合物可促进尿酸排出，患者可食用富含碳水化合物的食物，如米饭、馒头、面食等。

限制盐的摄入量：每天应该限制在2～5克。患者要多喝水，以稀释血尿酸的浓度。

3 痛风并发高脂血症患者的用药注意

痛风合并高脂血症的治疗原则为饮食控制、合理运动。单纯依靠降血尿酸药，虽可使血尿酸值降至正常，但高脂血症不会随血尿酸下降而改善。因此，饮食控制、合理运动仍是治疗高脂血症的基础，二者不能奏效时，则可使用降脂药。降脂药物的选用依高脂血症的类型而定。

高三酰甘油血症：是痛风患者最常见的并发症，宜选用纤维酸类（贝丁酸类）药物，如吉非罗齐（诺衡）、非罗贝特（力平之）等。

高胆固醇血症：宜选用羟甲基戊二酸单酰辅酶A还原酶抑制剂，即他汀类，如辛伐他汀（舒降之）、洛伐他汀（美降脂）、普伐他汀等。

混合性高脂血症：宜采用上述药物联合治疗，但一般不主张两类降脂药同时服用，因为这将大大增加药物不良反应的发生率，尤其是肝脏受损，肝酶升高及肌肉病变，如肌炎的发生率明显升高，故宜两类降脂药物周期性交换使用。

降脂中药：品种比较多，不良反应小，但降脂效果参差不齐，常用的制剂有血脂康胶囊、绞股蓝皂苷、月见草油丸、心血康、毛冬青片、复方丹参片、生脉饮等，均可随症选用。

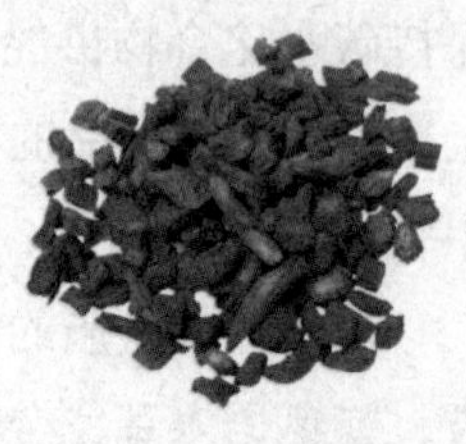

4 痛风并发高脂血症患者的调养食谱

菜品推荐1——双耳炒豆腐：木耳15克，优质鲜豆腐300～500克，银耳15克，素汤、豆腐乳、香菜、调料各适量。将木耳、银耳用清水泡发，洗净，去除杂质，然后入油锅中略爆炒后盛出；香菜洗净切碎；将豆腐洗净，切成2厘米见方的小块，放入油锅与豆腐乳煎炒，然后入木耳、银耳、素汤、香菜、胡椒粉、少许盐和味精，炒至熟透即可。本品能滋补气血，降压降脂，适用于痛风并发高脂血症者。

菜品推荐2——山楂炒猪肉：瘦猪肉少许，山楂150克，葱段、姜片、花椒、植物油、酱油、料酒各适量。猪瘦肉洗净，山楂洗净去核；用葱段、姜片、酱油、料酒、花椒调成料汁备用；将猪肉和山楂同入锅中，加适量清水，煮至猪肉8成熟时捞出，把猪肉切成条，放入料汁中腌渍1小时。锅内

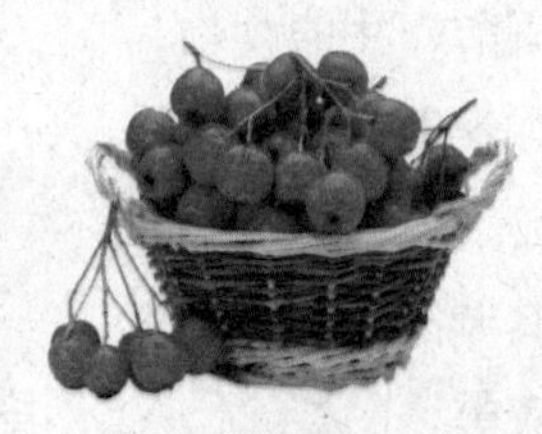

注油烧热，下入猪肉条，炒至微黄色捞出控油；把山楂下入锅中翻炒后加入肉条，稍炒拌匀即可。本品具有消食化积，补益肝肾的功效，适用于痛风并发高脂血症的患者。

菜品推荐3——素炒洋葱：洋葱100克，精盐少许，植物油适量。将洋葱先用水浸一下洗净，然后切成片；锅内注油烧热，下入洋葱片，翻炒后加入少量的盐调味即可。本品能祛湿降浊，健脾降脂，适用于痛风并发高脂血症者。

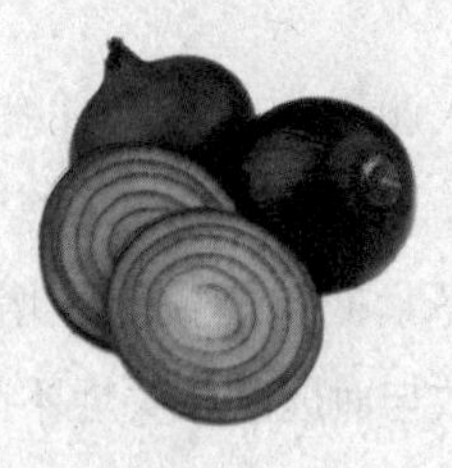

菜品推荐4——素烩三菇：冬菇、蘑菇、草菇各25克，玉米笋片50克，素汤适量，粉芡、盐、味精各少许，植物油适量。将冬菇、蘑菇、草菇用清水泡发洗净，入油锅煸炒，然后加入素汤、玉米笋片同煮，待熟后加入粉芡、精盐、味精拌匀，稍煮即可。本品能滋阴润燥，降脂降压，适用于痛风并发高脂血症者。

主食推荐——麦麸山楂糕：麦麸50克，山楂30克，茯苓粉50克，粟米粉100克，糯米粉50克，红糖10克。麦麸去渣，研成细末；山楂去杂去核，切碎，晒干或烘干。将麦麸、山楂与茯苓粉、糯米粉、粟米粉、红糖一起拌匀，加清水适量，用竹筷搅和成粗粉粒状，分装入8个糕模具内，轻轻摇实，放入笼屉，上笼用大火蒸30分钟，蒸熟后取出即可食用。本品能补虚和血，散瘀降脂，适用于痛风并发高脂血症者。

药茶推荐1——山楂菊花饮：鲜山楂250克，香蕉皮100克，陈皮50克，菊花50克。山楂去核切片，香蕉皮、陈皮洗净切成丝，菊花挑去杂质；将原料混合拌匀，置通风处干燥，每次取25克，用沸开水冲泡，加盖焖10分钟即可，代茶饮用。本品能活血化瘀，减肥降脂，适用于痛风并发高脂血症者。

药茶推荐2——陈皮山楂乌龙茶：陈皮10克，山楂20克，乌龙茶5克。将陈皮、山楂洗净，同入锅，加水适量煎煮30分钟，去渣取汁；用药汁冲泡乌龙茶，加盖焖10分钟即可。本品能减肥降脂，适用于痛风并发高脂血症者。

药茶推荐3——胖大海桑叶饮：胖大海1枚，冬桑叶10克。将冬桑叶切成丝，用清水浸泡去杂，然后入锅加水煎汁，煎煮好后用药汁冲泡胖大海，泡发即可。本品能利咽止咳，降脂降糖，适用于痛风并发高脂血症者。

药茶推荐4——荷叶二皮饮：干荷叶30克，丝瓜皮6克，西瓜皮5克，乌龙茶5克。除乌龙茶以外其他原料用纱布包住，放入清水中浸泡清洗后备用；砂锅加水放入药包煎汁，煎煮好后取汁冲泡乌龙茶，加盖闷10分钟即可。本品具有清热利水，减肥降脂的功效，适用于痛风并发高脂血症者。

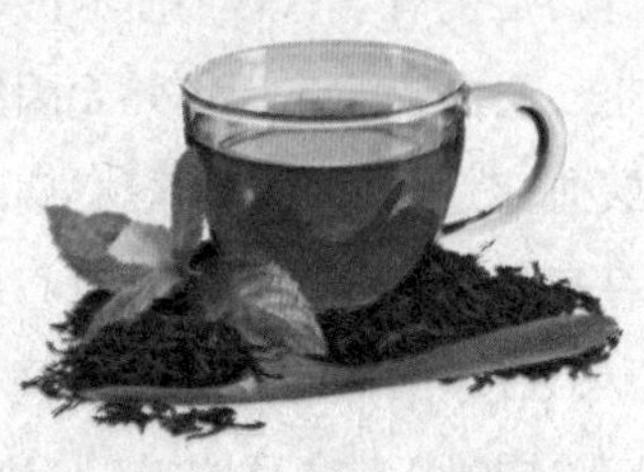

痛风并发冠心病

◎痛风和冠心病在临床上有着密切的关系，因为痛风的最直接原因是血尿酸高，而冠心病经过一段时间后同样存在着尿酸代谢异常，尿酸较高的症状。

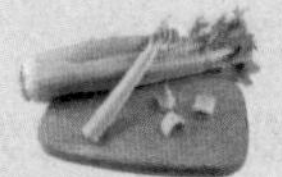
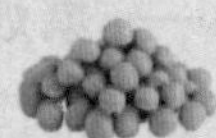
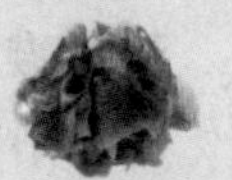

1 痛风并发冠心病的概念

痛风主要发病诱因是高尿酸血症，所以痛风在某种程度上也可称之为高尿酸血症。而长期患高尿酸血症的人，不仅仅意味着诱发痛风，还是许多疾病的危险指证。

现代医学认为，高尿酸血症的损害不只局限于关节、肾脏，高尿酸血症作为代谢综合征的一个组成部分，它所代表的是一种炎症状态，是发生动脉硬化的危险信号。因此高尿酸血症已经被看作是预测动脉硬化和心脑血管病死亡的独立危险因素，也就是说可以用血尿酸来预测心脑血管疾病。

但另有学者认为血尿酸与冠心病的发生、心血管病病死率并无因果关系。高尿酸血症是否可以作为冠心病的危险因素还存在争论。痛风易并发冠心病，据数据显示，高尿酸血症人群，患冠心病死亡的概率是尿酸正常人群的5倍，因此痛风患者的死亡原因往往是心血管疾病。

有学者将高尿酸血症视为冠心病的危险因素之一，甚至有人称之为“痛风性”心脏病；反过来，冠心病患者可存在尿酸代谢异常，常合并有血尿酸增高，其原因尚不清楚。虽有研究发现冠心病患者血胰岛素抵抗指数明显增高，但胰岛素抵抗指数与血尿酸相关性不明显。

医学专家指出，冠心病的病理生理基础是代谢异常，其中包括嘌呤代谢异常，而嘌呤代谢异常的临床指标就是血尿酸增高。所以，血尿酸增高可反映机体代谢的异常，并且是冠心病的重要发病危险因素之一。至于痛风引发冠心病，有研究结果显示，血尿酸增高可引起尿酸结晶在冠状动脉发生沉积，从而引起冠状动脉损伤，促进冠状动脉粥样硬化的发生与发展。此外，血尿酸增高还可促进血小板的黏附和聚集，使冠状动脉血栓形成的概率增加，导致急性冠脉事件发生率增高。痛风患者合并冠心病、脑卒中等病的概率明显高于正常人群。

2 痛风并发冠心病患者的饮食原则

饮食宜清淡：痛风并发冠心病患者每日摄入食盐量应控制在5克以下。同时保持少量多餐，对预防冠心病的发作大有好处。

控制能量：糖类在总能量中的比例应控制在60%~70%。应选用多糖类食物，如食物纤维、谷固醇、果胶等，少吃或不吃简单的糖类食物，如蔗糖或葡萄糖，以降低体内的胆固醇。应限制主食，宜多吃些粗粮、蔬菜、水果等含食物纤维高的食物。

控制脂肪的摄入量：饮食脂肪总量是影响血中胆固醇浓度的主要因素，因此，脂肪的过量摄入是导致冠心病发生的重要因素。冠心病患者每日的脂肪摄入量应占总能量的30%以下。不宜食用富含脂肪的食物，如肉类、蛋类、奶类食用油等。

限制胆固醇的摄入：高胆固醇是诱发冠心病的重要因素，如果不限制饮食胆固醇的含量，不但会加重症状，还会诱发其他疾病。若想补充营养可以适当的食用河鱼，河鱼含胆固醇都较低，如青鱼、草鱼、鲤鱼等。

供给充足的矿物质：冠心病患者应多吃含镁、铬、锌、钙、硒元素等矿物质的食物。镁可以影响血脂代谢和血栓形成，防止血小板凝聚，含镁丰富的食物有小米、玉米、豆类、豆制品、枸杞子、桂圆等；铬可以增加胆固醇的分解和排泄，含铬丰富的食品主要为谷类；补硒能够抗动脉粥样硬化，降低血黏度、血浆黏度、增加冠脉血流量，减少心肌的损伤程度，含硒较多的食物有牡蛎、鲜贝、虾皮、海虾等。

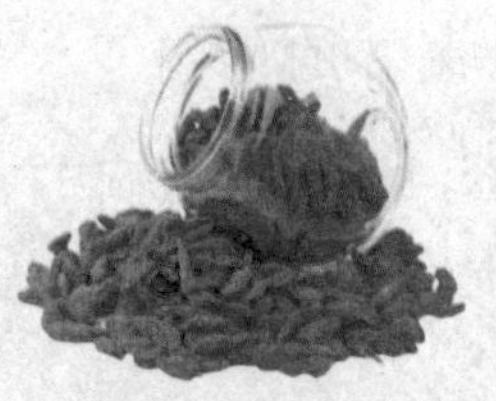

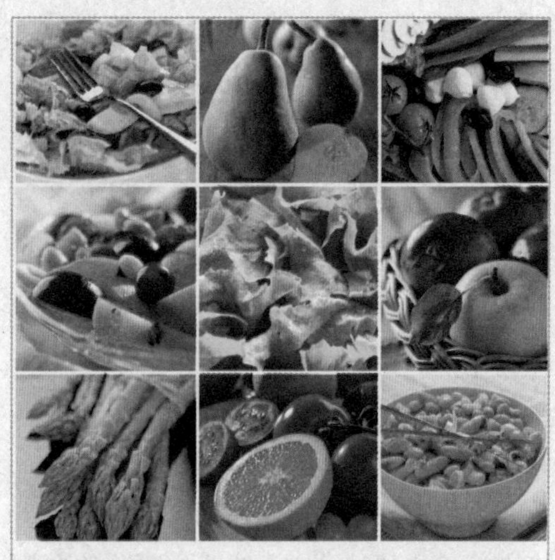

◎痛风并发冠心病的患者宜多吃富含维生素C的蔬菜和水果

补充充足的维生素：蔬菜和水果是冠心病患者饮食中不可缺少的食物。绿色蔬菜含有较多的胡萝卜素，它具有抗氧化的作用。水果中富含的维生素C能够影响心肌代谢，增加血管韧性，使血管弹性增加。大剂量维生素C可使胆固醇氧化为胆酸从而排出体外。

科学食用含嘌呤的蛋白质食物：科学研究证明，嘌呤是亲水性物质、即使含嘌呤多的食品，只要经过水的浸渍、煮沸，嘌呤即可溶出。如黄豆含嘌呤较多，属于高嘌呤食物，痛风患者不宜食用，但制成豆腐后，嘌呤即大量流失，可以适当的食用。同样道理，经烹调加工后的香肠、火腿、腊肉、鱼肉罐头等已不再属于高嘌呤食品。再有，肉类经烹煮后食其肉而不喝其汤，也是痛风患者的安全食品，但不宜过多食用，应保持适量摄取。

采用平衡膳食：蛋白质供给量按每千克体重，1克来计算；糖类和脂类可定量供给。多食用富含维生素B_1及维生素C的食物。一般来说，可食用大米、面粉、挂面、牛奶、鸡蛋、乳酪、水果、蔬菜（龙须菜、芹菜、菜花、菠菜除外）以及各种植物油，禁止食用动物性脂肪。痛风病人的饮食中生每天均应有水果和不含嘌呤的蔬菜，这样即可以供给丰富的B族维生素及维生素C，果蔬中的充分水分还有利于将食物中有害的嘌呤代谢物从尿中排出。

严格遵守急性发作期的饮食禁忌：患者在疼痛剧烈时，应该戒食含嘌呤的食物如动物的脏腑类（肝、腰、心、脑）、蛤蜊、螃蟹、沙丁鱼、浓肉汤、汽水、肉、鸡汤、豌豆、扁豆及各种化学合成的调味品。另外，浓茶、浓咖啡、酒、巧克力及刺激性饮料等均不宜饮用。因为这些诱发神经兴奋性的食物也是诱发痛风急性发作的重要诱因。急性发作期的饮食应易消化，烹调方法宜用烩、煮、熬、蒸，不用煎、炒、炸的方法。少吃糖可减低机体对嘌呤的敏感性。

3 痛风并发冠心病患者的用药注意

积极治疗同时存在的冠心病，戒除烟、酒和进行适当的运动锻炼，并有针对性的扩张血管，解除痉挛，改善血液循环，以预防和减少心绞痛和心肌梗死的发作。扩张血管药物可选用硝酸酯类，常用硝酸甘油和消心痛等。此类药物能有效地扩张冠状动脉，缓解血管痉挛，增加侧支循环血流，改善供血状况，同时又可扩张周围小动脉和小静脉，减少回心血量，减轻左心室前负荷及室壁张力，改善心肌血液供应。β－肾上腺能受体阻滞剂、血管紧张素转换酶抑制剂及钙拮抗剂，虽然也可扩张血管，在冠心病治疗中常用，但因其使肾血流量减少，不利于尿酸排泄，故痛风患者应慎用或最好不用。

此外，痛风合并动脉硬化的患者还可选用中成药制剂，如复方丹参滴丸、地奥心血康等药，其扩张血管作用持久，不良反应小，便于使用。

4 痛风并发冠心病患者的调养食谱

菜品推荐1——素拌茄子：茄子250克，芝麻酱10克，蒜蓉、酱油、香油各适量，盐少许，鸡精适量。将茄子洗净，削皮后切成两半，盛在碗中或盘子里，然后上蒸笼蒸熟烂，待凉透后加入蒜蓉、芝麻酱、盐、鸡精、酱油及香油拌匀即可食用。本品能活血化瘀，祛风通络，适用于痛风并发冠心病者。

菜品推荐2——山楂荸荠：山楂糕250克，鲜荸荠400克，白糖30克。将荸荠去皮洗净，切成大小相似的椭圆形状，从当中挖一小洞，加白糖拌匀，腌渍5分钟。将山楂糕切成丁，塞入荸荠的小洞内；将白糖熬成糖汁淋在上面即可。本方能健胃消食，降脂降

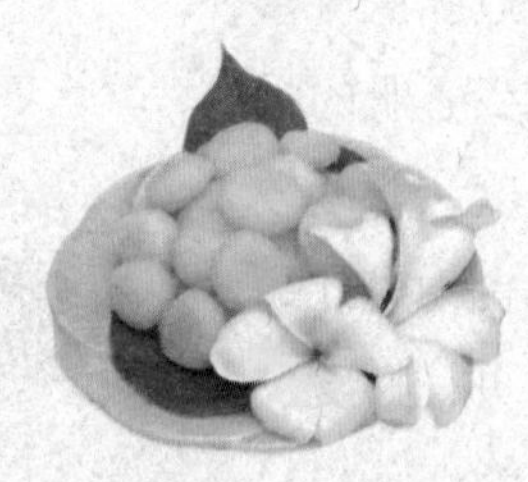

压，适用于痛风并发冠心病者。

菜品推荐3——山楂嚼食：新鲜山楂果500克。将山楂果洗净，晾干后切成两半，可随意嚼食，一般每次在50克左右，每日2次，饭后1小时嚼服。本方能活血化瘀，消脂通脉，适用于痛风并发冠心病者。

菜品推荐4——清炒木耳白菜：大白菜250克，水发木耳150克，植物油25克，酱油适量，盐少许，鸡精、花椒粉、葱花、水淀粉各适量。将泡好的木耳择洗干净，白菜洗净切成片；锅置火上，注油烧热，下入花椒粉、葱花炝锅，倒入白菜片煸炒，炒至白菜油润明亮松软时放入木耳煸炒，加酱油、盐及鸡精，翻炒均匀后用水淀粉勾芡即可食用。本方能降压，利肠，适用于痛风并发冠心病者。

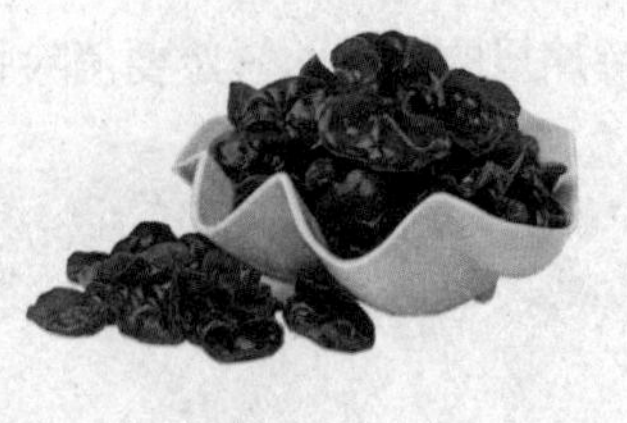

菜品推荐5——山楂菜心：山楂糕200克，白菜心200克，白糖适量。将白菜心用清水洗净，然后切成细丝；山楂糕切成小细片；将白菜心和山楂糕同入盘中，加入白糖拌匀即可食用。本方能化浊去瘀，清心安神，适用于痛风并发冠心病者。

菜品推荐6——木耳烧豆腐：黑木耳15克，豆腐60克，葱、蒜各适量，味精、花椒、辣椒、植物油各适量，盐少许。将黑木耳用清水泡发洗净，豆腐洗净切成块；炒锅置火上，下植物油和豆腐煸炒约10分钟，然后下入黑木耳翻炒，至菜熟时调入辣椒、花椒、葱、蒜等，炒匀入味即可。本方适用于痛风并发冠心病者。

主食推荐——大麦糯米粥：大麦仁250克，糯米、红糖各30克。将大麦仁泡发淘洗干净，泡约2小时，糯米洗净；锅置火上，加水适量，下入大麦仁用大火熬煮，待大麦仁煮至开花后放入糯米，煮开后，转以小火熬煮至米烂粥成，加入红糖拌匀即可。本品能健脾养胃，适用于痛风并发冠心病者。

药茶推荐1——菊花山楂茶：菊花10克，山楂10克，茶叶少许。将菊花、山楂、茶叶用清水泡一会儿，去除杂质，然后装入杯中用沸开水冲泡，加盖闷10分钟即可。本品能清肝明目，降压降脂，适用于痛风并发冠心病者。

药茶推荐2——山楂陈皮饮：鲜山楂30克，陈皮15克，白糖适量。将鲜山楂、陈皮用清水泡一会儿，去除杂质并洗净，然后将其同入锅，加水适量煎汁，煎煮好后去渣取汁，加入白糖拌匀即可。本品能行气散瘀，降脂降压，适用于痛风并发冠心病者。

药茶推荐3——甘菊饮：菊花8克，甘草4克，白糖适量。将菊花、甘草用清水泡一会儿，去除杂质，然后同入锅加水适量煎汁，煎煮好后去渣取汁，加白糖拌匀即可。本品能养肝明目，适用于痛风并发冠心病者。

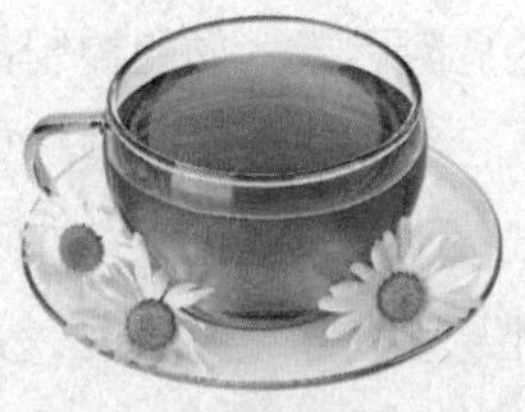

痛风并发单纯性肥胖

◎早在20世纪70年代，就有人发现体重与血清尿酸有关，认为肥胖会降低体内尿酸的清除率并增加其产生；体重指数的增加也与血尿酸升高呈一定的相关关系。

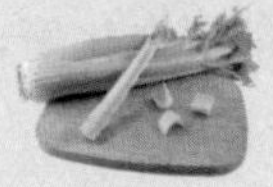
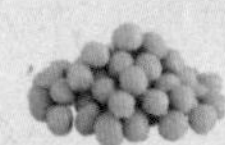
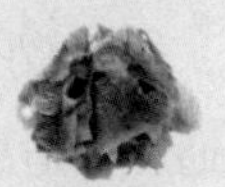

1 痛风并发单纯性肥胖的概念

国外研究人员发现血尿酸浓度与体重指数成正相关，与腰臀比值和腰骨比值成正相关。国内研究报道，痛风合并肥胖者占51%，即痛风患者中肥胖人群占到一半之多。最近研究也表明，人在青年时期体重增加越多，其将来发生痛风的风险就越大，35岁时的体重指数与痛风的发病呈明显的剂量一反应关系，较瘦的人群的累积发病率较低，而肥胖人群较高。

从对50岁以上的494名受检者的血尿酸进行的测定发现，肥胖者较非肥胖者高尿酸血症的患病率高3倍。据专家调查发现，超重或肥胖者血尿酸均值及高尿酸血症检出率均显著高于体重正常或偏低者，所以肥胖的人更容易引起痛风的症状。可见，肥胖度越高，血尿酸水平越高，痛风的患病率也越高。这表明体重增加是痛风发生的危险因素，如能控制富含嘌呤食物的摄入，节制饮食量，减轻体重，则可降低血尿酸水平，亦可减少痛风的发作。究其肥胖易引发痛风的原因，大多数学者认为，肥胖者饮食过多，常进食高能量、高嘌呤饮食和饮酒，引起痛风的症状可能与体内内分泌系统紊乱，如雄激素和促肾上腺皮质激素水平下降或酮类生成过多，从而抑制尿酸排泄有关。

另外，肥胖者对能量摄入增多，嘌呤代谢加速也可导致血尿酸浓度增高，久而久之，就出现了痛风的症状。因此，在缓解痛风的同时，一定要消除肥胖。

2 痛风并发单纯性肥胖患者的饮食原则

痛风合并肥胖患者的饮食应通过限制=能量的摄取而达到减肥的目的。从长远的观点看，只要将摄入的能量降低到能量消耗水平以下，或同时增加运动以消耗能量，体重必然减轻。

在此过程中，机体将储存的脂肪用来产生能量，以达到能量平衡。控制饮食的原则是依据病人的年龄、劳动强度、饮食的能量及病情的程度而定。

饮食定时定量：一日三餐定时定量、自我控制是防止饮食过量的有效方法。根据身高和年龄确定每日摄入的食物量，依照食物交换份法和宜吃食物制定餐表，并严格执行。坚持一段时间后既可看到效果，必要时可根据自身情况进行调整，但不能无规律的随意改变定量。

合理控制能量：对于能量的控制，儿童要考虑其生长发育的需要，老年人则要注意有无并发症存在。所以控制能量一定要循序渐进，逐步增加其消耗。对正处于发育期的青少年来说，应以强化日常体育锻炼为主，千万不可盲目控制饮食，以免发生神经性厌食。在低能量饮食中，蛋白质供给量不可过高，其食物蛋白质的供给量应当占饮食总能量的20%～30%，即每天供给蛋白质50～75克为宜。

限制脂肪：过多摄入脂肪可引起酮症，加重痛风和高尿酸血症的病情。肥胖者饮食中脂肪应控制在总能量的25%～30%。

限制糖类：糖类供给应占总能量的40%～55%为宜。含单糖食品，如蔗糖、麦芽糖、果糖、蜜饯及甜点心等，应尽量少吃或不吃，凡含纤维多的食物可适当食用。

饮食清淡：肥胖者中患有高脂血症、高血压的比例非常高，因而要限制盐的使用。另外烹调宜使用橄榄油等植物油，少吃或不吃动物性油脂，每日烹调用油控制在20克以下。

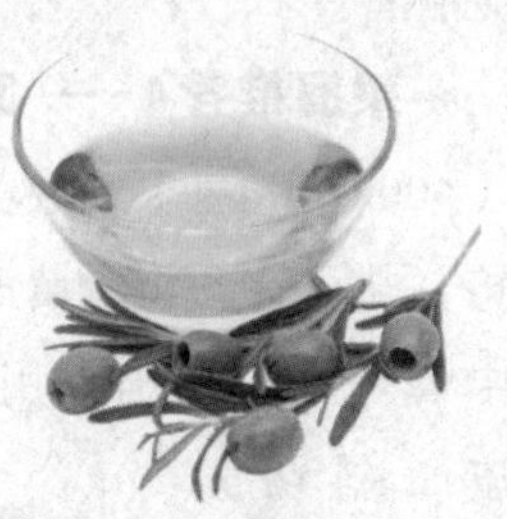

补充维生素、无机盐和膳食纤维：蔬菜和水果不仅能量、嘌呤的含量都很低，而且富含维生素、无机盐和膳食纤维，是

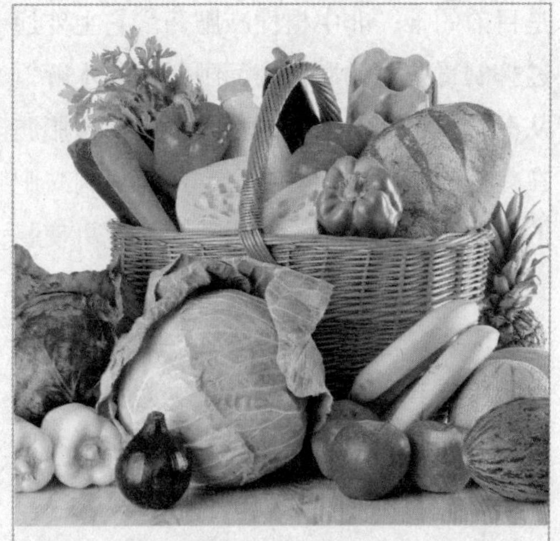

◎痛风并发单纯性肥胖的患者应控制能量的摄入，多吃蔬果

肥胖者较为理想的食物。适合减肥者食用的蔬菜有角瓜、黄瓜、冬瓜、萝卜、油菜、芹菜、绿豆芽、韭菜、白菜、洋葱、菜花、生菜、海带、木耳等，水果有西瓜、柚子、草莓、桃、苹果、橙子等。

限制盐的摄入量：食盐能引起口渴并能刺激食欲和增加体重，所以要限制食盐的摄取量。每天的食盐量应该控制在3～5克。

食用烹调方法：菜肴在烹调时主要以易消化为主，宜采用蒸、煮、烧、烤等烹调方法，忌用油煎、炸的方法，因为煎炸食物含脂肪较多，并刺激食欲，不利于减肥。

3 痛风并发单纯性肥胖患者的用药注意

痛风并发肥胖症的治疗原则为控制饮食，合理运动，减轻体重。在基础治疗仍然不能奏效时，则可联合应用降尿酸药和减肥药。

非中枢性减肥药奥利斯他（赛尼可）

是目前的唯一非中枢性减肥药。它主要通过抑制胃肠道的脂肪酶而阻断脂肪水解，从而减少机体对脂肪的吸收，也使得脂肪在体内的储存量相应减少，从而达到减肥的目的。数据显示，服用奥利斯他可使膳食中的脂肪吸收量减少30%。另外，就其不良反应而言，口服奥利斯他后仅有1%被人体吸收，其不良反应相当小。奥利斯他除了具有减肥的作用外，对高脂血症也有良好的治疗作用，还可改善糖类代谢。

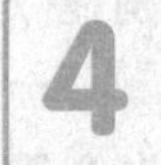

4 痛风并发单纯性肥胖患者的调养食谱

菜品推荐1——凉拌藕片：鲜嫩藕300克，生姜适量，花椒10粒，鸡精、香油、食醋各适量，盐少许。生姜洗净切成碎末；鲜嫩藕洗净去皮，切成薄片，然后放入沸水锅中焯一下捞出，沥干水分，放入盘中，加入花椒粒、食盐、鸡精、生姜末、食醋、香油拌匀即可食用。本品能消暑开胃，降脂减肥，适用于痛风并发肥胖者。

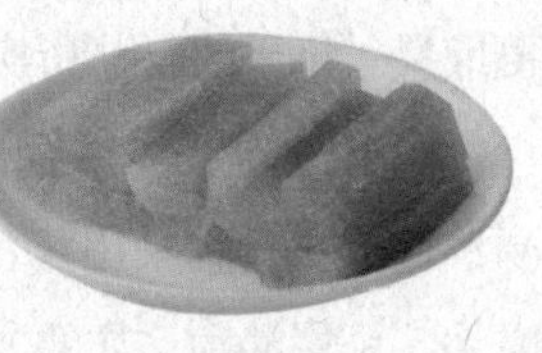

菜品推荐2——凉拌莴笋：莴笋200克，胡萝卜50克，红甜椒50克，盐、糖、香油各适量。将莴笋、胡萝卜洗净去皮，与甜椒分别切丝，稍汆烫沥干放入碗中，加盐、糖、香油拌匀即可食用。本品有滋阴润燥、生津止渴、利尿解毒的作用，有助于降血压、血脂，适于痛风并发肥胖症者食用。

菜品推荐3——番茄藕丁：新鲜莲藕400克，西红柿1个，盐、味精各适量。将西红柿切碎，莲藕切丁。锅内放少许底油，倒入西红柿炒出汁，放入藕丁翻炒，加盐、味精调味即可。本品可消暑、开胃，适于痛风并发肥胖者食用。

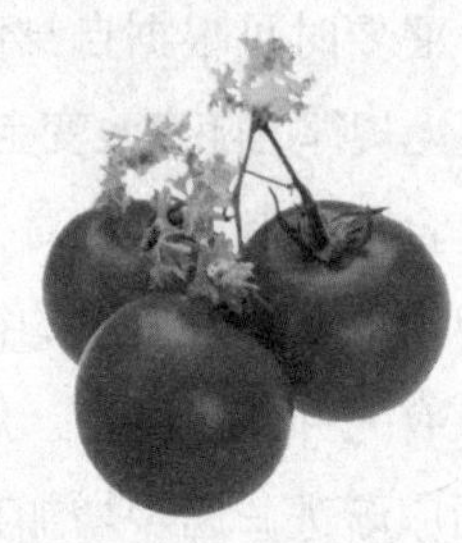

菜品推荐4——腐竹炒苋菜：腐竹100克，苋菜200克，葱丝、鸡精、植物油、淀粉各适量，盐少许。将腐竹切成段后泡发洗净；苋菜择洗干净；锅内注油烧热，下入葱丝爆香，放入腐竹炒至将熟时下入苋菜，加入鸡精、盐炒拌均匀，最后用水淀粉勾芡即可食用。本品能清热利湿，适用于痛风并发肥胖者。

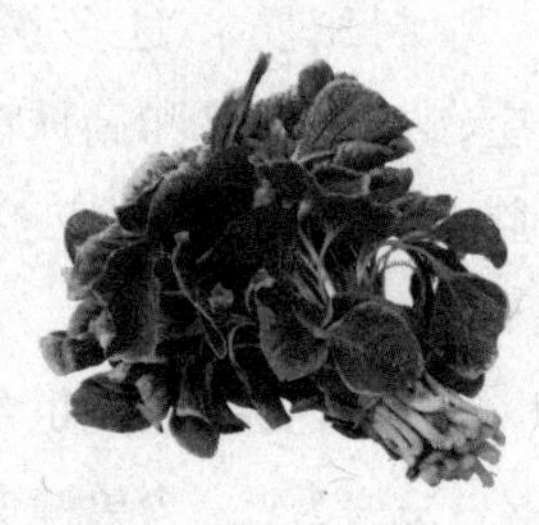

菜品推荐4——凉拌黄瓜：黄瓜1根（400~500克），大蒜、酱油、香油各适量，盐少许。将嫩黄瓜洗净，放入沸水锅中焯一下，捞出，用刀顺剖为两半，去皮，斜切成片；大蒜剥皮捣成蓉，放入碗中加入食盐、酱油、香油调成味

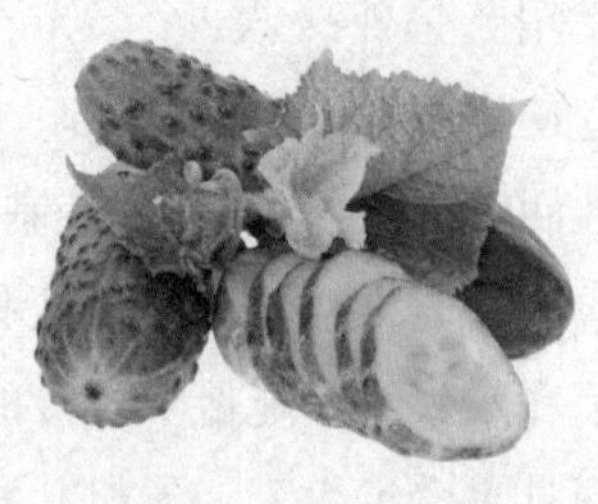

汁，淋在盛装黄瓜的容器中搅拌均匀即可食用。本品能清热解毒，减肥瘦身，适用于痛风并发肥胖者。

菜品推荐5——茄汁玉米笋：罐头玉米笋200克，鸡精、白糖、番茄酱、水淀粉、植物油、香油各适量，盐少许。将玉米笋切成碎块；炒锅置火上，注油烧热，下入番茄酱先炒，然后加入玉米笋、盐、鸡精、白糖等调料炒拌均匀，最后用水淀粉勾芡，淋上香油即可。本品能健脾益胃，减肥瘦身，适用于痛风并发肥胖者。

主食推荐1——玉米粉粥：玉米粉50克，粳米50克。将玉米粉用适量冷开水调匀，粳米淘洗干净，放入锅中，加入适量清水，用大火烧开后调入玉米粉，再转小火熬煮成粥。本品能降脂降压，减肥瘦身，适用于痛风并发单纯性肥胖症者。

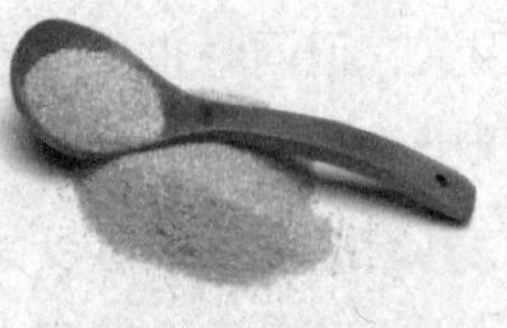

主食推荐2——山药扁豆粥：鲜山药、大米各30克，白扁豆50克。将山药去皮洗净，大米、白扁豆下入锅中，加入适量清水，煮至八成熟时下入山药，待山药熟烂即可。本品能益气养阴，补肺止渴，适用于痛风并发单纯性肥胖症者。

药茶推荐1——山楂荷叶茶：山楂10克，薏苡仁10克，干荷叶30克，橘皮3克。将以上原料用清水洗净，去除杂质，然后共同入锅，加水适量煎汁，煎煮好后去渣留汁，可不拘时饮用。本品能降脂化浊，适用于痛风并发单纯性肥胖者。

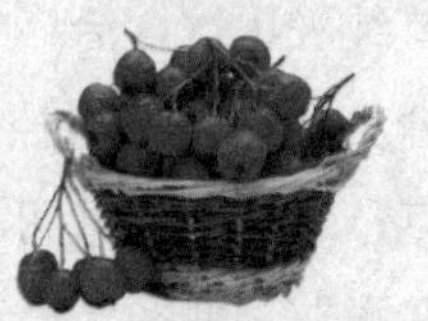

药茶推荐2——桑白皮茶：桑白皮20克。将桑白皮用清水洗净，然后入锅加水煎汁，煎煮好后去渣留汁，可加少许白糖拌匀后，代茶饮用。本品能利水消痰，适用于痛风并发肥胖者。

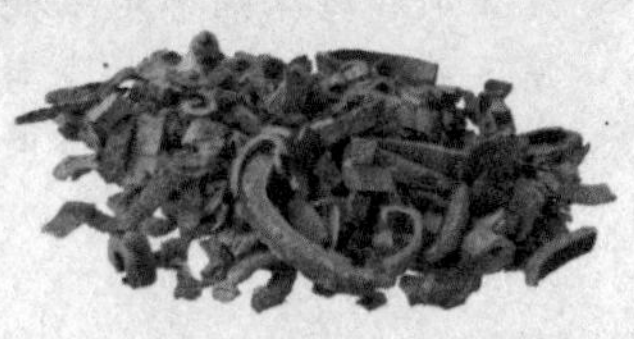

药茶推荐4——泽泻乌龙茶：泽泻15克，乌龙茶3克。将泽泻用清水洗净，乌龙茶去除杂质；将泽泻入锅加水煎汁，去渣取汁，用药汁冲泡乌龙茶即可。每日1剂，可不拘时饮用。本品能护肝、消脂、减肥，适用于痛风并发肥胖者。

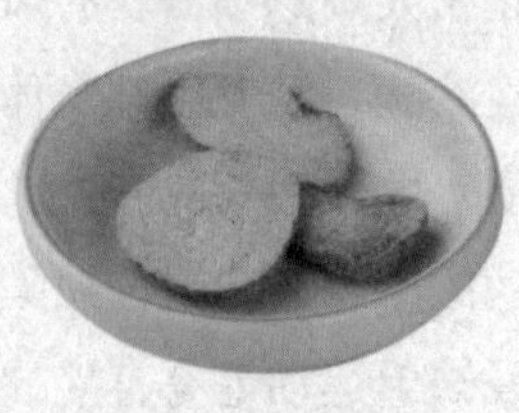

药茶推荐5——三花茶：玫瑰花、茉莉花、代代花、川芎各5克。将以上原料用清水洗净，去除杂质，装入杯中，用沸开水冲泡，加盖闷10分钟即可饮用。本品能化痰除湿，减肥降脂，适用于痛风并发肥胖者。

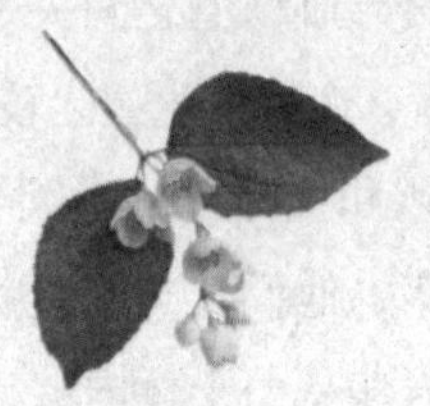

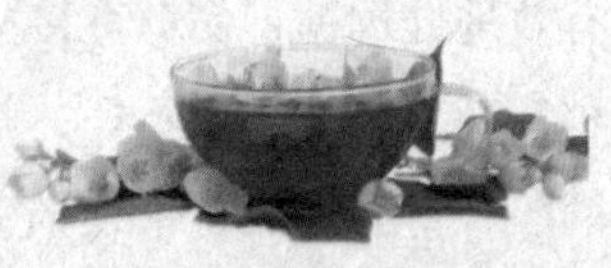

痛风并发糖尿病

◎痛风和糖尿病都是难缠的病症，不幸患有痛风并发糖尿病，也请不要着急，本节为您详细介绍了该症的注意事项以及调养食谱，让您吃出健康。

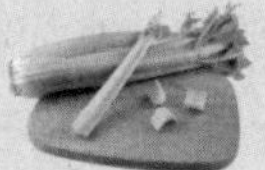

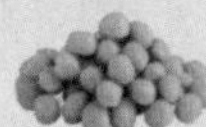

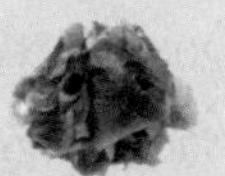

1 痛风并发糖尿病的概念

痛风患者发生糖尿病的概率比一般正常人高2~3倍。痛风和糖尿病均为代谢性疾病，其发生都与体内糖、脂肪、蛋白质等的代谢紊乱有关。痛风患者易患糖尿病的原因还与遗传缺陷、肥胖、营养过剩及缺乏运动等有直接的关系。此外，尚有报道，血尿酸升高可能与直接损害胰岛细胞，影响胰岛素分泌而导致糖尿病有关。糖尿病与痛风两者都是因为体内代谢异常所引起的疾病，很容易并发于患者身上，而尿酸值与血糖值之间关系密切，通常尿酸值高者，血糖值也会比较高。

痛风和糖尿病都属于代谢异常所引起的疾病，他们共同的发病基础是营养过剩。糖尿病是由于体内缺乏胰岛素而不能有效地处理糖，使糖直接排到尿液里的一种疾病。如果置之不理，就会给神经或视网膜、肾脏等器官带来损害。其原因是体内胰岛素的绝对或相对(效应差)不足，使进食后进入血液中的葡萄糖不能进入细胞中进一步代谢，导致血糖升高，并有部分糖经肾脏从尿中排出。痛风是由于嘌呤代谢紊乱使血液中尿酸增多而引起的一种表现为关节炎反复急性发作的代谢性疾病。高尿酸血症是痛风的病根所在。临床上很容易并发于患者身上。

糖尿病有胰岛素依赖型和非胰岛素依赖型，其中与痛风相关的是非胰岛素依赖型。这种类型的糖尿病，虽然有其遗传因素，但同时也受过饱、运动量不足等后天因素的影响。肥胖会引起细胞的肥大，使其对胰岛素的感受能力降低，因此，这种人的胰岛素比普通人分泌得多。如果长期处于这种胰岛素的过剩分泌状态，那么胰岛分泌细胞就会疲软，进而不能分泌处理糖分所必需的胰岛素，使得尿液中出现糖分。然而，这种情况下，只要控制好体重，还是可以治疗好的。

2 痛风并发糖尿病患者的饮食原则

控制糖类食物的摄取：对正常体重，单纯采用饮食治疗的糖尿病患者，开始时糖类食物要严格控制，每日进食主食250克；经过一段时间治疗，如血糖下降，尿糖消失，可逐渐增至300克。应用药物治疗者病情控制不满意时，糖类食物控制在每日进食250克，病情稳定后可适当放宽。有些患者主食量很大，亦可对此进行分阶段逐渐减少，直至达到要求。糖类食物提供的能量占食物总能量的60%，是一个较适宜的比例。在主食的选择方面也有其特殊性。糖尿病病人强调以粗粮为宜，而痛风患者则主张吃细粮，因为细粮中嘌呤含量比粗粮低。当痛风与糖尿病并存时，则在主食的选择上就应做到粗细搭配，二者兼顾。至于粗粮与细粮二者之间的比例是多少，则应根据病情变化不断调整。例如，当痛风病情较稳定、血尿酸基本正常，但糖尿病控制不佳、血糖较高时，则粗粮的比例应提高，反之，则细粮的比例应提高。避免饮用含糖饮料，并忌食一切含糖的副食。

限制含有饱和脂肪酸的动物性脂肪的摄入量：肥胖患者、血脂过高者，应尽量减少进食富含胆固醇的食物，如一些动物内脏、蛋黄等。糖尿病患者的脂肪摄入量应控制在总能量的30%以下，一般为25%左右。

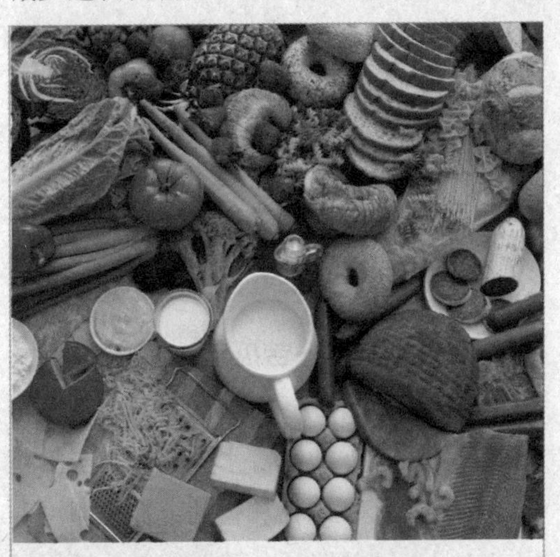

◎痛风并发糖尿病的患者可适量补充膳食纤维，可从各种粗粮、豆类获取

蛋白质摄入量：蛋白质摄入量应控制在总能量的15%，其中至少有1/3为动物性蛋白。儿童患者的蛋白质需要量为每日每千克体重2克左右。合并糖尿病性肾病而无氮质潴留者，尿蛋白丢失多，则应适当增加蛋白质的摄入量；若伴有肝、肾功能衰竭者，则需要减少蛋白质的摄入量。

膳食纤维：膳食纤维可增强糖尿病病人的胰岛素敏感性，有降低空腹血糖、餐后血糖和改善糖耐量的作用。高纤维素饮食还可使糖尿病病人高胆固醇、高三酰甘油血症显著改善，因而能预防动脉硬化和心脑血管病的发生，其作用机制可能与纤维的吸水性及其改善食物在胃肠道中的传送时间等有关。纤维素还可在结肠中清除自由基，预防肠内有害物质的形成。所以，糖尿病病人在饮食中，应适当增加富含膳食纤维食物的供给量，如果胶、瓜胶以及粗杂粮、荞麦、豆类、硬果类和蔬菜类等。

维生素和无机盐：维生素可改善患者的神经功能，维生素B_1是糖代谢所必需的。维生素C可防止因微血管病变引起的坏血病的发生。酮症酸中毒时要补充钠、钾、镁，以纠正电解质紊乱，但平时钠盐摄入量不宜过高，钙的摄入量应提高。因代谢紊乱，糖尿病患者易出现骨质疏松。含钙较多的食物有牛奶、乳制品、海藻类及豆腐等。此外，三价铬是葡萄糖耐量因子的组成成分，能够促进葡萄糖进入细胞内。实验证明，三价铬具有改善葡萄糖耐量的作用，含活性铬的食物有牛肉、蘑菇等。为减轻胰岛B细胞的负担，使之合理的分泌胰岛素，糖尿病患者每日应至少进食三餐，并应定时定量。应用胰岛素治疗的病人，或易出现低血糖的病人还可加餐2～3次，即在每日固定的能量中抽出一部分用于加餐，三餐食谱内容应搭配均匀。

3 痛风并发糖尿病患者的用药注意

痛风合并糖尿病时，除需要注意饮食控制、减轻体重、适当运动及改变不良生活方式外，其治疗与非痛风患者基本相同，各类降血糖药对血尿酸并无不良影响，一般不会引起痛风性关节炎的发作。

有人认为，胰岛素可使血尿酸升高，甚至是引起痛风性关节炎急性发作，但在临床上这种情况极为少见，故痛风并发糖尿病患者如果有需要胰岛素控制的症状，应该及时采用胰岛素，以便有效地控制血糖。持续的高血糖状态，尤其是在出现酮症酸中毒及血乳酸增高的情况下，反而会使肾脏排泄尿酸的能力下降，血尿酸进一步升高，甚至引起痛风性关节炎发作。

值得注意的是，在口服降血糖药中，第一代磺脲类药，如乙酰苯磺酰环已脲，具有降低血糖与血尿酸的双重作用，但由于其半衰期长，易蓄积而致低血糖，不良反应又较第二、第三代磺脲类药物多，故临床并不采用。

痛风性关节炎急性发作时，患者关节局部的红、肿、热、痛是由尿酸盐沉积造成的无菌性炎症，使用抗生素治疗并无作用，此时只需用秋水仙碱治疗即可缓解。如果关节附近有痛风结节破溃，同时伴有急性关节炎发作，为了预防可能出现的细菌感染，可以酌情给予抗生素治疗；如果关节周围的痛风结节破溃后发生了化脓性细菌感染，也会引起关节周围红肿与疼痛，而不一定属于痛风性关节炎急性发作，此时必须使用抗生素治疗，而无须使用秋水仙碱。

一般情况下，痛风患者伴有发热及细菌感染，如果只有关节炎及痛风结节而确实无肾脏病变，尿常规及肾功能检查正常，则抗生素的选择及使用剂量与一般患者基本相同。痛风患者往往存在潜在性肾脏病变，临床无明显症状体征，因此痛风患者在选择抗生素时应尽量使用没有肾毒性或肾毒性较小的抗生素制剂，如青霉素类、红霉素、螺旋霉素、林可霉素、麦迪霉素、头孢菌素类、磷霉素、黄连素等。对肾脏有损害的抗生素，如庆大霉素、卡那霉素、链霉素、磺胺类药物等，不宜选用。

4 痛风并发糖尿病患者的调养食谱

菜品推荐1——苦瓜丝：苦瓜200克，精盐、鸡精、香油各适量。将苦瓜洗净，去子，切成丝，放进沸水中略焯，捞出沥水，调入精盐、鸡精和香油，拌匀即可食用。本品能清热降压、降脂减肥，适用于痛风并发糖尿病者。

菜品推荐2——家常南瓜丝：嫩南瓜500克，植物油100克，葱白、豆瓣、泡椒、精盐、酱油各适量。将嫩南瓜洗净，去皮，切成5厘米长的丝，放入少许精盐拌匀。泡椒和葱白切成丝。豆瓣剁细。锅置于火上，放上植物油，烧至七成热，放入豆瓣炒香，再放入南瓜丝、葱白丝、泡椒炒匀，调入精盐、酱油，汁浓起锅即成。

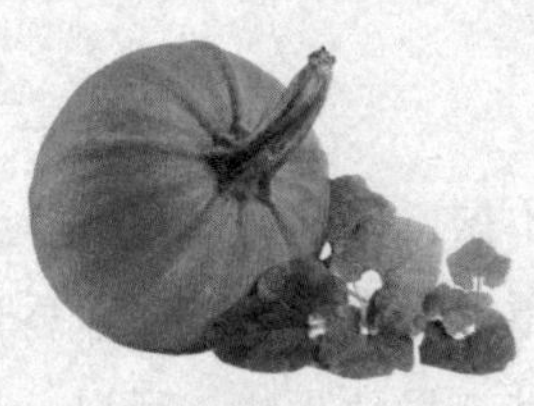

菜品推荐3——萝卜拌梨丝：白萝卜250克，梨100克，生姜末少许，香油、精盐、鸡精各适量。将白萝卜洗净，去皮，切成丝。梨洗净去核去皮，切成丝。把萝卜丝下入锅中煮2分钟，捞出后与梨丝拌匀，加入香油、精盐、鸡精和姜末调匀即可。本品能生津润燥、清热化痰，适用于痛风并发糖尿病者。

主食推荐1——薄荷粥：鲜薄荷30克或干薄荷10克，大米50克，冰糖少量。将薄荷洗净，入锅中煮5分钟，取汁去渣。把大米煮成粥，将熟时下入薄荷汁，稍煮后加入少量的冰糖即可。本品能滋阴生津、健脾益肝，适用于痛风并发糖尿病者。

主食推荐2——山药桂圆粥：鲜山药100克，桂圆15克，荔枝肉3～5枚，五味子3克。将山药洗净，去皮，切成薄片。其他材料各洗净，与山药一起放进锅中，加适量水，大火煮沸，小火煮至成粥。早起或是睡前食用。本品具有补心养脾、降血糖的功效，适用于痛风并发糖尿病者。

主食推荐3——燕麦糯米粥：燕麦片100克，糯米50克。将糯米洗净，去杂，放进锅中，加适量水，大火煮沸，小火煮至糯米熟烂，加上燕麦片，搅拌均匀，稍煮即可食用。本品可益肝和脾、宽肠利湿，可适用于痛风并发糖尿病者。

药茶推荐1——胡萝卜枸杞子茶：新鲜胡萝卜150克，枸杞子30克。将胡萝卜洗净，去皮，放进开水中焯一下，捞出后切碎，放进榨汁机中加上适量温开水榨成汁，用纱布过滤，盛入杯中备用。将枸杞子去杂，洗净后放进锅中，加适量水，大火煮沸，改为小火煮30分钟，调入胡萝卜汁，再煮至沸即成。本品可补肾明目、润燥降糖，适用于痛风并发糖尿病者。

药茶推荐2——石榴茶：石榴叶60克，生姜片15克，精盐4克。将石榴叶、生姜片下入锅中，加上精盐炒至发黑，取出。然后放进煎锅中，加适量水，大火煮沸，小火煎成汁。代茶饮，每天1剂。本品能健脾益胃、涩肠止泻，适用于痛风并发糖尿病者。

药茶推荐3——赤小豆冬瓜茶：赤小豆60克，冬瓜500克。将冬瓜洗净，去皮，去瓤，切成小段，与淘洗干净的赤小豆一起放进锅中，加上适量清水，用大火烧开后转用小火熬煮成汤。可加上精盐调味。代茶饮用。本品可利排尿、消水肿、解热毒、止消渴，适用于痛风并发糖尿病者。

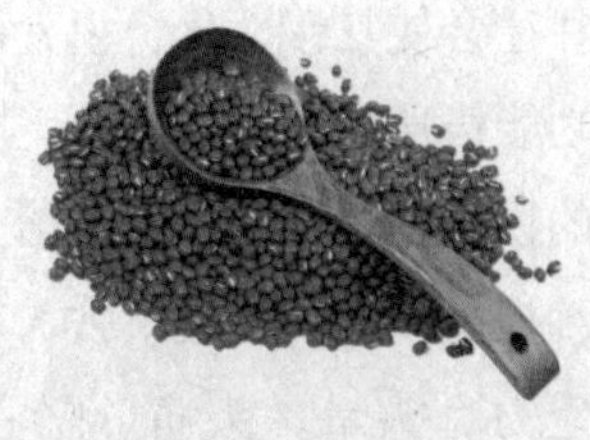

痛风并发肾病

◎对于痛风并发肾病会出现的一系列症状，您了解多少？本节详细介绍了本病的用药注意以及调养食谱，相信可以对您有所帮助。

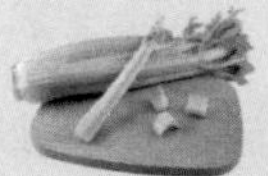
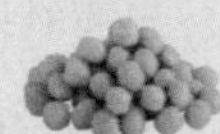
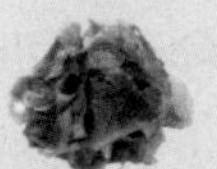

1 痛风并发肾病的概念

对于痛风患者的治疗来说，不但要对痛风进行积极的治疗，同时还需要预防一些并发症的发生，进行的防治工作，其中由于痛风引起的肾病给患者造成的伤害也是非常大的，因此应该进行及时的治疗。痛风性肾病是决定痛风预后的重要并发症。从各年龄段痛风患者痛风性肾病出现率显示，随着年龄的增大，痛风性肾病有增加的趋势。痛风性肾损害主要表现为痛风性肾病、急性肾功能衰竭和尿路结石。痛风患者最易受损害的内脏器官就是肾脏。临床历时较久的痛风患者约1/3有肾损害，有时也会因高血压病、糖尿病、高脂血症等诱因，引起肾功能不全。

肾功能不全在初期几乎没有症状，稍有发展，就会出现排尿次数增加，夜间多次起夜。对肾功能不全不能有效控制，往往会使其慢性化，引发尿毒症，即在肾功能极端低下的状态下，本应在尿中排泄的物质都沉积在体内，给全身脏器带来各种损害。继续发展下去，就会呈现出全身乏力、头晕、头痛、恶心、呕吐、食欲不振、贫血等各种症状。病情若进一步加重，还会出现痉挛、昏迷、幻觉等症状，甚至导致死亡。所以，痛风患者尤其是病程较长的患者，必须有预防痛风肾损害的意识，积极地采取有效措施保护肾脏。

现在人们对通风药的认识是，痛风药对于一般人并没有严重的不良反应，但也有例外的时候。近年，痛风药引起的不良反应作用的报道常常见诸于公众。痛风病本身不会导致尿毒症、肾衰竭，可是痛风药物会对肝肾造成严重的损害，引发尿毒症和肾衰竭。由于痛风药物存在不良反应，因此我们不得不防止其毒副作用。

早期常表现为间歇性的蛋白尿。一般病程进展较为缓慢。随着病情的发展，蛋白尿逐渐转变为持续性，肾脏浓缩功能受损，出现夜尿增多、等张尿等。晚期则可发生慢性肾功能不全，表现为水肿、高血压、血尿素氮和肌酐升高，最终患者可因肾功能衰竭而死亡。少数患者以痛风性肾病为主要临床表现，而关节炎症状不明显。由于肾脏滤过功能不全时，尿酸的排泄减少，可引起血尿酸水平的升高。故对于慢性肾功能不全伴高尿酸血症的患者，很难判断其高尿酸血症与肾病之间的因果关系。痛风患者在服药过程中，如果发现身体某些部位有异常症状，要及时与医生沟通，必要时要立即停药，避免造成更大的伤害。

研究表明，尿酸盐肾病与痛风性关节炎的严重程度无关，即轻度的关节炎病人也可有肾病变，而严重的关节炎病人不一定有肾脏异常。早期有轻度单侧或双侧腰痛，嗣后出现轻度水肿和中度血压升高。尿呈酸性，有间歇或持续蛋白尿，一般不超过++。几乎均有肾小管浓缩功能下降，出现夜尿、多尿、尿相对密度偏低。一般5~10年后肾病加重，进而发展为尿毒症，17%~25%死于肾功能衰竭。痛风性肾病有持续性高尿酸血症，20%在临床上有肾病变表现，经过数年或更长时间可先后出现肾小管和肾小球受损，少部分发展至尿毒症。尿酸盐肾病的发生率仅次于痛风性关节损害，并且与病程和治疗有密切关系。

痛风性肾病是由尿酸盐结晶、沉积于肾组织引起的慢性间质性炎症，患者病情进展缓慢，根据患者临床表现症状及相关检查内容，痛风性肾病可分三个发展时期。从三个发展时期也可以从中看出其症状。

早期痛风性肾病：这一时期患者会出现高血压和氮质血症，在病程中有25%病人会夹杂尿路感染，一般来说痛风性肾病多在不知不觉中发病，而且进展很缓慢，常经历10~20年才发生肾功能衰竭。还有约20%的病人并发尿酸性结石，可出现肾绞痛、血尿或尿中排出尿酸石。

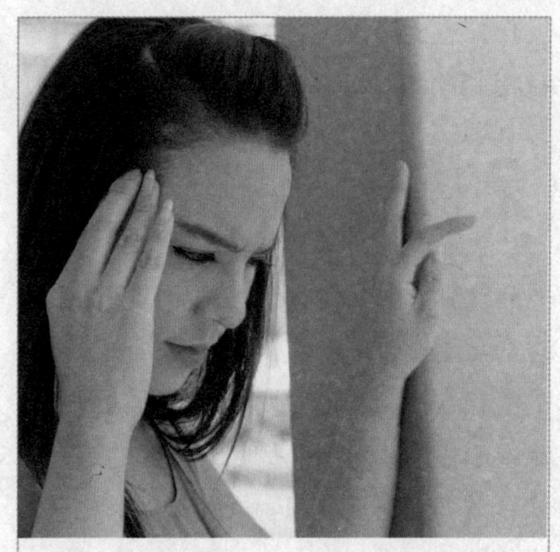

◎痛风并发肾病的部分患者会有血压高、腰酸乏力、头昏头痛等症状

中期痛风性肾病：随着病情进展，痛风性肾病发展到中期后，患者可出现轻度水肿，尿常规检查出现明显改变，如持续性蛋白尿；肾脏浓缩功能受损明显，出现夜尿增多、等渗尿等表现，部分患者还可有血压高、腰酸、乏力、头昏、头痛等症状。进行肌酐清除率、酚红排泄试验、肾小球滤过率测定等肾功能检查，可发现轻中度肾功能减退，但血中尿素氮与肌酐多无显著升高。

晚期痛风性肾病：这一时期患者的水肿、高血压、低蛋白血症等更加明显，并可出现贫血。最突出的表现是肾功能不全的加重，尿量逐渐减少，尿素氮、肌酐进行性升高，出现明显的氮质血症。最后发展为尿毒症、肾功能衰竭，只能依靠人工肾维持生命，若不及时治疗，会危及患者生命。

由于痛风性肾病是痛风病的并发症，因此，在日常生活中要积极的预防通风的发作，患上痛风病后，要及时治疗，并进行相关的饮食调理。

2 痛风并发肾病患者的饮食原则

饮食调养是治疗肾脏疾病的重要手段之一。通过合理的饮食调养，可改善肾病的症状，控制病情的发展，从而达到促进康复的目的。对于痛风并发肾病的患者，饮食调养应在痛风患者饮食基础上注意以下几点。

限制蛋白质的供应量：如果蛋白质供应太多，在体内代谢后，产生的含氮废物也多，排泄时会加重肾脏的负担。如果尿量很少，这些废物排泄不出去，就会在体内积存，从而引起一系列的中毒症状。因此，饮食中应该避免食用含蛋白质丰富的食品，如肉类、蛋类和豆制品等。当病情好转的时候，才可逐渐增加蛋白质的供应量。

限制食盐和水分：有严重水肿、高血压、少尿的患者，应该无盐饮食。每日进入体内的水分不宜超过1200毫升。同时，忌食咸菜、酱菜、咸蛋、酱豆腐、榨菜等含钠多的食品。如水肿消退、血压下降、尿量增多，可改用少盐饮食，每日食盐限制在2～3克。

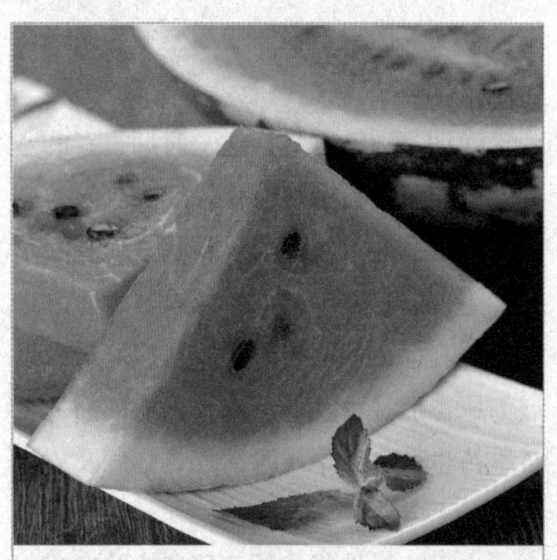

◎痛风并发肾病的患者宜控制脂膳脂肪，多吃清热利尿的食物

多食清淡而有利尿作用的食品：此类食物有鲤鱼、鲫鱼、西瓜、冬瓜、绿豆、赤小豆等。

多吃一些含丰富维生素的食品：新鲜蔬菜和水果是碱性食物，既能供给多种维生素，还能促进肾脏功能的恢复。

控制膳食脂肪：减少动物脂肪的摄取，并减少摄取含丰富胆固醇的食物，如蛋黄、肥肉、动物内脏等，对防治痛风并发肾病有着重要的意义。

3 痛风并发肾病患者的用药注意

长期服用利尿剂、阿司匹林、青霉素、抗结核等药物者，应定期检测血尿酸，因为上述药物有抑制肾小管排泄尿酸的作用。血尿酸升高不但会引起痛风发作，而且血中过饱和尿酸盐沉积在各主要脏器，可引起器质性病变，尤其是肾脏病变，高浓度尿酸盐长期在肾组织内沉积，可使肾小管尿酸排泄率降低，引起高尿酸血症。因此，既要预防高尿酸血症引起的肾功能障碍，积极控制血尿酸水平，又要预防肾功能不全引起的高尿酸血症。

痛风中肾结石的发生主要与尿尿酸的排泄有关，即尿尿酸浓度越高，肾结石的发生率越高。因此，除了大量饮水、碱化尿液外，高尿尿酸排泄性病人不宜再用促进尿酸排泄的药物，避免结石的形成。

具有清热利尿，通淋消石功效的中药，对消除因尿酸盐沉积和因尿酸结晶沉积引起的尿路阻塞有一定的治疗作用。临床常选用金钱草、海金沙、鸡内金、石韦、瞿麦、生薏苡仁、车前子等。

此外，用车前草、玉米须、薏苡仁泡水代茶频频饮用，亦可促进尿酸排泄。由于痛风主要是由于先天禀赋不足，脾肾功能失调所致的，属本虚标实之证。因此，慢性期强调用补法，长期加强对肝脾肾的调补，或养肝补肾，或温肾健脾，或健脾益气。增强肝脾肾的功能十分重要，常以独活寄生汤、左归饮、右归丸以及白术散等加以治疗。

痛风并发肾病可使用排尿酸药。凡是肾功能正常及24小时尿尿酸小于4.165毫摩尔者，均可使用排尿酸药。可用丙磺舒抑制肾近曲小管对尿酸的重吸收，促进尿酸排泄，从小剂量开始，每次0.25克，每日2次，逐渐增加剂量，一般每日1.0～1.5克，最大剂量不超过2克，能有效控制血尿酸浓度。苯溴马隆疗效优于丙磺舒，不良反应也比丙磺舒小，近年来较为常用。

用药期间应该保持足够液体的摄入，碱化尿液。可使用乙酰唑胺0.25克，临睡前口服，使患者夜间有足够的尿量，并能起到碱化尿液的作用。还有就是使用抑制尿酸生成药别嘌呤醇，剂量和用法视病情而定，通常每日0.2～0.4克。当肾功能不全时，必须按肾小球滤过率加以调整，如肌酐清除率为20毫升/分钟，则剂量应小于每日0.1克。

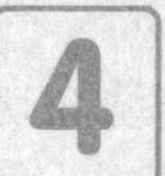

4 痛风并发肾病患者的调养食谱

菜品推荐1——绿豆西瓜皮汤：绿豆100克，西瓜皮适量。将西瓜皮洗净切块，将绿豆洗净，加上适量清水，大火煮沸，小火煮成汤，煮至汤色碧绿纯清时，去掉绿豆，将西瓜皮放进去再煮，煮沸后即可离火，待温时饮汤。本品能清热解毒，利水消肿，适用于痛风并发尿毒症者。

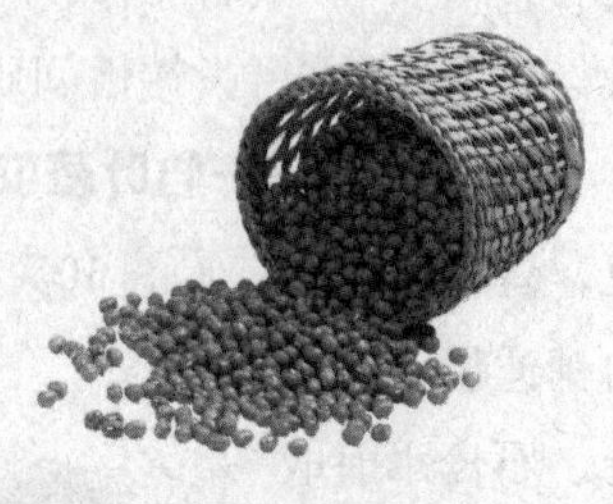

菜品推荐2——花生蚕豆汤：花生米120克，蚕豆200克，红糖50克。将花生米、蚕豆放进锅中，加适量的水，大火煮沸，转为小火熬煮，待汤色成为棕红色浑浊时，调入红糖即成。本品可益气、除湿、化浊，适用于痛风并发慢性肾炎者。

菜品推荐3——蜜制萝卜：萝卜1个，蜂蜜适量。将萝卜切成片，用蜂蜜腌渍4小时后，反复2次，不可焦。以淡水送服。本品可利尿排石，适用于痛风并发肾结石者。

菜品推荐4——枸菊肉丝：猪瘦肉250克，鲜白菊花花瓣40克，枸杞子15克，葱丝、姜丝、盐、鸡精、白糖、料酒、鸡汤、水淀粉、香油各适量。猪瘦肉洗净切丝，加少许盐、料酒调味，加水淀粉拌匀备用；另将盐、味精、白糖、鸡汤、水淀粉调匀成味汁，备用；白菊花花瓣洗净，枸杞子温水洗净备用。锅内放油烧热，下入肉丝翻炒，下入枸杞子和菊花花瓣翻炒，在下姜丝、葱丝，倒入味汁炒匀，淋上香油即可。本品能滋阴补肾，养血润燥，适用于痛风并发慢性间质性肾炎者。

主食推荐1——竹叶薏苡仁粥：竹叶30克，薏苡仁20克，石膏50克，大米50克，白糖适量。将竹叶、石膏水煎取汁，与薏苡仁、大米一起倒进锅中，大火煮沸，小火煮至成粥，加白糖调味拌匀即可食用。本品能清热去火，适用于痛风并发肾盂肾炎者。

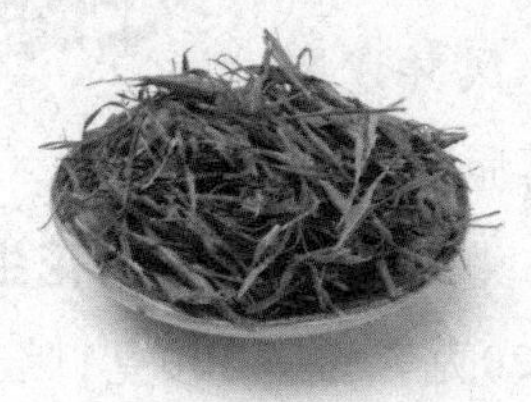

主食推荐2——玉米面山药粥：玉米面150克，山药100克。将山药洗净，去皮，切成块，放进碗中，上蒸笼蒸熟。将玉米面用沸水调成厚糊。砂锅内加上清水，大火烧开，用竹筷拨入玉米糊，小火熬煮至熟加上山药，一同煮成粥即成。本品能调中开胃，利水消肿，适用于痛风并发慢性肾炎者。

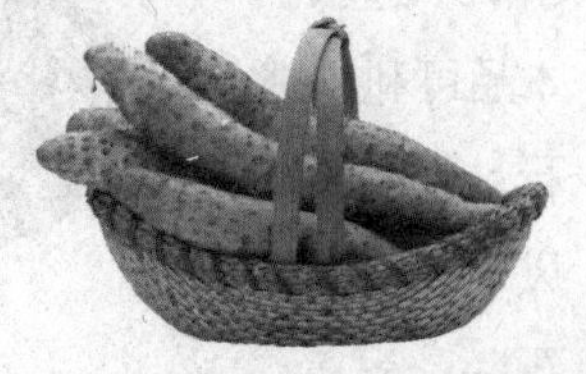

主食推荐3——芡实桂花粥：芡实20克，桂花、白糖各适量。将芡实洗净，放进沸水中，煮成白色透明状，加上桂花、白糖即可。当成点心食用，每天1次，连服15天为1个疗程。本品具有养血益肝，固肾益精的功效，适用于痛风并发间质性肾炎者。

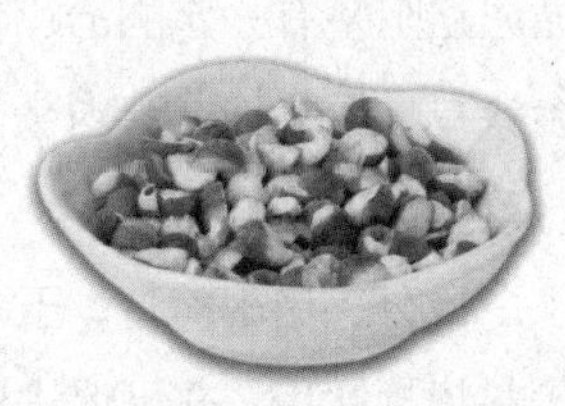

药茶推荐1——西瓜藕汁：西瓜300克，鲜藕200克，蜂蜜适量。将西瓜洗净，切成块；鲜藕洗净，去皮，切成块，放进榨汁机中榨成汁，调入适量蜂蜜，搅拌均匀，每日服用2次。本品可除湿健脾，利水消肿，适用于痛风并发肾结石者。

药茶推荐2——蚕豆壳冬瓜皮茶：蚕豆壳30克，冬瓜皮50克，红茶20克。将蚕豆壳、西瓜皮、红茶洗净，一起放进锅中，加上3碗水煮至1碗水，去渣取汁即成。本品具有健脾利湿，利水消肿的功效，适用于痛风并发肾炎水肿者。

药茶推荐3——蜂蜜二汁饮：空心菜200克，荸荠200克，蜂蜜适量。将空心菜洗净，去杂，切成段；荸荠洗净，去皮，再将两者放进榨汁机中榨成汁，调入适量的蜂蜜搅拌均匀即可饮用。每日2次。本品具有通淋排石的功效，适用于痛风并发肾结石患者。

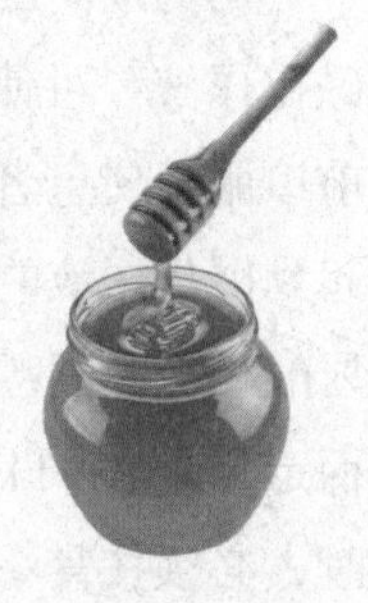